6판

모유수유 아틀라스

The Breastfeeding Atlas

The Breastfeeding Atlas Sixth edition
Barbara Wilson-Clay, BSEd, IBCLC, FILCA Kathleen L. Hoover, M Ed, IBCLC, FILCA

모유수유 아틀라스(6판)

The Breastfeeding Atlas (6th ed.)

2020년 9월 15일 1판 1쇄 인쇄
2020년 9월 25일 1판 1쇄 발행

지은이 | Barbara Wilson-Clay · Kay Hoover
옮긴이 | 이미숙 · 박현순
펴낸이 | 김진환
펴낸곳 | **학지사메디컬**
04031 서울특별시 마포구 양화로 15길 20 마인드월드빌딩 6층
대표전화_ 02-330-5188 팩스_ 02-326-0338
등 록 | 2010년 2월 8일 제313-2020-36호
메 일 | hakjisamd@hakjisamd.co.kr
홈페이지 | http://www.hakjisamd.co.kr

ISBN 978-89-6069-897-0 93510

가 격 | 50,000원

6판

모유수유 아틀라스

The Breastfeeding Atlas

Wilson-Clay · Hoover 공저
이미숙 · 박현순 공역

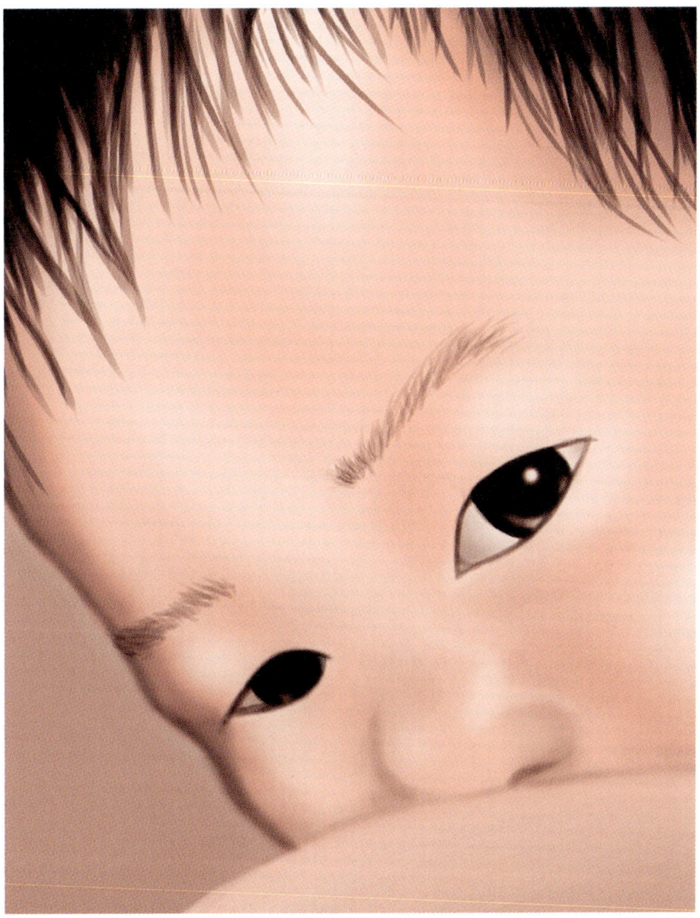

학지사메디컬
HAKJISA MEDICAL

저자 소개

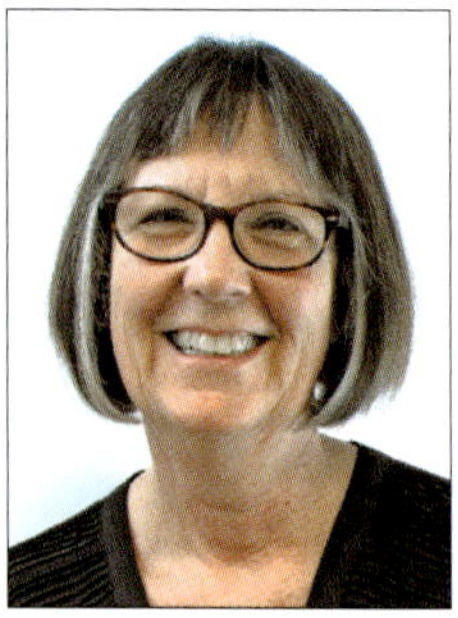

Barbara Wilson-Clay, IBCLC, FILCA 1981년부터 모유수유를 하는 가족을 돕고 있다. 1987년 국제위원회 인증 수유 컨설턴트로 인증을 받았으며, 2008년 국제수유컨설턴트협회의 연구원으로 인정을 받았다. 모유수유를 촉진하기 위해 수많은 지역, 국가 및 국제위원회와 연합체에서 그녀의 연구와 논평을 널리 출판하였다. 수유상담 분야의 대변인이며, 오스틴의 모유수유 은행 이사회를 창립하고 부사장을 역임하였다. 국제 수유 컨설턴트 심사관의 윤리위원회에서 활동하였으며, 텍사스주 의회에서 건강 정책 문제로 모유수유를 촉진하는 적극적인 자원봉사 및 로비스트로 활동하였다.

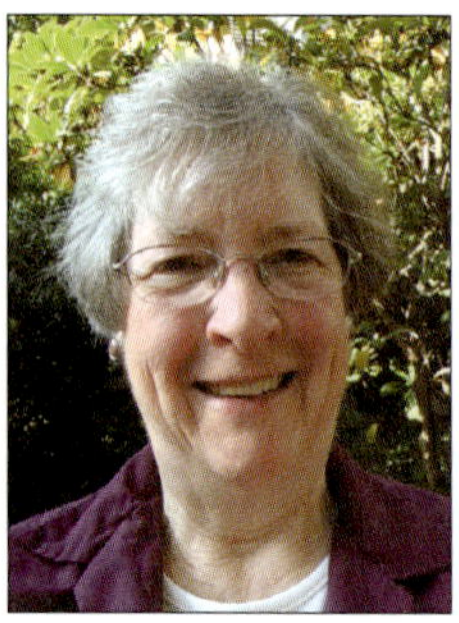

Kay Hoover, MEd, IBCLC, RLC, FILCA 1985년 개인 실습에서 수유 컨설턴트로 일하기 시작하여 30년 이상 다양한 환경에서 모유수유를 하는 엄마와 아기를 돕고 있다. 산후 엄마와 아기에게 수유 서비스를 제공할 뿐만 아니라 병원 간호사를 위한 트레이너와 교육자로서 병원 환경에서 일하였으며, 펜실베이니아 주립대학교의 다양한 환경과 대학 과정에서 임산부에게 산전 모유수유 수업을 가르쳤다. 최근에는 수유 컨설턴트를 유치하기 위해 수유 컨설턴트 교육 프로그램을 설계하고 가르쳤다.

역자 소개

이미숙 전) 맘스비티 육아 상담소, 맘스비티 교육센터

박현순 구미대학교

역자 서문

모유수유에 대한 교육 및 상담을 시작하게 된 동기는 조산사로서, 산모와 아기를 돌보면서 잘 해결되지 않았던 부분에 대해서 의심이 생겼기 때문입니다. '아기는 왜 그렇게 울며, 또 산모의 가슴은 왜 돌덩이가 되는지. 아기에게 젖을 물리면 된다는데…….'

교과서에서는 단 몇 페이지뿐이고, 아무리 찾아보아도 정보는 없고, 모유수유에 대한 정상적인 것만 있어서 혼란스러웠고, 어디에서 어떻게 정보를 얻어야 할지 몰랐습니다.

2000년 되던 어느 날, 조산협회 보수교육에 참석을 했는데 모유수유에 관한 교과서가 약 500페이지에 달하는 것을 보고 너무 놀라웠는데, 영어로 되어 있어서 접근이 어려웠습니다. 그러다가 외국에서 공부하고 오신 교수님들과 의사 선생님들이 모유수유 강의를 시작하였고, 그것은 정말로 신세계였습니다.

그러나 아무리 해도 안 되는 것은 안 되는 것이었습니다. 그러던 것이 유방관리법에 대해서 공부를 하면서 점점 더 이론에 목이 마르기 시작했으며, 그것을 기반으로 해서 여러 가지 우리 몸에 대해서 공부를 하기 시작했습니다. '너무 늦은 나이에 시작하는 것은 아닐까?'라는 생각에 선뜻 시작하지 못했던 저에게 남편은 "머릿속에 있는 것은 아무도 못 가져가지. 하고 싶으면 해 봐. 그러면 완전히 당신 것이 될 거야."라는 한마디에 시작해서 여기까지 오게 되었습니다.

처음 시작했을 때 우왕좌왕했던 기억이 떠올라 이 책을 번역하기로 마음을 먹었습니다. 아마도 이 책이 처음으로 모유수유에 대한 교육이나 상담을 시작하거나 사람마다 다르게 말해 주는 것에 대해서 바로잡아 주는 지침서가 되기를 바랍니다. 그리고 모유수유 상담을 처음 시작할 때 나타나는 두려움으로부터 자유로워질 수 있기를 바라봅니다.

또한 이러한 상담을 통해서 아기가 모유를 먹고, 엄마도 아기도 함께 건강하고 행복해지기를 바라봅니다. 아마도 수유가 편안하면 엄마도 편안해질 것이고, 그것을 바라보는 가족, 특히 아빠도 편안해지고 행복해질 것이라고 믿고 있습니다.

맘스비티(온 가족이 건강하고 행복해지는 테크닉)가 추구하는 것은 엄마와 아기 그리고 가족의 건강입니다. 모두가 건강하고 행복해지기를 간절히 바라는 마음으로 번역을 했습니다.

수유에 관심이 있고, 수유상담가가 되고 싶고, 그리고 좀 더 나은 수유상담가를 원하신다면 이 책을 통해서 도움을 받을 수 있었으면 하는 마음입니다.

엄마와 아기가 건강하고, 온 가족이 행복해지기를 간절한 마음으로 바라면서

역자 일동

저자 서문

우리는 이 책의 6판을 우리의 아이들과 손자들에게 바칩니다.

1998년 우리가 처음으로 『The Breastfeeding Atlas』를 쓰기 시작했을 때 우리는 거의 20년이 지난 후에도 이것을 여전히 연구하고 있을 것이라는 것을 예견하지 못했습니다. 수유 상담이 전문적인 직업의 한 부분이 되는 것을 직접 경험하고 목격하는 일은 멋진 일이었습니다. 지난 수십 년 동안 많은 연구가 축적되어 왔기 때문에 변화를 따라가는 것은 어려울 수 있습니다. 우리가 첫 번째 판에서 이해한 많은 아이디어는 더 나은 연구들을 거쳐서 후기 판에서는 교체되었습니다. 이 여섯 번째 판에서는 실행할 수 있는 것에 근거를 둔 활용 가능한 최선의 증거들을 제시하는 데 전념하고 있습니다. 우리는 또한 이러한 증거들이 잘 확립되지 않을 때는 다른 사람들의 광범위한 임상경험을 함께 공유하고 있습니다.

이 여섯 번째 판에는 몇 개의 중요한 변화가 있습니다. 인간의 모유를 모유 은행에 기부하는 것에 대한 과학적인 정의는『The Breastfeeding Atlas』의 몇 페이지를 할애해도 정의를 내릴 수 없을 정도로 확장되었습니다. 모유 은행에 관한 것은 대체 수유 방법에 관한 섹션과 조산아를 위한 특수한 상황에서의 모유수유에 관한 섹션에서 간략하게 다루게 됩니다. 그러나 우리는 각각의 지역사회 공동체에서 비영리 모유 은행을 개발하려는 확고한 지지자로 남아 있지만, 우리는 모유 은행의 또 다른 이름인 응급상황에서의 모유수유(Breastfeeding in Emergencies)라는 이름으로 대체하고 있습니다. 이 섹션에서는 자연재해, 분쟁지역과 같은 위기 환경과 안전한 보건 시스템이 부족한 지역사회에서 영유아를 가진 엄마를 돕는 실무자에게 유용한 정보를 제공합니다.

우리의 기록: 둘 다 원래 교육자로 교육을 받았던 수유상담가로서 우리 분야의 교육 사진이 매우 부족했기 때문에 우리는『The Breastfeeding Atlas』 첫 번째 판을 만들었습니다. 우리는 사진사로 훈련을 받은 적이 없습니다. 우리의 카메라는 35mm로 값이 비싼 모델이었습니다. 각각의 필름 한 통에서 임상에 필요한 구체적인 정보를 한두 장은 담고 있

을 것입니다. 많은 사진이 흐리거나 너무 어둡거나 주위를 산만하게 하는 것들을 담고 있습니다. 어떤 것들은 고객들의 신원과 사생활을 충분히 보호하지 못했기 때문에 사용하지 못했습니다. 사진 편집 소프트웨어가 나오기 전에 일을 했던 우리는 우리가 보여 주고 싶었던 명확한 이미지를 묘사하는 자료들을 높이 평가하였습니다.

오늘날 모든 것은 디지털 기술들로 인하여 확실히 비싸지 않고 쉬워졌습니다. 모든 사람은 휴대전화 카메라를 가지고 있고, 우리가 원래 가지고 있던 장비들보다 훨씬 더 기능이 좋습니다. 사진을 즉시 보고 다시 찍을 수 있다는 것은 유용한 교육용 이미지를 잃을 기회가 적어진다는 것을 의미합니다. 세계 여러 나라에서 동료들이 소수의 사진을 이 판에 기고했다는 것에 대해서 감사하게 받아들이면서도, 너무나 적은 수의 수유상담가들이 임상 사진을 출판하고 있다는 사실에 대해서 계속해서 놀라고 있습니다. 다시 한번 우리는 교육용 이미지의 책들이 확장되는 것을 돕기 위해서 우리 분야의 구성원들에게 요청합니다. 마음속에 그것에 대한 목표를 두고, 우리는 이 여섯 번째 판에서 사진에 대한 동의서 양식을 첨부합니다. 우리는 차세대 수유전문가들의 훈련을 돕기 위해서 임상실습에서 마주한 사진과 사례의 세부 사항들을 체계적으로 수집하고 게시하며, 우리처럼 전문가가 되는 것에 도전하는 것을 시작하시기를 바랍니다. 사진은 여전히 천 개의 말처럼 가치가 있습니다.

Barbara Wilson-Clay

Kay Hoover

2017

차례

CHAPTER

1

서론

(Introduction)

아동, 노인, 가정의 애완동물까지도 음식을 섭취하지 못하면 질병이나 기능장애의 증상이 나타난다. 그러나 모유수유의 어려움을 겪는 영아나 산모는 적절한 지원을 받을 때까지 며칠씩 기다려야 한다. 영아의 경우 모유를 적절하게 섭취하지 못해 수유의 주기적 변화가 이루어져 영양분의 섭취가 지연되면, 산모와 가족의 스트레스, 비용 등으로 다양한 장·단기적인 건강 문제를 증가시키는 요인이 된다. 그럼에도 불구하고 모유수유에 대한 적절한 지원 및 문제가 발생 시에는 어떠한 도움도 받지 못하는 경우가 빈번하게 발생한다.

많은 책이 정상적인 모유수유에 대해 설명하고 있다. 이 책은 사진, 사례, 연구법 및 증거에 근거하여 수유기의 영아와 산모, 특히 수유상담가(LC)를 지원하는 담당자의 평가 기술을 향상시키는 것이 목적이다. 이상적인 것은 국제인증수유상담가 시험원(IBLCE)에 의해서 인증을 받고 국제인증수유상담가(IBCLC)라는 직함을 가지는 것이다. 이러한 인증은 윤리 및 징계의 감시에 대해 설명하고, 업무에 필요한 기술을 설명하는 직무능력 표준을 정하기 때문에 소비자를 보호할 수 있다.

모유수유 활동은 여러 단계가 있다. 병원 기반 수유상담가들은 수유초기 단계에 있는 산모들만 접할 수 있으나, 모유 기부 은행에서 일하는 상담가들은 산모가 아기에게 젖을 물리는 것을 돕기 위해서 요청되는 경우가 거의 없다. 그러나 업무 환경에 상관없이 모든 수유상담가는 어떠한 수유 단계에서도 문제를 겪는 산모를 돕기 위해 임상적인 기술과 경험을 확보하는 것이 중요하다.

더불어 전문적인 평가 능력 개발을 지원하고, 『모유수유 아틀라스(The Breastfeeding Atlas)』를 이용하는 많은 사용자가 모유수유를 하는 산모들과 사진을 공유함으로써 상담 경험의 향상이 이루어진다는 것을 발견하였다. 이러한 상황을 통해 산모들의 경우 자신들의 수유 문제가 심각하거나 독특하다고 고민하지 않고 안정을 가진다고 말한다. 이러한 사진들은 산모들에게 상담가와의 신뢰를 확립하고, 산모들에게 교육을 통한 힘을 실어 줄 수 있다.

모유수유에 의한 건강, 경제 그리고 인권의 의미(The Health, Economic, and Human Rights Implications of Breastfeeding)

모유수유는 진화적 정체성의 중심에 있는 강력하고 생물학적으로 안정된 활동으로, 우리가 속한 동물의 종류에 이름을 부여한다. 건강하고, 만삭으로 태어난 인간의 아기들은 출생 후에 엄마의 배에 올려지고, 다른 포유동물들과 같이 엄마의 가슴으로 기어가서 모유수유를 시작하는 본능적인 능력을 공유한다(Colson, 2008; Righard, 1990). 이러한 여행의 완성과 만족스러운 첫 모유수유는 당연히 정상적인 출산의 자연적 정점이라고 불릴 수 있다. 우리 종족의 생존은 수천 년 동안, 모든 종류의 조건하에서, 우리들 중 많은 사람이, 우리 어머니들의 도움을 받아, 성공적으로 그 여행을 했다는 사실을 증명한다.

불확실성과 위험까지도 항상 우리의 출산 과정을 둘러싸고 있으며, 어떤 엄마와 아기는 다른 엄마와 아기들보다 더 취약하다. 미국 여성들에 대한 대규모의 종적인 연구는 모유수유 기간을 조사하였으며, 8명 중 1명은 수유에 지장을 받았음을 발견하였다(Stuebe, 2014). 과체중이거나 산후에 우울증을 경험한 엄마들은 특히 더 수유장애의 위험이 있었다. 동기부여가 잘되어 있고 지원을 잘 받는 인구에서조차도, 약 1/3의 엄마들이 초기에 모유수유를 시작하는 데 어려움을 경험하였으며, 또한 이들의 아기들은 생후 첫 주에 '최적화되지 못한' 모유수유 행동을 보였다(Dewey, 2003). 즉각적으로 다루어지지 않는 수유의 어려움은 모유 대체물의 조기 도입과 시기 적절하지 못한 젖떼기의 위험을 증가시킨다.

적절한 모유의 생산은 첫날 동안 조기에 자주, 효과적으로 모유를 비워 주는 것에 달려 있다. 새로 엄마가 된 사람들은 단순히 반응하는 것이 아닌, 사전에 적극적인 수유 관리를 받아야만 완전한 모유를 시기적절하게 공급할 수 있다(Hurst, 2007; Morton 2014). 수유 문제가 임상적으로 존재하지 않는다고 하더라도, 많은 엄마와 아기들은 정상적으로 완전한 모유수유 성립에 지장을 주는 병원 정책을 경험한다(AAP, 2012). 관리의 지속성 부족이 또 하나의 다른 문제이다. 엄마는 출산 센터에서 퇴원을 하고, 포괄적인 수유 지원을 제공할 수 있는 시간, 기술 그리고 의향이 부족할 수 있는 지역사회 기반 의료 제공자들의 관리를 받게 된다(Garner, 2016).

최적화되지 않은 모유수유로 인한 개인적 · 사회적 비용은 상당하다. 영국의 의학전문지인 『The Lancet』은 21세기 모유수유에 관한 역학적, 생물학적 발견을 조사하기 위해서 전 세계적인 종합 검토를 의뢰하였다(Victoria, 2016). 그들은 모유수유를 거의 일반적인 수준으로 확대하면 연간 823,000명의 5세 미만 어린이 사망자를 예방할 수 있다고 결정하였다. 그들의 리뷰는 모유수유가 광범위한 아동 감염과 구강 발달 문제로부터 아동을 보호한다는 충분한 증거를 발견하였다. 모유수유는 지능의 발달과도 관련이 있다. 모유수유를 하는 여성은 유방암으로부터 보호를 받고 출산 간격(터울)이 자연적으로 형성된다. 새로운 연구는 모유수유를 한 여성과 모유를 먹은 아기들에게 심혈관 건강과 대사 건강이 개선된다는 것을 발견하였다(Bing, 2015; Schwarz, 2015; Wijnands, 2015). 역학적 데이터를 모아 보면 모유수유가 단기적으로나 장기적으로 인간 건강에 가장 중요한 영향을 미치는 요인 중 하나임을 확인할 수 있다. 그럼에도 불구하고 저소득 및 중간 소득 국가에서는 6개월 미만의 아기 중 37%만이 완전히 모유만을 먹고 있으며, 고소득 국가에서의 모유수유 기간은 훨씬 더 짧다.

Bartick(2016)은 미국의 산모 및 소아 인구에 있어서 최적화되지 않은 모유수유 결과로 인한 연간 비용을 추정하기 위한 시뮬레이션 모델을 만들었다. 최적화되지 않은 모유수유가 원인인 산모 사망은 총 3,340건을 넘어섰다. 아동 사망도 721건을 넘어섰다(대부분은 영아돌연사증후군의 결과로 인한 사망). 최적으로 모유수유를 했던 597명의 여성들마다 이 모델(최적으로 모유수유를 한 엄마와 아기)은 한 명의 엄마나 또는 아동의 사망을 예방할 수 있는 것으로 예측되었다. 최적이 아닌 차선책으로서의 모유수유에 드는 의료 비용은 총 30억 달러에 이르며, 조기 사망 비용은 총 142억 달러이다. 이러한 자료는 모유수유가 '이전에 인식되었던 것보다 여성의 건강에 더 큰 영향을 미친다'는 사실을 반영한다.

세계은행과 같은 기관이 영양실조로 인한 전 세계적인 희생자 수를 인정하기 시작하였다. Hansen(2015)은 전 세계적으로 5세 미만의 어린이 1억 62백만 명이 만성적인 영양결핍을 가지고 있다고 추정한다. 매년 6백만 명의 어린이들이 영양결핍의 영향으로 사망한다. 2세 미만 아이의 성장을 방해하는 것은 특히 파괴적이며, 보통은 어린 시절 후반에 개선되지 않고 저항하는 것으로 입증된다. 이러한 방해 효과는 육체적 성장뿐만 아니라 인지발달에도 영향을 미침으로써 사실상 어린이들을 가난의 함정에 빠트린다. 이와 비교해서 영양이 좋은 어린이들은 학교를 계속 다니게 되고 가난에서 벗어날 확률이 33%나 더 높다. 세계은행이 영아 및 어린 아동의 식량 불안정의 실제적인 비용과 사회적 비용에 대한 경제 분석을 실시한 결과, 모유수유를 지원하기 위한 국제적 프로젝트에 대한 기금을 조성하기로 약속하였다. 현재 이용 가능한 연구에 비추어 볼 때, 모유수유는 불평등을 해결하기 위한 중요한 도구가 된다.

건강, 경제, 환경 그리고 사회정의의 결과와의 관계에도 불구하고 모유수유의 비율은 점점 떨어지고 있다. 2014년에 영아 조제식(분유) 산업은 전 세계적으로 미화 448억 달러의 판매를 발표하면서 영아 수유에 있어서 '경쟁적 요구'를 창출하고, 이를 극복하기 위해서는 정치적 의지와 재정적 투자의 증가가 요구될 것이다. 그러나 연구에 따르면, 전 세계적으로 최선의 실행을 지속적으로 적용하면 모유수유 비율이 증가하는 긍정적인 이득을 얻을 수 있다는 것을 보여 주고 있다. Rollins(2016)는 변화를 일으키기 위한 여섯 가지 행동 방침을 확인하였다.

- 증거를 배포하고 이러한 증거들을 사용하여 구조적 · 사회적 장애물을 제거한다.
- 모유수유에 대한 긍정적인 사회적 태도를 키운다.
- 모유수유를 지역적으로나 전국적으로 지원하고자 하는 정치적 의지를 보인다.
- 메시지를 강화시키고 추세를 관찰하기 위해서 대량의 매스컴을 이용한다.
- 분유 산업을 규제한다.
- 모유수유를 하는 엄마와 아기에 대한 관리를 향상시킨다.

어떤 중재가 변화에 성공적으로 영향을 미치는지를 아는 것은 아주 많은 도움이 된다. 그러나 변화는 위에서 아래로, 아래에서 위로 시작되어야 한다. 국가적인 차원의 정책은 지역사회 주민들의 의견과 일치해야만 하며, 문화적 관행이 존중되어야 한다. 모든 사회 경제적 집단의 맥락 안에서 적용되는 중재를 각각의 나라들이 개발하는 것은 아주 중요할 것이다.

슬프게도 이미 알려진 최선의 관행을 실시하는 데 있어서 많은 장애물이 존재하며, 그들은 종종 사실에 저항하는 것처럼 보인다. 많은 사람이 모유수유를 생식 주기의 중요한 부분으로 인식하지 못하는 것은—건강관리 내에서 조차도—모성 및 아동 건강과 관련된 문제의 지속적인 세계적 소외에 대한 증거이다(Galtry, 2015). 모유수유 지원에 대한 무관심이 정부와 사회적 차원에서 존재한다. 이러한 지원의 부족은 여성들에게 매우 개인적으로 영향을 미친다.

모유수유를 하는 많은 엄마는 공공장소와 직장에서 편견과 차별을 경험한다. 미국의 어떤 주에서는 모유수유를 하는 여성들에 대한 법적 보호가 존재하지만, 모든 주가 다 그런 것은 아니다(Nguyen, 2013). 엄마들은 그들의 수유 선택에 대해서 많은 혼합된 메시지를 받는다(Smith, 2011). 너무나 많은 여성이 지원 부족과 숙련된 관리에의 접근성 부족으로 모유수유를 포기한다. 많은 지역사회에서는 수유 관련 관리를 받을 수 없다. 그러한 관리가 존재할 때조차도, 일관적이지 못하거나 지불 능력에 달려 있는 경우가 많다. 그럼에도 불구하고 연구에서는 모유수유 기간이 '구체적인 조언'을 통해서 가장 잘 증가되고 있다고 단언한다(Labarere, 2005). 무작위 통제 실험에서 처음에 전문적인 모유수유 지원을 받은 엄마는 모유수유 기간이 증가되는 것을 경험하였다(Fu, 2014).

모유수유 기간이 증가되기 위해서는 많은 것이 변화되어야 한다. 병원과 출산 센터는 아기에게 친근한 병원 만들기 프로젝트 10단계에 설명된 최선의 관행을 반드시 준수해야 한다. 엄마들이 차별받지 않도록 법적 보호가 반드시 마련되어야 한다. 직장은 엄마에게 좀 더 친근하게 만들어져야 한다. 공공 정보 캠페인은 모유수유와 관련된 정보를 제공하고 이에 대한 의견을 정상화시키고자 노력해야 한다. 건강관리 전문가들은 정상적인 모유수유를 존중하고 엄마가 문제를 적시에 해결할 수 있게 돕기 위해서 정상에서 벗어난 일탈을 인식하도록 구체적인 훈련을 받아야 한다.

적절한 수유 관리는 정확한 평가로부터 시작된다. 그것은 엄마가 단지 지원과 격려가 필요한지, 더 높은 수준의 관리를 필요로 하는지를 구분해야 한다. 위험한 상황에 있는 엄마와 아기 둘 다, 이 민감한 기간 동안 아기를 보호하고 모유 생산의 감소를 막기 위해 적절한 중재가 필요하다(Mannel, 2011). 종합적인 수유 관리 훈련이 의과대학생과 간호대학생들을 위한 커리큘럼의 일상적인 부분이 될 때까지, 그리고 숙련된 수유상담가들이 널리 보급될 때까지 모유수유 결과는 좋지 않을 것이다. 그것이 처음 출판되었을 때와 마찬가지로, 『모유수유 아틀라스』는 건강관리 전문가들이 엄마와 아기를 더 잘 돕기 위한 평가 기술을 연마하는 것을 돕도록 노력한다.

임상 사진에 대한 저자들의 메모(A Note from the Authors About Clinical Photography)

우리는 종종 사진이나 비디오를 찍는 것에 대해서 여성들에게 어떻게 접근하는지에 대한 질문을 자주 받는다. 때때로 여성의 상황이 너무 고통스러워서 사진을 먼저 찍어 달라고 하는 것이 최선이다. 어떤 경우에는 여성의 문화적인 배경 및 겸손과 관련된 문제로 인해서 그러한 요청이 불가능하다. 그러나 많은 여성은 자신의 문제에 대한 사진이 다른 여성을 돕고 건강관리 전문가들을 교육시키는 데 도움이 되는 것임을 알게 되면 사진 촬영에 동의한다. 사생활 문제에 민감성을 나타내고 잠재적인 이용(착취)에 대한 고객/환자들의 걱정을 인지하는 것이 아주 중요하다. 이 책에 실린 사진의 경우, 우리는 상담비를 면제하거나 줄여 주었다. 다른 경우는, 엄마가 모델료를 받기도 했다. 『모유수유 아틀라스』에 자신의 사진이 포함된 모든 사람은 동의서에 서명을 하였고, 자신의 이미지가 교육목적과 모유수유를 촉진하기 위해서 사용될 것임을 이해한다고 말했다.

임상 사진사들은 사용 문제를 명확하게 하는 **사진 촬영 동의서** 양식을 가지고 있어야 한다. 대부분의 경우 특징을 식별하는 것을 없애기 위해서 근접촬영으로 찍는 것이 선호된다. 고객의 비밀과 사생활을 보호하기 위한 국제인증수유상담가(IBCLC)의 윤리적 요건에 따라서 이름은 절대로 사용되지 않는다(IBLCE, 2016). **사진 촬영 동의서** 양식 샘플은 이 장의 마지막에 제공되어 있다. 그 양식은 우리의 허가에 따라서 개조되고 개별화가 가능하다.

사진, 지적 재산권 그리고 저작권법(Photographs, Intellectual Property, and Copyright Law)

국제인증수유상담가 시험원(International Board of Lactation Consultant Examiners Code of Professional Conduct)은 국제인증수유상담가(IBCLC)에게 '지적 재산권 존중'을 요구한다(IBLCE, 2016). 사진은 글과 마찬가지로 촬영한 사람의 것이다. 임상 사진은 확보하기가 어려운데, 그 이유 중 일부는 특정 이미지를 얻기 위한 기회를 잡는 것이 힘들기 때문이다. 허가 없이 사진을 복사, 복제, 배포하는 것은 저작권법과 IBLCE 행동 규범에 위배된다. 『모유수유 아틀라스』에 실린 사진을 이용하기 위해서는 작가들로부터 사진의 서면 허가를 받아야 한다.

참 ◇ 고 ◇ 문 ◇ 헌

American Academy of Pediatrics (AAP) Section on Breastfeeding. Breastfeeding and the use of human milk. *Pediatrics* 2012; 129(3):e827–841.

Bartick MC, Schwarz EB, Green BD, et al. Suboptimal breastfeeding in the United States: maternal and pediatric health outcomes and costs. *Maternal Child Nutrition* 2016; (Epub ahead of print).

Bing–Zhen Z, Hui–Ying Z, Hai–Hang L, et al. Breastfeeding and maternal hypertension and diabetes: a population–based cross–sectional study. *Breastfeeding Medicine* 2015; 10(3):163–167.

Colson SD, Meek JH, Hawdon JM. Optimal positions for the release of primitive neonatal reflexes stimulating breastfeeding. *Early Human Development* 2008; 84(7):441–449.

Dewey K, Nommsen–Rivers L, Heinig M, et al. Risk factors for suboptimal infant breastfeeding behavior, delayed onset of lactation, and excess neonatal weight loss. *Pediatrics* 2003; 112(3):607–619.

Fu I, Fong D, Heys M, et al. Professional breastfeeding support for first–time mothers: a multicentre cluster randomized controlled trial. *British Journal of Obstetrics and Gynecology* 2014; 121(14):1673–1683.

Galtry J. Strengthening the human rights framework to protect breastfeeding: a focus on CEDAW. *International Breastfeeding Journal* 2015; Nov. 18;10:29. doi 10.1186/s13006–015–0054–5.

Garner CD, Ratcliff SL, Thornburg LL, et al. Discontinuity of breastfeeding care: "There's no captain of the ship." *Breastfeeding Medicine* 2016; 11(1):32–39.

Hansen K. The power of nutrition and the power of breastfeeding. *Breastfeeding Medicine* 2015; 10(8):385–388.

Hurst NM. Recognizing and treating delayed or failed lactogenesis II. *Journal of Midwifery & Women's Health.* 2007; 52(6):588–594.

International Board of Lactation Consultant Examiners (IBLCE). The Code of Professional Conduct for International Board Certified Lactation Consultants. www.iblce.org. Accessed March, 2016.

Labarere J, Gelbert–Baudino N, Ayral A–S, et al. Efficacy of breastfeeding support provided by trained clinicians during an early, routine, preventive visit: a prospective, randomized, open trial of 226 mother–infant pairs. *Pediatrics* 2005; 115(2):139–146.

Mannel RS. Defining lactation acuity to improve patient safety and outcomes. *Journal of Human Lactation* 2011; 27(2):163–170.

Morton J. Perfect storm or perfect time for a bold change? *Breastfeeding Medicine* 2014; 9(4):180–181.

Nguyen TT, Hawkins SS. Current state of US breastfeeding laws. *Maternal Child Nutrition* 2013; 9(3):350–358.

Righard L, Alade M. Effect of delivery room routines on success of first breast–feed. *Lancet* 1990; 336(8723):1105–1107.

Rollins NC, Bhandari N, Hahjeebhoy N, et al. Why invest, and what will it take to improve breastfeeding practices? *Lancet* 2016; 387:491–504.

Schwarz EB. Invited commentary: breastfeeding and maternal cardiovascular health – weighing the evidence. *American Journal of Epidemiology* 2015; 181(12):940–943.

Smith JL, Hawkinson K, Paull K. Spoiled milk: an experimental examination of bias against mothers who breastfeed. *Personality & Social Psychology Bulletin* 2011; 37(7):867–878.

Stuebe AM, Horton BJ, Chetwynd E, et al. Prevalence and risk factors for early, undesired weaning attributed to lactation dysfunction. *Journal of Womens Health* 2014; 23(5):404–412.

Victoria CG, Bahl RD, Barros AJ, et al. Breastfeeding in the 21st century: epidemiology, mechanisms, and lifelong effect. *Lancet* 2016; 387:475–490.

Wijnands KP, Obermann–Borst SA, Steegers–Theunissen RP. Early life lipid profile and metabolic programming in very young children. *Nutrition, Metabolism & Cardiovascular Diseases* 2015; 25(6):608–614.

사진 촬영 동의서

이미지 제공자 성함: ____________________

수유상담가 성함: ____________________

사진 촬영자 성함: ____________________

나는 이 사진 및 비디오 촬영을 이해하고 동의합니다.

나는 이러한 이미지들이 교육목적과 모유수유의 증진 및 수유상담의 촉진에 사용될 것을 알고 있습니다. 나는 위에 언급된 사진작가, 단체, 기관 또는 그러한 목적으로 이 이미지를 사용할 수 있는 허가를 받은 사람이 이 이미지를 게시, 전사, 복사 및 복제를 사용하는 것에 동의합니다. 이것에는 대리인이 배포하는 모든 자료에 이러한 이미지를 통합하는 것이 포함됩니다. 나는 우리의 이름이 이미지와 관련하여 사용되지 않을 것이며, 우리의 사생활이 보호될 것이라는 것을 이해하고 동의합니다.

사진에 있는 성인의 사인과 부모 또는 모든 어린이의 보호자로서의 사인

년 월 일

사인

사진에 있는 어린이의 나이: ____________________

산모의 산후 날짜(며칠째): ____________________

묘사되고 있는 대상에 대한 전반적인 상태와 주 호소 증상: ____________________

사진 촬영자 사인: ____________________

CHAPTER 2

영아의 상태와 영아 사정

(Infant States and Infant Assessment)

아기의 상태를 눈으로 '읽는(read)' 것을 배우는 것은 새로 부모가 된 사람들에게는 커다란 도전 과제 중의 하나이다. 이것은 모유수유 전문가들에게도 요구되는 하나의 기술(skill)이다. 이 장에서는 아기의 행동을 분류하고, 아기의 신체 언어(body language)를 알아차리는 것이 아기의 상태를 포함해서 아기의 신체를 사정(assessment)하는 데 중요한 이슈(issue)가 되는 것을 검토한다. 모유수유에 영향을 미칠 수 있는 아기 근육의 긴장도(tone), 움직임(movement), 피부 색깔(color), 비정상적인 신체의 자세(unusual body posture), 그리고 신체적인 기형(physical anomalies)도 검토한다.

세심한 평가(careful assessment)는 아기가 왜 모유수유에 어려움을 겪는지에 대한 이유를 설명하는 데 도움을 준다. 이러한 설명이 건강관리 전문가(health care provider)에게는 중요하지 않을 수는 있지만, 엄마로서 자신의 첫 과제 중 하나인 무엇에 실패한 경험에 대해서 자책감을 느낄 수 있는 엄마라면 중요하다(Redshaw, 2012).

모유수유를 방해하는 어떤 근원적인 질병(underlying medical condition)이 있다면 이것에 대해서 부모들을 교육하는 것은 아주 중요하다. 정보는 부모들에게 힘을 주고 부모들이 이러한 관리 계획을 기꺼이 따를(willingness) 수 있게 해 준다. 아기가 치료받고 회복되고 성숙(matures)해질 때까지 모유수유가 개선되지 않을 수 있다는 것을 설명하는 것은 매우 중요하다. 만약에 모유 공급이 충분하다면, 어느 시점에서 안전하고 성공적으로 시도해 볼 수 있다. 가족은 아기가 직접적으로 모유수유를 할 수 없는 상황에서도 모유의 가치에 대해서 알 필요가 있다.

수유의 예민함(Lactation Acuity)

'**환자의 예민함**(patient acuity)'이라는 개념은 질병의 중등도와 이를 치료하기 위해서 요구되는 치료의 강도와 일치되는 것을 말한다. 건강관리에 있어서 예민함은 환자의 안전과 결과를 결정하는 데 중요하다. 이것은 최적의 관리가 필요한 직원의 수를 결정하는 데 도움을 준다. Mannel(2011)은 조기 이유(premature weaning–이른 젖떼기)의 위험이 있는 엄마와 아기를 돕기 위해서 '**수유의 예민함**'이라는 증거기반 정의(evidence–based definition)를 개발하였다. 예민함이 높은 모유수유를 하는 환자들은 그들을 관리해 주고 간호해 주는 사람들로부터 더 높은 기술과 지식을 요구하였다.

오클라호마 대학교 의료센터에서 개발하고, 2010년 미국의 여러 병원에서 시행하고 있는 3단계 수유의 예민함에 대해서 설명한다.

1단계 예민한 환자들은 기본적인 교육(basic education)과 일상적인 관리(routine management)를 필요로 한다. 이들은 기본적인 모유수유 지식과 수행능력을 가진 간호직원들에 의해서 관리를 받을 수 있다.

2단계 예민한 환자들은 더 복잡한 엄마와 아기의 특성을 가지고 있다. 이러한 특성에는 제왕 절개 분만, 모유수유 시작의 지연, 신생아의 출생 시 손상, 또는 아기에게 모유 대신에 무엇을 줄지[모유가 적기 때문에 보충식(분유를 보충식으로 표현하기도 한다)으로 무엇을 줄 것인지] 결정하는 의료진들의 결정이 포함된다. 이러한 병원의 환자들은 국제인증수유상담가(IBCLC)에게 상담을 받아야 한다. 이들은 미국에서는 등록된 모유수유상담가(Registered Lactation Consultant: RLC)라고 부른다. 환자들은 퇴원 후에도 빠른 추후 관리(follow–up)를 위해서 그 지역의 IBCLC에게 보내진다.

3단계 예민한 환자들은 IBCLC에게서 좀 더 세심한 관리를 요구하고 지속적인 관리를 필요로 하게 된다. 이들의 특징은 병리적인 유방 울혈(젖몸살), 엄마의 유선염, 유방농양, 유도 수유(induced lactation), 엄마의 유방 합병증(가슴 수술과 가슴 기형 포함), 엄마의 질병이나 다른 수술들이 포함된다. 아기의 특징은 신생아 집중치료실(Neonatal Intensive Care Unit: NICU) 입원, 예정일이 지난 출산, 재태연령보다 작은 아기 출산, 다태아 출산, 고빌리루빈혈증 아기, 저혈당 아기, 선천성 결함을 가지고 있는 아기, 구강/운동 기능 장애(꽉 조이는 설소대, 근육긴장항진이나 근육긴장저하증), 과도한 체중 감소(퇴원하기 전에 출생 시 체중의 10% 이상 감소)가 있는 아기가 포함된다.

완전히 모유수유(exclusively breastfed-완전모유수유)만 하는 아기는 출생 후 첫 며칠에는 체중이 매일매일 감소된다. 체중 감소가 심한 경우에는 아기가 질병에 걸릴 확률(the risk for morbidity)이 높아진다. 완전히 모유수유만 하는 아기를 위한 조기 체중 감소를 체크하는 차트가 개발되었고, 이러한 차트는 아기가 위험에 처하는 것을 조기에 발견하는 데 사용된다(Flaherman, 2015). 출산 유형에 따라서 체중 감소의 차이가 있으며, 일찍 나타나거나 출산 후 24시간 이내에 분명해진다. 자연 출산한 신생아들은 5%, 제왕 절개 수술한 신생아들은 10% 가량 체중 감소가 있었고, 그 10%는 48시간 안에 체중이 줄었다. 제왕 절개 수술로 태어난 아기들의 25% 이상이 72시간 내에 출생 시 체중에서 10%가 감소되었다. 제왕 절개 수술을 하는 것은 유즙 생성 2단계(lactogenesis II)를 지연시킨다는 것과 연관되어 있다고 여러 연구에서 폭넓게 보고되고 있다. 임상 전문가들은 개별적으로 아기들과 그들의 체중 감소에 대해 Flaherman study에 있는 샘플 연구들을 웹 사이트(www.newbornweight.org)에 올려놓고 있어서 찾아볼 수 있게 하였다.

어떤 경우에는 아기에게 일찍 체중 감소가 오는데, 이것은 엄마가 진통 동안에 입원해서 정맥주사를 맞은 경험이 있는 것과 관련 있다. 아기는 출생 후 첫 24시간 동안 여분의 체액(extra fluids)을 **배뇨**(diuresis-increased urination)시킨다(Noel-Weiss, 2011). 이러한 현상으로 인해서 어떤 사람들은 출생 후 2일이 될 때까지 첫 체중 측정을 미루기도 한다. 2일째에도 계속 감소한다면 배뇨 관련 체중 감소(diuresis-related weight loss)는 더 이상 관련되지 않으며, 모유 섭취가 제대로 되고 있는지 주의 깊게 평가되어야 한다.

보충 수유에 대한 결정은 사례(case by case)에 기초하여 이루어져야 한다. 첫 24시간 이내의 과도한 체중 감소는 아기가 정상 체중이고 엄마가 진통 중 정맥주사를 많이 맞았다면 좀 더 지켜볼 수도 있다. 출산 시 체중이 저체중아인 아기의 과도한 체중 감소는 손으로 짠 엄마의 초유나 모유 은행에서 가지고 온 모유로 즉각 보충되어야 한다.

예민함이 요구되는 상황에서 해야 할 일 (What to Do in High Acuity Situations)

높은 예민함이 요구되는 문제가 발생하면, 수유 관리가 다음 **세 가지 핵심 상황**(3 key actions)으로 요약되며, 이를 따라야 한다.

- 아기에게 젖을 먹인다.
- 모유 공급을 유지한다.
- 가슴에 초점을 맞춘다(preserve breast focus). 즉, 젖양을 관찰한다.

아기의 칼로리는 적절한 보충 수유로 유지되어야 하며, 가장 이상적인 것으로는 엄마의 모유이다. 이것은 엄마의 모유 공급을 유지하고 유선의 퇴축(involution)과 젖 양의 감소를 예방한다. 모든 모유수유 중재의 목표는 문제가 해결되고 성공적으로 모유수유를 하는 것이다. '유방 중심(breast focus)'이 보호되었다면 엄마와 아기를 처음 두 가지 중재에 대한 의존으로부터 멀어지게 하는 것이 더 쉬웠을 것이다. 피부 대 피부 접촉, 수유 보충 기구와 유두 보호기가 유방 중심을 보호할 수 있다.

모유 유축 방법(유축기 사용과 손을 이용한 유축)에 관한 정확한 정보를 제공해야 한다(14장 참고). 모유 생산의 시작은 시간에 민감하며, 유축 시간이 늦어지면 젖양이 늘어나는 것을 방해할 수 있다.

마지막으로 상담에 관한 언어이다. 모유수유 중재는 엄마가 출산으로부터 회복기에 들어가 있고, 이제 막 엄마로서 적응하기 시작할 때 발생하기 때문에 시간이 많이 소요된다. 엄마와 가족에게 상담의 목적을 설명하고, 명확하게 표기된 쉬운 설명서를 제공한다. 엄마가 가족으로부터 도움을 받고 상담을 제공받으면 엄마의 수유 계획을 뒤엎지는 않을 것이다.

안정적인 아기(The Stable Baby)

수유 예민함의 단계(level)를 확인하는 것은 아기에 대한 정확한 사정(assessment)으로부터 시작된다. Als(1986)는 **안정상태**(state stability)를 적절한 수면 패턴, 리드미컬하고 왕성한 울음, 그리고 스스로 조용해질 수 있는 능력의 표현이라고 설명한다. 피부 색깔(color), 근육 긴장도(tone), 호흡이 정상적으로 보이며, 스트레스나 통증의 행동적인 단서는 보이지 않는다(Herr, 2006). 이러한 아기들은 조금만 도와주면 엄마 젖을 스스로 물 수 있다(6장 참고).

스트레스를 받은 아기(The Stressed Baby)

스트레스를 받은 아기들도 특징적인 방식으로 행동을 한다. 그들의 행동에는 이러한 것들이 포함된다. 즉, 칭얼거림(whimpering), 긴장된 움직임(strained fussing), 시선을 회피(gaze aversion)하거나 가만히 응시한다(staring). 부모들은 아기의 특성을 불안정하고(irritability), 울고(crying), 진정시킬 수 없는(inconsolability), 걱정스럽게 각성된(worried alertness), 그리고 가만히 있지 못하는(restlessness) 것들로 묘사한다. 운동 활동성(아기가 움직이는 방법)이 스트레스 상태임을 보여 줄 수 있다(Als, 1982). 스트레스 신호는 **근육긴장저하**(hypotonia–이런 아기는 탄력 없이 늘어지거나 축 처져 보인다)나 **근육긴장항진**(hypertonia–이런 아기는 경직되거나 뻣뻣하다)에서 분명하게 보인다.

스트레스 받은 아기들은 팔과 다리를 마구 움직인다. 이런 아기들의 몸은 뻣뻣하고(stiffen), 손가락을 벌리고(splay their fingers), 자주 놀라고(startle), 몸을 뒤로 제끼고(arch), 얼굴을 찡그리고(grimace), 경련(twitch)을 일으킨다. 약한 스트레스를 받은 아기들은 하품(yawn)을 하고, 재채기(sneeze)를 하고, 딸꾹질(hiccup)을 시작한다. 심하게 스트레스를 받은 아기들은 토(vomit)하고, 숨이 턱 막히고(gasp), 울고(cry), 헛구역질(gag)하고, 피부색이 변하고(skin color change), 심하면 발작(seizure)을 할 수도 있다. 이러한 스트레스 신호들은 신경 질환과 연결해서 구분하는 것이 어렵기 때문에 이러한 신호가 지속되면 아기의 담당 의사에게 보고되어야 한다.

아기의 상태를 나타내는 지표로서의 각성도(Alertness as on Indicator of Infant State)

Brazelton(1984)은 아기의 깨어 있음에 대한 단계를 다양한 변화의 관점에서 설명한다. 수유는 일반적으로 이러한 네 가지 상태에서 발생할 수 있지만, 아기들이 깊은 수면 상태나 격렬하게 울고 있는 상태에서 모유수유를 하는 것은 어렵다. 잠을 깨우거나 진정을 시켜서 아기들이 효과적으로 모유수유를 하기에 좋은 상태로 옮겨 가야 한다. 아기들마다 수유가 잘되는 하나의 상태(state)를 가지고 있다.

아기의 상태

- 깊은 수면(deep sleep)
- 얕은 수면(light sleep)
- 졸림(drowsy)
- 조용한 각성기(quiet alert)
- 활발한 각성기(active alert)
- 울음(crying)

재태연령(gestationl age), 성숙도(maturity), 신경학적인 상태 그리고 건강이 이러한 안정성에 영향을 주고, 이것이 아기들 개개인의 각성도의 단계에 따라서 결정된다. 출산 예정일보다 일찍 태어난 아기들은 아주 많은 시간을 잠을 잔다. 황달이 나타나면 아기가 계속 잠을 자게 하거나 짜증을 내게 만들어서 엄마 젖 먹는 것에 영향을 미친다. 부상을 당하거나 아픈 아기들은 이러한 불편한 경험이 주의를 산만하게 해서 엄마 젖 먹는 것을 효과적으로 하지 못할 수도 있다.

엄마 젖 먹는 것이 잘 안 될 때마다 수유하는 내내 지켜보는 것이 중요하다. 그것은 수유 중에 아기가 언제 스트레스를 받는지, 그 원인을 제공하는 것이 무엇인지 알 수 있게 된다. 예를 들면, 수유 중에 피로와 연관된 질식(fatigue-related aspiration)으로 호흡이 불편해서 허우적거린 경험이 있는 아기와 같은 경우이다. 그것은 아기들이 지칠수록 빨고 삼키고 숨 쉬는 행동을 힘들게 한다. 아기들은 사레들리는 것을 예방하기 위해서 젖을 조금만 빨고 그만 먹음으로써 엄마 젖을 충분히 먹지 못하게 된다.

졸린 아기(The Sleepy Baby)

아기들이 잠만 자는 경우에는 여러 가지 이유가 있다. 졸음(sleepiness)은 신경성숙분열(neuromaturation)이나 성장 제한(growth restriction)과 관계가 있다. 조산아(preterm)나 재태연령보다 작은 아기(small for gestational age: SGA)는 행동 상태가 체계적이지 못하고, 졸린 행동을 하고, 먹고 싶은 신호(feeding cues)가 불분명하다(Buckley, 2006; Lawrence & Lawrence, 2016). 가끔씩은 약물이 아기들이 졸려 하는 원인이 될 수 있다. 예를 들면, 하이드로코돈(hydrocodone)은 산욕기(postpartum) 통증에 사용되는 약물이다. 적절한 양의 사용은 아기들이 엄마 젖을 먹기 시작하는 초기에는 괜찮아 보이지만, 여러 연구에서 이러한 약물에 노출된 아기들은 완전히 진정(excessive sedation)이 되는 경우가 있다고 보고하고 있다. 완전히 무기력(excessive lethargy)해 보이는 아기들은 의사의 진료를 받도록 해야 한다(Anderson, 2007).

젖을 먹자마자 잠이 드는 아기는 좀 더 각성상태(alert state)가 되도록 도와주어야 한다. 어떤 아기들은 포대기로 싸지 않으면 수유를 더 잘하기도 한다. 주변 온도를 조금만 낮추면 아기가 좀 더 각성상태가 되게 할 수 있다(Elder, 1970). 그러려면 부모들은 아기의 체온이 스트레스를 받았을 때 생기는 떨림(shivering)과 얼룩덜룩(mottling)한 것을 구분하는 것을 배워야 한다. 조산아와 재태연령보다 작은 아기는 특히 추위(cold stress)에 약하다(Narchi, 2010; Raju, 2006).

어떤 졸린 아기는 옷을 벗겨서 똑바로 세운 자세(upright position)를 하면 잠을 깨기도 한다. 때때로 아기를 편평한 곳에 눕혀서 몸을 가볍게 양옆으로(side to side) 굴리면 도움이 된다. 어떤 부모는 아기에게 만화 속의 사람처럼 말하거나 경쾌한 음악을 틀어 주어서 아기를 깨우기도 한다. 불이 켜진 방은 어두운 방보다는 더 자극이 된다. 그러나 강한 불빛은 어떤 아기한테는 스트레스를 많이 줄 수 있다. 가벼운 쓰다듬기가 아기를 깨우는 데 도움을 줄 수는 있지만, 아기가 그러한 가벼운 쓰다듬기를 좋아하는지 관찰되어야 한다.

엄마 젖 먹기를 충분히 마치기 전에 잠이 드는 아기들은 신경학적인 문제, 조산아, 부상, 또는 질병으로 인하여 생기는 부실한 체력(poor stamina)을 가지고 있을 수 있다. 이러한 아기들은 체중이 천천히 늘어나고 의학적인 처치가 필요할 수 있다. 충분히 먹지 못하는 아기들을 도와주기 위해서 지금 하고 있는 엄마의 수유 방법을 바꾸어 주어야 한다. 유축을 하는 것은 유축한 젖을 아기에게 보충해서 주고 엄마 젖의 공급이 늘어나게 유선을 자극해 준다. 유축한 젖은 적은 양이지만 엄마 젖 먹이기를 시도하기 전에 아기에게 먹인다. 이러한 방법은 아기를 깨우는 데 도움을 주고, 엄마 젖을 조금 더 왕성하게 먹을 수 있는 에너지를 제공한다. 만약에 엄마가 할 수 있다면 짧게 자주 먹이는 것이 정상적으로 먹는 것(길게 충분히 먹는 것)이 안 되는 아기들에게 도움을 준다. 아기가 체중이 증가하는지 잘 살펴보아야 한다.

과민한 아기(The Hypersensitive Baby)

과민한 아기들은 부드러운 상태(states)로 가는 데 어려움을 겪는다. 자극이 되는 환경을 줄여야 수유를 할 수 있다. 조명을 낮추고 조용한 환경을 제공하는 것이 가만히 있지 못하는 아기들을 편안하게 해 줄 수 있다. 확실한 접촉(firm touch)을 선호하는 아기들에게 부드러운 터치는 스트레스 상황이 될 수 있다. 어떤 아기들은 감각방어 장애(sensory defensiveness disorder)를 가지고 있어서 간지럼을 잘 타고 이러한 터치로 인해서 동요되고 산만해지기 시작한다. 이러한 아기들은 확실한 접촉에 긍정적으로 반응한다.

짜증을 잘 내고, 적응을 잘하지 못하는 아기들은 리드미컬하게 흔들어 주는 것이 도움이 될 수 있다. 그러한 아기들은 따뜻하게 해 주고, 졸려 할 때 그리고 이완되어 있을 때 엄마 젖을 주면 더 잘 먹는다. 아기를 포대기로 단단하게 싸 주는 것은 너무 예민한 아기이거나 너무 흥분되어 있는 아기에게 해 주면 좋다. 그러나 너무 오랫동안 단단하게 다리를 쭉 펴서 싸 주는 것은 아기의 고관절 발달을 비정상으로 만들거나 고관절이상형성(dysplasia of the hip)(van Sleuwen, 2007; Wang 2012)과 관련이 된다고 한다. 영아의 초기 단계까지 넘어서 아기를 계속 단단하게 싸 주는 것은 메타분석(meta-analysis)에서의 연구결과를 보면 영아돌연사증후군(Sudden Infant Death Syndrom)(Pease, 2016)이 증가될 수 있다고 한다.

영아 상태의 사진들(Views of Infant State)

[사진 2-1]의 아기는 깊은 수면 상태에 있다.

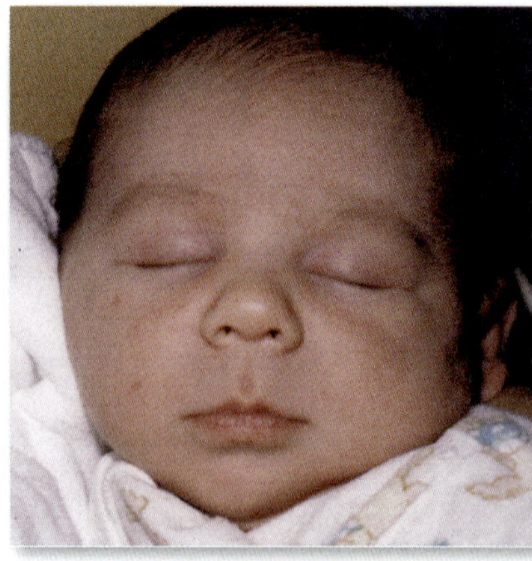

[사진 2-1] 깊은 수면-좋은 얼굴 탄력

만약에 아기가 스스로 깰 때까지 모유수유를 기다릴 수 없다면, 아기에게 젖을 먹이기 위하여 엄마는 부드러운 방법을 이용하여 아기를 깨워야 한다. 7일 된 이 아기의 피부색은 정상이고, 좋은 얼굴색과 대칭을 보인다. 뚜렷한 얼굴 근육의 특징들은 정상적인 얼굴 근육 긴장도를 의미한다. 인중(philtrum)은 코밑에서 윗입술 윗부분까지 이어진 정중선에 있는 홈(골)이다. 뚜렷하게 보이는 인중과 아기의 윗입술의 모양을 관찰한다.

인중의 모양과 윗입술의 모양은 유전적으로 결정되고, 인종마다 조금씩 다르며, 다양한 증후군(syndrome)과 아기의 얼굴색에 의해서 영향을 받을 수 있다.

[사진 2-1]의 아기는 잠을 자고 있는 동안에 입을 다물고 있을 수 있으며, 이것은 정상적인 얼굴을 한 아기의 모습이다. 만삭아로 태어난 이 남자 아기는 볼에 있는 피하지방 패드가 잘 발달되어 있다. 볼에 있는 피하지방 패드가 잘 발달되어 있으면 볼의 모양을 둥글게 만들고 젖을 먹을 때 볼이 들어가는(보조개처럼) 것을 예방하고 젖 빨기가 잘되게 도와준다.

[사진 2-1]의 아기와 [사진 2-2]의 아기가 잠자는 모습을 비교해 보자.

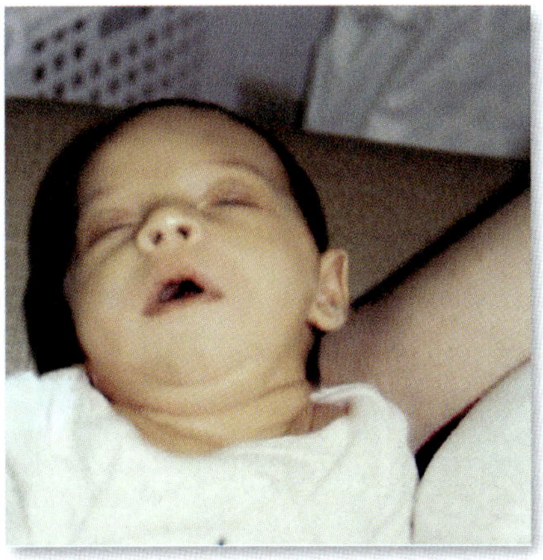

[사진 2-2] 깊은 수면-저조한 얼굴 탄력

[사진 2-2]의 아기도 역시 깊은 수면 상태에 있다. 그러나 이 아기는 약간의 황달을 가지고 있고, 이런 아기들은 약간 무기력하게 늘어져 있을 수 있다. 이 아기는 잠자는 동안 입술을 다물고 유지하지 못한다. 이러한 경우는 아기의 얼굴 긴장도가 약하거나 아기의 코가 막혀서 입으로 숨을 쉬는 경우일 수도 있다. 얼굴 긴장도가 낮거나, 코로 숨을 쉬든 간에 모유수유는 어려워질 수 있다. 아기의 숨소리를 주의 깊게 들어본다. 막힌 소리나 젖은 호흡 소리(wet-sounding breathing)는 아기의 전형적인 알레르기 증상은 아니다. 이것은 아기가 연하곤란, 역류, 모유가 너무 많아서 먹다가 우유의 미세한 찌꺼기들의 흡인으로 인하여 코에 멍이 들거나 막히거나 코의 잔해들이 내는 소리이다.

[사진 2-3]의 아기는 얕은 수면 상태에 있다.

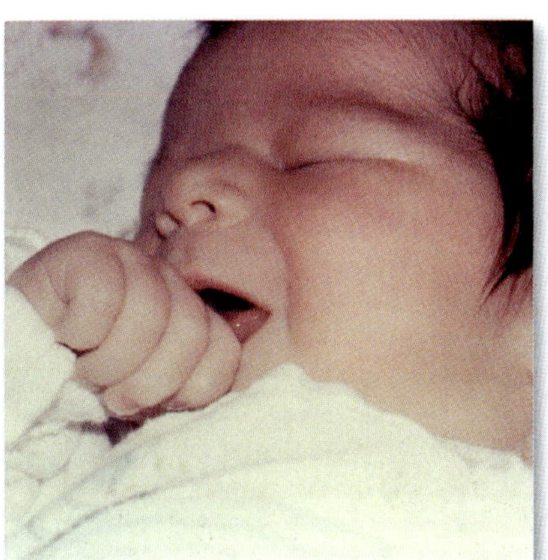

[사진 2-3] 얕은 수면-조기 수유 신호

아기의 눈은 감겨 있고, 아기의 손이 입으로 가는 행동은 수유를 받아들일 준비가 되어 있는 것이다.

[사진 2-4]에 있는 생후 6주 된 아기는 졸린 상태에 있다. 아기는 자신의 엄지손가락을 빨면서 비영양적인 빨기(nonnutritive sucking: NNS)를 즐기고 있다. 위안을 주는 빨기는 아기가 스스로 자기를 위로(self-soothing)하는 행동이다.

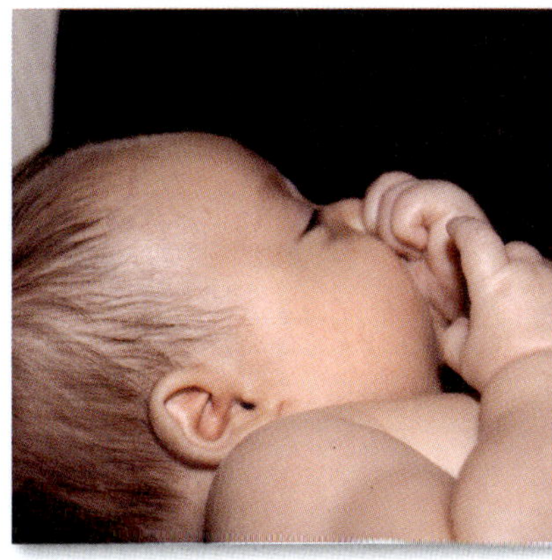

[사진 2-4] 빠는 것을 즐김-졸린 상태

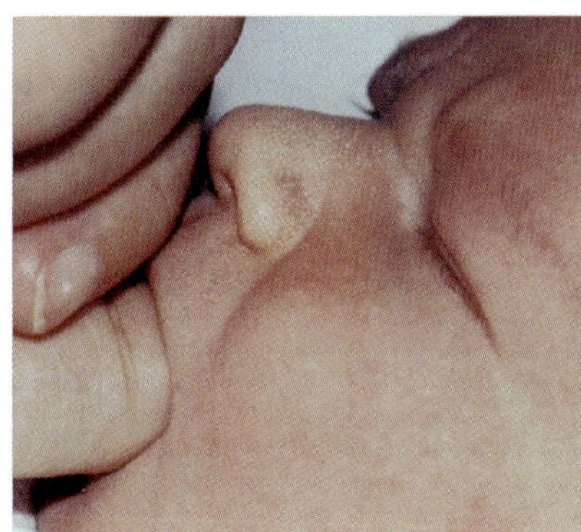

[사진 2-5] 찡그린 얼굴-스트레스 신호

[사진 2-4]에 있는 아기의 얼굴 표정과 스트레스를 받고 있는 것이 확실한 [사진 2-5]의 아기와 비교해 보자. [사진 2-5]의 졸린 아기도 비영양적인 빨기(NNS)를 하고 있다. 그러나 아기의 찡그린 얼굴은 그 경험(손가락을 빠는 것)에 대한 불쾌한 반응을 보여 준다. 그것은 아빠의 막 씻은 손에서 나는 비누의 불쾌한 냄새일 수도 있다. 아마도 아빠의 엄지손가락 크기나 삽입의 깊이가 아기의 구역질 반사를 일으켰을 수도 있다. 얼굴을 찡그

리고 인상을 쓰는 것은 스트레스 상태에 있다는 것을 보여 주는 행동이며, 아빠는 자기의 엄지손가락을 아기의 입에서 빨리 제거함으로써 올바르게 반응하였다.

[사진 2-6]의 눈을 반짝이고 있는 남자 아기는 생후 4일이 되었고 안정 상태를 보인다.

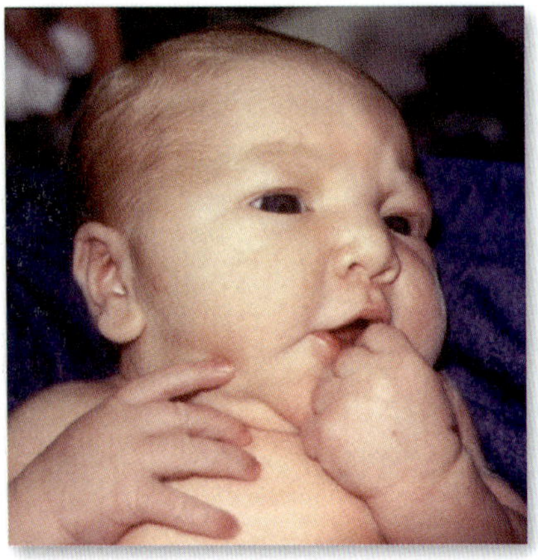

[사진 2-6] 조용한 각성기 상태

아기의 침착하고 집중하고 있는 얼굴 표정은 조용한 각성기의 전형적인 모습이다. 복잡하지 않고, 약물을 사용하지 않은 출산을 한 이 아기는 출산 즉시 엄마의 젖을 찾아서 수유를 열심히 했다. 아기는 3일째에 출생 시 체중을 회복하였다. 이 사진에서 보이는 아기의 모습, 즉 아기가 자신의 손을 입을 향해서 가지고 가는 것은 이른 수유 신호(early feeding cue)이다.

[사진 2-7]은 생후 6일 된 아기이다.

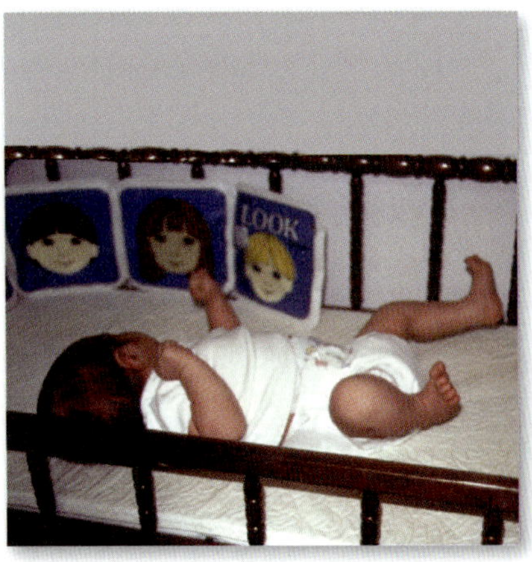

[사진 2-7] 활발한 각성기 상태

아기는 발을 마구 흔들고, 장난감에 반응을 보인다. 이 아기는 활발한 각성기에 있다. 자신의 팔다리를 들고, 사람의 얼굴을 확실하게 보려고 몸을 그 방향으로 돌리려 하고, 정상적인 얼굴 근육 긴장도를 가지고 있으며, 좋은 눈과 손의 협응 상태, 그리고 환경에 열정적으로 참여할 수 있는 아기의 상태를 보여 준다(Klaus, 2000).

[사진 2-8]은 운동 근육의 스트레스 신호를 보여 주는 예이다.

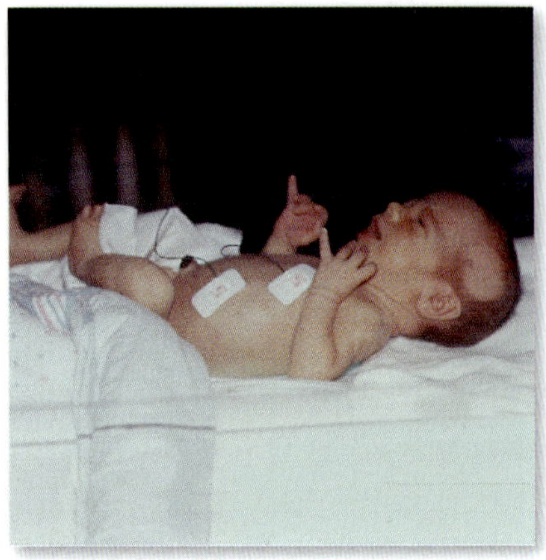

[사진 2-8] 동작성 스트레스 신호
-손가락을 벌림, 몸의 경직, 울음

아기의 신체 언어(body language)는 얼굴을 찡그리고, 손가락을 벌리고, 발가락을 웅크리고, 팔다리의 경직을 보이며 긴장되고 고통스럽게 보인다(Als, 1986; Herr, 2006). 머리에는 면도한 부위가 있고, 아기와 연결된 모니터의 선들은 이 아기가 최근에 의료 시술을 받았으며, 이러한 것들 중 하나가 아기를 고통스럽게 하는 것을 보여 준다. 통증은 사망 위험을 높이고, 부모-아기의 애착 관계를 손상시키며, 모유수유를 방해할 수 있다. 이 아기에게는 정상적인 수유를 할 수 있는 체력이 부족하지만, 의료적으로 금지되는(contraindicated) 것이 아니라면, 모유수유를 하고 피부 대 피부 접촉으로 아기를 안고 있으면, 아기는 스스로 통증을 조절하고, 우는 것이 줄어들며, 부모의 애착을 증진시키도록 도울 수 있는 중요한 방법이다(Johnston, 2014; Marin Gabriel, 2013; Moore, 2012).

[사진 2-9]도 스트레스 받은 아기를 보여 준다.

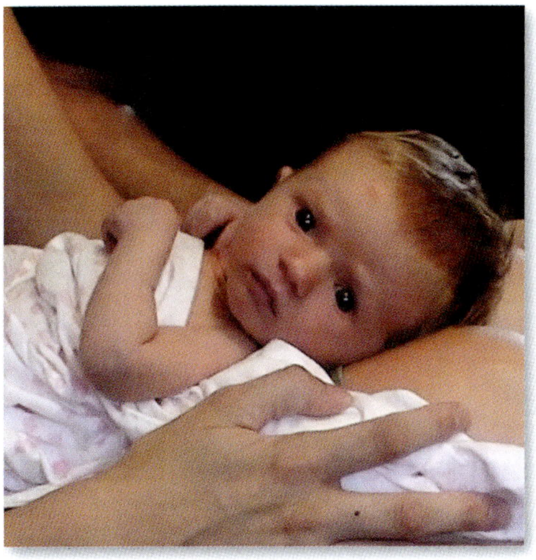

[사진 2-9] 성장장애가 있는 영아
-걱정스러워하는 각성된 상태

이 여자 아기는 생후 3주 되었으며 출생 시 체중보다 3온스(85g)이 적다. 성장이 더딘 아기들은 얼굴 표정이 불안해 보이고 걱정스러워 보이며 각성된 모습을 나타낸다. 성장장애(failure to thrive: FTT)가 심한 경우에는 울 수 있는 에너지가 없고 아기는 무관심한 표정을 보인다(Lawrence & Lawrence, 2016).

울음(Crying)

울음은 특별한 아기의 행동 상태를 알려 준다. 또한 이것은 아기가 스트레스를 받고 있다는 신호이다. 스트레스 호르몬인 코르티솔은 우는 동안 분비가 증가된다. 우는 것은 배고픔의 표현일 수도 있고, 옷을 벗기고, 기저귀를 갈아 주고, 아기를 다루는 데 있어서 아기를 놀라게 해서 그럴 수도 있다. 아기가 울음을 그치지 않는다면 아기가 아프거나 어딘가에 통증이 있다는 것을 나타낸다(Short, 2004). 열이 없이 보채는 4개월 미만의 아기들(fussy infants)은 요로감염(urinary tract infection: UTI)을 가지고 있다. 그러나 소변검사를 해서 이상이 없다면 아기의 울음은 요로감염에 의한 것이 아니다(Freedman, 2009).

[사진 2-10]의 아기는 울고 있다.

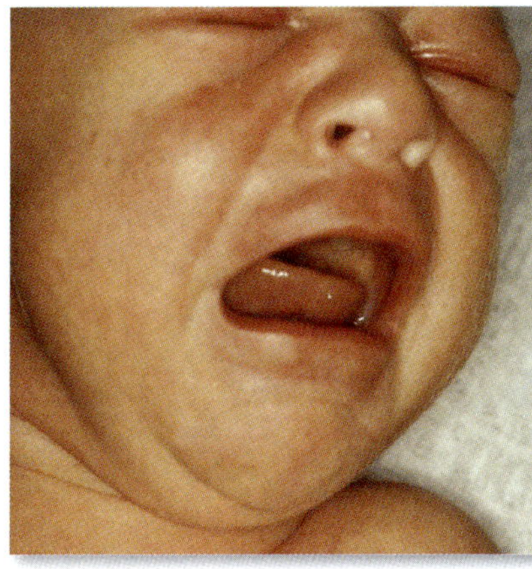

[사진 2-10] 울음-중요한(의미 있는) 영아 스트레스 신호

주의해서 보면 아기의 혀끝은 올라가 있고 수축되어 보인다. 아기가 울면 안전하게 삼키는 것을 방해한다. 아기가 먹다가 사레(aspiration)가 들리지 않도록 아기를 진정시키는 것이 중요하다. 이 아기는 얇은 볼과 눈 밑에 깊은 주름을 가지고 있다. 이것은 볼에 있는 피하지방 패드가 덜 발달된 것을 보여 준다. 윗입술 선이 분명하지가 않다. 이러한 모양은 아기의 입술 근육의 긴장도가 좋지 않다는 것을 보여 준다. 입술 근육의 긴장도가 약하고 볼에 있는 피하지방 패드가 부족한 아기들은 엄마 젖을 먹을 때 엄마 젖을 완전히 밀봉시키는 능력이 방해받을 수 있다.

[사진 2-10]은 조산아이거나 자궁 내 성장 부전(intra uterine growth restriction: IUGR)으로 태어난 아기로서 출생 시 저체중이 되었을 수도 있다. 조산아이거나 저체중아(SGA)로 태어난 아기들은 모유수유 능력에 영향을 준다(Lawrence & Lawrence, 2016). 이러한 아기들에게 있어서 울음은 배고픔의 징후일 수도 있다.

어느 시점이 되면 아기들은 울다가 지쳐서 울음을 그칠 수 있다. 모유수유와 관련된 고나트륨혈증(hypernatremia)은 아기의 체중이 출생 시 체중보다 10% 줄고, 엄마 젖 먹는 것이 잘 안 되며, 충분한 수분 공급이 안 되고, 황달, 체온이 올라가 있는 아기의 나트륨 농도가 증가하는 것인데, 이것은 아기의 컨디션을 치명적으로 나쁘게 만든다(Lavagno, 2016). 이러한 위험요인에는 제왕 절개 수술로 출산을 하고, 모유수유에 문제가 있고, 과체중이고, 교육 수준이 낮으면서 처음으로 아기를 낳은, 경험이 부족한 엄마가 포함된다. 이러한 상태가 드물기는 하지만, 수유상담가들이 아기의 체중 감소를 잘 관찰하고 그 증상을 의료진들에게 보고할 것을 요구하는 보고서가 증가하고 있다.

조기 모유수유가 잘 안 되는 것의 중간 사례와 중증 사례의 경우에 모두 아기의 성숙도와 몸무게의 증가, 아기의 크기, 그리고 활력(stamina)에 의해서 모유수유가 개선된다. 임시적으로 보충을 한다면 가장 이상적인 것은 엄마가 유축한 자신의 모유나 모유 은행에 있는 기부 모유를 사용하는 것이다. 그러나 둘 다 할 수 없다면 엄마의 젖 공급이 늘어날 때까지 조제유(formula)를 사용해서 먹인다.

뱉어 내기(Spitting up)-흘러내리는 아기

[사진 2-11]은 배부른 아기가 모유를 뱉어 내는 것을 보여 준다.

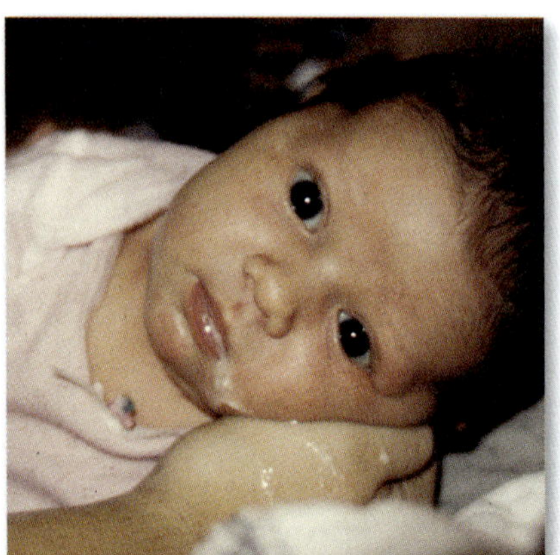

[사진 2-11] 만족감을 느낀 표정(젖은 트림)

아기의 입가로 흘러내리는 젖은 트림의 징후로 관찰된다. 이런 아기의 평화로운 얼굴 표정과는 대조적으로 아기는 구토가 성장을 방해해서 마르고 고통스러워 보인다. 이러한 아기는 장폐색이나, 삼킴장애, 위식도 **역류성 질환**(gastroesophageal reflux disease: GERD)을 체크해 봐야 한다.

모유가 많이 나오는(over supply) 엄마들은 그들의 아기가 수유 후에 젖을 자주 뱉어 낸다는 것을 알고 있는 것이 매우 중요하다. 부모들은 이것을 두 가지 행동, 즉 신경질적으로 구는 아기나 '산통'을 보이는 것으로 표현한다. 아기의 체중 증가는 수유하는 아기들의 수유 관리의 유형을 안내하고 지침을 제공하는 중요한 결정적 요인이다. 만약에 아기의 체중이 정상으로 증가하고 있고 아기가 행복해 보인다면, 수유상담가는 이렇게 아기들이 뱉어 내는 것은 건강 문제의 위험이 아니고 엄마가 해야 하는 빨래에 불과하다는 것을 알려 주면 된다. 젖의 과다 공급의 경우에, 수유상담가는 엄마의 유방 울혈을 관리하도록 돕고 아기가 어떻게 하면 젖을 너무 많이 먹는 것을 피할 수 있는지 알려 준다(11장 참고). 수유상담가는 여러 가지 수유 자세에 대해서 설명해 주면서 아기가 어떻게 빠른 젖의 흐름에 의해서 나오는 젖에 압도되지 않을 수 있는지 알려 준다. 이와 반대로 아기의 체중 증가가 느린 경우에는 모유의 공급과 아기의 섭취에 대한 지원이 요구된다. 만약에 아직 의료 관리를 받고 있지 않다면, 수유상담가는 체중 증가가 느린 아기를 1차 건강관리 전문가에게 즉시 보내야 한다.

피부 평가(Assessing the Skin)

신생아에 대한 시각적 평가에는 피부 사정이 포함된다. 부모와 수유상담가는 가끔씩 비정상적인 발진이 있는 경우를 만나게 된다. [사진 2-12]의 아기는 신생아 발진을 가지고 있다. 신생아 발진은 여기저기 옮겨 다닌다. 발진은 옅게 되기도 하고 몇 분 내에 진하게 되기도 한다.

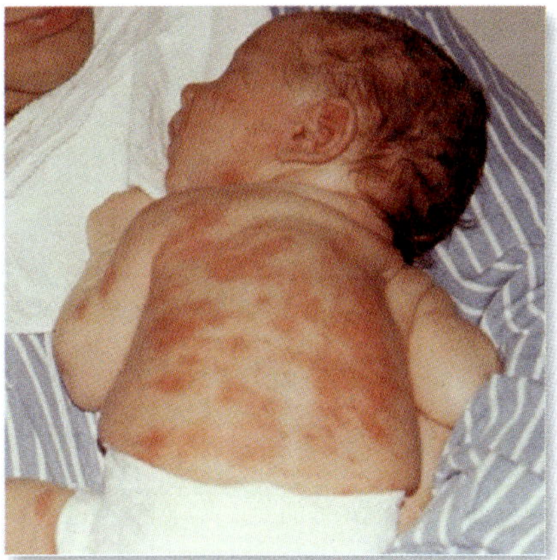

[사진 2-12] 정상적인 신생아 발진

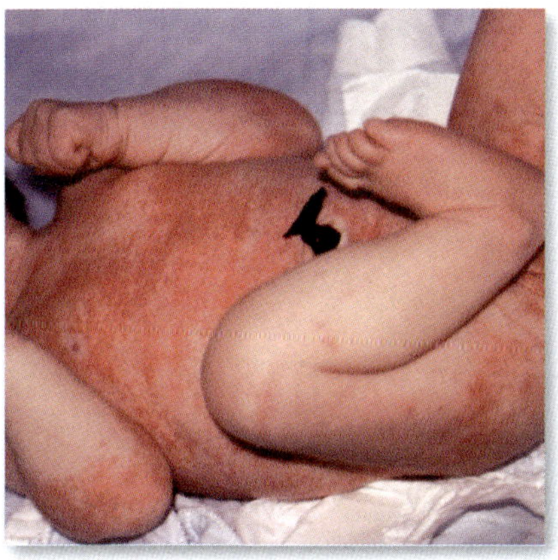

[사진 2-13] 아픈 영아-발진이 패혈증을 의미할 수 있음

그러나 발진으로 온몸이 뒤덮인 [사진 2-13]의 아기는 아팠고 병원 치료를 할 필요가 있었다. 감염은 **황색포도상구균**과 메티실린 내성 **황색포도상구균**(methicillian-resistant staphylococcus aureus: MRSA)이 이러한 피부 발진을 일으킨다.

점상출혈(petechiae)은 (핀으로 찍은 점 같은, 둥근 반점, 만지면 편평하고, 붉고, 갈색이나 자색을 띠는) 피부 밑의 출혈이나 **신생아 패혈증**(neonatal sepsis)(Short, 2004)의 증상이다. 신생아에 있어서 이런 **패혈증**(혈류 감염)의 증상은 특별하지 않은 경우가 많다. 단지 한 개나 두 개의 질병의 징후가 다른 방법으로는 건강해 보이는 아기에게 나타날 수 있다. 지역사회에서 일하고 있는 수유상담가들은 퇴원한 지 48시간 된 아기들에게 안전한 연결망(net)을 제공해야 한다. 신생아들은 첫 번째 아기 건강검진 전에 패혈증에 걸릴 수 있다. 발진, 저체온, 열, 심한 무기력증은 즉시 건강관리 전문가에게 연결되어야 하고 의학적인 평가를 확실히 해야 한다.

정상적인 아기의 피부 온도는 만졌을 때 따뜻하고 건조해야 한다. 생후 첫 2일 동안의 엄마와 피부 대 피부 접촉을 하지 않은 아기들은 체온의 안정성을 유지하기가 어렵다(Anderson, 2007). 반면에, 많은 아기는 옷을 너무 많이 입고 너무 따뜻하게 하고 있어서 깨우기가 어렵다. 너무 따뜻하게 하는 것은 영아돌연사증후군(AAP, 2016b)의 위험을 높인다.

[사진 2-14]의 아기는 추위로 인한 스트레스 징후를 보인다.

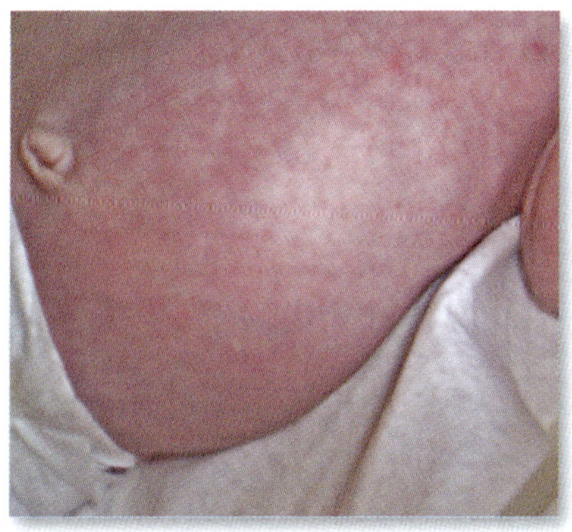

[사진 2-14] 몸통의 얼룩-추위 스트레스의 표지

여자 아기의 피부는 **얼룩덜룩**이라고 부르는 대리석 무늬처럼 보인다.

어떤 부모들은 아기의 이런 추위 스트레스의 징후를 확인할 줄 모른다. 이들은 아기가 얼룩덜룩하고, 덜덜 떨고, 피부색이 푸르스름한 것은 아기가 추위에 노출되었다는 것을 알아차리도록 도와주어야 한다. 조산아나 재태연령보다 작게 태어난 아기들은 특히 **저체온증**(심한 추위 스트레스)의 위험이 높은데, 이런 아기들은 열 손실이 급속히 일어나서 정상적인 심부 체온을 유지할 수가 없다. 신체의 체온을 적절하게 유지하지 못하면 열이 나는 것처럼 위험하며 이것은 열과 같이 감염의 징후이다.

건강한 만삭아인 [사진 2-14]의 아기는 체중을 재기 위해 옷을 벗기자 몸이 차가워졌다. 아기는 엄마와 바로 피부 대 피부 접촉을 하고 엄마와 아기를 담요로 덮어 주자 얼룩덜룩한 것은 없어지고 바로 회복되었다. 엄마와 아기가 피부 대 피부 접촉을 하고 안고 있으면 아기의 체온이 정상으로 돌아오는 것을 도와주고, 조산아나 재태연령보다 작게 태어난 아기들은 체온 손실을 줄이기 위해 아기의 머리에 부드러운 모자를 씌워 준다.

출산 시 외상이 있는 아기(Babies with Birth Trauma)

출산 시 외상은 아기의 모유수유 능력을 어렵게 만들 수 있다. 수유에 영향을 미치는 출산 시 외상은 검사나 병력을 물어서 알 수 있는데, 예를 들면 아기 낳을 때 겸자분만이나 진공흡입분만을 했음을 알 수 있다(Caughey, 2005). 출산 시 외상을 입은 아기들은 좀 더 무기력하거나 정상 출산아보다 좀 더 예민하다. 부모들은 더 많이 안아 주고, 마사지해 주고, 모유수유를 해서 아기들이 통증을 더 잘 관리할 수 있도록 도움을 주어야 한다(AAP, 2016a; Bembich, 2013; Carbajal, 2003). 부모들은 어떤 문제든지 아기의 담당 의사에게 보고 해야 한다.

[사진 2-15]의 아기는 진통 시간이 오래 걸려 겸자분만으로 출산한 생후 3일 된 아기인데, 얼굴에 멍이 들고 괴로워한다.

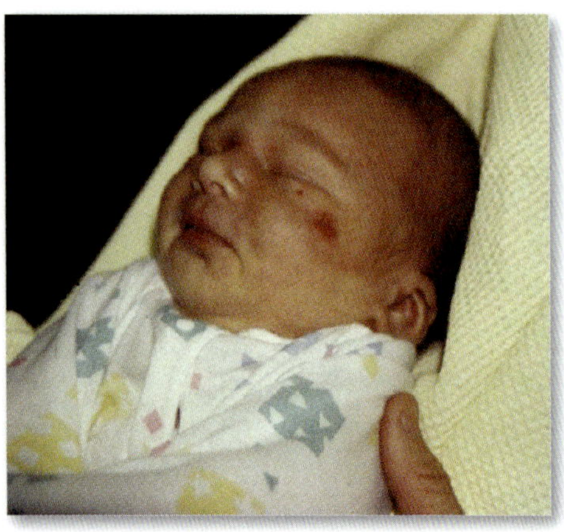

[사진 2-15] 겸자에 의한 멍

모유수유가 확립되지 않은 채 병원에서 퇴원을 했고, 이 아기는 깨우기가 어려웠으며, 소변 기저귀는 거의 젖지 않았으며 대변은 보지 않았다. 아기를 가슴에 안고 자세를 잡는 것도 어려웠다. 아기는 머리를 돌리거나 그 곳을 만지면 울었다. 아기에게 숟가락으로 초유를 먹이는 것이 에너지를 주고, 짧은 시간 동안 아기에게 모유를 먹이는 것이 도움이 됐지만 아기의 빨기가 왕성해지지는 않았다.

[사진 2-15]의 아기에게는 침대에 옆으로 누워서(side-lying) 모유수유를 하는 것이 아기에게 스트레스를 가장 적게 주는 자세였다. 이 자세는 아기를 안정시키고 아기의 머리와 목에 가해지는 압력을 감소시켰다. 5일째 되는 날에도 아기는 여전히 활력이 부족해 보였다. 아기는 엄마 젖을 충분히 먹기 전에 잠이 들었다(정밀 체중계로 재었을 때 2g을 먹은 것으로 체크되었다). 아기의 엄마는 젖 공급량을 늘리기 위해서 병원에서 사용하는 유축기를 이용하여 유축하는 것을 교육받았다.

이 엄마는 아기가 엄마 젖을 물고 젖을 잘 먹게 될 수 있을 때까지 계속 유축할 것을 권고받았다. 유축된 적은 양의 젖은 수유 시작할 때 아기를 깨우는 용도로 계속 사용되었다. 엄마는 아기가 피곤해하는 징후를 관찰하는 것을 배웠고, 아기가 엄마 젖을 먹다가 바로 잠이 들면 남아 있는 젖을 유축하도록 교육을 받았다. 12일쯤 되었을 때 심각했던 아기의 출산 외상에 대해서 회복한 것처럼 보였다. 그 시점에 유축과 보충 수유가 중단되었고 별 탈 없이 모유수유가 진행되었다.

[사진 2-16]의 생후 1주일 된 아기는 출산 시 극도의 스트레스를 받았다.

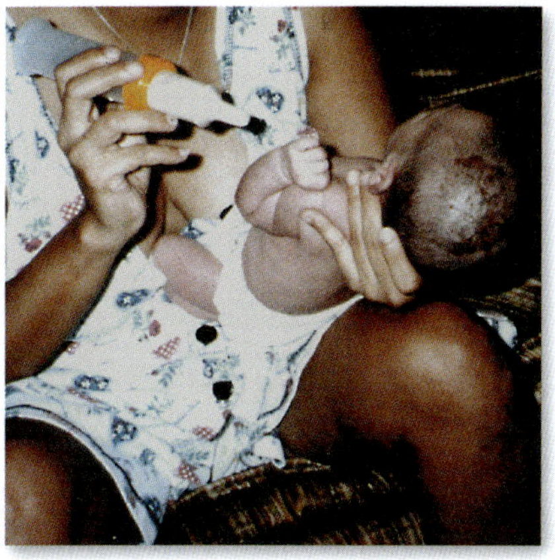

[사진 2-16] 두피에 생긴 진공(진공흡인-배큠) 찰과상

진공흡입분만으로 인한 찰과상이 아기의 머리에서 보인다. 아기는 깨어 있는 내내 울었다. 아기는 뒤로 몸을 굽히고 있으며, 팔은 주먹을 꽉 쥐고 있다. 아기는 반복되는 시도에도 불구하고 엄마 젖에 가까이 안기는 것을 거부하였다. 엄마는 아기의 이러한 젖을 거부하는 행동을 보이는 것은 병원에 있을 때 도와주는 분이 수유를 하기 위해 아기의 머리를 엄마 쪽으로 밀었기 때문이라고 생각하였다. 퇴원 후에 엄마는 특수한 젖병(예전에는 Haberman Feeder라고 불렀다)으로 엄마 젖을 유축해서 먹이는 것을 교육받았다.

[사진 2-16]의 아기는 지역사회에 있는 수유상담가에게 추후 관리를 위해서 보내졌으며, 엄마의 배에 아기의 골반을 맞대고 구부린 자세로 젖병 수유를 하는 방법을 배웠다. 골반이 굴곡된 이 자세는 아기의 몸이 뒤로 굽는 것을 예방하고 모유를 안전하게 삼키게 하기 위해 엄마가 아기의 머리를 고정하는 것을 도와준다. 엄마는 상처 입은 아기의 머리를 만지지 않도록 아기의 목 아랫부분에 손을 대어서 지지해 주었다. 시간이 지나면서 아기는 출산 시의 외상에서 회복이 되고, 엄마는 젖병 수유를 하면서 아기를 조금씩 엄마 쪽으로 가까이 앉는 연습을 하였다. 마침내 엄마는 모유수유 자세로 젖병 수유를 할 수 있게 되었다([사진 14-26] 참고). 이러한 방법은 아기가 엄마 젖을 직접 먹는 것으로 바꾸는 데 도움이 되었다. 이 아기는 엄마가 직장으로 복귀한 다음에도 일반 젖병을 이용하여 젖을 먹기도 하고, 엄마가 퇴근 후에는 직접 모유수유를 하였다.

[사진 2-17]의 생후 5일 된 아기는 자궁 내 태아 모니터로 인해서 두피에 자극이 생겼다.

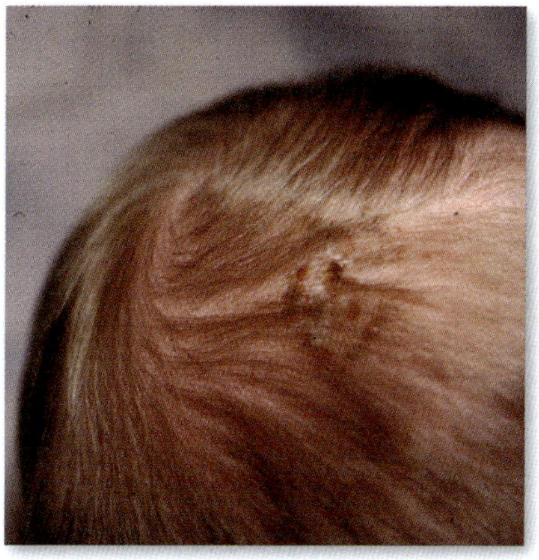

[사진 2-17] 태아 모니터 딱지

수유상담가는 아기를 사정하는 동안 이것을 발견하고 기록했는데, 이것은 황달이 생길 위험이 크기 때문이다(ABM, 2010).

또한 이 엄마는 아기의 머리를 엄마의 가슴으로 밀어서 수유하도록 잘못된 수유 교육을 받았다. 아기는 젖을 물리는 동안 발버둥 치면서 울었다. 엄마는 이러한 아기의 젖-거부 행동을 고치기 위해서 아기에게 젖을 먹이지 않을 때도 아기와의 피부 대 피부 접촉을 늘리고, 이것은 아기에게 과도한 젖 물리기로부터 자신을 잘 통제할 수 있게 된다. 만약에 아기에게 도움이 필요하다면, 엄마는 아기의 머리를 만지지 말고 아기의 어깨를 좀 더 엄마 쪽으로 가져오도록 엄마에게 알려 준다. 젖을 먹을 때 아기가 통증을 느끼지 않게 되자 모유수유는 잘 시행되었다.

머리와 목의 몰딩(끼임), 비대칭 그리고 사경에 대한 평가(Assessing the Head and Neck for Molding, Asymmetries, and Torticollis)

국소화된(머리의 한쪽에서 보이는) 두개골의 몰딩(molding–겹침, 끼임)은 신생아에게는 흔한 것이다. 한 명의 아기일 때에 나타날 수 있는 확률은 13%이다. 쌍둥이에서는 56%에서 어느 정도의 두개골 비대칭이 있다. 이러한 국소적인 두개골 몰딩의 위험요인으로는 도구를 이용한 질식 분만, 첫아기 출산, 출산 시 아기의 자세, 남성 성별의 아기 등이 포함된다(Bialocerkowski, 2008; Peitsch, 2002). 아기는 비정상적인 머리 모양과 두개골의 **비대칭**(plagiocephaly–전두부의 한쪽과 후두부의 반대쪽이 비정상적으로 발달한 두개골 기형의 일종)이 있을 수 있으며, 모유수유를 하는 데 어려움을 아기가 겪을 수 있으므로 주의해서 평가하고 보살펴 주어야 한다.

비정상적인 머리 모양은 **사경**(torticollis–목의 비틀림)의 위험과 연관된다. 사경이 있는 아기들은 반대쪽 어깨 쪽으로 얼굴을 돌리면서 같은 쪽 어깨 쪽으로는 귀를 기울이고 있는 것처럼 보인다([사진 3–26] 참고). 이러한 아기들의 경우, 근육의 긴장감으로 인해서 모유수유를 하는 데 필요한 운동의 가동 범위에서 제한을 받을 수 있다(Genna, 2015; Hummel, 2005; Walls, 2006). 영향을 받은 아기들은 한쪽 또는 양쪽 유방을 거부할 수 있다. 종종 부모들은 아기가 고개를 돌리는 데 어려움을 겪는 것을 보고는 엄마의 젖을 싫어하는 것으로 잘못 판단하기도 한다. 새로운 모유수유 자세는 어떤 아기에게는 도움이 되기도 한다. 또 다른 중재 방법으로는 카이로프랙틱 교정, 마사지, 물리치료와 같은 것들이 필요할 수도 있다. 어떤 경우에는 증상이 호전될 때까지 다른 대안적 수유가 사용되어야 한다. 수유상담가는 아기가 유방을 거부할 때마다 모유가 줄지 않도록 상담해야 한다.

사경은 아래턱을 꽉 물거나, 얼굴 비대칭, 그리고 척추와 고관절의 비대칭과 같은 많은 문제를 초래한다. 이것은 아기가 자신이 가장 쉽게 돌릴 수 있는 쪽의 젖을 선호하도록 만들 수 있다. 아기는 젖을 무는 능력이 손상될 수 있으며, 유방에 입술을 봉인하는 능력이 부족하면 흡입을 만들고 유지하는 아기의 능력이 저하될 수 있다. 그러면 아기는 보상작용으로 젖을 놓치지 않기 위해서 아래턱을 꽉 다물게 되는데, 이는 산모의 유두를 아프게 할 수 있다. 산모는 아기의 이러한 상황에 대해서 "우리 아기는 빨기가 강하다고 하는데, 사실은 빨기가 약하고 보상도 약하다(젖이 늘지 않는다)."라고 말한다.

[사진 2–18]의 아기는 임신 마지막 몇 주를 둔위로 있다가 제왕 절개로 분만되었다.

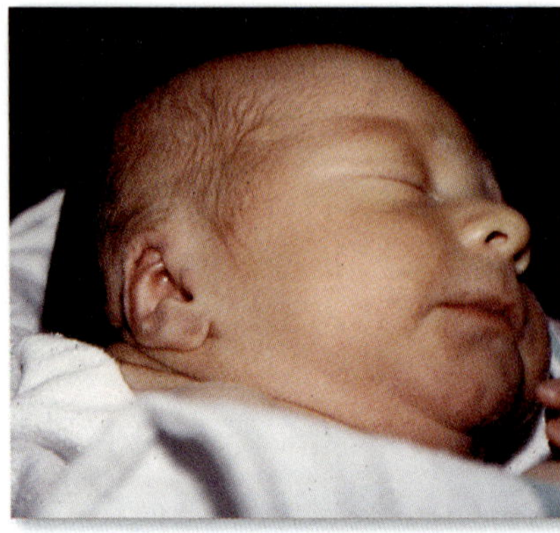

[사진 2–18] 둔위로 인한 편평한 귀

한 자세로 꽉 끼여 있었기 때문에 아기의 귀가 두개골에 납작하게 붙어 있었다. 시간이 지나면 귀의 위치도 정상화될 것이지만, 그것 자체로는 위험한 것이 아니다. 그러나 납작하게 붙어 있는 귀는 아기가 태아 발달 동안에 자유롭게 움직이지 못했었기 때문에 생길 수는 있지만 다른 문제는 없는지 관찰할 필요가 있음을 의미한다. 정상적인 운동 범위를 확인하기 위해서 아기를 편평한 곳에 반듯이 눕히고 아기가 머리를 양쪽으로 완전하게 잘 돌릴 수 있는지, 양팔을 아기의 어깨 높이까지 올릴 수 있는지를 관찰하는 것이 필요하다. 얼굴의 비대칭도 관찰한다. 납작해진 귀를 가진 아기를 면밀하게 살피고, 아기가 잠을 자는 동안에 어떻게 입술을 닫고 있는 것을 유지하는지 관찰한다. 이것은 아기의 입술 근육 긴장도가 정상이라는 것을 말해 준다. 수유상담가는 모든 영아의 평가에 있어서 강점과 약점을 모두 확인한다.

[사진 2–19]의 생후 4일 된 아기는 두개골 몰딩을 가지고 있다(좁은 또는 '원뿔형 머리').

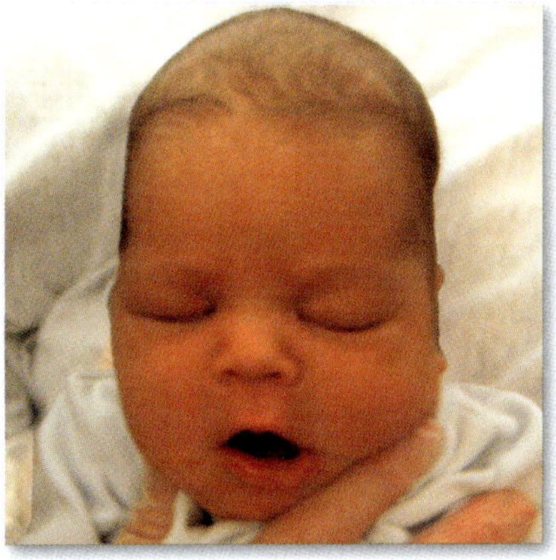

[사진 2-19] 신생아에 있어서 두개골 몰딩(좁은 머리)

이 아기는 3시간 동안 지속된, 지연된 분만 2기 동안에 심각한 멍을 입었다. 이러한 것들이 아기에게는 모유수유가 잘되지 않은 위험요인이며, 산모는 아기가 엄마 젖을 먹을 때 '늘어져 있다'는 표현을 사용하였다. 유즙 생성 2단계의 지연은 진통 중에 분만 2기가 길어지는 스트레스에 의해서 생긴다(Chen, 1998; Dewey, 2003). 수유상담가가 출산 4일째 된 산모의 집을 방문했을 때 엄마의 유방은 늘어져 있었고 그것은 엄마와 관련된 추가적인 모유수유의 위험요인임을 발견하였다. 그 산모는 지난 1년 내에 오른쪽 유방에서 유관 내에 생긴 유두종을 제거하는 수술을 받았었다. 유방을 시계의 얼굴이라고 본다면, 절개 흉터가 유륜의 가장자리에서 10시에서 12시 방향의 측면으로 이어진 것이 보였다. 흉터 아래에 있는 유방 조직은 부드러운 덩어리 같은 것이 여러 개가 만져졌고, 아기는 그쪽 유방을 무는 것을 더 힘들어하는 것처럼 보였다. 엄마의 유두도 양쪽 모두 찰과상을 입었다.

아기는 출생 시 체중의 8%가 줄었으며 황달이 있어 보였지만, 상담을 하는 동안에는 초롱초롱한 것처럼 보였다. 엄마는 젖은 기저귀의 숫자는 적절하였지만, 대변이 묻은 더러워진 기저귀는 거의 없었다고 보고하였다. 수유상담가는 산모에게 아기가 젖을 좀 더 깊이 물도록 도와주는 방법을 보여 주었고, 산모는 모유수유를 하는 동안 편안함이 즉각 향상되었음을 보고하였다. 먹기 전에 체중을 측정하고, 먹고 나서 체중을 측정했을 때 왼쪽에서는 30cc의 모유를 섭취했지만, 수술의 영향을 받은 오른쪽 젖은 4cc만 섭취했음을 나타냈다.

이러한 사례에서 보면 엄마와 아기의 위험요인은 매우 다양하기 때문에 수유상담가는 미리 젖을 짜서 보관을 해 놓는(insurance pumping) 것을 권했고, 대변의 양이 늘어날 때까지는 유축해 놓은 것을 부모들이 아기에게 먹이도록 했다. 산모에게는 수유 후 따뜻한 물로 유두를 헹구고 유두의 상처가 치유되는 동안 정제된 라놀린 연고를 바르도록 했다(Dennis, 2012). 유축과 개선된 모유수유 자세가 젖 양을 늘리는 데 도움을 주었다. 산모는 유선염에 걸리지는 않았다. 아기의 대변량이 급속하게 증가했으므로 중재는 2일 이내에 중단되었다. 아기는 출생 10일째 되는 날 출생 시 몸무게를 회복하였고, 18개월에 있었던 마지막 방문에서 여전히 모유수유를 하고 있었다.

아기의 등을 바닥에 대고 똑바로 눕혀서 재우라는 권장사항으로 인해서, 아기의 머리가 기형적(또는 자세형) 사두증(plagiocephaly)이 되는 것을 예방하기 위해서 아기의 머리 자세를 바꾸도록 부모와 아기를 돌봐 주는 전문가를 교육시키는 것이 중요하다(Mawji, 2014). 이러한 두개골 기형(머리 뒤가 납작해지는 것)은 출생 후에 발생한다. 아기를 엎어 놓는 것(tummy time-아기의 상체 힘을 길러 주기 위해서 엎어 놓는 것)과 머리의 자세를 자주 바꾸어 주는 것은 젖병 수유와 잠자는 동안 생기는 아기의 위험을 감소시킨다(van Vlimmeren, 2007).

[사진 2-20]은 6주 된 쌍둥이를 보여 준다.

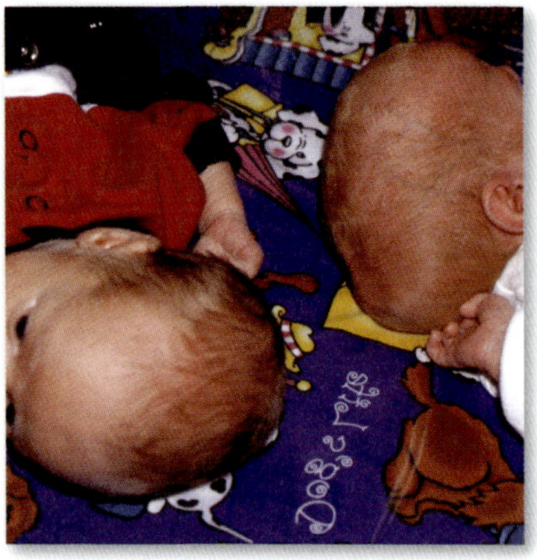

[사진 2-20] 두개골 비대칭
(두개봉합의 정상보다 조기 봉합)

오른쪽에 있는 쌍둥이는 뇌가 정상적으로 자라게 하기 위한 공간을 만들기 위해서 조기에 융합된(일찍 닫힌) 두개골 봉합을 교정하기 위한 수술을 받아야 했다. 이것은 위험한 두개골 변형의 한 예이다.

[사진 2-21]에 있는 아기의 머리는 임신 후기 몇 주 동안 엄마의 골반 안으로 일찍 들어와(진입) 있어서 생긴 모양이다.

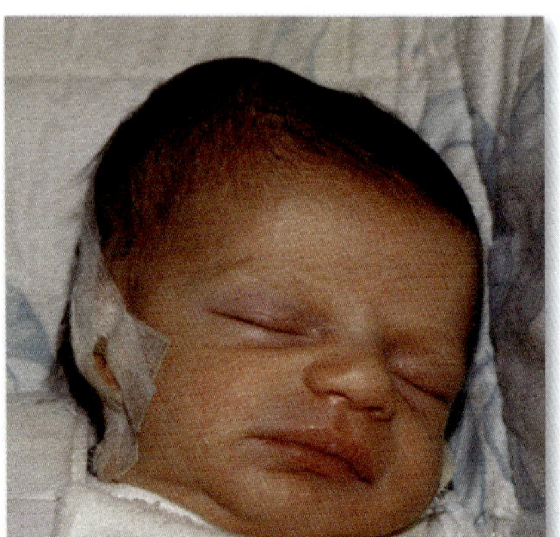

[사진 2-21] 두개혈종

분만 동안 아기는 **두개혈종**(cephalohematoma-두개골을 덮는 조직 밑에 혈액이 고여서 생기는 것)이라고 부르는 멍이 생겼다. 이러한 아기들은 수유할 때 체력에 영향을 받는다면 유축을 해서 일시적으로 보충해 줄 필요가 있다.

선호하는 유방(Breast Preference)

때때로 아기들은 한쪽 유방은 거절하면서 나머지 한쪽 유방만으로 모유수유를 하기도 한다. 한쪽 유방을 거절하는 데에는 여러 가지 요인이 있을 수 있다. 아기가 출생 시 외상을 겪어서 고통스러운 근육의 부상이나 사경이 초래되었을 수도 있다(Hutchinson, 2004). 쇄골이 부러져도 비슷한 불편함이 야기된다. 때때로 이런 불편감은 엄마의 해부학적인 유두의 문제이기도 하다. 예를 들면, 한쪽 유두에는 탄력성이 부족해서 아기가 물기 더 쉬운 쪽의 유방을 선호하게 될 수도 있다.

KH는 아기가 오른쪽으로만 누워서 모유수유를 했던 산모를 상담했다. 그 아기는 요람식 자세로 왼쪽 유방에서 젖을 먹었고, 오른쪽 유방에서는 풋볼 자세로 수유를 했다. 5개월이 되자 아기는 왼쪽으로도 누우려고 했고 요람식 자세로 양쪽의 유방에서 모유수유를 했다. 아기가 1세가 되었을 때 감각통합장애 진단을 받았다.

한쪽 눈이 실명됨으로써 한쪽 유방을 거부한 아기들의 사례가 보고되고 있다. 그들은 엄마 얼굴을 보면서 엄마 젖을 먹는 것을 선호한다. 마찬가지로 한쪽 귀가 들리지 않는 아기들은 자신의 청력이 차단되는 것을 싫어한다.

영아 통증과 스트레스(Infant Pain and Stress)

[사진 2-22]는 고빌리루빈혈증에 대한 치료를 받고 있는 임신 37주에 태어난 아기의 발뒤꿈치를 보여 주고 있다.

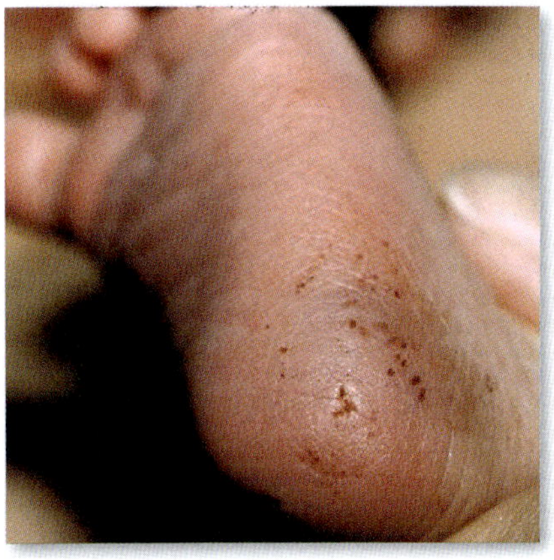

[사진 2-22] 발뒤꿈치 채혈

발뒤꿈치 채혈은 신생아 선별검사를 행하고 황달 수치를 관찰하기 위해서 신생아의 피를 뽑기 위해 가장 일반적으로 사용되는 방법이다. 잦은 발뒤꿈치 채혈이나 필요한 의료 관리로부터 초래되는 그 외의 불쾌한 자극은 일부 아기들로 하여금 수유를 방해하는 감각방어의 패턴을 형성한다. 예를 들면, 너무 심하게 강하게 빨아서 흡인이 되었든가, 기관지 삽관을 받은 아기들은 성대의 부상(목이 쉰 듯한 울음소리로 나타난다)과 목 통증이 있을 수 있다. 이러한 아기들은 산모의 긴 유두, 젖병 꼭지, 손가락 또는 공갈 젖꼭지 등이 입 안으로 들어오면 스트레스 반응을 보일 수 있다. 이러한 반응은 회피 행동, 수유 거부, 또는 쉽게 활성화되는 구역질 반사처럼 나타날 수 있다.

[사진 2-23]의 아기는 **요추 천자**(lumbar puncture-척추검사) 후에 생긴 고통스러운 혹을 척추에 가지고 있다.

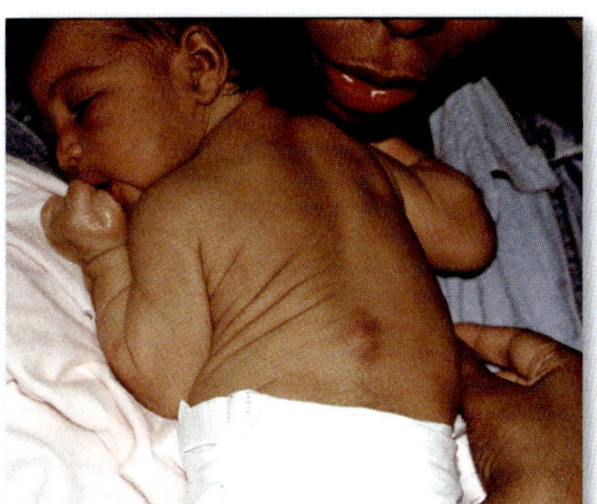

[사진 2-23] 척추 천자

요추 천자, 포경수술 그리고 근육 내 주사는 아기를 '정지하도록(shut down)' 만들어 아기가 수유를 위해서 편안한 자세를 취하거나 잠에서 깨우는 것이 어려워지게 만들 수 있는 고통스러운 경험의 다른 예이다. 신생아 통증 관리를 돕기 위한 가이드라인이 개발되었지만, 통증 관리가 일부 건강관리 전문가들의 인식이 부족해서 방해를 받고 있다. 많은 부모가 신생아가 통증을 경험한다는 사실을 인식하지 못하고 있다.

만약에 그 절차가 성인에게 고통스럽다면, 그러한 절차가 신생아들에게도 고통스러울 것이라고 생각되어야 한다. 왜냐하면 신경 억제 기전이 미숙아에게는 부족하고, 더 성숙한 영아, 어느 정도 자란 아동, 그리고 성인들에 비해서 통증에 대한 민감성이 더 높을 위험이 있기 때문이다. 반복되는 유해한 자극은 만성적인 신경 병적 상태에 이르게 하여 무해한 자극도 고통스러운 것으로 인식되도록 하는 결과를 가져온다. 따라서 정상적인 성장과 발달을 촉진하기 위해서 신생아의 통증을 최소화시키고 관리하는 것이 중요하다(AAP, 2016b).

성인과 마찬가지로 통증의 적절한 치료는 임상적인 합병증을 감소시키는 것과 관련이 있다. 아기들에게 통증을 감소시키기 위한 중재로는 세 가지 유형이 있다.

- **환경적 중재**: 소음과 불빛을 줄인다. 아기들에게 휴식시간을 허용하기 위해서 의료시술을 함께 모은다.
- **행동적 중재**: 피부와 피부를 접촉하고 모유수유를 한다.
- **약학적 중재**: 의사에 의해서 지시된 마취제나 진통제를 사용한다.

황달(Jaundice)

신생아 황달은 흔한 것이며, 대부분의 신생아에서는 어느 정도 발생한다(ABM, 2011). 열량이 제한되지 않는다면, 신생아 황달은 출산 후 첫 몇 주 내에 일반적으로 사라진다. 그러나 빌리루빈의 독성 위험으로 인해서 고빌리루빈혈증이나 빌리루빈에 의한 뇌병변, 또는 핵황달에 걸릴 수 있는 아기들을 선별해야 한다(ABM, 2011). 심각한 신생아 황달의 위험요인에 포함되는 것으로는 양성 쿰스 테스트, ABO부적합성, 조산아, 기아(저조한 열량 섭취로 인한), 탈수, 진공흡입분만이 있다(Bertini, 2001; Lain, 2015). 두개 내 혈종이나 심각한 멍도 황달을 일으키는 위험요인으로 생각된다.

무기력증과 저조한 각성이 고빌리루빈혈증이 있는 아기들에게서 흔하게 나타난다. 수유상담가들은 빌리루빈 수치를 낮추기 위해서 아기의 모유 섭취가 증가될 필요가 있는 산모들을 지원하도록 요청된다. 열량 섭취가 부족한 것은 아기에게 황달을 초래하거나 황달의 원인이 될 수 있다는 것을 강조해야 한다. 대변을 통해서 빌리루빈이 배출되는 주요 통로이기 때문에 대변량을 늘리는 것이 치료의 목적이 된다. 대변량을 늘리기 위해서는 칼로리를 늘려야 한다. 아기는 매 24시간 동안 8회 이상의 효과적인 수유를 해야 한다. 산모는 유축을 해서 젖 양을 유지하고 늘릴 수 있으며, 필요한 경우에는 유축해 놓은 모유로 보충을 한다.

[사진 2-24]에 있는 생후 4일 된 아기의 피부색을 아버지의 팔과 비교한다.

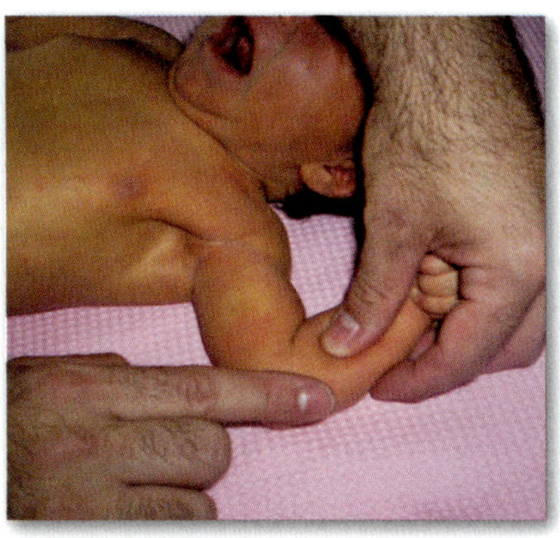

[사진 2-24] 황달 확인-피부 누르기

이 아기는 얼굴, 몸통, 손바닥에 황달을 가지고 있다. 빌리루빈 수치가 증가함에 따라서 피부의 변색이 **머리에서 꼬리뼈**(머리에서 발)까지 진행되고 있었다.

[사진 2-24]에 보이는 아기의 가족은 아기의 수면을 촉진하기 위해서 집을 어둡게 유지하고 있었다. 어두운 방에 있는 아기를 햇빛이 밝은 방으로 데리고 왔을 때 아기의 황달이 악화되었음을 부모는 발견하였다. 아기를 잠에서 깨우기 위해서 도움이 필요했고, 더 많은 열량을 필요로 했다. 정보는 부모로 하여금 영양을 개선시키기 위한 일시적인 중재를 시작하도록 동기부여를 하였다.

아기의 피부를 손가락으로 누르고 피부의 색깔을 관찰하면 황달을 확인할 수 있다(Short, 2004)([사진 2-24]와 [사진 2-25] 참고).

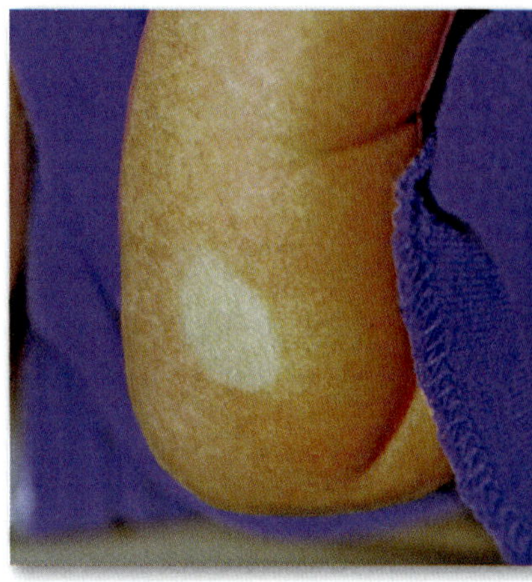

[사진 2-25] 황달 확인-기본 피부색 관찰

그러나 특히 비-백인 인구에서 빌리루빈 수치를 측정하기 위한 아기에 대한 시각적 검사는 신뢰성이 없다. 혈청 수치는 정확한 정보를 제공한다. 빌리루빈의 안전 수치는 출생 시 체중과 재태연령을 포함한 많은 요인에 의해서 결정된다. 아기가 작고 덜 성숙할수록(미숙아나 저체중아) 황달에 영향을 미치며, 특히 출생 첫 24시간 이내에 눈에 보이는 황달이 일어난다면 위험이 더 크다. 만삭아라도 위험인자를 가지고 있거나, 24시간 이전에 눈에 보이는 황달이 있는 아기들은 수유 방법에 관계없이 진단검사를 받아야 한다. 빌리루빈 수치는 3~5일에 최고점에 이를 가능성이 가장 높다.

[사진 2-26]에 있는 아기는 빌리루빈 수치를 낮추기 위해서 광섬유 장치를 착용하고 있다.

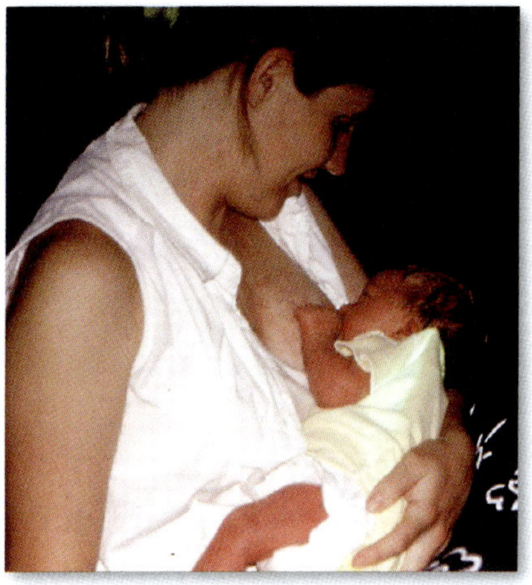

[사진 2-26] 광섬유 빌리 담요-휴대용 광선요법

이 '빌리 담요(bili blanket)'를 착용하고 있으면 아기가 치료를 받는 동안에도 엄마에게 안겨서 모유수유를 가능하게 해 준다. 이것은 아기 눈을 가릴 필요가 없고, 집에서도 치료를 받을 수 있게 한다.

[사진 2-27]에 있는 ABO부적합성을 가진 아기는 침대 위에서 안대를 필요로 하는 특수 불빛을 사용한 전통적인 형태의 광선요법을 받는다.

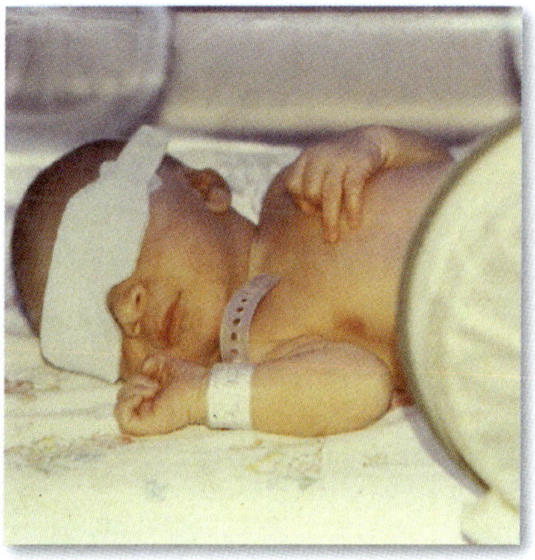

[사진 2-27] 전통적인 광선요법

이러한 치료방법은 일시적으로 아기를 안는 것을 방해하며 수유 빈도를 바꿀 수 있다. 불빛이 아기의 밑에서 나오게 하는 새로운 광선 침대는 안대를 필요로 하지 않는다. 치료를 받는 동안 황달이 있는 아기와 엄마를 가까이 두도록 하는 것은 아기에게 잦은 모유수유를 보장하는 데 도움이 된다. 수유를 통해서 모유를 먹이는 것은 황달이 있는 아기에게 금기 사항은 아니지만, 아기가 늘어져 있어서 깨우기가 어렵고 아기가 젖을 먹는 것이 저조할 수 있다.

황달 수치를 낮추기 위해서 물을 먹이는 것은 추천되지 않는다(Lawrence & Lawrence, 2016). 이러한 상황에서 산모의 모유 공급은 펌프와 손을 사용한 유축으로써 유지할 필요가 있다. 적절한 관리를 받으면 신생아 황달은 일반적으로 해결된다는 구체적인 안심이 부모들에게는 필요하다.

참 ◇ 고 ◇ 문 ◇ 헌

Als H. A synactive model of neonatal behavioral organization: development in the premature infant and for support of infants and parents in the neonatal intensive care environment. *Physical and Occupational Therapy in Pediatrics* 1986; 6:3–53.

Als H. Toward a synactive theory of development: promise for the assessment and support of infant individuality. *Infant Mental Health Journal* 1982; 3(4):229–243.

Academy of Breastfeeding Medicine (ABM). ABM Protocol Committee. ABM Clinical Protocol #22: Guidelines for management of jaundice in the breastfeeding infant equal to or greater than 35 weeks' gestation. *Breastfeeding Medicine* 2010; 5(2):87–93.

American Academy of Pediatrics (AAP). Clinical Practice Guidelines Subcommittee on Hyperbilirubinemia. Management of hyperbilirubinemia in the newborn infant 35 or more weeks of gestation. *Pediatrics* 2004; 114(1):297–316.

American Academy of Pediatrics (AAP). Committee on Fetus and Newborn and Section on Anesthesiology and Pain Medicine. Prevention and management of procedural pain in the neonate: an update. *Pediatrics* 2016b; 137(2):1–13.

American Academy of Pediatrics (AAP). Task Force on Sudden Infant Death Syndrome. SIDS and other sleep–related infant deaths: recommendations for a safe sleeping environment. *Pediatrics* 2016a; 138(5):e20162938.

Anand K. The International Evidence–Based Group for Neonatal Pain: Consensus Statement for the Prevention and Management of Pain in the Newborn. *Archives of Pediatric and Adolescent Medicine* 2001; 155(2):173–180.

Anderson PO, Sauberan JB, Lane JR, et al. Hydrocodone excretion into breast milk: the first two reported cases. *Breastfeeding Medicine* 2007; 2(1):10–14.

Bembich S, Davanzo R, Brovedani P, et al. Functional neuroimaging of breastfeeding analgesia by multichannel near–infrared spectroscopy. *Neonatology* 2013; 104(4):255–259.

Bertini G, Dani C, Tronchin M, et al. Is breastfeeding really favoring early neonatal jaundice? *Pediatrics* 2001; 107(3):e41.

Bialocerkowski AE, Vladusic SL, Wei Ng C. Prevalence, risk factors and natural history of positional plagiocephaly: a systematic review. *Developmental Medicine & Child Neurology* 2008; 50(8):577–586.

Brazelton T. *Neonatal Behavioral Assessment Scale*. Philadelphia, PA: J.B. Lippincott, 1984.

Buckley KM, Charles GE. Benefits and challenges of transitioning preterm infants to at–breast feedings. *International Breastfeeding Journal* 2006; 1:13.

Caughey AB, Sandberg PL, Zlatnik MG, et al. Forceps compared with vacuum: rates of neonatal and maternal morbidity. *Obstetrics & Gynecology* 2005; 106(5 Pt 1):908–912.

Chen D, Nommsen–Rivers L, Dewey K. Stress during labor and delivery and early lactation performance. *American Journal of Clinical Nutrition* 1998; 68(2):335–344.

Dewey K, Nommsen–Rivers L, Heinig MJ, et al. Risk factors for suboptimal infant breastfeeding behavior, delayed onset of lactation, and excess neonatal weight loss. *Pediatrics* 2003; 112(3):607–619.

Elder M. The effects of temperature and position on the sucking pressure of newborn infants. *Child Development* 1970; 41(1):95–102.

Flaherman V, Schaefer EW, Kuzniewicz MW, et al. Early weight loss nomograms for exclusively breastfed newborns. *Pediatrics* 2015; 135(1):e16–23.

Freedman SB, Al–Harthy N, Thull–Freedman J. The crying infant: diagnostic testing and frequency of serious underlying disease. *Pediatrics* 2009; 123(3):841–848.

Genna, CW. Breastfeeding infants with congenital torticollis. *Journal of Human Lactation* 2015; 31(2):216–220.

Herr K, Coyne P, Key T, et al. Pain assessment in the nonverbal patient: position statement with clinical practice recommendations. *Pain Management Nursing* 2006; 7(2):44–52.

Hummel P, Fortado D. Impacting infant head shapes. *Advances in Neonatoal Care* 2005; 5(6):329–340.

Hutchinson BL, Hutchinson LA, Thompson JM, et al. Plagiocephaly and brachycephaly in the first two years of life: a prospective cohort study. *Pediatrics* 2004; 114(4):970–980.

Johnston C, Campbell–Yeo M, Fernandes A, et al. Skin–to skin care for precedural pain in neonates. *Cochrane Database of Systematic Reviews* 2014; 1:CD008435. DOI:10.1002/14651858.CD008435. pub2.

Klaus M, Klaus P. *Your Amazing Newborn*. Boston, MA:

Da Capo Press, 2000.

Lavagno C, Camozzi P, Renzi S, et al. Breastfeeding-associated hypernatremia: a systematic review of the literature. *Journal of Human Lactation* 2016; 32(1):67-74.

Lawrence RA, Lawrence RM. *Breastfeeding: A Guide for the Medical Profession* (8th edition). Philadelphia, PA: Elsevier Mosby, 2016; pp. 344, 347-348, 492, 501-504.

Mannel R. Defining lactation acuity to improve patient safety and outcomes. *Journal of Human Lactation* 2011; 27(2):163-170.

Marin Gabriel MA, del Rey Hurtado de Mendoza B, Jimenez Figueroa L, et al. Analgesia with breastfeeding in addition to skin-to-skin contact during heel prick. *Archives of Disease in Childhood Fetal Neonatal Edition* 2013; 98(6):F499-503.

Mawji A, Vollman AR, Fung T. Risk factors for positional plagiocephaly and appropriate time frames for prevention messaging. *Paediatric Child Health* 2014; 19(8):432-427.

Moore E, Anderson G, Bergman N, et al. Early skin-to-skin contact for mothers and their healthy newborn infants. *The Cochrane Database of Systematic Reviews* 2012; (5): CD003519. Accessed May 2016.

Narchi H, Skinner A, Williams B. Small for gestational age neonates-are we missing some by only using standard population growth standards and does it matter? *Journal of Maternal, Fetal, and Neonatal Medicine* 2010; 23(1):48-54.

Noel-Weiss J, Woodend AK, Peterson W, et al. An observational study of associations among maternal fluids during parturition, neonatal output, and breastfed newborn weight loss. *International Breastfeeding Journal* 2011; 6:9.

Pease AS, Fleming PJ, Hauck FR, et al. Swaddling and the risk of sudden infant death syndrome: a meta-analysis. *Pediatrics* 2016; 137(6):e20153275.

Peitsch W, Keefer C, La Brie R, et al. Incidence of cranial asymmetry in newborns. *Pediatrics* 2002; 110(6):e72.

Raju TN, Higgins RD, Stark AR, et al. Optimizing care and outcome for late-preterm (near-term) infants: a summary of the workshop sponsored by the National Institute of Child Health and Human Development. *Pediatrics* 2006; 118(3):1207-1214.

Redshaw M, Henderson J. Learning the hard way: expectations and experiences of infant feeding support. *Birth* 2012; 39(1):21-29.

Short M. Guide to a systematic physical assessment in the infant with supected infection and/or sepsis. *Advances in Neonatal Care* 2004; 4(3):141-153.

van Dommelen P, Boer S, Unal S, et al. Charts for weight loss to detect hypernatremic dehydration and prevent formula supplementing. *Birth* 2014; 41(2):153-159.

van Sleuwen B, Engleberts A, Boere-Boonekamp M, et al. Swaddling: a systematic review. *Pediatrics* 2007; 120(4):e1097.

Walls V, Glass R. Mandibular asymmetry and breastfeeding problems: experience from 11 cases. *Journal of Human Lactation* 2006; 22(3):328-334.

Wang E, Liu T, Li J, et al. Does swaddling influence developmental dysplasia of the hip? An experimental study of the traditional straight-leg swaddling model in neonatal rats. *Journal of Bone Joint Surgery American Volume* 2012; 94(12):1071-1077.

CHAPTER

3

영아의 구강 안면 평가와 수유 반사

(Infant Orofacial Assessment and Feeding Reflexes)

결함이나 기형이 모유수유 능력에 영향을 미칠 수 있기 때문에 영아의 구강 구조, 근육 긴장도 그리고 수유 반사를 평가하는 것은 매우 중요하다. 추가 자격증도 없이 환자를 진단하거나 치료를 하는 것은 수유상담가에게는 그들의 업무에서 벗어나는 것이다. 그렇지만 수유상담가는 수유 실패의 위험을 증가시키는 문제들을 확인하고 정확하게 보고할 수 있는 능력이 있어야만 한다. 환자나 의뢰인에게 허락을 받은 후에 이러한 관찰 결과를 1차 건강관리 전문가와 정보를 공유해야 한다. 이러한 행위는 국제인증수유상담가 시험원(IBLCE)의 관리 규약에 언급된 IBCLC(국제인증수유상담가)는 "건강관리 팀의 다른 구성원들에게 정확하고 완전하게 보고한다."는 윤리 요건을 충족시킨다(IBLCE, 2015).

의사, 치과의사 그리고 임상전문간호사에 의해서 제공되는 관리뿐만이 아니라, 언어치료사, 물리치료사, 작업치료사가 신경 근육의 기능을 평가하고 결함을 치료하도록 훈련된다. 수유상담가는 이러한 건강관리의 공동협력 모델 내에서 일함으로써 자신의 평가 기술을 넓힌다. 그리고 수유상담가는 건강관리 팀원으로서 모유수유의 중요성에 대해서 다른 전문가들을 교육한다.

구강과 얼굴 구조 평가(Assessment of the Oral and Facial Structures)

구강과 얼굴의 구조 및 기능은 아기의 성숙도, 출생 시 크기, 출산 시 외상, 선천성 기형, 신경근육의 결함 그리고 질병의 영향을 받는다. 이러한 구조들은 첫 4~6개월 동안 빠르게 변한다. 이로 인해서 많은 모유수유 문제가 시간이 지남에 따라 개선되거나 해결된다. 산모들은 이러한 정보를 들을 필요가 있다. 왜냐하면 아기가 성장하고 성숙해짐에 따라서 모유수유가 더욱 성공적일 수 있을 거라는 희망으로 계속해서 모유를 유축할 수 있도록 동기부여를 받기 위해서이다.

입술(The Lips)

아기는 유방을 입 안으로 끌어들이기 위해서 자신의 입술을 사용한다(Wolf & Glass, 1992). 입술은 혀와 턱과 함께 유방을 조정한다. 입술을 밀폐시켜서 아기의 입 안에 음압(흡입)을 형성한다(Elad, 2014). 입술의 봉합이 저조하면 아기가 형성하고 유지할 수 있는 흡입의 양을 손상시킨다. 자주 흡입을 상실하면(흡입 상태가 유지가 되지 않으면) 아기가 유방을 놓쳐서 지속적으로 젖을 다시 물어야 하는 결과를 초래한다. 이러한 현상은 아기에게 모유수유가 힘들게 만들고, 아기는 완전히 수유를 마치기 전에 잠이 들 수 있다. 그런 다음에는 젖 양이 줄어드는 것을 예방하기 위해서 남아 있는 모유를 짜내야 한다. 유축된 젖은 아기의 성장을 보호하기 위해서 아기에게 먹여야 한다.

모유수유를 하는 동안 아랫입술은 부드럽게 유방에 밀착시키고 윗입술은 살짝 덜 밀착시킨다. 입술이 밀봉되는 것은 벌어진 틈이나 입술의 오므림(입술이 말려들어 가는 것)의 증거 없이 대칭적이어야 한다. 약하거나 지나치게 과도한 입술의 근육 긴장도는 모유수유를 잘 못하게 되는 원인이 될 수 있다. 수유 자세가 좋지 않거나 무거운 유방을 잘 들고 있지 못하면 아기가 유방을 놓치게 만들 수 있다. 이것은 평가가 단순히 어느 한 양상에만 초점을 두는 것이 아니라 포괄적이어야 한다는 사실을 상기시켜 준다.

입술의 밀봉이 약하거나 과도하게 윗입술이 밀착되어 있다면 이것은 낮은 근육 긴장도와 운동신경 조절이 약한 것일 수 있다. 낮은 입술 근육의 긴장도는 일반적으로 조산아나 신경근육의 결함, 선천성 기형, 과도한 체중 감소, 그리고 질병으로 인해서 초래되는 전신의 허약함과 관련이 있다. 사경이나 안면근육의 손상과 같은 상태도 입술의 조절을 잘 못하게 할 수 있다.

과도하게 긴장되어 있는 입술은 입 안으로 말려들어 가거나 입 주위의 조직이 창백해짐으로써 알 수 있다.

이러한 것들은 근육긴장항진증이 있는 아기들의 경우와 같이 신경학적인 문제로 인해서 초래되거나, 약한 근육 긴장도를 가지고 있는 아기들이 엄마의 가슴을 놓치지 않으려고 애쓰면서 나타나는 보상적 패턴일 수 있다.

입술을 벌리고, 입술을 동그랗게 오므리고 모양을 만드는 아기의 능력을 관찰함으로써 입술을 평가한다([사진 3-12] 참고). 아기는 깨어 있거나 잠을 자는 동안에 입을 다물고 있고, 침의 분비를 조절할 수 있어야 한다. 신생아가 과도하게 침을 흘린다면 삼키는 것에 문제가 있을 수 있고, 흡입에 의한 질식에 대해서 즉시 평가되어야 한다.

손가락으로 입술을 가볍게 누르는 압력은 어느 정도의 저항을 일으켜야 한다. 아기의 입술은 터치에 반응을 해야 한다. 수유상담가는 손가락이나 유방, 또는 젖병 꼭지 주위를 밀폐하는 아기의 능력을 관찰해야 한다. 얼굴의 근육 긴장도가 낮은 일부 아기들에게는 좁은 물체를 입술로 밀폐하는 것이 더 쉽고 노력이 덜 요구된다. 손가락이나 좁은 젖병 꼭지를 잘 밀봉하는 것처럼 보이는 일부 아기들도 유방처럼 밑부분이 넓은 것이나 밑부분이 넓은 젖병 꼭지와 같이 바닥이 넓은 물건의 밀봉을 유지하기 위해서 노력할 때 빨리 지친다.

한결같은 입술의 밀봉이 눈으로 평가되어야 한다. 때때로 입술에 문제가 있는 것처럼 보이는 것이 실제로는 입술 밀봉에 영향을 미치는 아래턱이나 혀와 관련된 문제일 경우가 있다. 예를 들면, 아래턱의 비대칭은 아기가 입술을 균일하게 밀봉하는 것을 불가능하게 만들 수 있다. 부실한 턱의 경우 (입을 너무 크게 벌리면) 입술이 밀봉되지 않고 빨아들일 때 새어 나올 수 있다. 유방에 접촉한 컵 모양으로 모아진 아기 혀의 양쪽 측면이 모유수유를 하는 동안 입술의 양끝을 밀봉하도록 돕는다. 만약에 혀의 움직임이 제한을 받는다면 (짧은 설소대처럼) 혀의 양 측면이 컵 모양으로 만들어 질 수 없으며, 그것은 입술을 밀봉시키는 것을 어렵게 한다.

딸깍하거나 쩝쩝하는 소리와 모유 누출(새어 나옴-Clicking or Smacking Sounds and Milk Leaking)

입술의 밀봉이 약한 경우에는 모유수유를 하는 동안 유방을 놓치거나 모유를 충분히 먹지 못할 수도 있다. 가끔씩 나는 딸깍하거나 쩝쩝하는 소리는 아기가 젖을 먹는 리듬이 깨지는 소리이다. 엄마는 아기가 모유수유를 하는 동안이나 젖병 수유를 하는 동안에도 아기의 입술 양 끝에서 모유가 새거나 흐르며 옷이 젖는다고 보고한다. 아기가 젖을 먹는 동안 새거나 수유 시에 시끄러운 소리를 낸다면 점막하 구개 파열이 있는지 연구개를 살펴보고, 비정상적인 구개 모양이나 짧은 설소대의 징후가 있는지 정밀하게 평가해야 한다.

간헐적으로 입술이 밀봉되는 것이 중단되고 쩝쩝하는 소리가 난다고 항상 비정상적인 입술 근육 긴장도나 구조적인 비정상을 의미하는 것은 아니다. 입술이 밀봉되는 것이 중단될 때는 아기가 너무 빨리 들어오는 엄마 젖에 대처하고자 노력할 때 고의적으로 사용하는 전략일 수도 있다. 강한 젖 사출 반사를 가진 산모들은 딸깍하는 소리와 모유가 새는 것을 관찰할 수 있다. 그런 엄마들의 아기는 모유의 흐르는 속도를 줄이고 호흡을 하기 위해서 입술의 밀봉을 느슨하게 하는 것을 배웠다.

쩝쩝하는 소리를 내거나 모유를 흘리는 아기들을 평가할 때 전반적인 상황을 살펴보는 것이 중요하다. 아기의 몸무게가 충분히 잘 늘고 있고 모유 공급이 충분하다면 쩝쩝하는 소리는 문제가 되지 않는다. 반면에, 아기의 체중이 잘 늘지 않고 충분히 먹는 것이 어렵다면 쩝쩝하는 소리나 모유가 입에서 흐르는 것은 기능장애를 나타낼 수 있다.

입술의 퇴축(말려 들어감-Lip Retraction)

[사진 3-1]에서 보이는 입술이 말려들어 가는 것은

과도한 근육 긴장도와 관련이 있거나, 입술의 근육 긴장도가 낮을 때 보상작용으로 그렇게 할 수가 있다. 이러한 차이는 다른 신체 부위가 쉬고 있을 때 일반적인 근육 긴장도를 관찰함으로써 구분할 수 있다. [사진 3-2]는 상순소대가 있는 아기를 보여 준다. Weissinger(1995)는 모유수유를 방해하는 입술의 말려들어 가는 것이 팽팽한 상순소대에 의해서 나타난 사례를 설명하였다.

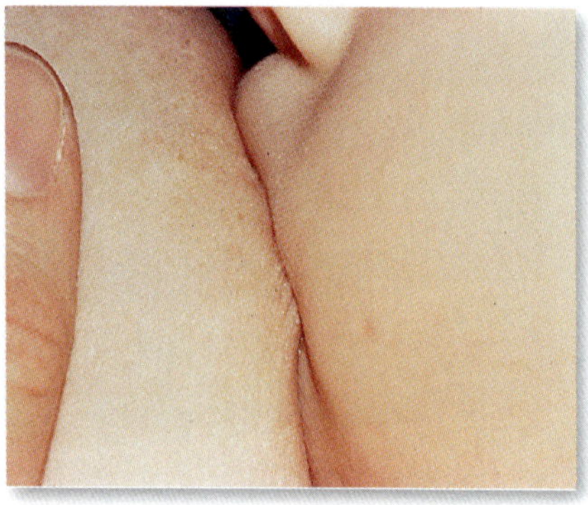

[사진 3-1] 입술 오므리기

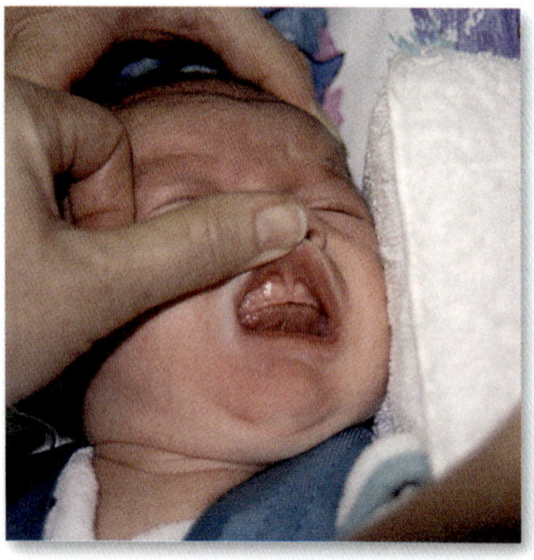

[사진 3-2] 상순소대-모유수유 문제 없음

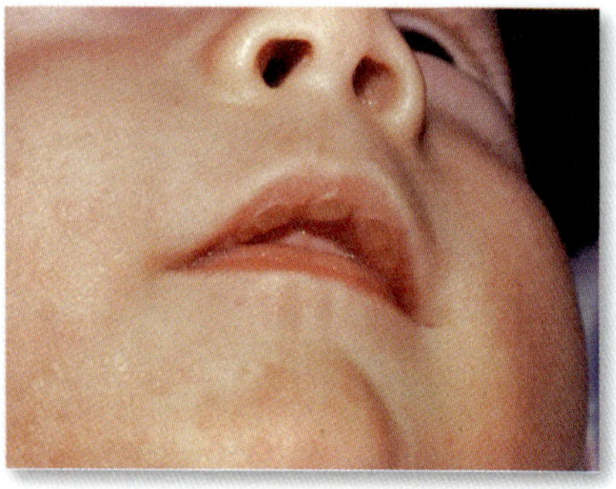

[사진 3-3] 빨아서 생긴 물집

입술이 말려들어 가는 것은 [사진 3-3]에 보이는 것처럼 신생아 입술에 물집이 생기게 할 수 있다. 이것은 종종 '정상'으로 설명되지만 신생아의 입술에 생기는 물집은 '일반적'이라고 표현하는 것이 더 낫다. 피부에 생기는 물집이나 굳은살은 마찰 외상의 징후이다. 입술에 형성되는 거친 느낌의 굳은살은 일반적으로 유두의 아랫부분(기저부)을 자극할 수 있다. 엄마는 손가락을 이용하여 입술의 가장자리를 부드럽게 만져 줄 수 있다. 정제된 라놀린을 아기의 입술에 얇게 펴 바르는 것이 신생아의 흡입에 의해서 생긴 물집을 부드럽게 해 줄 수 있다.

입술 근육 긴장도를 강화시키기 위한 치료적 운동(Therapeutic Exercises to Strengthen Lip Tone)

[사진 3-4]에서와 같이 수유 전에 입술 주위에 있는 구륜근(orbicularis oris)을 단단한 압력으로 자극(두드리기, 늘이기, 쓰다듬기)을 잠시 사용하면 근육 긴장도를 증가시켜 주고 아기의 입술이 밀폐되게 하는 능력이 능숙하게 해 준다(Alper, 1996). 손가락이나, 젖병 꼭지, 또는 둥근 유두 모양을 한 공갈 젖꼭지를 가지고 '줄다리기(tug of war)' 운동을 하면 아기의 입술 근육 긴장도를 강화시켜 준다.

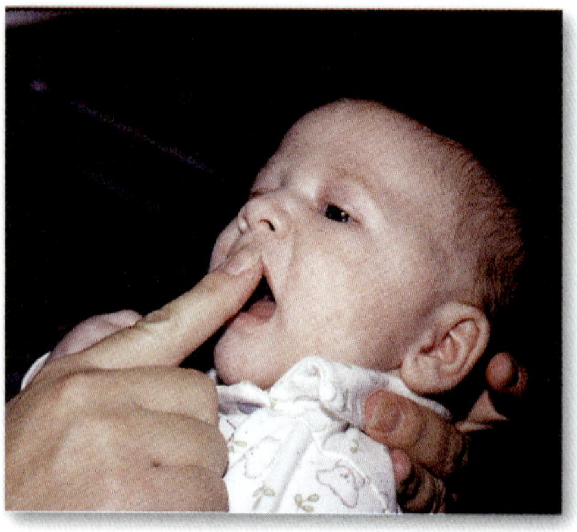

[사진 3-4] 부모에 의해서 제공되는 얼굴 탄력 자극 운동

볼(뺨-The Cheeks)

볼 지방체(buccal pads)는 임신 말기에 발달하는 피하지방이 볼에 축적된 것을 말한다. 이것은 신생아의 입 속에서 산모의 유방을 안정화시키고, 아기가 빠는 압력을 조절하도록 돕는다(Wolf & Glass, 1992). 미숙아는 이러한 볼 지방체가 부족하고, 미숙아가 태어난 다음에 자신의 출산 예정일이 되었어도(실제 출산일) 볼 지방체가 얇고, 출산 시 체중이 작을 때도 볼 지방체가 얇다. 장갑을 끼고 손가락 하나를 아기의 입 속에 넣고 엄지손가락은 아기의 볼 바깥에 위치시키면([사진 3-5] 참고) 수유상담가는 볼 지방체가 축적된 상태(볼 지방체의 두께)를 수동으로 평가할 수 있다.

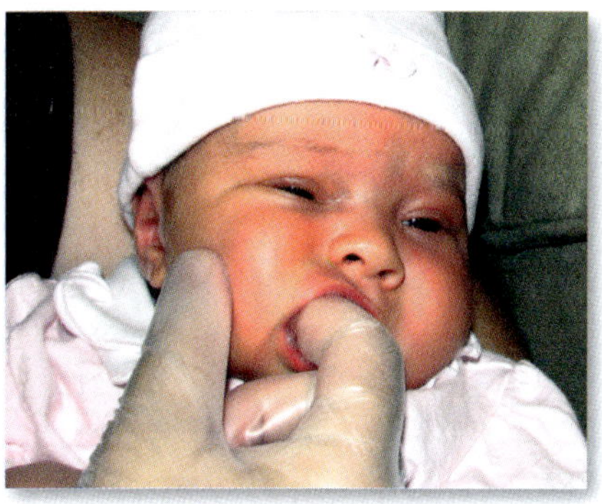

[사진 3-5] 볼 지방체의 두께 평가

아기가 엄마 젖을 먹는 동안 볼이 움푹 꺼지거나 '보조개'가 보인다면([사진 6-41] 참고) 아기가 얕게 물었거나 볼이 얇아서 볼이 안정화되지 못하다는 것을 보여 주는 것이다. 4~6개월 사이에 다른 얼굴 근육들이 발달함에 따라서 볼의 '흡입패드(볼 지방체)'가 줄어든다.

낮은 근육 긴장도(hypotonia-근육긴장저하)는 볼 안정성이 떨어지게 한다. 외부 역압을 이용하여 내부 구강 공간을 감소시킴으로써 볼 안정성을 향상시킬 수 있다([사진 16-5]와 [사진 16-6] 참고). 입 속의 공간을 줄이면 흡입하기 위해서 필요한 진공상태를 만들기 위해 아기가 쏟는 노력을 감소시킬 수 있다. 아기의 몸무게가 늘어남에 따라서 볼 지방체가 증가하게 되고, 일반적으로 엄마 젖을 먹는 것이 안정된다.

영아의 외형 평가: 형태가 기능에 영향을 미친다(Assessing Infant Appearance: Form Affects Function)

수유상담가는 비정상적인 외형을 가진 아기에 대해서 매우 예민하게 지켜보는데, 이유는 수유에 영향을 미치는 기능적 문제를 나타낼 수 있기 때문이다. 이상형태증(dysmorphic)이 있는 아기는 신체 구조가 다른 아기를 말한다. 이것(이상형태증을 가진 아기)은 그렇지 않으면 정상적인 아기에 있어서 별개의 특징이거나 선천적인 질병을 나타낼 수 있다. 구조 발달의 차이를 설명하는 또 다른 용어는 변이(anomaly)이다. 변이는 주된 변이나 경미한 변이로 분류된다. 경미한 변이는 특별한 문제가 없을 수도 있다. 그러나 3개 이상의 경미한 변이를 가지고 있거나 주된 기형이 존재한다면 모유수유나 아기의 성장 그리고 산후 아기의 발달에 영향을 미칠 수 있는 비정상적인 발달을 의미한다(Beals, 2004; Hall, 2010; Jones, 2015). 그것들은(변이들은) 신경학적 문제나 유전적 질병이나 증후군을 나타낼 수도 있다.

연하곤란(dysphagia)은 삼키는 데 어려움이 있음을 나타낸다. 이러한 삼키는 것에 대한 장애는 특히 조산아에게 자주 발생하며, 흡인성 폐렴을 유도하며, 영양실조, 그리고 삶의 질을 저하시킨다. 연하곤란의 증상들은 다음과 같다. 구토, 수유 중이나 수유 후에 기침, 먹는 것에 대한 관심 부족, 수유하는 동안의 긴장, 그리고 먹는 시간이 길어지고, 숨 쉴 때에 '가글링 하는 소리' 같은 호흡소리가 나며(젖은 호흡), 성장장애가 포함된다(Arens, 2015). 때때로 흡인은 눈에 보이는 증상 없이 조용히 발생한다.

안면 기형이 있는 아기들은 연하곤란의 위험이 높다(Baudon, 2009). 연하곤란은 유방 거부로 나타나는 수유회피(수유에 대한 혐오감)와 장기 문제와는 상관없이(모든 장기는 정상이다) 성장장애라고 불리는 것의 발달과 같은 행동 결과를 가져올 수 있다.

턱(The Jaws)

턱은 혀와 입술 그리고 볼의 움직임에 대해서 안정성을 제공한다(Wolf & Glass, 1992). 정상적인 턱의 움직임은 규칙적인 리듬이 있고 규칙이 있다. 수유 중에 너무 넓게 벌리지도 않고 너무 좁게 벌리지도 않아야 한다. 턱을 열고 닫는 움직임은 부드럽고 규칙적이다. 불규칙한 턱의 움직임과 아래턱을 벌렸을 때의 각도가 매번 일치하는 일관성이 없이 자주 변한다면 이것은 아기가 빠는 것이 잘 안 되는 것을 의미하는 증상이다. 턱이 비대칭이거나 비정상적으로 넓은 아래턱은 유방에서의 밀봉을 깨뜨리고 그것의 결과로 아기가 빨아들이는 것을 잘 못하게 한다. 이러한 것들을 보상하기 위한 방법으로 아기는 유방을 붙잡으려고 턱을 꽉 다물어서 산모에게 통증을 일으키는 원인이 될 수 있다. 이러한 경우에는 모유 섭취가 어렵다. 이러한 패턴은 빨기의 기능장애라고 설명할 수 있다(Palmer, 1993a).

일부 아기들은 너무 넓은 턱의 운동 범위로 인해서 젖을 물고 유지하는 것을 어려워하기도 하고, 어떤 아기들은 턱을 충분히 넓게 벌릴 수도 없다. 턱관절에 부상(temporomandibular joint or TMJ)을 입거나 과도한 근육 긴장도는 아기들이 턱을 좁게 벌리게 하고 젖을 얕게 물게 하는 원인이 된다. 유두 축에서 턱의 닫힘이 발생하면 이것은 유두 동통의 위험을 증가시킨다.

성인 턱의 위치는 일반적으로 중립적이며, 윗잇몸과 아랫잇몸이 거의 일치되어 있다. 영아들은 태어날 때 아래턱의 발달이 40% 미만으로 완성(40%가 덜 발달된 상태)되기 때문에 아래턱의 구조가 약간 들어가 있다(Ranly, 1998).

출생 후 첫 5개월 동안 하악골(mandible-아래턱)이 앞쪽으로 튀어나오는 성장을 해서 얼굴 윤곽을 많이 변화시키고 턱이 더 잘 정렬되게 한다. 일부 영아들은 턱이 눈에 띄게 들어가 있다(하악후퇴증-retrognathia). 이러한 특징은 가족력일 수 있으며, 최적의 턱 발달을 방해하는 자궁 내 자세(예를 들면, 확실한 둔위 자세)로 인해서 초래될 수 있다. 소하악증(micrognathia)은 정상보다 작은 아래턱을 일컫는 용어이며, 많은 두개안면 질환의 증상이다.

[사진 3-6]은 턱이 움푹 들어간 아기를 보여 준다. 귀 발달에 있어서 가벼운 변이도 주목한다. 이러한 특징은 모두 이상형태증으로 간주된다.

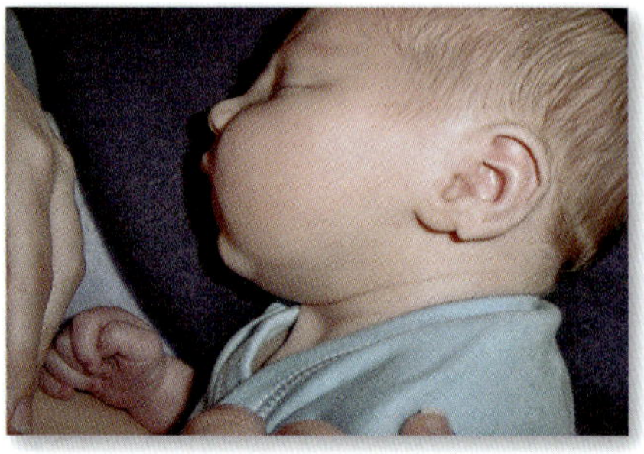

[사진 3-6] 들어간 턱과 귀 변이

[사진 3-7]과 [사진 3-8]에 있는 생후 8일 된 영아의 뚜렷한 턱의 비대칭을 관찰해 보자.

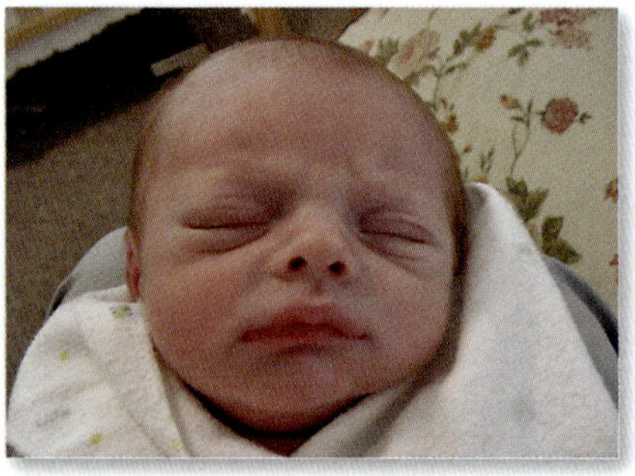

[사진 3-7] 턱 비대칭-입을 다물었을 때

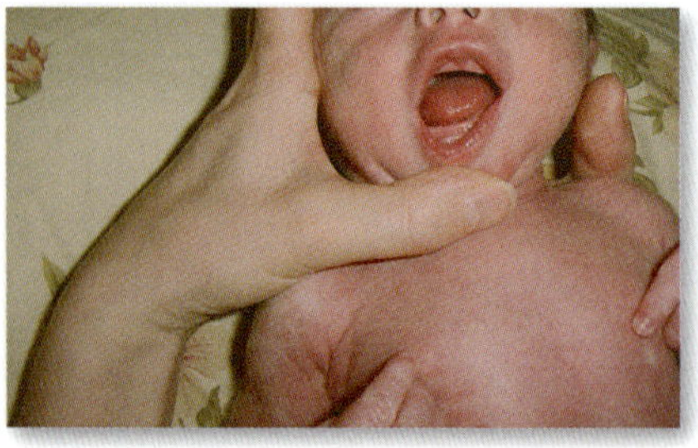

[사진 3-8] 턱 비대칭-입을 벌렸을 때

자궁 내에서 아기의 자세가 머리 모양 발달에 부정적인 영향을 미쳤고, 아기의 아래턱을 옆으로 밀었다. 이 아기는 성공적으로 엄마의 젖을 물 수가 없었다. 아기가 모유수유를 시도할 때 아기의 볼이 함몰되는 것이 관찰되었다. 유두 보호기로 젖 물리기를 시도했지만 실패하였다. 아기 엄마는 4개월 반 동안 모유를 유축해서 먹였지만 아기를 엄마 젖에서 먹이는 것은 하지 못했다.

들어간 턱, 높은 아치 모양의 구개, 구개 파열, 또는 그 외의 구개 기형이 모두 모유수유에 있어서 극복하기 힘든 난관을 제기한다(16장, 17장, 18장 참고). 유방을 잘 받치는 것이 중요하며, 다양한 자세로 수유 자세를 실험하는 것이 현명한 방법이다. 이러한 문제를 가진 어떤 아기들은 60도 이상 세운 자세로([사진 18-7]에서 보이는 것처럼), 팔은 앞으로 하고 몸통은 정중선에 놓고 고관절을 굽힌 상태로 젖을 먹일 때 가장 젖을 잘 먹는다. 이러한 자세는 삼키는 것을 쉽게 하고, 고로 역류하는 것을 막는 데 도움이 된다(Eren, 2015).

아래턱이 들어간 아기의 경우에는 아기의 머리를 뒤로 젖혀서 아기의 아래턱이 유방에 닿게 약간 밀어 주는 자세로 먹인다. 이렇게 하면 아기가 엄마 젖 무는 것을 개선시키고, 아기가 턱을 닫음으로써 나타나는 유두 축에서의 통증을 예방할 수 있다.

얼굴의 비대칭은 비정상적인 턱의 발달, 비대칭적인 근육 긴장도, 부상, 사경, 또는 겸자분만으로 인한 얼굴 신경의 마비와 관련이 있을 수 있다. 우는 신생아 얼굴과 같은 비대칭 증상도 이러한 비대칭과 관련이 있다. 이러한 경미한 이상은 우는 동안에 영향을 받지 않은 쪽의 입꼬리가 축 늘어져 있는 것으로 확인할 수 있다(Jones, 2015).

목의 위치가 턱의 움직임에 영향을 미치므로 목을 중립 위치에 두고 턱을 평가하는 것이 중요하다. 턱이 지나치게 굽어진 상태(목덜미에 끼인 상태)에서는 턱의 완전한 관절 가동 범위를 달성하는 것은 어렵다.

혀(The Tongue)

혀는 복잡한 근육의 묶음 덩어리이다. 혀의 전체 운동 범위가 손상된 경우에는 많은 구강기능에 부정적인 영향을 줄 수 있는데, 예를 들면 언어, 치아의 형성 그리고 수유가 포함된다. 얼굴의 생김새도 바뀐다. 영아의 혀는 들어 올리고, 길게 늘어나고, 좌우로 움직이고, 컵 모양으로 오므라질 수 있어야 한다. 앞쪽의 혀(혀끝)는 길게 늘어나고, 컵 모양으로 오므라져서 유방과의 사이에 패드 역할을 함으로써 아랫잇몸에 의해서 유방이 압착되지 않도록 보호한다. 앞쪽의 혀가 올라가고 내려가는 행동은 피스톤과 같은 역할을 함으로써 흡입을 생성한다. 젖 사출 반사를 도와주고, 사출된 모유를 먹을 수 있게 한다. 뒤쪽의 혀는 연동운동을 통해서 생성된 모유를 안전하게 삼키게 한다(Elad, 2014; Geddes, 2008; Wooldridge, 2012). 앞에서 설명한 것처럼 컵 모양으로 오므라진 혀의 측면도 입의 양쪽 모서리의 입술을 밀봉하는 것을 돕는다([사진 17-14] 참고).

정상적인 혀는 단단하거나 뭉툭하지 않고 자유롭고 부드러운 움직임이 있어야 한다. 혀끝은 톱니모양이거나 각이 지거나 또는 하트 모양이 아닌(Philipp, 2012) 둥근 모양이어야 한다(Ogg, 1975). 혀의 탄력은 뛰어나야 하고, 혀의 중간 부분을 손가락으로 가볍게 눌러서(디지털 기기를 누르는 정도의 압력) 평가할 수 있다. 혀가 손가락을 되받아 누르면서 가벼운 압력에 반응해야 한다. 아기가 빠는 것을 평가할 때는 장갑 낀 손가락을 삽입(혀 옆으로 해서 위쪽으로-입천장 쪽으로 하고 손톱은 아래를 향하게 한다)하고, 수유상담가는 아기의 혀가 아랫잇몸의 융기 부분 위까지 늘어나는지를 관찰하고, 혀가 손가락 주위를 컵 모양으로 감싸는지 감각으로 느끼고, 그 손가락 위에서 혀가 리드미컬하게 움직이는지 느껴야 한다.

비정상적인 형태의 혀에는 설유착증(짧은 설소대), 짧고, 단단하거나(뭉툭하고), 안으로 오히려 들어가거나, 또는 두툼한 혀(중앙에 골을 쉽게 만들지 못하게 하는 혀)가 포함된다. 혀가 돌출되어(나와) 있는 것은 낮은 근육 긴장도와 다운증후군과 같은 염색체 이상으로 인해서 초래될 수 있다. 저자 중 한 명(BWC)은 혀의 비대칭을 관찰했는데, 이것은 겸자분만의 결과로 혀의 신경에 영향을 주었기 때문이었다. 사경과 같은 경우도 혀의 모양을 뒤틀리게 하는데, 이것은 혀의 뒷부분에 짧은 설소대가 있는 것으로 오인될 수 있다(A. Hazelbaker, personal communication, 2015).

근육긴장항진증이 있는 영아는 자주 자신의 등을 아치형으로 만드는데, 이로 인해서 혀가 구강의 뒤로 떨어져서 밀려 들어간다. 아기의 고관절을 굴곡시켜 주면(아기의 엉덩이를 굴곡시켜 주는 것) 아치형 증상을 통제하는 데 도움이 된다. 아기가 왜 이렇게 아치형으로 몸을 만드는지 알아내는 것은 매우 중요하다. 기도가 막혀 있는 기관지 기형을 가진 아기들(tracheomalacia-기관연골연화증)은 기관지가 막히는 것을 열린 상태로 유지하기 위해서 자신의 몸을 아치형으로 만든다. 이러한 아기들에게는 많은 양의 액체를 억지로 삼키게 할 경우에는 질식할 수 있다. 외부적인 속도 조절 기법이 아기의 질식을 예방할 수 있다(14장 참고).

혀끝을 올리는 것은 아기의 입에 유두가 들어가기 어렵게 한다([사진 3-17] 참고). 유두 보호기가 젖을 더 잘 물게 아기의 혀를 떨어뜨리게 할 수 있다. 아기가 엎드려 먹는 수유 자세도 도움이 된다.

구개-입천장(The Palates)

경구개는 입천장에 위치한 얇은 U자 모양의 뼈로 되어 있는 판의 형태이다. 이것은 구강과 비강을 분리시키며, 안면 구조에 안정성을 제공한다(Bush, 2012; Wolf & Glass, 1992). 경구개는 혀의 반대편에 있으며, 혀의 움직임을 평가하는 뒤 막음판을 제공하는 표면을 형성한다.

구개의 경사각은 매끄럽고 적당해야 하며, 양쪽의 두 구개는 파열된 흔적이 없이 온전해야 한다. 좁고 아치형이거나 깊게 홈이 파진 구개는 유전적 특성으로 일부 가정에서 나타난다. 특이한 모양의 구개는 다양한 증후군에 존재한다.

경구개의 모양은 아기의 혀가 구강 전체를 가득 채울 때 이에 맞추어진다(Bosma, 1977). 다른 요소들 중에서 경구개의 모양은 아기가 자궁 내에 있을 때 혀의 위치에 따라서 영향을 받을 수 있다. 따라서 둔위 자세와 짧은 설소대는 태아의 혀가 펴지면서 경구개의 모양을 만들기 위해서 올라가는 것을 방해할 수 있다. 임상의들은 종종 짧은 설소대가 있는 아기들이 구개가 높거나 거품 모양의 경구개가 있는 것을 관찰할 수 있다. 그러나 이것은 단순히 짧은 설소대의 구개와 선천성 기형이 발생하는 경우가 많기 때문일 수 있다.

[사진 3-9]의 아기는 생후 2주 된 아기인데 거품 모양의 구개가 관찰되고, 짧은 설소대를 가지고 있었으며, 모유수유를 할 수가 없었다.

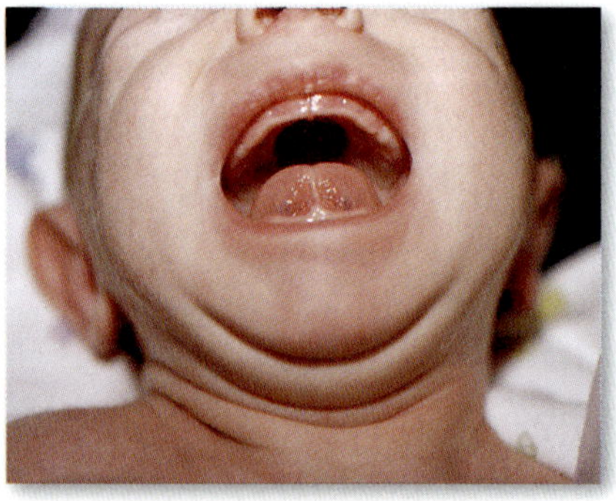

[사진 3-9] 거품 구개 및 4단계 단설증

앞쪽 소대(주름띠)는 5일째 되는 날 잘랐고, 잘 치유가 되었다. 그러나 아기는 여전히 혀를 중앙선 위로 들어 올리지 못했다. (중앙선은 입을 크게 벌렸을 때 입술의 양 끝에서부터 그어진 보이지 않는 선이라고 상상한다.) 혀를 윗잇몸까지 들어 올리는 능력의 부족은 혀의 완전한 가동 범위가 여전히 부족하다는 것을 의미한다. Kent(2015)는 호주의 엄마들을 대상으로 한 설문 조사에서 거품처럼 생긴 구개가 유두 통증을 야기하는 원인 중

세 번째로 흔한 원인이라고 설명한다.

오랜 시간 동안 기관 내 삽관을 한 경우에는 구개에 깊은 홈을 만들거나 아치형 구개의 원인이 될 수 있다(Alves, 2012; Wolf & Glass, 1992). 터너증후군과 같은 유전적 질환이 있는 아기들에게는 홈이 깊게 파인 경구개를 가지고 있는 경우가 많다([사진 16-18], [사진 18-11], [사진 18-12] 참고).

연구개는 근육으로 만들어진 덮개인데, 이러한 연구개는 음식이 코로 들어가는 것을 막기 위해서 음식을 삼키는 동안에 이 연구개를 위로 들어 올려서 비인두 구멍을 막는다. 연구개는 빨아들이는 동안 구강을 밀봉(진공)시키기 위해서 뒤쪽에 있는 혀가 올라갈 때 연구개는 떨어진다. 구강 내에 밀봉이 형성되면 음압이 형성되고 흡입이 가능해진다(Ramsay, 2004). 그런데 연구개는 근육이기 때문에 피로에 취약하다. 봄이 약한 아기가 연구개의 근육 기능에 대한 통제를 상실하기 시작하면 체력이 약한 아기는 피로로 인한 흡인을 초래할 수 있다. 구강의 뒷부분을 밀봉(진공)으로 만드는 능력의 상실은 즉각적으로 정확하게 나타나지 않을 수 있으며, 수유가 진행되고 아기가 지치게 됨에 따라서 더 잘 알아차릴 수 있게 된다.

코(The Nose)

비정상적인 호흡이 발견될 때는 비강을 평가해야 한다(Alper, 1996). 아주 적은 양의 액체가 흡인이 되더라도 아기가 막힌 호흡 소리를 낸다. 부모나 건강관리 전문가들은 코안에서 흡인된 모유가 축적된 콧속의 많은 찌꺼기를 관찰할 수 있다. 아기가 조기에 수유를 끝내거나 완전하게 유방을 거부하는 경우에 일부는 수유 중에 숨을 쉴 수가 없는 경우와 연결되어 있다.

드물게는 [사진 3-10]과 같이 콧구멍이 비정상적으로 작은 경우도 관찰된다. [사진 3-10]의 생후 4주 된 아기와 같은 경우이다.

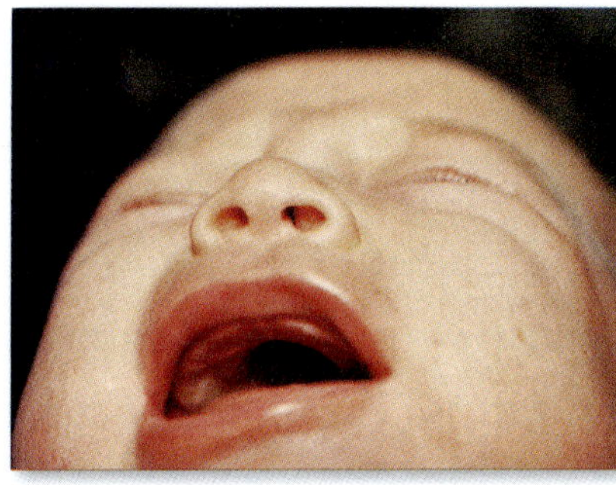

[사진 3-10] 작은 비강

아기의 엄마가 아기를 단단히 잡고 젖을 물릴 때마다 아기는 어쩔 줄 몰라 당황하며 입을 통해서 숨을 쉬기 위해서 엄마를 밀쳐 내려고 안간힘을 쓴다. 아기의 입안이 가득 차면 아기의 콧구멍이 숨을 쉬기 충분할 만큼 크지 않은 것처럼 보였다. 이런 아기들은 젖병으로 먹을 때도 비슷한 행동을 보인다. 아기는 숨을 참고 우유를 벌컥벌컥 마신 후, 젖병을 밀어내고 숨을 헐떡거렸다([사진 14-22] 참고). 아기가 삼키면서 호흡을 조절하는 외부 조절법을 알기 전까지는 젖을 먹는 것이 끔찍하였다(14장 참고). 아기는 24시간 내에 진정되었고, 아기의 엄마는 '완전히 다른 아기'가 되었다고 보고하였다.

수유상담가뿐만 아니라 소아과 의사도 이 아기가 평가받을 수 있도록 소아 이비인후과 전문의에게 보내려는 생각을 하지 못했다. 12개월이 되었을 때 후속 조치에서 이 아기는 이비인후과 전문의를 방문했고, 아기는 계속해서 호흡 문제를 겪고 있었으며, 생후 9개월부터 수면무호흡과 코골이로 평가를 받았다. 이비인후과 전문의는 좀 더 어린 나이에, 즉 코 연골이 잘 펴지는 시기에 비강확대시술로 콧구멍을 확대하는 것이 가능했었을 거라고 말했다.

영아의 호흡곤란에 관한 문제는 의료 전문가의 평가를 필요로 한다. 아기의 엄마는 아기가 쉴 수 있도록 주기적으로 아기가 유방에서 젖을 놓도록 함으로써 무호흡과 흡인을 예방할 수 있게 해야 한다. 아기의 엄마는 아기가 젖을 물기 전에 젖을 조금 짜내어 젖을 부드럽게 만들고, 가장 강한 모유 사출 반사를 어느 정도 이완시켜 주며, 다양한 수유 자세를 이용하여 실험해 볼 수 있다. 만약에 엄마가 모유를 보충하고 있다면 아기가 삼키는 속도와 호흡의 속도를 맞추기 위해서 중간에 자주 쉬면서 수유의 속도 조절에 더 많은 책임을 져야 한다. 이러한 방법은 아기 스스로 먹는 속도를 조절하는 법을 배우도록 돕고, 아기가 성장하면서 수유에 대한 행동적 혐오감을 예방하는 데 도움을 준다.

수유 반사(Feeding Reflexes)

정상적인 영아는 수유를 돕는 반사작용을 가지고 태어난다. 기침과 같은 일부 반사는 출생 시에는 미성숙하고 2개월째 되어야 발달하게 된다. 대부분의 신생아 반사작용은 4개월이나 5개월이 지나면 자발적인 구강 움직임의 패턴으로 바뀔 것이다(Sanches, 2004). 다음은 이러한 반사에 포함되는 것이다.

- 젖 찾기 반사
- 삼키기 반사
- 빨기 반사
- 구역질 반사
- 기침 반사

조산, 출생 시 손상, 질병 또는 선천적인 질환이 수유 반사에 영향을 미칠 수 있다. 만약에 수유 반사가 억제되어 있거나 과도한 경우에는 아기가 정상적으로 수유를 하는 데 어려움을 겪을 수 있다. 수유상담가의 평가에는 기능적 수유 반사가 나타나거나 나타나지 않는지에 대한 관찰이 포함되어야 하며, 비정상적인 결과는 의사에게 보고해야 한다.

젖 찾기 반사(The Rooting Reflex)

젖 찾기 반사는 아기가 엄마의 젖꼭지를 찾는 것을 돕는다. 젖 찾기 반사 행동은 출생 시에 나타나고 2~4개월 사이에 없어지지만, 일부 전문가들은 이러한 젖 찾기 반사가 모유수유를 하는 아기들에게서는 더 오래 지속되는 것 같다고 한다(Morris, 1977). 만약에 젖 찾기 반사가 없거나 감소되어 있다면 촉각 감각이 떨어져 있거나 신경통합이 저조한 경우를 의미할 수 있다. 만약에 젖 찾기 반사가 과도한 경우에는 아기가 쉽게 산만해지고 젖을 물려는 시도를 하면서 좌절감을 느낄 수 있다.

삼키기 반사(The Swallowing Reflex)

삼키는 것은 태아의 초기(임신 11~12주)에 양수를 조금씩 삼키는 것과 함께 발달하며, 4세경에 성숙해진다. 삼키는 것은 50쌍의 근육과 5개의 신경이 포함된 복잡한 활동이다(Arens, 2015). 액체의 양, 액체를 혀 뒤쪽으로 이동시키며, 후두와 인두에서의 화학수용체 반응이 아기가 삼키는 것을 촉발한다(Thach, 2007; Wolf & Glass, 1992; Woolridge, 1986). 비정상적인 혀와 구개는 안전한 삼킴을 방해하며, 흡인의 위험요소가 된다.

빨기 반사(The Sucking Reflex)

빠는 행동은 임신 17~20주 사이에 자궁 내에서부터 관찰되었다(Arens, 2015). 28주가 되면 체계적이지 못한 무작위한 입의 움직임 패턴이 관찰된다. 32주가 되면 더 강하고 격렬한 빨기-멈춤의 양상이 나타나기 시작하고, 아기가 모유수유와 젖병 수유를 할 수 있기 시작한다. 임신 34~35주가 되면 일부 조산아들은 모유수유를 하는 것을 어느 정도 가능하게 하는 안정적인 빨기 리듬을 유지할 수 있다(Brake, 1988). 이러한 단계에서의 수유는 일반적으로 짧으며, 조산아들은 피로가 빠르게 온다(Meier, 2007).

빠는 것은 입술과 혀에 닿는 압력에 의해서 자극이 되며(Wolf & Glass, 1992), 연구개와 경구개가 만나는 지점 근처 뒤쪽의 구개구의 타격(stroking)에 의해서 또한 자극이 된다(Elad, 2014; Ramsay, 2004; Woolridge, 1986).

빨기는 비영양적 빨기(NNS)와 영양적 빨기(NS)의 두 가지 유형으로 분류된다. 비영양적 빨기는 좀 더 일찍 발달하며, 약 37주에 성숙된다. 비영양적 빨기 패턴은 성숙해짐에 따라서 변한다. 격렬한 빨기가 발생할 때의 빠는 횟수와 흡입력은 아기가 발달함에 따라서 증가한다. 비영양적인 격렬한 빨기는 영양적 빨기보다 더 빠르며, 아기의 행동상태에 영향을 미치는 것으로 보인다. 조산아들에 있어서의 비영양적 빨기는 스트레스를 감소시키는 것으로 관찰되었다. 조산아들에게 비영양적 빨기 기회를 제공했을 때 입원 기간의 감소를 경험하였다(Pinelli, 2005; Premji, 2000). Premji는 비영양적 빨기가 미주신경을 활성화시켜서 구강 내의 섬유들을 자극하는 역할을 함으로써 소화에 효과가 있는 위장관 호르몬의 수치에도 영향을 미친다고 제안한다.

비영양적 빨기는 아기가 공갈 젖꼭지나 손가락, 또는 빈(막 유축을 끝낸) 젖을 빨 때 나타난다(Narayanan, 1991). 비영양적 빨기의 특징은 빠는 것이 빠르고, 얕게 빨며, 삼키는 소리가 들리지 않는다. 속도는 6~8회 빨고, 한 번 삼킨다.

영양적 빨기는 액체의 이동(젖을 삼키는 것)이 있을 때만 발생하며 좀 더 조직적이다(Glass, 1994). 빠는 속도는 비영양적 빨기보다 느리다. 어떤 아기들은 영양적 빨기를 하는 동안 잠깐 숨을 멈추는데(잠깐 동안의 무호흡상태), 이것은 삼키기 위해서 잠깐 멈추는 것이다. 호흡 속도는 열심히 빨기를 하는 동안 잠깐 멈출 때 호흡 빈도가 증가하며 가볍게 헐떡거리는 것으로 관찰될 수 있다(Geddes, 2006).

'영양적 빨기'와 '비영양적 빨기'라는 용어가 효과적인 빨기와 비효과적인 빨기를 설명하는 것으로 잘못 사용되는 경우가 종종 있었다. 수유상담가는 모유수유를 하는 동안에 아기의 빨기 속도가 달라질 수 있으며, 각각의 젖 사출 반사가 일어나기 전과 일어나고 있는 동안, 일어나고 나서, 그리고 젖 사출 반사가 일어나고 있는 동안 젖의 양에 따라서 아기가 비영양적 빨기와 영양적 빨기 사이를 오갈 수 있다는 것을 인식하고 있어야 한다.

초음파 검사는 수유를 하지 않은 여성(젖 분비가 없었던 여성)의 가슴의 이상을 감지하기 위해서 이전에 주로 사용되었던 비침습성 유방검사 방법이다. 젖 사출 반사는 초음파 검사로 시각화할 수 있다. 눈으로 본다는 것은 젖 사출 반사가 나타나기 전에는 젖 흐름의 속도가 낮은 것을 확인하게 해 주고, 아기가 모유수유를 하는 동안 다양한 빨기 패턴을 보이는 이유를 설명하는 데 도움이 된다.

초음파를 사용하여 Ramsay(2004)는 젖 사출에 의해서 젖이 배출되지 않는 한 필요한 젖이 얼마나 있는지 입증할 수가 없었다고 한다. 일부 임상의들은 모유수유 초기에 아기들이 빠른 빨기 반사를 보이는 것을 '스타트 업(start-up)'이나 '콜 업(call-up)'으로 표현하였다. 아기가 빨리 빠는 것은 젖을 나오게 하거나 젖 사출 반사를 유발하는 것으로 보인다. Ramsay는 일반적으로 젖 사출은 약 1.5분 동안 지속되었으며, 그동안에(지속되는 동안) 아기의 빨기 속도는 영양적 빨기로 바뀌면서 느려지는 것으로 관찰되었다. 젖 사출 반사가 일어나면서 많은 양의 젖이 나오면 아기는 빠는 속도를 느리게 하는데, 이것은 호흡을 하기 위해서 그렇게 하는 것이고 여러 번 삼킨 다음에 숨을 쉰다.

정상적인 만기 분만한 영아는 조화롭고 지속되는 영양적 빨기를 유지한다. 영아들은 일반적으로 10 ~ 30회 열심히 빨고 잠시 멈추어서 쉰다(Bamford, 1992; Palmer, 1993a; Taki, 2010). 이러한 빨기 패턴은 여러 번 반복되는데, 이것은 Ramsay의 초음파 연구에서 관찰된 것과 연관이 있다. 그 연구에 따르면 엄마들이 모두(젖 사출이 일어난다는 것)를 알아차리지 못할 수도 있지만 정상적으로 모유수유를 하는 동안에도 여러 번의 젖 사출 반사가 일어난다는 것이다. 대부분의 젖 이동(엄마의 유방에서 아기가 먹는 것을 의미한다)은 수유 초기에 발생하지만, 젖을 먹는 것은 모유수유를 하는 동안 후반기에도 계속해서 발생되는데, 이때는 젖이 덜 채워지고 빠는 속도도 느려진다.

모유 섭취량을 측정하기 위해서 빨기 속도를 사용하는 것에 대한 주의 사항 연구에 따르면 위험에 처한 영아에 대한 모유 섭취량을 평가하기 위해서는 관찰만으로는 부족하다는 것이 입증되었다. 영아가 수유에 어려움을 겪을 때나 섭취량에 대한 걱정이 있을 때는 정확한 척도를 평가에 사용함으로써 모유를 보충할 필요성이 있는지에 대한 올바른 결정이 이루어질 수 있게 해야 한다(Kent, 2015; Meier, 1994).

비정상적인 빨기(Abnormal Sucking)

비정상적인 빨기는 불충분한 모유 섭취와 성장이 잘 안 되는 위험을 증가시킨다. 수유상담가는 효과적인 빨기를 하는 영아와 빨기의 리듬과 패턴에 장애가 있는 영아를 구분해야만 한다(McBride, 1987; Palmer, 1993b). 그러나 초음파 연구는 영양적 빨기와 비영양적 빨기에 있어서 혀의 움직임에 차이가 있음을 보여 주는데, 이것은 모유의 흐름이 없을 때에는 빨기 행위에 변화가 있음을 시사한다는 사실에 주목해야 한다(Sakalidis, 2013).

빨기가 없거나 감소된 빨기는 다음을 의미할 수 있다.

- 중추신경계(central nervous system: CNS)의 미성숙
- 조산
- 중추신경계의 비정상(다양한 증상)
- 약물에 의한 노출로 출산 전 태아기 때에 중추신경계 손상
- 질식, 출산 시 손상, 뇌졸중, 감염
- 선천적인 문제(심장질환, 갑상선기능저하증)

약한 빨기는 다음을 의미할 수 있다.

- 저긴장증과 연결된 중추신경계 이상
- 영아 보툴리즘과 같은 중증 근무력증이나 질환
- 뇌 수질 부위의 병변
- 근육의 비정상(이상)

정상적인 움직임의 시간을 놓치거나 과잉 반사로 인해 방해가 되는 표시로서 조화롭지 못한 빨기가 있는데, 그것은 다음을 의미할 수 있다.

- 질식 경험이 있는 경우
- 출산 전후의 뇌손상
- 중추신경계의 기형

손상이 있는 영아는 일반적으로 눈을 감은 채 젖을 물고 3~5회 빨다가 멈춘다. 관찰해 보면 짧고 얕으면서 고르지 못한 턱의 움직임, 삼키는 소리가 들리지 않으며, 의미 없는 행동이 나타난다. 체중을 측정하는 것은 아기가 젖을 정상적으로 먹고 있지 않다는 느낌을 확인하기 위해서 필요하다.

수유 행동의 변화는 부상 결과로 나타나든지 질병의 발생을 나타낼 수 있다. 저자 중의 한 명(KH)은 그녀의 아들이 9개월 되었을 때 빨기 능력에 있어서 변화를 관찰하였다. 근육 긴장도가 점점 낮아지고, 빨기가 약해졌으며, 점점 수유가 어려워지고, 결국에 뇌종양 진단에 이르게 되었다([사진 16-10] 참고).

구역질 반사(The Gag Reflex)

구역질 반사는 아기의 기도로 큰 물질이 들어가서 막는 것으로부터 보호하는 역할을 한다. 일반적으로는 혀 뒤의 압력에 의해서 촉발되지만, 영아의 입 속에서는 더 얕은 깊이에서부터 자극된다(Wolf, 1992). 일부 예민한

영아들은 혀 중간에 닿는 접촉 압력에 의해서도 구역질을 한다. 일부 영아들은 구역질 반사에 대하여 비정상적으로 예민하다. 지속적으로 구역질 반사가 활성화되어 있는 아기들은 수유를 싫어하게 될 수 있다(수유가 힘들다고 여기게 된다). 가장 큰 위험은 신경학적인 손상이 있는 아기의 엄마가 유난히 긴 유두를 가지고 있거나, 아기가 반복해서 침습적인 시술을 받거나, 무감각한 수유 관행을 겪는 아기, 또는 급격한 젖 사출에 대처하는 아기들이 포함된다.

만약에 구역질 반사가 혀 중간에서 시작되거나 비정상적으로 민감하다면, 아기를 엄마의 가슴으로 충분히 깊게 끌어들이는 것을 아기가 거부할 수 있다. 아기가 엄마 젖을 얕게 물면, 유두가 찝힐(pinch) 수 있고, 유두에 통증을 일으키는 원인이 될 수 있다. 그렇게 되면 아기가 엄마 젖을 섭취하는 것과 엄마 젖이 늘어나는 것에 지장을 빋는다. 왜냐하면 얕게 물었을 때 구역질 반사가 나타난다는 것은 발달적 문제일 수도 있기 때문에 시간과 세심한 젖 먹이기 실제가 이러한 문제를 해결해 줄 수 있다. 때때로 구강운동이 도움이 되기도 한다([사진 3-25] 참고).

기침 반사(The Cough Reflex)

이전에 논의되었던 신생아 반사와는 달리, 기침 반사는 출생 시에는 미성숙하고 생후 약 1~2개월이 되어야 발달한다(Thach, 2007). 신생아들은 기도에서 액체를 제거하기 위해서 기침을 하기보다는 호흡을 참고 삼키려는 시도를 한다. 20초 이상 길게 호흡이 중단되는 것을 무호흡이라고 설명한다. 잠시 동안 나타나는 무호흡은 자신을 보호하지만 무호흡이 길어지면 **서맥**(bradycardia-심장박동이 느려지는 것)과 산소 부족에 의한 **청색증**(cyanosis-피부색이 파랗게 변하는 것)을 일으킨다. 신생아의 흡인에 대한 반응 중 가장 일반적인 것이 기침이다. 그러므로 기침을 하지 않는다고 아기가 안전하게 삼키고 있다고 가정하지 않는 것이 중요하다.

좀 더 자란 영아에게 나타나는 만성적인 기침은 질병의 중요한 임상적 징후이거나 삼킴장애의 지표가 될 수 있다. 수유를 **하면서** 기침을 하는 것은 삼킴장애(dysphagia-연하곤란)의 징후일 수 있다. 수유 **사이에** 발생하는 만성적인 기침은 위식도 역류성 질환(gastroesophageal reflux disease: GERD)처럼 다시 올라오는 모유에 대한 반응일 수 있다(Czinn, 2013).

아기에 대한 면밀한 관찰(Looking Closely at Babies)

[사진 3-11]의 아기는 치아를 가지고 태어났다.

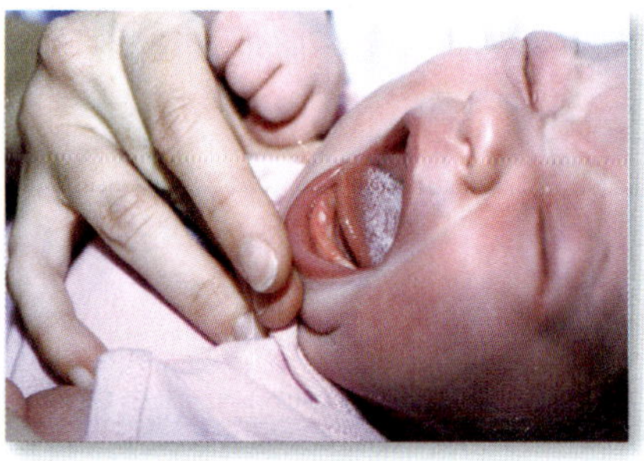

[사진 3-11] 치아가 난 신생아

선천치(natal teeth)는 출생 시에 이미 치아가 나와 있는 것을 말하고, **신생치**(neonatal teeth)는 출생 후 30일 동안에 치아가 나오는 것을 말한다(Khandelwal, 2013). 어떤 사회에서는 이러한 치아를 행운의 징후라고 보는 사회도 있다. 어떤 문화에서는 나쁜 징조라고 여기기도 한다(Mhaske, 2013). 이러한 치아는 6개월 전후에 정상으로 발달하는 치아에 비해 치아 뿌리 체계가 더 얕고, 치아가 더 작으며, 원뿔형을 한 노란색을 띠고 있다. 합병증으로는 영아의 혀 밑의 상처, 엄마 가슴에 생기는 상처 그리고 치아를 삼키는 경우가 있다. 만약에 치아가 느슨해지면 빼내는 것이 필요하다. 이때는 아기의 잇몸에서 나는 출혈을 예방하기 위해서 아기가 10일 정도 지났을 때 비타민 K의 주사를 맞은 다음에 빼는 것이 안전한 것으로 여겨진다.

[사진 3-11]에 있는 만기 출산한 아기의 엄마는 선천치로 인한 유두 통증과 양쪽 유두에 생긴 작은 상처로 인해서 수유상담가에게 방문을 요청하였다. 왜냐하면 치아는 안정적으로 보였고, 소아과 전문의는 치아를 뺄 필요가 없다고 말했기 때문이다. 이러한 경우에 있어서의 관리는 상처의 치유를 촉진하고 감염을 예방하기 위해서 유두의 청결과 윤활로 구성된다. 유두 보호기는 상처가 치유될 때까지 사용하기로 하였다. 수유상담가는 아기의 혀가 앞으로 떨어지는 것을 도와주기 위해서 엎드려 먹이는 자세를 제안하였고, 아기의 아랫잇몸 쪽에 두툼한 패드를 대게 하였다. 산모에게는 아기가 울면 아기 혀 밑에 궤양이 생겼는지 관찰해 보게 하고, 궤양이 생기거나 커진다면 소아과 전문의에게 보고하라고 권하였다.

[사진 3-12]의 아기는 조용한 각성기의 상태에서 엄마와 상호작용을 하면서 정상적으로 입술을 동그랗게 오므리고 있는 것을 보여 준다.

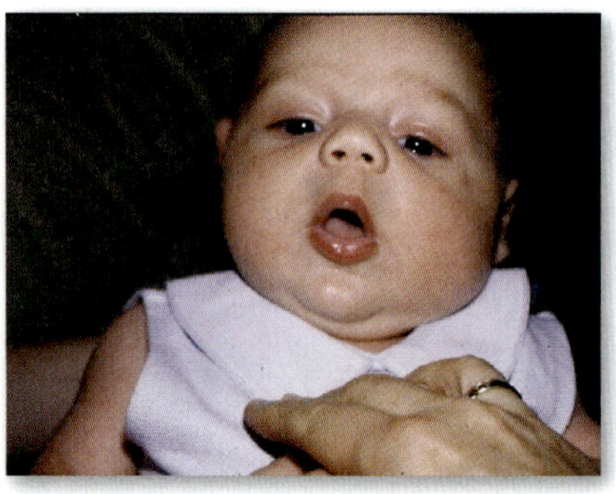

[사진 3-12] 입 오므리기-정상적인 입술 탄력

건강한 얼굴 근육 탄력을 의미하는 선명한 인중과 건강한 얼굴 근육 탄력의 지표가 되는 윗입술이 활처럼 굽어진 모습을 볼 수 있다. 이 아기는 입술 근육을 지탱하는 볼 지방체가 잘 발달되어 완전하고 둥근 볼을 가지고 있다. 얼굴은 균형이 잡혀 있고 처짐이나 약한 것이 보이지 않는다.

이와 비교하여 [사진 3-13]의 **과긴장증**(hypertonic-과도한 근육 긴장)을 가지고 있는 생후 40일 된 아기이다.

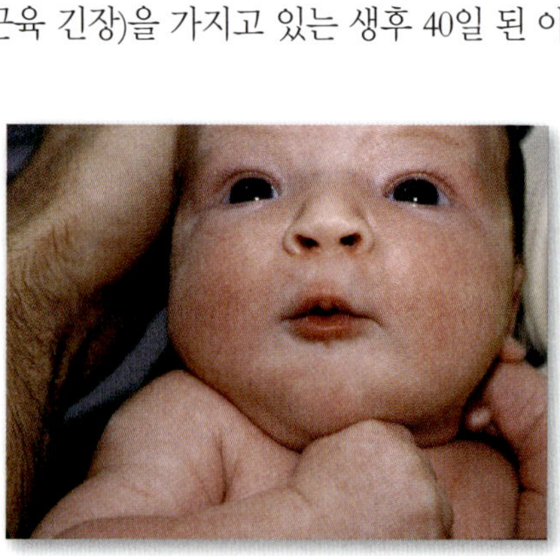

[사진 3-13] '주머니끈' 입술-과도한 입술 탄력

이 아기는 '주머니끈(purse string)'과 같은 입술을 가지고 있다. 아기는 입술 주위의 긴장으로 인해서 입술 주변 피부가 창백하게(하얗게 됨) 변한 것에 주목한다. 상담 당시에 이 아기는 한번도 젖을 문 적이 없었다. 이 아기의 부모는 아기의 입 속으로 손가락이나 젖병의 젖꼭지조차 넣기가 힘들었다. 많은 중재에도 이 아기는 모유수유를 할 수가 없었다. 몇 주 동안 유축을 하고 젖병으로 먹이던 엄마는 낙담을 해서 모유수유를 시도하는 것을 중단하였다.

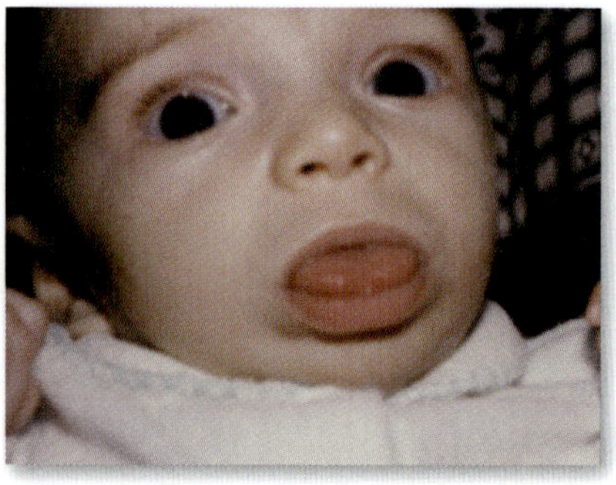

[사진 3-14] 낮은 얼굴 탄력-17일째

[사진 3-13]의 과긴장증이 있는 아기와 [사진 3-14]의 아기를 비교해 보면, [사진 3-14]의 아기 얼굴 특징은 **근력저하**(hypotonia-낮은 근육 긴장도)를 보여 주고 있다.

생후 17일 된 이 아기는 여전히 출생 시 체중보다 낮았고, 엄마의 가슴에서 젖을 물고 유지할 수가 없었다. 아기의 얇은 뺨(눈 밑의 깊은 주름에 의해서 부분적으로 드러남)과 윗입술, 뚜렷하지 않은 인중을 볼 수 있다. 가장 두드러지는 특징으로는 아기가 입술을 다물 수가 없었고(다물려면 입술을 가지고 와야 하는데, 입술을 가지고 올 수가 없었고), 아기의 혀가 앞으로 튀어나온다. 왜냐하면 이 아기는 얼굴의 근육 긴장도가 낮아서 엄마의 유방에 완전히 접촉(밀봉)을 할 수가 없었고, 그래서 일반적인 흡입(엄마 젖을 먹는 것)을 할 수가 없었다. 엄마 젖을 유축해서 젖병으로 먹이면 아기의 체중을 증가시키고 힘과 에너지를 얻을 수 있게 도와줄 수 있다. 영아의 엄마는 연조직 마사지의 일종인 두개천골요법(Cranial Sacral Therapy: CST)을 받기로 결정하였다. 그리고 엄마는 매일 아기와 함께 구강 강화 운동을 하였다([사진 3-4] 참고).

[사진 3-15]의 아기는 [사진 3-14]와 같은 아기인데, 5번째 두개천골요법을 받은 후인 5.5주째에 처음으로 입술을 닫는 것을 실행했음을 보여 준다.

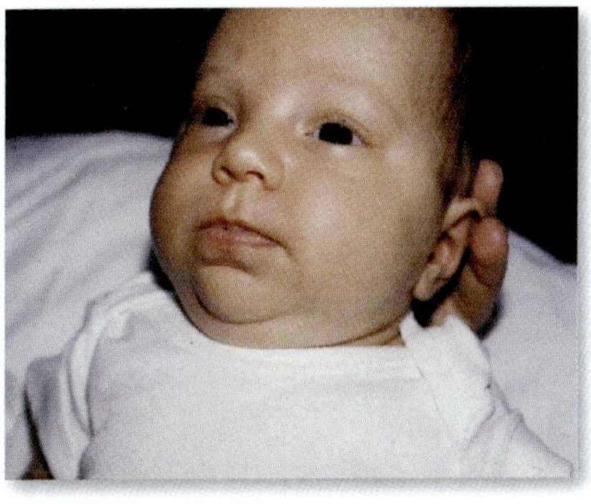

[사진 3-15] CST(두개천골요법) 후 5.5주가 지났을 때 입술 닫힘

체중이 증가하고, 성숙해지며 그리고 구강-운동이 아기의 볼 탄력을 개선시켰고, 아기의 입술과 인중이 더 뚜렷해졌다. 이 아기는 그날 신체 운동을 한 다음에 처음으로 효과적인 모유수유를 경험하였다. 그날부터 엄마는 아기가 모유수유를 더 잘하고 있으며, 특별히 엄마가 유방을 손으로 받치고 유방을 압박(breast compression)해 주는 경우에는 더 잘한다고 보고하였다. 이 아기는 일주일 이내에 완전하게 모유수유를 하고 있었다.

모유수유를 하는 동안 유방을 압박하는 방법은 [사진 3-16]에 나와 있다.

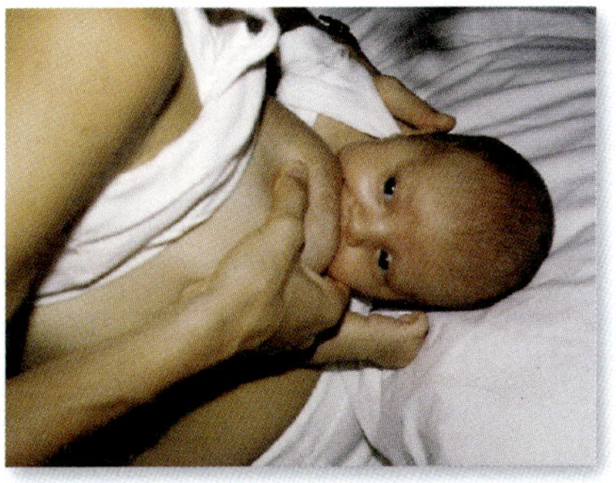

[사진 3-16] 유방 눌러 주기

유방을 압박하는 방법은 약한 아기가 더 많은 모유를 얻을 수 있도록 돕고, 칼로리가 높은 모유를 아기에게 전달하는 것으로 보인다(Becker, 2015; Stutte, 1988).

입술, 볼 그리고 턱의 탄력성은 아기가 잠을 자고 있거나 깨어 있을 때, 또는 젖병으로 수유를 하거나 모유수유를 하고 있을 때 평가할 수 있다.

[사진 3-17]은 황달이 있는 4일 된 아기인데, 거대아(macrosomatic-임신 연령보다 큰 아기)이다.

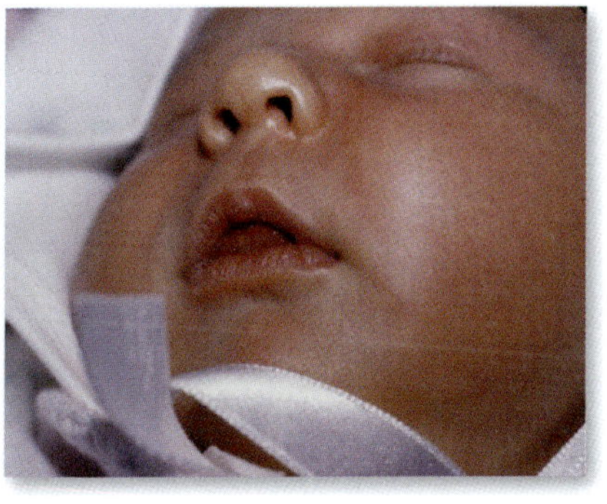

[사진 3-17] 낮은 탄력(낮은 근육 긴장도) -4일 차 혀끝 상승

이 아기는 잠을 자고 있는 동안 얼굴 근육 긴장도가 낮은 것을 보여 주는데, 입을 벌리고 있는 것과 아기가 입술을 다문 상태를 유지하지 못하는 것이 그 증거이다. 이 여자 아기는 혀끝을 습관적으로 올리고 있어서 젖을 물려고 시도할 때 엄마의 젖꼭지가 아기의 입으로 들어

가는 것을 막고 있었다. 따라서 아기는 비효과적인 젖 물림으로 인해서 자신의 입술이 수축된 상태로 젖을 꽉 물려는 시도를 함으로써 아기의 윗입술에 마찰로 인한 물집이 생겼다([사진 3-1] 참고).

출생 시의 아기 체중이 크거나 작거나 둘 다 다양한 유전적 질환과 관계가 있으므로 영아를 주의 깊게 평가해야 한다. [사진 3-17]의 거대아도 잘 조절되지 않은 당뇨병을 앓고 있는 산모에게서 태어났다. 당뇨병을 가지고 있는 엄마에게서 태어난 영아들은 일반적으로 건강한 엄마에게서 태어난 아기들보다 선천적 기형을 나타낼 가능성이 4~5배 더 높을 수 있다(Jones, 2015).

젖병이나 피딩 튜브(모유수유를 하기 위한 도구로서 관으로 되어 있다)로 수유를 하는 아기를 관찰하는 것은 왜 아기가 엄마 젖을 먹을 수 없는지를 설명하는 데 필요한 임상적인 정보를 제공받을 수 있다. [사진 3-18]에서처럼 젖병 수유를 하는 동안에도 입술이 수축되는 것을 관찰할 수 있다.

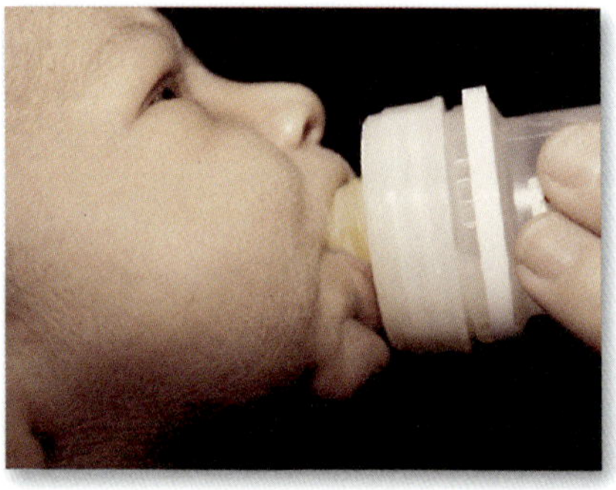

[사진 3-18] 젖병 수유를 하는 동안의 입술이 말려들어 감 -얼굴 찌푸림

이 아기는 얼굴을 찡그리고 있다. 이것은 아기의 경험이 유쾌하지 않다는 것을 나타내는 스트레스 상태라는 신호이다.

[사진 3-19]의 황달이 있는 조산아는 조산아들에게서 일반적으로 나타나는 낮은 근육 긴장도와 수유 문제를 분명하게 보여 준다(Meier, 2007).

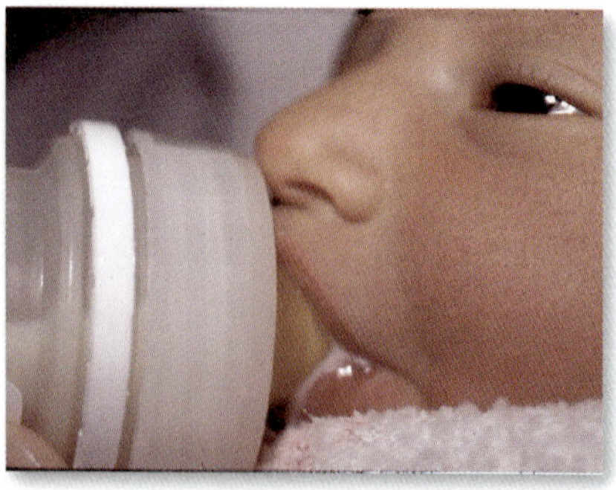

[사진 3-19] 젖병 젖꼭지의 저조한 밀폐 -약한 입술 탄력

이 아기는 젖병 수유를 하는 동안에도 젖을 흘리며, 엄마의 가슴에서 젖을 물고 유지하는 데 어려움이 있다.

[사진 3-20]의 아기는 턱의 비대칭을 가지고 있다. 턱뿐만 아니라 입술과 볼을 포함한 아기의 왼쪽 얼굴이 처져 있는 것에 주목한다.

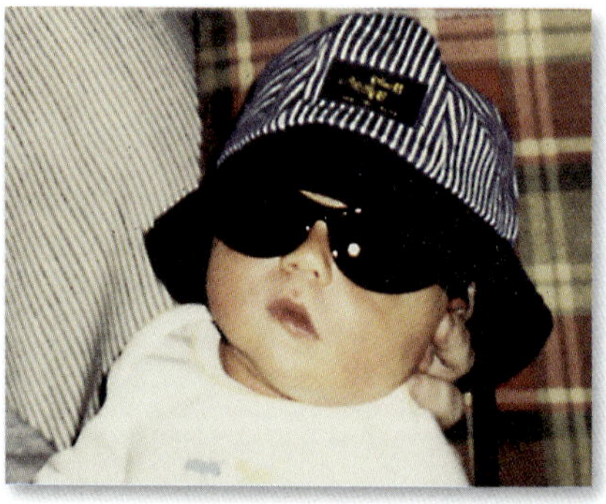

[사진 3-20] 턱 비대칭

이 남자 아기는 한번도 모유수유를 할 수는 없었지만 유축한 모유를 몇 달 동안 젖병으로 수유를 하였다. 이 아기는 여러 형태의 물리치료와 함께 1년 이상 두개천골요법(CST)을 받았다. 이 아기가 2세가 되었을 때 얼굴 비대칭은 눈에 띄지는 않았지만, 아기의 부모는 치아교정이 필요할 것이라는 말을 들었다.

육체적인 이상이나 구조적 기형이 있는 영아의 경우에는 이러한 상태가 수유에 미치는 영향에 대해서 조기 상담이 아주 중요하다. 특히 엄마는 아기의 모유수유 문제가 자신의 실패나 기술 부족으로 인한 것이 아님을 알아야 한다. 무엇보다 중요한 것은 젖 공급을 지원하는 것이다. 만약에 출산 첫날 동안 중요한 모유 보정 단계에서 산모가 유축기로 모유를 짜내기 시작하라는 조언을 받지 못한다면, Woolridge(1992)가 말하는 후천적인 모유 공급 저조를 만들 수 있다. 모유 공급이 적으면 오로지 산모의 고통을 증가시킬 것이다(5장 참고).

턱 지지하기(Jaw Support)

[사진 3-21]의 아기 엄마는 아기 턱의 움직임을 안정화시키기 위해서 그녀의 손가락을 아기의 턱 아래에 두었다.

엄마의 손가락으로 단단하게 받쳐 주면 턱이 알맞게 넓어지게 하는 것을 도와주고, 너무 넓게 벌리지 않게 해 준다. 수유상담가는 엄마에게 아기의 턱뼈 아래에 엄마의 손가락이 앞쪽을 향하도록 놓고 턱을 지지하는 방법을 알려 주어야 한다. 만약에 아기의 아래턱에서 부드러운 부분에 손가락을 받치면 아기가 숨이 막힐 수도 있다.

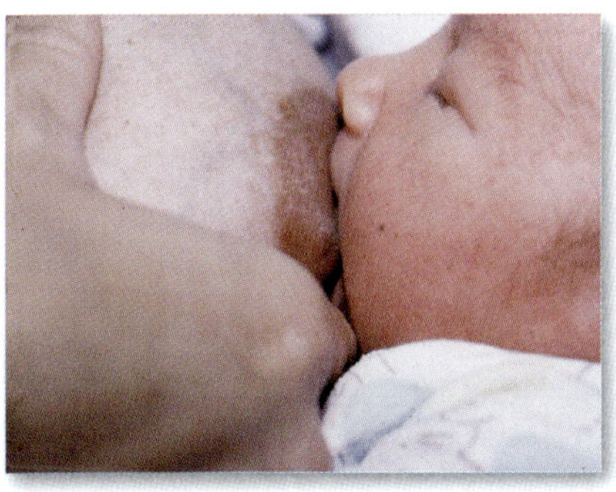

[사진 3-21] 턱 받치기

억제된 반사들(Depressed Reflexes)

만약에 엄마가 모유수유를 시도할 때에만 무관심해지는 아기가 나머지 시간에는 정상적인 반응을 보인다면 아기가 모유수유를 하는 것의 일부분에서 스트레스를 받고 있을 수 있다. 행동에 관한 것이나, 호흡 문제 또는 삼키는 문제가 조사되어야 한다. 그러나 지속적으로 낮은 반사적 자극을 보이는 아기는 아픈 아기이거나, 약물에 영향을 받았거나, 중추신경계의 억제, 출산에 의한 부상 또는 감각기반 수유 문제를 가지고 있을 수 있다(Palmer, 1993b).

[사진 3-22]의 아기는 생후 일주일 되었는데 억제된 젖 찾기 반사를 보인다. 옷을 벗기는 것([사진 3-23])이 아기를 깨우는 것을 도와주었다. 옷을 벗기는 것과 같은 사소한 중재로 효과적인 각성이 일어난다면 안심을 해도 된다. 그것은 정상적인 아기인데, 젖을 먹기 위해서 잘못된 상태에 있었던 것을 알려 주는 것이다.

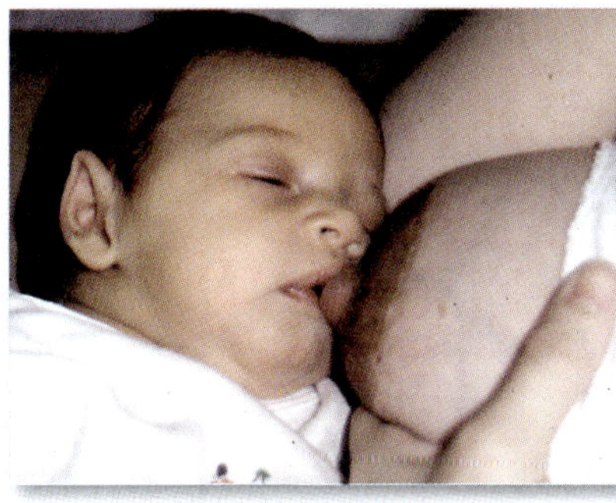

[사진 3-22] 부진한 젖 찾기 반사

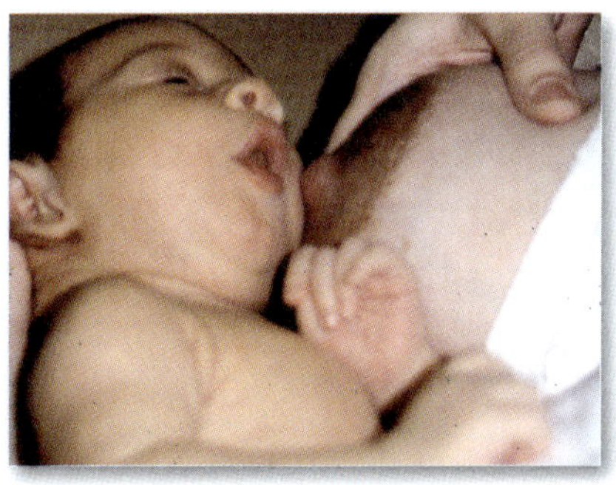

[사진 3-23] 잠을 깨우기 위한 옷 벗기기

구강혐오감이 있는 아기의 수유 영향과 징후(Feeding Affect and Signs of Oral Aversion)

정상적인 영아들은 왕성하게 수유를 한다. 이들은 눈을 뜨고 엄마 젖을 찾아가고 즐기면서 먹는 것처럼 보인다. 이러한 기준으로 [사진 3-24]에 있는 37주에 태어난, 스트레스를 받고 있는 아기와 비교해 볼 수 있다.

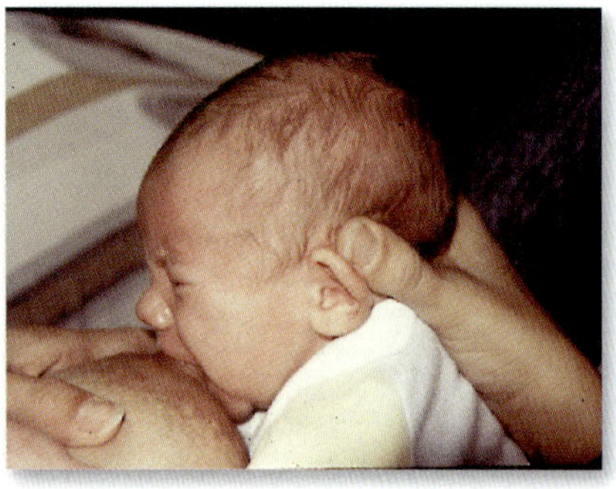

[사진 3-24] 구역질 반사

이 엄마는 유두가 크고 아기가 젖을 먹으려고 시도할 때마다 구역질 반사를 일으키게 할 정도로 긴 유두를 가지고 있다. 이 조산아는 편안하게 젖 물기가 될 때까지는 6주의 성장과 성숙이 필요하였다. 이 엄마는 바쁜 임상의였으며, 출산 4주에는 직장으로 돌아갔다. 이러한 '적응' 문제는 시간이 지나면서 해결될 것이라는 말에 안심한 엄마는 유축을 해서 아기에게 젖병 수유를 하였다. 엄마의 말대로 그녀의 젖꼭지가 젖병 젖꼭지의 느낌과 비슷하였다. 아기가 엄마의 해부학적인 신체, 즉 커다랗고 긴 유두에 적응될 정도로 충분히 자랐을 때 산모는 아기가 생후 18개월이 될 때까지 계속해서 모유수유와 젖병 수유를 할 수 있었다(10장 참고).

[사진 3-25]에 있는 정상 출산한 6주 된 아기는 심각한 폐의 감염으로 신생아 집중치료실(NICU)에 한 달 동안 입원해 있었다.

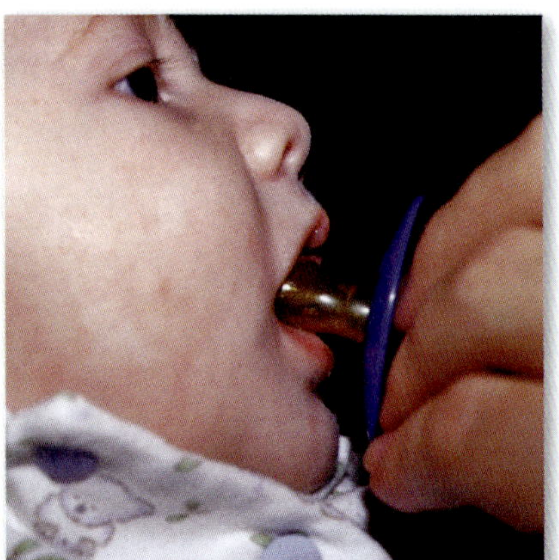

[사진 3-25] 치료적 공갈 젖꼭지 사용

이 아기는 몇 주 동안 기관지 삽관을 하고 있었고, 구강 감각에 방어기제가 나타났다. 아기는 엄마의 유방을 거부했고, 젖병으로 잘 먹이는 것도 아주 어려웠다. 아기의 부모는 밤 동안에 아기에게 수유 튜브(gavage feeding tube)를 이용해서 직접 위로 젖을 넣는 방법을 훈련받았고, 대부분의 모유 섭취는 아기가 잠을 자는 동안에 발생하였다. 왜냐하면 원인이었던 기도 폐쇄가 그 후로 해결되었기 때문에 이 시점에서는 장기 문제가 아니고 행동에 근거한 수유 문제가 있는 것으로 설명할 수 있기 때문이다.

수유상담가와 작업치료사가 아기의 부모와 함께 협력하여 아기가 구강 방어를 극복하도록 도왔다. 수유상담가는 아기 엄마에게 아기의 입술에 공갈 젖꼭지를 대고 어떻게 놀아 주는지 방법을 보여 주었다. 공갈 젖꼭지(또는 손가락)를 점점 더 깊게 아기의 입 속으로 집어넣지만, 아기가 허용하는 한도까지만 들어가게 한다. 아기가 흥미를 보이고, 얼굴이 편안해지는지를 살펴본다. 아기가 스트레스를 받는 것처럼 보이기 시작하면 공갈 젖꼭지를 제거한다. 공갈 젖꼭지를 가지고 하는 치료적인 운동은 근육의 긴장 문제를 가지고 있는 영아를 강화시키는 데 유용하게 사용된다.

사경(Torticollis)

사경은 목 근육이 수축된 상태를 말하며, 목 비틀림을 만들고, 비정상적인 근육의 긴장도, 머리의 부자연스러운 위치와 신체 운동 범위의 제한을 초래한다(van Vlimmeren, 2006).

[사진 3-26]의 아기는 만삭 출산아이다.

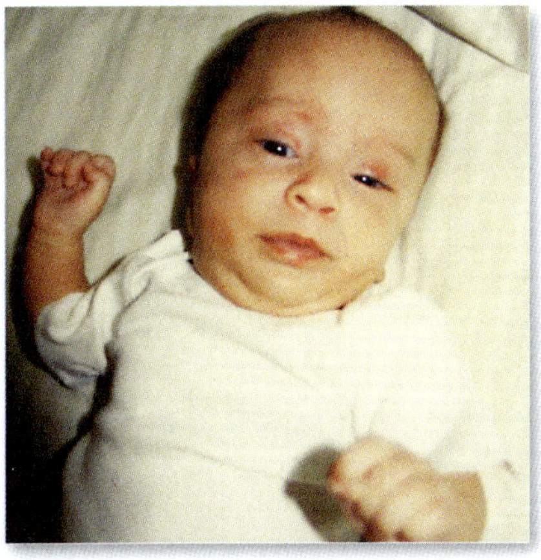

[사진 3-26] 사경(기운 목)

생후 12일 되었고, 자궁 내에서는 둔위 자세로 있었으며, 그 자세가 아기의 사경을 유발한 것으로 보인다. 약간의 얼굴 비대칭이 관찰되었고, 머리는 약간 왼쪽으로 당겨진 것 같았고, 전반적인 신체 경직이 관찰되었다.

이 아기는 처음에는 입술 밀봉을 만들 수가 없었기 때문에 모유수유를 할 수가 없었다. 아기의 목 왼쪽의 과도한 근육 긴장이 입술을 조절하지 못했고, 턱의 정렬을 방해하였다. 이것은 [사진 3-27]에서 젖병으로 먹이는 모습을 관찰할 수 있다.

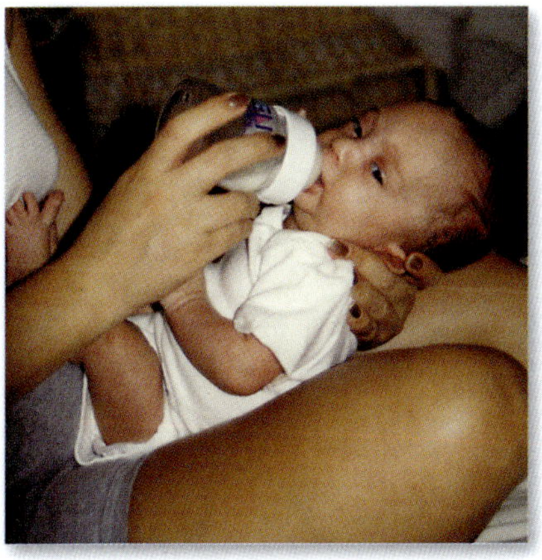

[사진 3-27] 수유를 돕기 위한 고관절 굽힘-사경

영아의 머리가 영향을 받는 쪽으로 당겨졌을 때 입가장자리에 빈틈이 생겨서 밀봉이 안 되는 것을 주의해서 본다. 목, 머리 그리고 입술에서의 자세 안정성을 증가시키기 위해서 고관절 굴곡이 사용되고 있다. 엄마는 4주가 되었을 때 유두 보호기의 도움을 받아서 부분적으로 모유수유를 할 수가 있었다. 아기가 2세경 되었을 때 추후 관리에서 엄마는 물리치료를 통해서 아기의 사경이 성공적으로 치료되었고, 아기의 머리, 목 그리고 팔이 완전한 운동 범위를 즐긴다고 보고하였다.

그 외 특이한 현상들(Other Unusual Presentations)

[사진 3-28]의 영아는 귀에 태그를 달고 있는데, 이것은 귀의 조직이 발달할 때 제대로 발달하지 못해서 생긴 작은 기형으로 생각되며, 연골 같은 속을 가지고 있다.

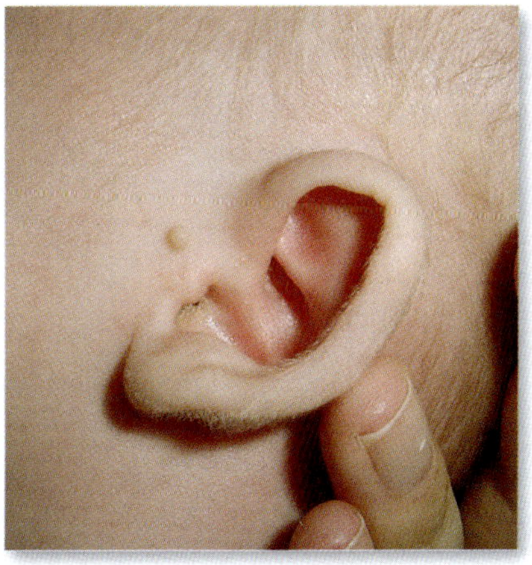

[사진 3-28] 귀 태그

이러한 태그는 대개 귀의 앞면에 생긴다. 귀 태그는 정상적인 신생아의 검사에서 자주 발견되며, 단독으로도 발생하지만 유전적인 부분도 있다(Jones, 2015). 귀와 신장은 자궁 내에서 같은 기간 동안에 발달하므로 귀 태그를 가지고 있는 아기는 일반적으로 신장 이상에 대한 선별검사를 받는다(Wang, 2001). [사진 3-28]의 영아는 퇴원 전에 의료적 평가를 받았으며, 부모는 아기에게 신장 이상이 없다는 사실을 알게 되고 나서 안심할 수 있었다.

[사진 3-29]의 생후 3주 된 아기는 습관적으로 자신의 아랫입술을 빨았다.

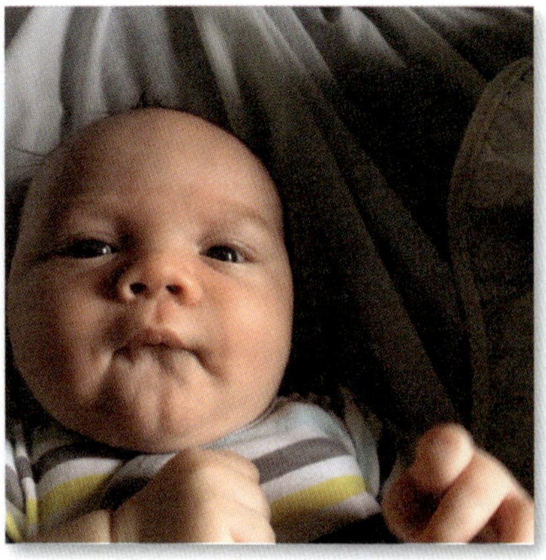

[사진 3-29] 아랫입술을 빠는 아기

입술을 빠는 것은 단순하게 자궁 내에서 자신의 엄지 손가락을 빨았던 것과 비슷할 수 있다. 아기의 엄마는 아기의 윗입술이 가슴에 접촉하는 곳의 양쪽 젖꼭지의 밑면에 깊게 패인 상처가 있었다. 빨아서 생긴 물집이 아기의 윗입술에서 관찰된다. 이것은 아기가 엄마의 젖꼭지를 물고 있기 위해서 윗입술을 과도하게 사용했음을 말해 준다. 수유상담가는 모유수유 초기 몇 분 동안 아기의 입이 활짝 벌어진 것처럼 보이지만, 수유가 길어질수록 아기는 입을 더 꽉 다문 모양을 만들면서 윗입술과 아랫입술이 더 위축되어 초기에 유두 상처를 일으킨다고 추측하였다. 입술이나 혀의 짧은 설소대, 사경의 증거는 없었다.

초기 상담에서 수유상담가는 수유 자세와 젖 물리기를 조정하였고, 상처가 있는 젖꼭지를 치유하는 방법을 제시하였다. 그러나 추후 방문에서 젖꼭지의 상처가 전혀 치유되지 않았다. 비록 아기의 엄마는 열은 없었지만 왼쪽 유방에 붉은 부위가 있었다. 수유상담가는 이 엄마를 의사에게 보냈고, 의사는 국소적으로 바르는 항생제와 먹는 항생제를 처방하였다. 엄마는 상처가 치유가 될 때까지 병원 등급의 유축기를 이용하여 8일간 온전히 유축을 했다. 엄마는 아기가 생후 4주가 되었을 때 젖 물리는 것을 연습하기 위해서 추가적인 상담을 요청하였다. 아기는 쉽게 젖을 물었으며, 엄마의 젖꼭지에 약간 쓰리고 아픈 것이 있었지만 수유는 견딜 만했다. 추후 관리는 전화로 제공되었다. 6주가 되었을 때 젖꼭지는 완전히 치유되었고 모유수유는 편안하게 이루어졌다.

[사진 3-30](Josephine Nalugo 제공)은 신생아인데 오른쪽 젖꼭지에서 젖이 나오고 있는 것을 보여 준다.

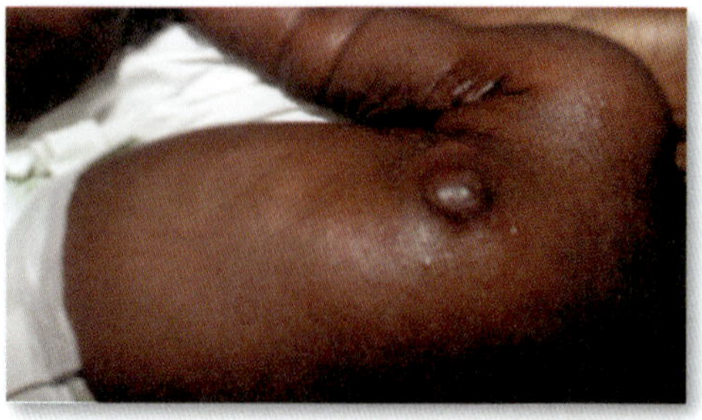

[사진 3-30] 영아의 유두에 보이는 작은 젖 방울

Forbes(1950)는 고대 시대로 거슬러 올라가면 신생아의 젖 분비에 대해서 역사적인 자료들이 있다고 설명한다. 일반적으로 그것들은 '마녀의 젖(witches milk)'이라고도 부르며, 장액성이거나 흰색으로 보일 수도 있으며, 이것은 엄마의 호르몬이 태아의 혈액순환으로 빠져 들어가는 것이 원인일 것이라고 생각한다. 이러한 분비물은 엄마의 모유와 그 성분이 비슷하다(Yap, 1980). 신생아의 젖 분비는 남아나 여아 모두에게서 나타나며, 일반적으로 출생 후 분비가 곧 중단된다.

[사진 3-31]은 양성인 얼굴 비립종(milia-흰색의 작은 뾰루지)이 피부 구멍을 막고 있는 것을 보여 준다. 비립종은 신생아에게 흔히 나타나며, 약 4주째에 사라진다.

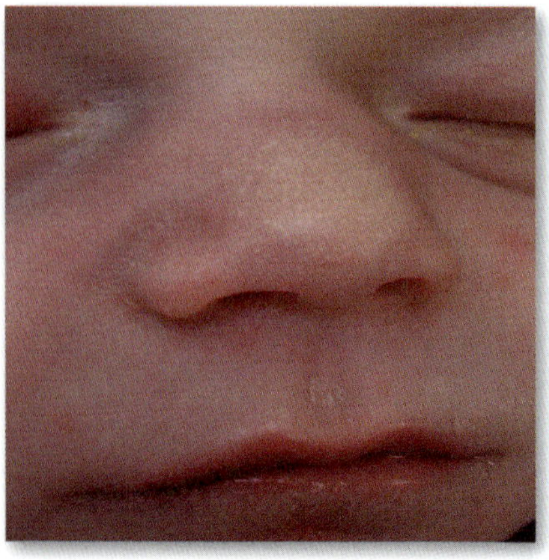

[사진 3-31] 신생아 코에 생긴 비립종

[사진 3-32]에서 보여 주는 엡스타인 진주(Epstein's Pearls)는 신생아의 경구개의 중간선에서 주로 발견되며, 작은 흰색의 상피성 낭포이다.

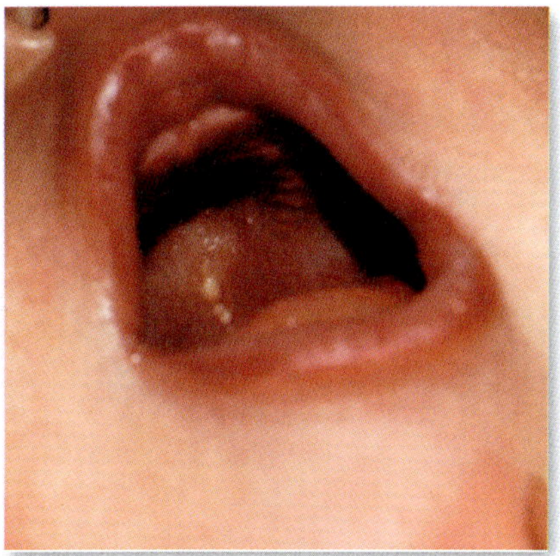

[사진 3-32] 엡스타인 진주

가끔씩 구강 아구창으로 오진하기도 하지만 이것, 즉 엡스타인 진주는 양성이며 퍼지지 않는다. 비립종과 마찬가지로 이것은 출생 후 몇 주 뒤에 사라진다. 이와는 반대로 아구창은 비대칭적으로 입 안 여기저기에 흰색의 찌꺼기들이 생기며, 입 안에서 빠르게 번진다([사진 8-13]과 [사진 8-14] 참고).

[사진 3-33]의 6주 된 아기는 윗입술에 혈관종(hemangioma)이 있다.

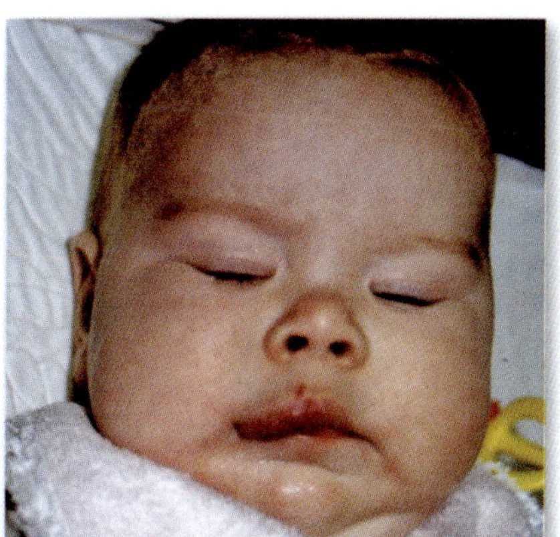

[사진 3-33] 입술의 혈관종

영아의 혈관종은 매우 흔하며, 출생 시나 그 직후에 나타나는 붉거나 자주색의 피부 변색이다. 대부분 국소적이며, 통증이 없고, 양성이며, 아기가 자람에 따라서 없어진다. 크기나 위치가 시각이나 수유에 영향을 미친다면 의료적 중재나 수술이 필요할 수도 있다. 일부 유아에 있어서의 얼굴 혈관종은 신경학적인 문제, 안과적인 문제, 그리고 심장의 변이와 관련이 있다. 윗입술이 연관된 혈관종은 일반적으로 인중에 제한되거나 한쪽에만 나타난다(Haggstrom, 2006). 이 사진의 아기는 잘 자랐으며, 혈관종은 미관상 좋지는 않았지만 모유수유를 방해하지는 않았다.

참 ◇ 고 ◇ 문 ◇ 헌

Alper M. Dysphagia in infants and children with oral-motor deficits: assessment and management. *Seminars in Speech and Language* 1996; 17(4):283-309.

Alves PV, Luiz RR. The influence of orotracheal intubation on the oral tissue devlopment in preterm infants. *Oral Health Preventative Dentistry* 2012; 10(2):141-147.

Arens C, Herrmann IF, Rohrbach S, et al. Position paper of the German Society of Oto-Rhino-Laryngology, Head and Neck Surgery and the German Society of Phoniatrics and Pediatric Audiology-Current state of clinical and endoscopic diagnostics, evaluation, and therapy of swallowing disorders in children. *GMS Current Topics in Otorhinolaryngology, Head and Neck Surgery* 2015; 14: Doc02. doi 10.3205/cto000117.

Bamford O, Taciak V, Gewold IH. The relationship between rhythmic swallowing and breathing during suckle feeding in term neonates. *Pediatric Research* 1992; 31(6):619-624.

Baudon J, Renault F, Goutet J, et al. Assessment of dysphagia in infants with facial malformations. *European Journal of Pediatrics* 2009; 168(2):187-193.

Beals S, Joganic E. Form and function in craniofacial deformities. *Seminars in Pediatric Neurology* 2004; 11(4):238–242.

Becker GE, Smith HA, Cooney F. Methods of milk expression for lactating women. *Cochrane Database of Systematic Reviews* 2015; (2): CD006170.

Bosma J. Structure and Function of the Infant Oral and Pharyngeal Mechanisms, in J Wilson, ed. *Oral-motor Function and Dysfunction in Children.* Chapel Hill, NC: University of North Carolina at Chapel Hill, 1977; May 25–28, p. 46.

Brake S, Fifer W, Alfasi G, et al. The first nutritive sucking responses of premature newborns. *Infant Behavior and Development* 1988; 11:1–9.

Bush JO, Jiang R. Palatogenesis: morphogenetic and molecular mechanisms of secondary palate development. *Development* 2012; 39(2):231–243.

Czinn SJ, Blanchard S. Gastroesophageal refluxdisease in neonates and infants: when and how to treat. *Paediatric Drugs* 2013; 15(1):19–27.

Elad D, Kozlovsky P, Blum O, et al. Biomechanics of milk extraction during breastfeeding. *Proceedings of the National Academy of Sciences (PNAS)* 2014; 111(14):5230–5235.

Eren A, Bilgin H, Kara S. Feeding an infant with a high arched palate by high flow rate bottle nipple. *Asia Pacific Journal of Clinical Nutrition* 2015; 25(4):756–758.

Forbes TR. Witch's milk and witches' marks. *Yale Journal of Biology and Medicine* 1950; 22(3):219–225.

Geddes DT, Kent JC, Mitoulas LR, et al. Tongue movement and intraoral vacuum in breastfeeding infants. *Early Human Development* 2008; 84(7):471–477.

Geddes D, McClennen H, Kent J, et al. Patterns of respiration in infants during breastfeeding. Proceedings of the 13th International Conference of the International Society for Research in Human Milk and Lactation Sept. 22–26, 2006; Niagara, Ontario, Canada.

Genna CW. *Supporting Sucking Skills in Breastfeeding Infants, 2nd ed.* Sudbury, MA: Jones and Bartlett Learning, 2013; p. 334.

Glass R, Wolf L. Incoordination of sucking, swallowing, and breathing as an etiology for breastfeeding difficulty. *Journal of Human Lactation* 1994; 10(3):185–189.

Hall J. Importance of muscle movement for normal craniofacial development. *Journal of Craniofacial Surgery* 2010; 21(4):1336–1338.

Haggstrom A, Lammer E, Schneider R, et al. Patterns of infantile hemangiomas: new clues to hemangioma pathogenesis and embryonic facial development. *Pediatrics* 2006; 117(3):698–703.

International Board of Lactation Consultant Examiners (IBLCE). *Code of Professional Conduct.* IBLCE, Falls Church, VA, 2015. www.iblce. org. Accessed May 2016.

Jones KL, Adam MP. Evaluation and diagnosis of the dysmorphic infant. *Clinical Perinatology* 2015; 42(2):243.

Khandelwal V, Nayak UA, Nayak PA, et al. Management of an infant having natal teeth. *BMJ Case Reports* 2013; doi: 10.1136/bcr-2013-010049.

Kent JC, Ashton E, Hardwick CM, et al. Nipple pain in breastfeeding mothers: incidence, causes and treatments. *International Journal of Environmental Research and Public Health* 2015; 12:12247–12263.

Kent JC, Hepworth AR, Langton DB, et al. Impact of measuring milk production by test weighing on breastfeeding confidence in mothers of term infants. *Breastfeeding Medicine* 2015; 10(6):318–325.

McBride M, Danner S. Sucking disorders in neurologically impaired infants: assessment and facilitation of breastfeeding. *Clinics in Perinatology* 1987; 14(1):109–130.

Meier P, Engstrom J, Crichton C, et al. A new scale for in–home test–weighing for mothers of preterm and high risk infants. *Journal of Human Lactation* 1994; 10(3):163–168.

Meier PP, Furman LM, Dengenhardt M. Increased lactation risk for late preterm infants and mothers: evidence and management strategies to protect breastfeeding. *Journal of Midwifery and Women's Health* 2007; 52(6):579–587.

Mhaske S, Yuwanati MB, Mhaske A, et al. Natal and neonatal teeth: an overview of the literature. *ISRN Pediatrics* 2013; 956269. doi: 10.1155/2013/956269.

Narayanan I, Mehta R, Choudhury D, et al. Sucking on the 'emptied' breast: non–nutritive sucking with a difference. *Archives of Disease in Childhood* 1991; 66(2):241–244.

Palmer M. Identification and management of the transitional suck pattern in premature infants. *Journal of Perinatal and Neonatal Nursing* 1993a; 7(1):66–75.

Palmer M, Heyman M. Assessment and treatment of sensory–versus motor–based feeding problems in very young children. *Infants and Young Children* 1993b; 6(2):67–73.

Philipp BL. Teaching in Thirty: Tongue–tie. Presentation at Philadelphia Breastfeeding Promotion MotherBaby Summit–Next Steps: Using your mPINC Score to Leverage Change. Philadelphia, PA. March 23, 2012.

Pinelli J, Symington A. Non–nutritive sucking for promoting physiologic stability and nutrition in preterm infants. *Cochrane Database System Review* 2005; 19(4):CD001071

Premji S, Paes B. Gastrointestinal function and growth in premature infants: is non–nutritive sucking vital? *Journal of Perinatology* 2000; 20(1):46–53.

Ramsay D, Kent J, Owens R. Ultrasound imaging of milk ejection in the breast of lactating women. *Pediatrics* 2004; 113(2):361–367.

Ranly D. Early orofacial development. *Journal of Clinical Pediatric Dentistry* 1998; 22(4):267–275.

Sakalidis VS, Williams TM, Garbin CP. Ultrasound imaging of infant sucking dynamics during the establishment of lactation. *Journal of Human Lactation* 2013; 29(2):205–213.

Sanches MT. Clinical management of oral disorders in breastfeeding. *Jornal de Pediatria* 2004; 80(5 Suppl):S155–S162.

Stutte P, Bowles B, Morman G. The effects of breast massage on volume and fat content of milk. *Genesis* 1988; 10(2):22–25.

Taki M, Mizuno K, Murase M, et al. Maturational changes in the feeding behavior of infants–a comparison between breastfeeding and bottle feeding. *Acta Paediatrica* 2010; 99:61–67.

Thach B. Maturation of cough and other reflexes that protect the fetal and neonatal airway. *Pulmonary Pharmacology & Therapeutics* 2007; 20(4):365–370.

van Vlimmeren LA, Helders PJ, van Adrichem LN, et al. Torticollis and plagiocephaly in infancy: therapeutic strategies. *Pediatric Rehabilitation* 2006; 9(1):40–46.

Wang R, Earl D, Ruder R, et al. Syndromic ear anomalies and renal ultrasounds. *Pediatrics* 2001; 108(2):e32.

Weissinger D, Miller M. Breastfeeding difficulty as the result of tight lingual and labial frena. *Journal of Human Lactation* 1995; 11(4):313–316.

Wolf L, Glass R. *Feeding and Swallowing Disorders in Infancy*. Tucson, AZ: Therapy Skill Builders, 1992; pp. 25–29, 106–108, 114–122.

Woolridge M. The 'anatomy' of infant sucking. *Midwifery* 1986; 2(4):164–167.

Woolridge M. The Analysis, Classification, Etiology of Diagnosed Low Milk Output. Conference Presentation, La Leche League of Texas Area Conference. Houston, TX. July, 1992.

Woolridge M. Nutritional, management and clinical implications of revised suckling physiology. Conference presentation, ILCA Conference, Orlando, FL. July 27, 2012.

Yap PL, Mirtle CL, Harvie A, et al. Milk protein concentrations in neonatal milk (witch's milk). *Clinical & Experimental Immunology* 1980; 39(3):695–697.

CHAPTER 4

영아의 대변, 소변 그리고 질 분비물

(Infant Stools, Urine, and Vaginal Discharge)

생후 첫 주에 아기가 대변을 보지 않는 것과 어두운 색에서 조금 밝은 색으로 이행되는 것이 늦는 것은 아기를 평가하는 데 있어서 매우 중요한 임상적 증상이다. 대변이 부족한 것은 많은 양의 모유 생산 시작의 지연, 부적절한 모유의 섭취, 고빌리루빈혈증의 위험 증가, 그리고 드물지만 장폐색을 의미한다. 신생아들이 허용된 기준(ABM, 2010)에 따라 대변과 소변을 보지 않을 때마다 과도한 체중 감소와 탈수의 가능성을 염두에 두고 몸무게를 측정하고 수유를 평가해야 한다(Ameh, 2009; Chen, 2011; Dewey, 2003; Mabula, 2014; Nommsen-Rivers, 2008; Shrago, 2006).

클리닉과 병원은 부모들이 산후 첫 주에 매일 교환하는 기저귀 숫자를 관찰하는 것을 돕기 위해서 일지 형식의 서류를 제공하는 경우가 많다. 기저귀 숫자를 기록하게 하는 것은 그것이 모유수유를 하는 아기에게 있어서 얼마나 모유를 먹었는가를 알 수 있는 지표가 되기 때문이다. 사진을 활용한 유아용 대변 보고 양식이 개발되었다(Bekkali, 2009; Hoover, 2016). Pollard(2011)는 그러한 일지 양식이 부모와 건강관리 전문가들이 아기의 수유를 평가하는 것을 돕는 '유용한 도구가 될 수 있다'고 말했다.

처음으로 부모가 되어 경험이 부족한 많은 부모는 그들의 젖을 먹는 아기들이 변비이거나 설사를 한다고 걱정한다. 엄마들은 대변 변화와 소변 색깔을 관찰하고, 혹은 소량의 직장 출혈이 그들의 식사가 아기에게 악영향을 끼치거나 아기에게 음식 알레르기를 일으키는 것이 아닌가 걱정을 한다. 선행지침은 이러한 두려움을 최소화시키고, 엄마들이 부담스러운 음식 제거 식단, 또는 아기에게 주스나 완화제 먹이는 것을 예방할 수 있다. 부모들은 존재하지 않는 문제를 치료하기 전에 기다리면서 지켜보는 태도를 가져야 한다(Courdent, 2014). 그러나 소변과 대변의 패턴이 예상 규범에서 벗어나는 유아를 보다 면밀하게 관찰하는 것이 중요하다.

대변의 빈도(Stool Frequency)

Camurdan(2014)은 전적으로 모유만 먹는 아기와 혼합수유를 하는 아기들의 대변 패턴에 대한 전향적 연구(prospectively studied)를 출생 시부터 12개월이 될 때까지 실시하였다. 대변의 빈도는 15일이 되는 날과 1년이 될 때까지 매달 조사되었다. 대변은 연구에 참여한 아기들 중 86%가 전적으로 모유만 먹이고 있었고, 15일째 되는 날 빈도가 가장 높았다(평균값은 하루에 6회의 대변이었다). 연령에 따라서 빈도가 감소하며, 3개월에서 12개월 사이에는 하루에 2번의 대변 활동이 있었다. 첫 5개월 동안의 대변 횟수는 완전히 모유수유만 하는 아기들에서 더 높았다. 이 연구에 참여한 일부 아기들은 뚜렷하게 다른 대변 패턴을 가지고 있었다. 이 아기들은 참고 기준보다 더 적은 빈도로 대변을 보았지만, 대변의 농도는 부드러웠다. 연구가들은 대변이 단단하지 않고 아기가 힘을 주는 것이 관찰되지 않는 경우에는 대변의 횟수가 적다고 해서 변비라고 말하지는 않는다.

건강한 아기의 정상적인 대변 패턴을 연구하는 또 다른 큰 연구에서도 모유수유를 하는 아기에게 있어서 대변 빈도는 하루에 3.65회에서 1.88회로 첫 3개월 동안 현저하게 감소했음을 관찰할 수 있었다(den Hertog, 2012). 모든 연령의 아기에서 엄마 젖을 먹는 아기들이 분유를 먹는 아기들보다 대변 횟수가 더 잦았으며, 그 아기들의 대변 상태는 매우 부드럽고 더 황색을 띠었다(Tham, 1996; Tunc, 2008).

완전하게 모유만 먹이는 것은 아기들을 설사로부터 보호하였다(Ogbo, 2016). 왜냐하면 모유수유를 하는 아기들의 대변은 더 부드럽고 횟수는 더 잦기 때문이다. 그리고 부모에게 설사는 다른 아픈 증상을 동반하는 것, 즉 열이나, 피로, 안 좋은 냄새나 대변에 피가 섞여 나온다는 것을 알려 줌으로써 안심시킬 필요가 있다. 이러한 증상들은 의료 관리자에게 보고해야 한다. 설사의 위험은 젖을 떼고 음식을 먹기 시작할 때 증가한다. 일부 이러한 환경에 노출되어 있는 부모들은 그들의 자녀들이 음식을 먹기 시작할 때 식품-매개 병원균에 노출되는 것을 최소화하기 위해서 식품안전에 관한 교육을 받아야 할 필요가 있다(WHO, 2015).

태변과 이행변(Meconium and Transitional Stool)

아기의 첫 대변은 검고 타르 같은 태변(meconium)이다([사진 4-1]).

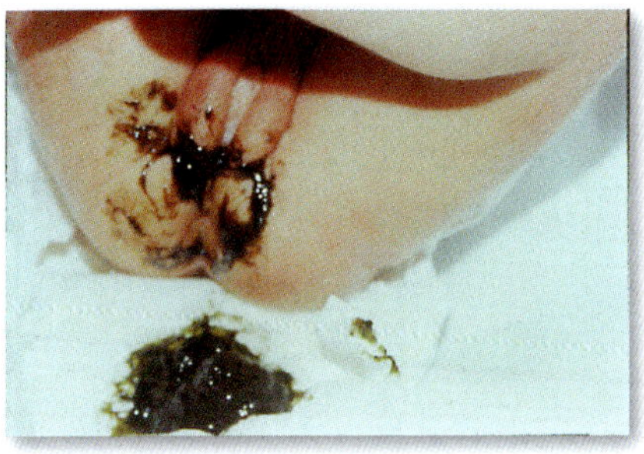

[사진 4-1] 태변

출생 후 며칠 내에 대변 색깔이 녹색을 띤 밝은 갈색으로 변한다([사진 4-2]).

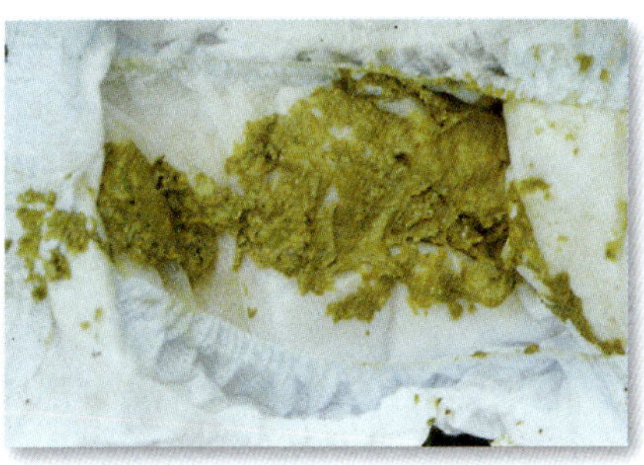

[사진 4-2] 과도기적 이행변

황색으로의 조기 전환은 아기의 더 적은 체중 감소와 더 빠른 체중 증가와 관련이 있다(Shrago, 2006). 4일째 되는 날 하루에 대변이 4회 미만이고, 유즙 생성 2단계가 늦게 나타난다면 부적절한 수유의 전조 증상이다(Nommsen-Rivers, 2008). 특히 초산모가 낳은 아기가 졸려 하고, 이것이 모유 생성의 자극을 제대로 하지 못하면 아기는 고나트륨성 탈수의 위험이 증가되는데, 이것은 경련과 사망의 위험이 있다(Ozdogan, 2006). 이러한 문제의 첫 번째 증상은 밝은 색으로 변하는 이행변(transitional stool)의 지연이나 대변을 보지 않는 것이다.

엄마 젖을 잘 먹는 아기들은 거의 매번 수유를 할 때마다 대변을 본다. [사진 4-3]은 경산부가 낳은 정상 신생아가 3일째 되는 날 24시간 동안 배출한 이행변을 보여 준다.

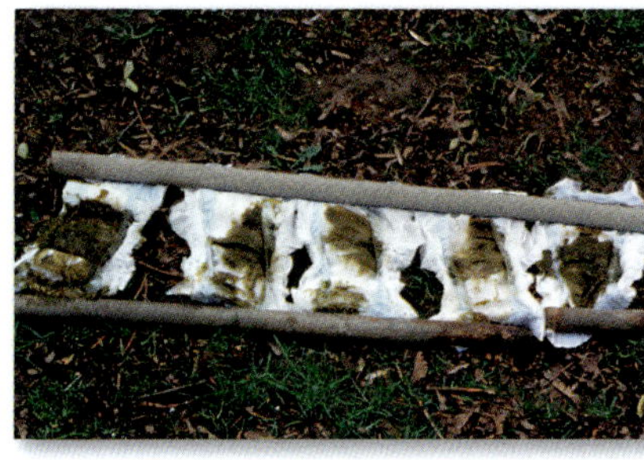

[사진 4-3] 모유수유를 하는 생후 3일 된 영아의 대변 배출량

부모들은 건강관리 전문가에게 정확한 정보를 제공하기 위하여 대변의 색깔과 양을 정확하게 묘사하는 방법을 배워야 한다. 이것이 중요한 이유는 어떤 부모들은 대변의 양이 적은 것과 많은 것을 구분하지 못하기 때문이다. 부모들은 자신의 아기가 하루에 3~4번의 대변을 본다고 이야기하는 경우가 자주 있는데, 실제의 대변 색깔이 그런 것은 태변이 늦게까지 나와서 그런 것일 수도 있고, 대변의 양이 적은 것은 모유를 아기가 적게 먹은 것일 수도 있다. 기저귀 산출량에 대한 부정확한 설명은, 특히 추후 관리가 전화나, 책, 이메일, 또는 다른 전자 의사소통 방법으로 제공되고 있는 경우에는 위험에 처한 아기를 확인하지 못하게 되는 결과를 가져오게 된다.

[사진 4-4]는 유용한 교육과 선별검사를 위한 사진을 제공한다.

대변의 색이 변해 가는 것을 비교하고, 적은 양의 대변과 많은 양의 대변 차이를 나란히 보여 주고 있다. 4일째에는 아기가 24시간 동안(하루 동안) 4회 이상의 대변을 보는 것이 정상이다. 대변의 양은 많을 때도 있고, 적을 때도 있다.

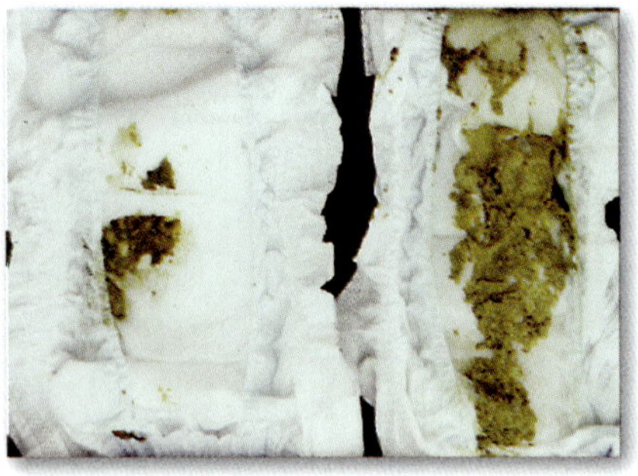

[사진 4-4] 크기 비교

[사진 4-5]는 대변의 양을 설명하는 데 유용한 방법을 알려 주기 위해서 동전 비교를 사용한다.

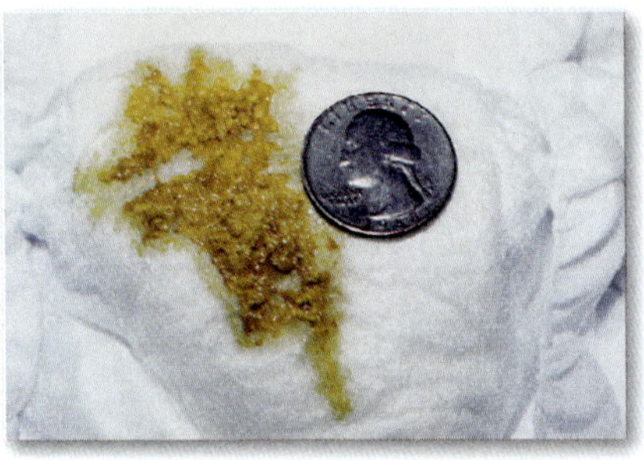

[사진 4-5] 동전 크기 비교
-미국의 25센트 동전은 24mm임

여기서 보이는 미국의 25센트짜리 동전은 지름이 24mm이다(Shrago, 2006). 신생아가 대변을 한 번도 보지 않았다고 부모가 이야기하거나, 하루에 보는 모든 대변의 양이 이 정도로 적다면 아기의 체중을 확인하기 위한 일정을 잡아야 한다.

아기의 태변이 빨리 배출된다면 체중 감소는 적을 것이라는 것을 알 수 있다. 이것(태변이 빨리 배출되는 것)은 황달이 생길 위험도 감소시킨다(de Carvalho, 1985; Yamauchi, 1990). 자신의 아기에게 완전히 모유만 먹인 358명의 나이지리아 엄마들을 대상으로 한 연구에서 첫 7일간 하루 24시간 동안 약 13번 정도 수유를 했다. 높은 모유수유 빈도는 태변이 빠르게 배출되게 도와주고, 3일째와 7일째에 낮은 혈청 빌리루빈 수치를 보여 주고 있다(Okechukwu, 2006).

조금 적은 기저귀 숫자에도 불구하고 잘 자라고 있는 아기의 엄마를 불안하게 만드는 것을 피하는 것도 중요하지만, 기대하는 것만큼 대변을 보지 않는 아기의 엄마를 거짓으로 안심시키지 않는 것도 중요하다(대변 양이나 횟수가 적은데 그 정도는 괜찮다고 말해 주는 것). 공중보건에서 전달하고자 하는 핵심메시지는 아기가 대변을 자주 보는 것은 건강하게 잘 먹고 있다는 것이다(Ali, 2012; Neifert, 1996; Nyhan, 1952). 아기가 태어나서 첫 달에 적은 양의 대변(scant stooling)을 보는 것은 적게 먹고 있거나 장의 문제(intestinal disorders)일 수 있으므로 평가를 받아야 한다(Mabula, 2014).

아기의 장(The Infant Gut)

장(gut)의 미생물 군집은 건강을 결정하는 중요한 요인이다. 연구가들은 장 미생물의 종류와 이러한 미생물이 대량으로 장에서 서식하게 되는 과정을 확인하기 위하여 연구하고 있다. 아기의 장은 출생 시에 무균 상태가 아니며(Hansen, 2015), 미생물이 빠르게 번식한다. 아기의 장에 서식하는 박테리아의 종류와 균형에 영향을 미치는 가장 중요한 요인은 출산의 유형, 임신 주수, 아기의 병원 입원, 아기의 항생제 치료, 그리고 아기의 수유 종류이다. "집에서 질을 통해서 출산(자연 출산)을 하고, 완전히 모유수유만 하는 만삭아의 아기들이 '유익한' 장 미생물을 가지는 것으로 보였다"(Azad, 2013; Penders, 2006). Azad는 날짜를 정해서 제왕 절개 수술로 태어난 아기들은 "특히 박테리아가 풍부하지 않고 다양성이 낮았다"는 것이 관찰되었다.

출산 중에 엄마의 산도에서 박테리아성 균주에 노출되는 것이 아기에게는 균체 형성을 해 줌으로써 예방접종과 같은 주요 원천인 것으로 알려졌다. 그러나 사람의 모유는 섭취된 미생물들의 또 다른 원천을 제공한다(Ward, 2013). 따라서 온전히 의학적인 근거 없이 완전 모유수유가 중단되어서는 안 된다. 엄마에게는 휴식을 요구하고, 또 아기에게는 젖병 수유를 하려고 하는 욕구는 신생아의 장에 손상을 가하고 완전히 모유수유만 하는 아기에게 부여되는 장내 정상균주들의 미생물 서식을 파괴시키는 위험을 감수할 만큼 정당한 사유가 되지 못한다.

산통(Colic)

산통은 하루에 3시간 이상 울고, 일주일에 3일 이상 이러한 발작적 울음이 최소한 3주 이상 지속될 때 정의 내린다. 이러한 증상은 일반적으로 생후 2주에서 4개월 사이의 아기에게 영향을 미친다. 5~40%의 아기들이 이러한 산통 증상을 경험하며, 산통은 완전히 모유수유만 하는 아기나 분유만 먹는 아기나 혼합수유를 하는 아기나 비슷하게 경험한다.

연구가들은 산통을 겪는 아기들에게는 다른 형태의 장내 미생물이 있는 것으로 확인하였다. 대장균류(E coli와 같은) 및 헬리코박터 파일로리(Helicobacter pylori: H pylori)와 같은 다른 병원체들이 산통을 앓고 있는 아기들의 장에는 더 많이 존재하는 것으로 발견되었다(Ali, 2012; Savino, 2009). 1,021명의 터키 아동을 대상으로 한 연구에서 출생 후 첫 2개월 내에 산통을 경험한 아이들은 생후 첫 2년 동안 대변을 자주 보지 않는 경향이 있는 것을 관찰하였다(Tunc, 2008).

산통에 대한 새로운 연구는 프로바이오틱스(생균제)의 사용과 안전에 중점을 두었다. 그러나 이러한 연구는 예비적 연구이므로 더 큰 표본을 대상으로 한 더 높은 품질의 무작위 실험이 완료될 때까지는 신중하게 고려되어야 한다(Xu, 2015).

완전히 모유수유만 하는 아기의 대변 양상(Stool Appearance in the Exclusively Breastfed Infant)

완전히 엄마의 젖만을 먹는 아기들은 경우에 따라서 물처럼 보이는 대변을 본다([사진 4-6]).

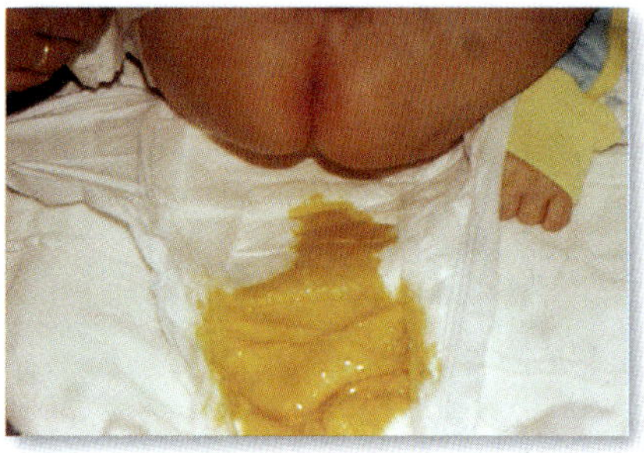

[사진 4-6] 묽은 대변

대변이 물이 많고 폭발적으로 나오는 것이 지속된다면 엄마 젖의 과다 공급일 수도 있다.

[사진 4-7]처럼 모유수유를 하는 아기의 대변은 씨앗이 섞인 겨자처럼 보이는 경우도 있다.

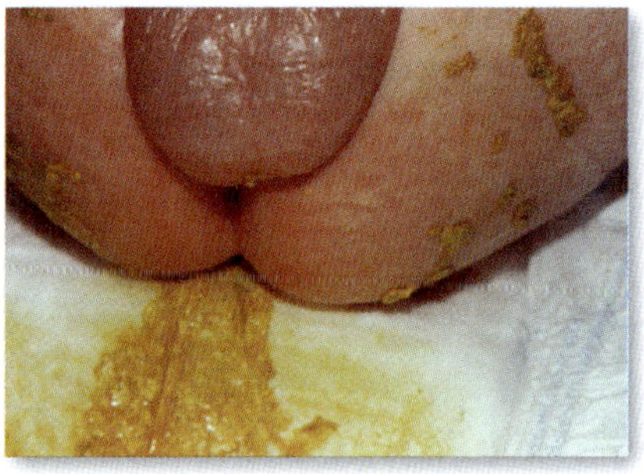

[사진 4-7] 씨앗 같은 대변

[사진 4-8]처럼 대변은 커드(curd-우유가 산이나 효소에 의하여 응고된 것)처럼 보이기도 하고, 이 사진의 생후 6일 된 아기의 대변처럼 밝은 노란색이 되기도 한다.

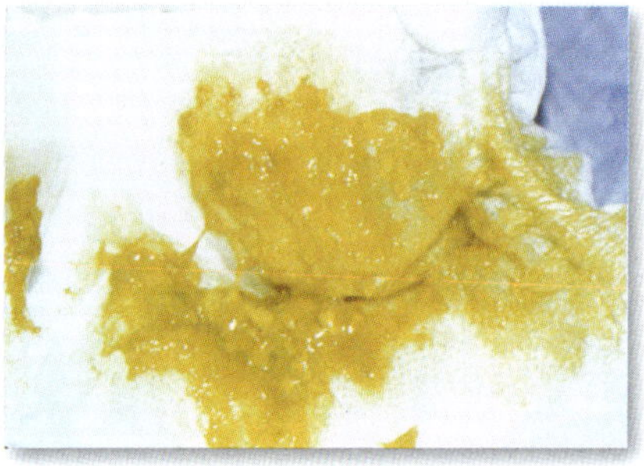

[사진 4-8] 6일 차의 커드 같은 대변

엄마가 먹는 비타민, 약물, 특정 채소들(특히, 비트), 향이 첨가된 과일 음료들은 엄마의 모유를 통해서 아기에게 전달되므로 일시적으로 아기의 소변 색깔이 변할 수 있다(Lawrence & Lawrence, 2016).

[사진 4-9]는 3주 된 아기의 기저귀인데 일시적으로 대변 색깔이 녹색으로 변한 것을 보여 준다. 건강한 아기에 있어서 일시적으로 나타나는 녹색 대변은 문제가 되지 않는다.

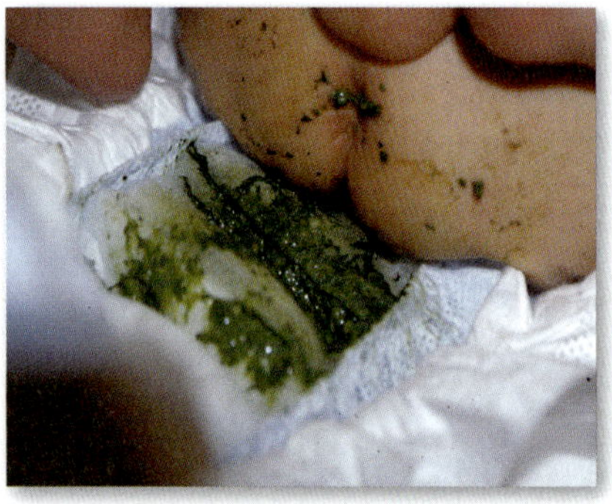

[사진 4-9] 녹색 대변

모유수유를 하는 많은 엄마는 6개월쯤에 고형식(이유식)이 시작될 때까지는 잦은 대변을 계속해서 보는 것을 관찰할 수 있다.

[사진 4-10]에 있는 기저귀는 체중이 13파운드 4온스(5,999g)인 생후 8주 된 아기의 24시간 배출량을 보여 주고 있다.

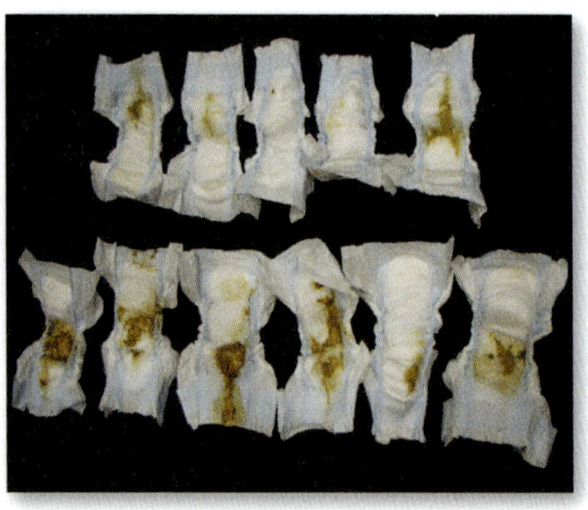

[사진 4-10] 모유수유를 하는
생후 8주 된 영아의 24시간 배출량

이 아기의 출생 시 체중은 7파운드 11온스(3,480g)였다.

[사진 4-11]은 출생 후 6개월에 보충식(이유식)을 시작한 7개월 된 아기의 좀 더 단단하게 보이는 형태가 잡힌 대변을 보여 준다.

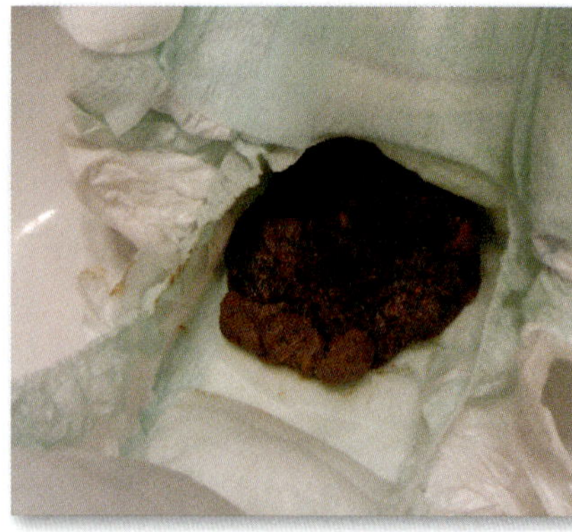

[사진 4-11] 고형식을 시작한 후 대변의 모양

고형식품이나 주스, 분유의 추가는 대변의 촉감, 냄새 그리고 색깔의 변화를 발생시킨다. 고형식을 먹기 시작하면서 대변이 묽거나 악취가 나는 것은 일반적으로 질병이나 감염의 증상이며, 아기의 건강관리 전문가에게 보고되어야 한다. 설사는 아기나 작은 아동들에게 급격한 탈수를 일으킬 수 있다.

배뇨(Urination)

아기가 소변을 잘 보고 있다는 것은 요로의 폐쇄가 없음을 의미하지만, 대변은 아기가 엄마 젖을 적당하게 잘 먹고 있다는 신뢰할 만한 표시이다(Nommsen-Rivers, 2008). 엄마 젖 생산이 늘어나기 전에 생후 3일 된 아기의 소변은 줄어들 수가 있다. 일반적으로 허용되는 젖은 기저귀의 숫자는 1일째에는 1개, 2일째에는 2개 이상, 그리고 4일째가 되면 4개 이상이다(ABM, 2010).

흡수성이 좋은 일회용 기저귀를 사용하는 부모들은 젖은 정도를 평가하는 데 어려울 수가 있다. 일부 수유상담가들은 젖은 기저귀를 모니터하는 것에 대해서 부모교육을 할 때 아기가 언제 소변을 보았는지 알 수 있게 미용 티슈를 일회용 기저귀 안에 놓도록 제안하기도 한다. 어떤 수유상담가들은 소변 기저귀 숫자가 더 중요한 출생 첫 주에는 천 기저귀를 사용하도록 권하기도 한다. 어떤 수유상담가들은 부모들에게 마른 기저귀에 테이블스푼으로 3번(약 45cc)의 물을 부어 보고

물을 안 부어 놓은 마른 기저귀와 무게감을 비교하게 하였다.

벽돌색 먼지 같은 소변(Brick Dust Urine)

'벽돌색 먼지 같은 소변(요산 결정체의 존재를 나타낸다)'은 출생 후 첫 3일 이내에 일부 아기들의 소변 기저귀에서 보일 수 있다. 이것은 가끔 혈액자국으로 오인하기도 한다. 3일째에도 소변에서 이런 요산 결정체가 계속 보이거나, 3일째 되는 날 처음으로 이런 요산이 기저귀에서 보인다면 아기는 엄마 젖을 적게 먹고 있거나 탈수가 되고 있다는 경고이다(Caglar, 2006; Neifert, 1996).

[사진 4-12]는 기저귀에 묻은 벽돌색 먼지 같은 소변을 보여 준다.

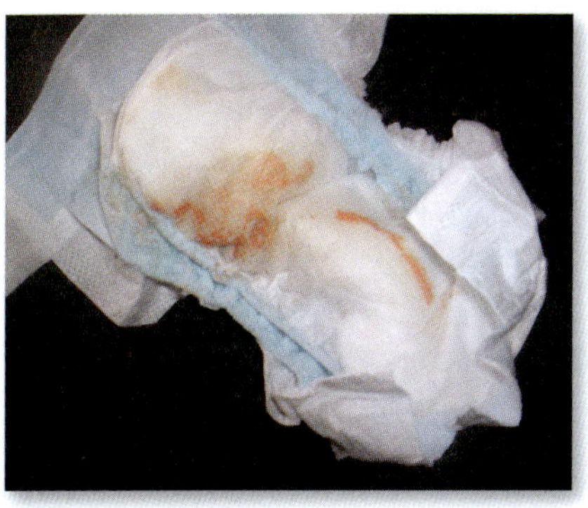

[사진 4-12] 2일 차의 '벽돌색 먼지' 소변
-요산이 섞인 소변

3일 후에도 이러한 농축되거나 어두운 색깔의 소변이 보인다면 아기는 엄마 젖을 충분히 먹지 못하고 있는 것이므로 엄마의 젖 양과 아기가 먹는 것을 평가받아야 한다. Black(2001)이 관찰한 바에 의하면 "생후 3일 된 모유만 먹는 아기는 엄마 젖이 '돌기' 전 24시간 동안 한 번만 소변을 보는 것은 일반적이다."라고 관찰하였다. 만약 이때까지도 소변의 양이 아주 적다면 지연되는 젖 생성에 대해서 주의 깊게 관찰할 필요가 있다. 엄마와 아기에게 알려진 위험요인들이 별로 나타나지 않고, 아기가 탈수나 과도한 체중 감소의 다른 징후들을 보이지 않는다면 임상가들은 분유를 보충하기 전에 유방을 자극하고, 몇 시간 더 기다려 본다. 만약에 기증된 안전한 모유를 구할 수 있다면 그것은 엄마 젖이 나오기 시작할 때까지 아기를 수분이 충분한 상태(수화상태-hydration)로 만들어 주기 위해서 사용될 수 있다.

과도한 아기 울음은 요로감염(urinary tract infection: UTI)과 관계가 있다. 대장균으로 인한 요로감염이 있는 신생아는 모유수유가 금기시되는 질환인 갈락토스혈증(galactosemia)의 감별검사(screening test)를 받아야 한다(Merewood, 2001). 갈락토스혈증은 젖당의 유전적 대사장애로 젖에 있는 유당을 소화시키지 못한다. 미국에 있는 아기들은 태어나면서 바로 갈락토스혈증 검사를 받는다. 이런 질병에 걸린 아기들은 태어나면서부터 특별한 포뮬라(특수분유)를 공급받는다. 이러한 아기들이 나타내는 증상은 황달, 저혈당, 구토, 성장장애 그리고 요로감염으로 나타날 수 있는 대장균 패혈증에 취약하게 된다.

대변 양상의 갑작스러운 변화(Sudden Changes in Defecation Patterns)

대변 양상의 갑작스러운 변화는 질병의 표시가 될 수 있다. 예를 들면, 유아 보툴리즘의 첫 번째 징후 중의 하나는 대변 부족이다(Stiefel, 1996). 설사, 수유 행동의 변화, 근육 긴장도의 변화, 증가된 울음은 즉시 의료진에게 보고되어야 한다.

피가 섞인 대변(Blood in the Stools)

[사진 4-13]에서 보이는 혈액이 섞인 대변은 아기에게 흔히 나타나는 것은 아니다.

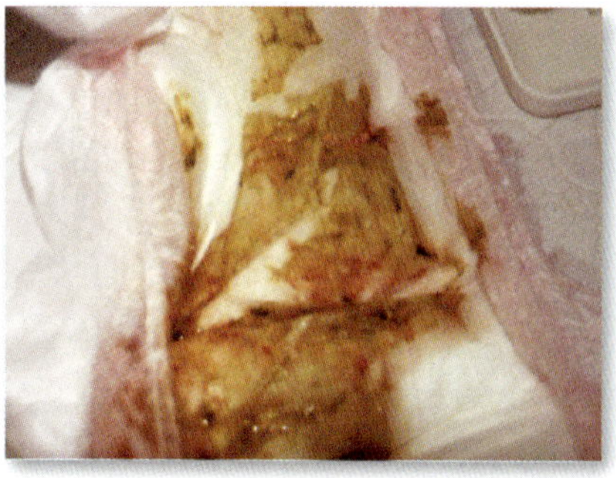

[사진 4-13] 대변에 섞인 혈액

그러나 그것은 여러 가지 원인을 가지고 있다.

- 항문에 작은 갈라짐이 있음
- 감염
- 엄마의 식사에 포함된 예민한 음식
- 아기가 직접 먹고 있는 음식이나 약물에 의해서 촉발되는 반응
- 다른 원인으로 인한 내부출혈

모유만 먹는 아기의 대변에서 혈액이 섞인 것이 보일 수도 있다. Kumagai 외 다수(2012)는 피가 대변에 보이는 완전히 모유만 먹는 아기들과 정상 아기 15명을 비교·분석하였다. 그들은 장내 미생물군 구성의 차이가 발견되었다.

Said 외 다수(2014)의 연구가들은 전향적인 단일-중심 통제 연구에서, 대변에서 혈액이 나오는 33명의 조산아들과 57명의 대조군을 비교하였다. 미생물군의 구성에서는 두 집단 간에 차이가 있었다. 이들은 장내 세균 **불균형**(dysbiosis-박테리아 군집에 있어서의 불균형)이 조산아의 대변에서 발견되는 총 혈액의 위험인자가 될 수 있다는 결론을 내렸다. 이들은 더 큰 연구의 필요성과 조산아에 있어서 예방적 조치로서의 프로바이오틱스와 프로바이오틱스의 사용에 대한 평가를 요청하였다.

혈액이 섞인 대변의 대부분 사례는 건강한 영아에게서 발생하며, 스스로 자기 제한적이고 무해한 것으로 보인다(Arvola, 2006). 고립된 직장 출혈(isolated rectal bleeding: IRB)은 조사되어야만 한다. 그러나 이러한 증상은 걱정하는 부모와 의사들로 하여금 엄마의 식사에 이러한 해를 끼치는 음식(특히, 우유)이 있을 것이라는 염려로 인해서 모유수유를 중단하게 하는 경우가 자주 있다. 고립된 직장 출혈이 있는 아기의 경우 "알레르기성 장염을 뒷받침할 수 있는 증거가 상대적으로 적다"는 것이 연구를 통해서 입증되었다(Reiter, 2014). 신생아기에 나타나는 적은 양의 직장 출혈이 아기에게 식품 민감성이나 알레르기의 위험성을 높이지는 않는 것으로 보인다.

대변에서 혈액이 보였던 아기를 가진 부모들은 현대의 검사가 출혈 부위를 90% 정도 정확하게 확인할 수 있다는 것을 알게 되었다. 대변을 덮고는 있지만 대변과 섞이지 않은 밝은 붉은색의 대변은 항문과 직장 사이에서 나오는 것을 알 수 있다. 혈액의 색이 좀 더 어둡거나 대변에 혈액이 섞여서 나오는 것은 출혈이 장의 위쪽에서 나오는 것을 의미한다(Silber, 1990). 대변에 혈액이 묻어 나오는 아기들에게 모유 대신에 대체물인 분유를 먹이게 되면 세심한 조사가 수행되어야 한다.

질 분비물(Vaginal Discharge)

여자 아기에게는 혈액이 섞인 질 분비물이 있을 수 있다([사진 4-14]).

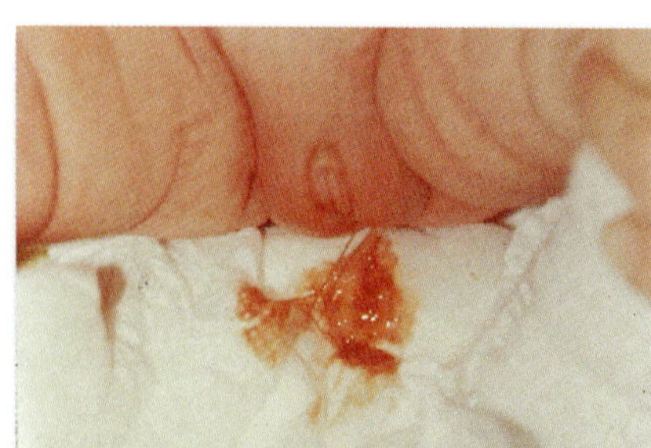

[사진 4-14] 혈액이 섞인 질 분비물

이것은 아기가 출생 후에 엄마의 호르몬이 아기에게서 빠져나감으로써 일어나며, 일반적으로 며칠 내에 사

라진다.

[사진 4-15]에 있는 흰색의 질 분비물 또한 흔하게 나타난다.

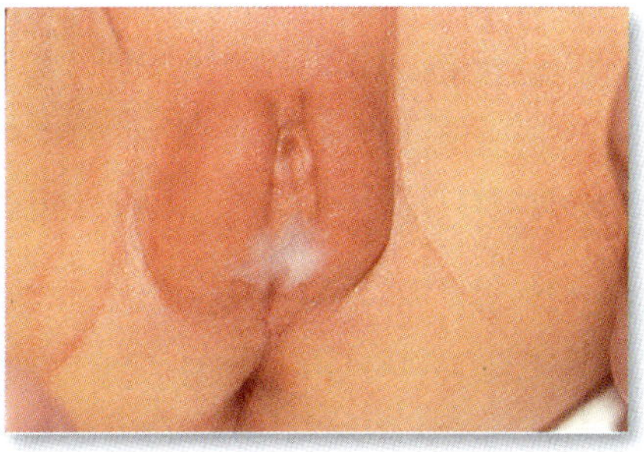

[사진 4-15] 흰색의 질 분비물

계속 혈액이 섞인 질 분비물이 나오거나 악취가 난다면 의사에게 의뢰하고, 일반적인 방법인 닦아 주기, 공기 중에 말리기, 그리고 잦은 기저귀 교환에도 불구하고 기저귀 발진이 사라지지 않는다면 이 또한 의사에게 보고해야 한다.

참◦고◦문◦헌

Ali AM. *Heliocobacter pylori* and infantile colic. *Archives of Pediatric and Adolescent Medicine* 2012; 166(7):648–650.

Academy of Breastfeeding Medicine (ABM) Protocol Committee. ABM Clinical Protocol #7: Model Breastfeeding Policy (Revision 2010). *Breastfeeding Medicine* 2010; 5(4):173–177.

Ameh N, Ameh EA. Timing of passage of first meconium and stooling pattern in normal Nigerian newborns. *Annals of Tropical Paediatrics* 2009; 29(2):129–133.

Arvola T, Ruuska R, Keranen J, et al. Rectal bleeding in infancy: clinical, allergological, and microbiological examination. *Pediatrics* 2006; 117(4):e760–768.

Azad MB, Konya T, Maughan H, et al. Gut microbiota of healthy Canadian infants:profiles by mode of delivery and infant diet at 4 months. *Canadian Medical Association Journal* 2013; 185(5):385–394.

Bekkali N, Hamers SL, Reitsma JB, et al. Infant stool form scale: development and results. *Journal of Pediatrics* 2009; 154(4):521–526.

Black LS. Incorporating breastfeeding care into daily newborn rounds and pediatric office practice. in RJ Schanler. *Pediatric Clinics of North America: Breastfeeding 2001, Part II.* The Management of Breastfeeding; 48(2):299–319. p. 302.

Caglar MK, Ozer I, Altugan FS. Risk factors for excess weight loss and hypernatremia in exclusively breast-fed infants. *Brazilian Journal of Medical and Biological Research* 2006; 39(4):539–544.

Camurdan AD, Beyazova U, Ozkan S, et al. Defecation patterns of the infants mainly breastfed from birth til the 12th month: prospective cohort study. *Turkish Journal of Gastroenterology* 2014; Supplement 1:1–5. doi: 10.5152/tjg.2014.5218.

Chen CF, Hsu MC, Shen CH, et al. Influence of breastfeeding on weight loss, jaundice and waste elimination in neonates. *Pediatric Neonatology* 2011; 52(2):89–92.

Courdent M, Beghin L, Akre J, et al. Infrequent stools in exclusively breastfed infants. *Breastfeeding Medicine* 2014; 9(9):442–445.

de Carvalho M, Robertson S, Klaus M. Fecal bilirubin excretion and serum bilirubin concentrations in breast-fed and bottle-fed infants. *Journal of Pediatrics* 1985; 107(5):786–790.

den Hertog J, van Leengoed, Kolk F, et al. The defecation pattern of healthy term infants up to the age of 3 months. *Archives of Disease in Childhood. Fetal and Neonatal Edition* 2012; 97(6):F465–470.

Dewey KG, Nommsen-Rivers M, Heinig MJ. Risk factors

for suboptimal infant breastfeeding behavior, delayed onset of lactation, and excess neonatal weight loss. *Pediatrics* 2003; 112(3):607–619.

Hansen R, Scott KP, Khan S, et al. First-pass meconium samples from healthy term vaginally delivered neonates: an analysis of the microbiota. *PLoS One* 2015; 10(7):e0133320.

Hoover K, Wilson-Clay B. *Diapers of the Breastfed Baby*. Manchaca, TX; Lactnews Press, 2016. www.BreastfeedingMaterials.com.

Kumagai H, Maisawa S, Tanaka M, et al. Intestinal microbiota and secretory immunoglobulin A in feces of exclusively breastfed infants with blood-streaked stools. *Microbiology and Immunology* 2012; 56(10): 657–663.

Lawrence RA, Lawrence RM. *Breastfeeding: A guide for the medical profession. 8th ed.* Philadelphia, PA: Elsevier; 2016, p. 315.

Merewood A, Philipp BL. *Breastfeeding: Conditions and Diseases.* Amarillo, TX: Pharmasoft Publishing, 2001; pp. 99–100.

Mabula JB, Kayange NM, Manyama M, et al. Hirschsprung's disease in children: a five year experience at a university teaching hospital in northwestern Tanzania. *BMC Research Notes* 2014; (7): 410.

Neifert M. Early assessment of the breastfeeding infant. *Contemporary Pediatrics* 1996; 13(10):142–166.

Nommsen-Rivers LA, Heinig MJ, Cohen RJ, et al. Newborn wet and soiled diaper counts and timing of onset of lactation as indicators of breastfeeding inadequacy. *Journal of Human Lactation* 2008; 24(1):27–33.

Nyhan WL. Stool frequency of normal infants in the first week of life. *Pediatrics* 1952; 10(4):414–425.

Ogbo FA, Page A, Idoko J, et al. Diarrhea and suboptimal feeding practices in Nigeria: evidence from the National Household Surveys. *Paediatric Perinatal Epidemiology* 2016; 30(4):346–355.

Okechukwu AA, Okolo AA. Exclusive breastfeeding frequency during the first seven days of life in term neonates. *Nigerian Postgraduate Medical Journal* 2006; 13(4):309–312.

Ozdogan T. Hypernatremic dehydration in breast-fed neonates (letter) *Archives of Disease in Children* 2006; 91(12):1041.

Penders J, Thijs C, Vink C, et al. Factors influencing the composition of the intestinal microbiota in early infancy. *Pediatrics* 2006; 118(2):511–521.

Pollard DL. Impact of a feeding log on breastfeeding duration and exclusivity. *Maternal Child Health* 2011; 15(3):395–400.

Reiter O, Morag I, Mazkereth R, et al. Neonatal isolated rectal bleeding and the risk of hypersensitivity syndromes. *Journal of Perinatology* 2014; 34(1):39–42.

Said MB, Hays S, Maucort-Boulch D, et al. Gut microbiota in preterm infants with gross blood in stools: a prospective, controlled study. *Early Human Development* 2014; 90(10):579–585.

Savino F, Cordisco L, Tarasco V, et al. Molecular identification of coliform bacteria from colicky breastfed infants. *Acta Paediatrica* 2009; 98(10):1582–1588.

Shrago LC, Reifsnider E, Insel K. The neonatal bowel output study: indicators of adequate breast milk intake in neonates. *Pediatric Nursing* 2006; 32(3):195–201.

Silber G. Lower gastrointestinal bleeding. *Pediatrics in Review* 1990; 12(3):85–92.

Stiefel L. In Brief: Hypotonia in infants. *Pediatrics in Review* 1996; 17(3):104–105.

Tham EB, Nathan R, Davidson GP, et al. Bowel habits of healthy Australian children aged 1–2 years. *Journal of Paediatric Child Health* 1996; 32(6):504–507.

Tunc VT, Camurdan AD, Ilhan MN, et al. Factors associated

with defecation patterns in 0–24–month–old children. *European Journal of Pediatrics* 2008; 167(12):357–362.

Ward TL, Hosid S, Ioshikhes I, et al. Human milk metagenome: a functional capacity analysis. *Bio Med Central Microbiology* 2013; 13:116.

World Health Organization (WHO). WHO's first ever global estimates of foodborne diseases find children under 5 account for almost one third of deaths, WHO, Geneva, 2015; www.who.int/mediacentre/news/releases/2015/foodborne–disease–estimates/en/

Xu M, Wang J, Wang N, et al. The efficacy and safety of the probiotic bacterium lactobacillus reuteri DSM 27938 for infantile colic: a meta–analysis of randomized controlled trials. *PLoS One* 2015; 10(10):e0141445.

Yamauchi Y, Yamanouchi I. Breast–feeding frequency during the first 24 hours after birth in full–term neonates. *Pediatrics* 1990; 86(2):171–175.

CHAPTER

5

모유의 외양

(Appearances of Human Milk)

유즙 생성인 'lactogenesis'라는 용어는 유선이 유즙 분비를 준비하게 하고, 풍부한 모유 생산을 시작하고, 시간이 지남에 따라 생성된 젖이 유지되게 하고, 이유(젖떼기)를 하는 동안 원래의 상태로 돌아가게 하는 다양한 단계의 과정을 설명하는 것을 말한다.

유즙 생성의 단계(Stages of Lactogenesis)

유즙 생성 1단계(분비선 분화)는 임신 중기에 이루어지는 유선의 성숙을 말한다(Pang, 2007). **유즙 생성 1단계**에서 적은 양의 진한 액체가 생성되어 유관에 축적될 수 있다. 일부 여성들은 임신 기간 동안에 새어 나오거나 손으로 짤 수 있다. 어떤 수유상담가는 신생아에게 조기 보충이 필요한 경우에 사용하기 위해서 이렇게 나오는 것을 모으라고 하지만, 이러한 방법은 잘 연구되지는 않았다. Lawrence와 Lawrence(2016)는 아기를 낳기 전에 생기는 유선염은 출생 전에 손으로 짜서 가슴에 멍이 들어서 생기는 것이라고 추측하였다. 출산 후에 나오는 초유는 적지만 아기에게는 적절한 양이므로 아기에게 제공되어야 한다. 초유는 성숙유보다는 단백질 함량은 높고, 지방 함량은 적다(Gidrewicz, 2014). 초유에 있는 면역 글로불린은 신생아에게 첫 '면역력'을 제공한다.

유즙 생성 2단계(분비 활성화)는 출산 후 30~40시간 후에 나타난다(Neville, 2001; Pang, 2007). 이러한 상태를 흔히 '젖이 돈다'고 표현한다. 여성들은 가슴이 변화되고, 다양한 단계의 유방 울혈을 경험한다. 젖 양이 증가하고, 농도는 옅어지고, 흰색으로 변한다.

유즙 생성 3단계(유즙 분비)는 완전히 젖떼기가 될 때까지 지속적으로 모유가 만들어지는 것을 말한다. 수유의 모든 단계 동안 모유는 영아의 면역과 영양의 요구에 반응하는 살아 있는 물질이다.

젖떼기(weaning)는 모유 생산이 중단될 때까지 유선이 퇴축되어서 원래의 상태로 돌아가는 과정이다. 그것은 서서히, 또는 갑자기 나타날 수도 있다.

지연되는 유즙 생성 2단계(Delayed Lactogenesis II)

출산 후 72시간까지 젖 양이 충분하게 늘지 않았을 때, 유즙 생성 2단계가 '지연되는' 것으로 특징지어진다(Dewey, 2003). 동기부여가 잘된 집단에서도 유즙 생성의 지연은 흔하게 나타난다. Dewey는 연구 대상인 산모들 중 22%가 72시간 이상의 유즙 분비 지연을 경험했다고 보고하였다(초산부는 33%인 반면에, 경산부는 8%에서 경험하였다). Chapman(1999)은 35%의 산모들이 유즙 생성 2단계의 지연을 경험했다는 것을 발견하였다. Nommsen-Rivers(2010)의 연구에서는 여성들 중 44%가 유즙 생성 2단계가 시작되는 것이 늦어지는 것을 경험하였다.

유즙 분비 지연은 최적화되지 않은 신생아 모유수유 행동과 과도한 영아 체중 감소와 관련이 있다(Nommsen-Rivers, 2008). Brownell(2012)은 지연되는 유즙 생성 2단계(출산 후 3일 이상)는 완전히 모유수유만 하는 것뿐만 아니라 모든 유형의 모유수유 중단과 관련이 있음을 보고하였다. 젖 양이 충분히 늘어나기 시작하는 시기에 대한 일반적인 평가는 아기가 3~5일 되었을 때 평가하는 것을 요구한다. 이 시점에서 적절하게 수유 중재를 하는 것은 완전한 모유 생산을 보호한다.

유즙 생성 2단계의 지연 원인이 되는 것에는 많은 것이 있는데, 첫아이 출산, 오래 지속되었던 진통, 기구를 사용한 분만, 제왕 절개 수술, 잔류 태반, 저안드로겐증, 고혈압, 과도한 출혈, 비-모유 액체 사용, 비만, 모체의 인슐린 저항, 엄마의 당뇨병 등이 연관되어 있다고 연구되고 있다(Dewey, 2003; Hall, 2002; Lemay, 2013; Nommsen-Rivers, 2010, 2012; Rasmussen, 2004; Riddle, 2016; Sert, 2003).

여성이 지연되는 유즙 생성 2단계의 알려진 위험요인이 있거나, 젖을 먹이지 않는 영아가 있는 경우에는

- 처음 한 시간 이내에 유축을 시작한다.
- 유축을 하면서 손으로 같이 연결해서 유축을 한다.
- 짜낸 초유를 아기에게 먹인다.
- 아기에게 젖 물리는 것과 수유 빈도, 즉 얼마나 자주 먹이는지 평가한다.
- 피부 대 피부 접촉 케어를 한다.

대사 불균형 질환과 포도당 저항성이 있는 여성들은 임신과 관련되는 유방의 변화가 적거나, 울혈이 약하게 생기거나, 모유가 적게 나온다고 보고할 수 있다(Riddle, 2016). 이러한 여성들은 그들의 호르몬 수치가 정상 범위에 있는지 확인하기 위해서 추가적인 의료 평가가 필요할 수 있다. 산후 유즙 분비의 실패는 매우 중요하며, 태반의 잔류나 임신 중 황체 난포막 낭종(gestational ovarian theca lutein cysts), 그리고 더 드문 사례로는 쉬한 증후군(Sheehan's syndrome-산후 출혈이 많이서 뇌하수체에 이상이 오는 질환) 같은 질환이 있었는지에 대한 추가적인 의료 평가가 필요함을 의미한다(Betzold, 2004; Lawrence & Lawrence, 2016; Sert, 2003; Villaseca, 2005).

정상적인 모유의 양(Normal Milk Volumes)

독자들을 위한 참고사항: 다음의 연구에 나오는 연구자들은 모유 생산량을 밀리리터(ml)와 그램(g)을 모두 사용한다. 그램, 밀리리터 그리고 입방센티미터(cc)는 모유의 무게를 측정할 때 본질적으로 동일하다. 1온스(oz)는 28.3g, cc, ml이다.

초유의 양은 첫 3일 동안 한 번 수유당 2~20ml 사이로 다양하다(Lawrence & Lawrence, 2016). 모유의 양은 일반적으로 경산부에게서 더 많이 나온다. Wang(1994)은 신생아의 경우 첫날, 생리학적인 위의 용량은 6ml에 불과하고, 2일째에는 12ml가 된다고 한다. 따라서 분비되는 초유의 양은 많지는 않지만, 신생아는 적은 양을 필요로 하므로 일반적으로는 충족시킨다.

Neville(1988)은 13명의 경산부들을 대상으로 이루어진 연구에서 6개월 동안 **종적으로**(시간이 지남에 따른) 모유의 양을 연구하였다. 연구자는 2일째 되는 날의 총 모유 생산량의 평균이 약 175ml(6온스)라고 설명하였다. 모유의 생산은 3~4일째에 약 500ml(17.6온스)로 급격하게 증가하였으며, 출산 후 첫 주가 끝나갈 무렵에는 약 750ml(26.5온스)에 달하였다. 6개월이 되어서야 이러한 산모들의 평균 모유 생산량은 하루에 약 800ml(28온스)가 되었다.

유축기에 의존하는 여성들의 모유 양(Milk Volumes in Pump-Dependent Women)

Hill(2005)은 모유수유를 하는 영아가 직접적으로 유방을 자극하는 엄마들에 비해서, 조산아를 위해서 모유를 유축하는 엄마들이 유즙 생성을 확립하는 데 더 큰 난관이 있음을 관찰하였다. 모유수유를 하는 엄마의 경우에는 시간이 지남에 따라 모유의 양이 증가하는 반면에, 온전히 유축에만 의지하는 엄마의 경우에는 모유의 양이 유지되거나 감소하는 경향이 있었다. 온전히 유축에만 의존하는 엄마들은 시간이 지남에 따라 감소하는 모유의 양을 확보하기 위해서 수유상담가에게 상담을 요청하며, 수유상담가는 조기에 이러한 요인을 보상하기 위해서 강하게 조기 공급을 할 수 있도록 조언해야 한다. Meier(2013)는 수유를 하지 않는 조산아의 산모들에게 하루에 750ml에서 1000ml의 모유를 유축하는 것을 목표로 설정하는 것을 권장하였다.

임신 28주 이전에 조산아를 출산한 여성들은 유선이 충분하게 발달하지 않을 수도 있다. 또한 조산과 관련하여 모유 생산에 영향을 미치고, 유즙 생성 2단계가 늦어질 수 있는 또 다른 문제가 있을 수도 있다(Henderson, 2004, 2008). Cregan(2002)은 조산아를 출산한 엄마들의 82%에서 유즙 생성이 지연되는 표지를 확인하였다. 이러한 수치는 조산아의 엄마들에게 집중적인 수유 관리가 필요하다는 것을 의미한다.

모유 공급의 보정-주요 개념(Milk Supply Calibration-A Key Concept)

수유를 위한 교정 단계의 개념은 모유수유를 하는 엄마들을 지원하는 이들에게는 중요한 의미를 가진다. 영아가 죽거나 모유수유를 하지 않기로 결정을 하더라도 여성의 모유는 '만들어지는데(젖이 들어온다고 표현된다-come in)', 수유 과정에서의 젖 생산량은 조기 유방 자극과 잦은 젖 비움에 의해서 큰 영향을 받는다는 것이 연구되었다. 신생아가 모유수유를 할 수 없는 경우에, 아기들의 조기 수유 요건을 충족시키기에 충분한 초유를 짜내는 것은 충분하지가 않다. 정상적인 신생아는 먹는 것 이외의 것을 위해서 젖을 찾는다. 아기들은 빨면서 편안함을 느끼고, 안정상태를 유지하며 고통을 관리한다. 젖을 물리지 않는 영아를 가진 엄마들에게는 유방이 자극을 받을 수 있게끔 하는 것이 중요하다.

Hill(2005)은 조산을 한 엄마들과 만기 출산한 엄마들의 모유 생산을 연구했는데, 6~7일째에 나오는 젖 생산량과 2주째의 모유 생산량과는 큰 관련이 있으며, 6주째에 나오는 젖 양은 중간 정도 관련 있음이 관찰되었다. 같은 연구자들은 건강한 하나의 영아(쌍둥이가 아닌 단일아)에 대한 종단적 연구에서 만기 출산한 영아의 수유 결과에 있어서 유사한 예측 변수를 확인하였다. 1~6주까지의 모유 양은 12주째의 수유 유형을 예측할 수 있다(Hill, 2007). 만약에 엄마들이 젖 양을 맞추는 단계에서 자신들의 젖 공급이 적다고 인식하거나, 자신들의 유방을 하루에 7~8회 미만으로 자극한다면 그들의 영아가 12주째가 되었을 때 보충 수유를 하고 있을 가능성이 높았다.

출생 시 체중이 작았던 영아를 가진 엄마들의 그룹에서, Parker(2015)는 엄마들이 젖을 짜기(유축) 시작했던 시기와 이것이 모유의 양과 유즙 생성 2단계에 미치는 영향에 대해서 연구하였다. 연구가들은 위험에 처한 상황에서 산모들이 완전한 모유 공급을 유지하기 위해서 출생 후 1시간 이내에 유축을 시작해야 한다고 결론을 내렸다. 코크란 리뷰는 수유를 하고 있는 여성들을 위한 유축 방법에 대해서 조사하였다. 이 보고서는 "영아들이 모유수유를 할 수 없는 경우에는, 엄마들이 젖을 좀 더 일찍 유축을 시작했을 때 더 많은 모유를 얻을 수 있었다."라고 밝혔다(Becker, 2015).

유축을 할 때 더 좋아하는 방법이 있는지에 대해서는 아직 불분명하다. 만약에 손으로 유축을 하는 것이 충분히 자주 사용되는 경우에는, 산모는 다양한 환경에서도 자신의 영아를 충족시킬 만큼 충분히 모유를 공급할 수 있는 것처럼 보인다. 손으로 유축하는 것에는 많은 장점이 있다. 그것은 비용 면에서 효과적이고, 어떠한 환경에서도 사용될 수 있으며, 초유를 받아 내는 훌륭한 방법이다. 하지만 엄마에게는 완전하게 모유를 공급하기 위해서는 충분한 자극을 제공해야 한다고 조언해야 한다. 그러나 이것은 고품질의 전기 유축기가 사용될 때에는 가장 쉽게 달성될 수 있다. Morton(2009, 2012)은 손과 전기 유축기를 결합하여 사용하는 것의 효과에 대해서 설명하였다.

유축기 제작 회사의 자금 지원을 받지 않기로 유명한 한 연구에서 Lussier(2015)는 출생 시의 체중이 아주 낮은 초저체중아 엄마들의 모유 양을 비교하였다. 한 그룹은 온전히 손으로만 유축을 했고, 다른 한 그룹은 온전히 전기 유축기만을 사용해서 유축을 하는 그룹으로 나누었다. 전기 유축기를 사용해서 유축한 엄마들과 비교할 때, 손으로 젖을 짜낸 엄마들의 일일 모유 생산량이 훨씬 더 적었다. 손으로 유축을 한 엄마들의 젖 양은 전기 유축기를 가지고 유축을 한 엄마의 젖 양의 반 정도만이 유축되었다. 손으로 유축을 한 엄마들의 젖 양 감소 경향은 7일의 연구기간 동안—전기 유축기를 사용하기 시작한 후에도—지속되었다.

유즙 분비 촉진제(Galactagogues)

유즙 분비 촉진제는 산모의 모유 생성을 시작하게 하거나, 유지하고, 또는 증가시키는 것으로 여기는 약물이나 식품 또는 약초를 말한다. 일부 관계자들은 이것들은 강력한 위약(플라시보) 효과가 있다고 생각한다. 유즙 분비 촉진제와 관련되어서 안내 지침을 제공할 수 있는 무작위 통제 연구가 거의 없다.

대부분의 문화권에서는 전통적으로 유즙 분비 촉진제인 음식이 있다. 예를 들면, Kim(2013)은 돼지 족발을 먹는 한국 여성들은 이 음식에 모유 촉진의 효과가 있다고 믿으며, 돼지 족발을 먹지 않는 여성들에 비해서 모유수유를 더 오래 지속적으로 하는 것을 알아냈다. 유즙 분비 촉진 효과가 있는 음식의 목록은 길고 매우 다양하다. 대추, 생강, 귀리, 커민 가루 등은 다양한 문화에서 수유를 촉진시키는 것으로 생각되는 음식 중의 일부이다. 많은 문화권에서 음식을 '뜨거운 음식' 또는 '차가운 음식'으로 구분하고, 이러한 음식을 산욕기, 즉 분만 후 초기에 섭취하는 것에 대해서 구체적으로 조언한다.

약초(허브)로 된 유즙 분비 촉진제는 고대로부터의 역사를 가지고 있으며, 이러한 약초들 중 많은 것이 적당히 섭취된다면 안전한 것으로 간주된다. 그러나 약초 제품들이 많은 나라에서 규제를 받지 않기 때문에 라벨에 표기된 내용을 신뢰하는 것이 어렵다(Newmaster, 2013). 또한 잠재적인 알레르기 반응과 약초/약물의 상호작용으로 인해서 모유수유를 하는 산모들은 이러한 치료법에 대해서 의사나 조산사와 상의하는 것이 중요하다. 약초로 된 유즙 분비 촉진제에 대한 체계적인 리뷰에는 이러한 약초 사용에 대한 증거가 불충분하고, 설계와 시행이 잘된 실험의 필요성에 대한 경고를 포함하고 있다(Budzynska, 2012; Mortel, 2013).

코크란 리뷰(Donovan, 2012)에서는 프로락틴을 자극하는 약물인 돔페리돈을 조산아의 산모들에게 10mg을 하루에 세 번 처방하고, 유축을 했을 때 젖 양이 조금 증가된 것으로 나타났다. 많은 임상의는 이러한 약을 처방하였을 때 젖 양이 증가하는 것을 보았다. 그러나 효능과 안전성을 시험하기 위한 양질의 무작위 실험이 수행되지는 않았다. 돔페리돈이 치료를 위해서 사용되는 위장관 장애에 초점을 맞춘 대규모 연구에서 이 약물은 약물로 인해서, 대부분의 여성에게서 약물-유도 긴 QT 증후군(Long QT syndrome-긴 QT 증후군은 실신 및 급사를 초래할 수 있는 위중한 질환으로 유전자 이상으로 인한 선천성, 전해질 및 약물에 따른 후천성으로 구별된다. 심장의 Q파와 T파 간의 간격이 정상보다 길다)과 급성 심장마비사의 원인이 되는 것으로 나타났다(Paul, 2015). 긴 QT 증후군은 일부 사람들이 선천성으로 가지고 태어나거나, 특정 질병이나 약물에 의해서 촉발되는 심장질환이다. 그것은 빠른 심박수를 유도하여 실신을 하거나 발작, 급사를 유발할 수 있다. 심장 문제와 관련된 대부분의 사례는 돔페리돈의 정맥 사용이다. 그러나 이러한 이유 때문에 미국에서는 돔페리돈을 약국에서 구입할 수는 있지만 유즙 분비 촉진의 목적으로 사용하는 것은 안 된다.

Crzeskowiak(2013)은 호주의 대학병원에서 돔페리돈을 복용하는 여성들에 대한 검사를 수행하였는데, 이 약을 처방받는 여성들의 비율이 꾸준히 증가하는 것을 발견하였다. 특히 여성의 60%에서 수유상담가의 평가에 의한 기록이 없었다. 이러한 발견은 유즙 분비 촉진제가 완전한 양자의 평가(아기와 엄마의 수유상담가에 의한 평가) 없이, 또는 유즙 분비 단계 동안 모유수유를 보호하기 위한 최선의 관행으로 처방되고 있다는 것이다.

Haase(2016)와 동료들은 고위험 의료 센터에서의 돔페리돈 사용을 위한 임상적 프로토콜을 개발하였다. 그들의 프로토콜에는 종합적인 수유 평가, 출산 후 1~6시간 이내에 유축기와 손을 이용한 유축의 시작, 피부 대 피부 접촉 케어, 그리고 돔페리돈에 대한 잠재적 부작용의 위험요인을 배제시키기 위한 세심한 선별검사를 포함한다. 돔페리돈은 항생제와 처방전 없이 살 수 있는 제산제를 포함하여 일반적으로 사용되는 많은 약물과 상호작용을 한다. 약물의 상호작용은 돔페리돈의 대사를 차단하여 혈장 농도를 증가시키고, 위험을 증가시킬 수 있다.

메토클로프라미드(도파민 수용체와 결합하여 억제함으로써 최토제, 위장관 운동 조절제로 쓰인다)는 돔페리돈과 같이 프로락틴의 수치를 증가시키는 것으로 알고 있다. 그것은 불안 및 우울증과 같은 중요한 신경계에 부작용을 가지고 있다. 현재 이것은 미국에서는 블랙박스 경고가 내려져 있다(Haase, 2016).

확립된 수유 패턴(유즙 생산)[Patterns of Established Lactation (Galactopoiesis Poiesis)]

수유가 진행될수록 초기 유방 충만감은 감소될 수 있다. 산모들은 수유나 유축 사이의 시간이 너무 오래 지연되면 유방 울혈을 알아차릴 수도 있다. 일부 여성들은 자신들의 유방이 아기의 수유/공급 요구에 더 잘 적응할 때 낮은 모유 공급에 대해서 걱정하게 된다. 수유상담가는 이러한 우려를 예상하고 안심시켜야 한다. 매우 걱정하는 엄마들의 경우에는 분유를 주기 전에 아기의 체중을 측정해야 한다.

Kent(1999, 2006)의 초기 연구 결과에 따르면 모유 생산은 첫 6개월 간의 수유 기간 동안에 확립된다는 것을 확인하였다. Hartmann(1995)은 24시간 동안 모유 생산량이 5주에는 하루에 약 750g이고, 22주에는 약 800g이라고 설명하였다. 많은 산모는 자신들의 유방에서 매번 같은 양의 젖이 나오지 않는다고 걱정하였다. 이것은 흔한 일이라고 안심시켜 준다. 몇몇 연구자들(Engstrom, 2007; Kent, 2004)은 왼쪽과 오른쪽의 가슴에서 나오는 젖 양이 드라마틱하게 다르다는 것을 보고하고 있다.

모유 생산에 대한 연구는 기준을 제시하지만, 각각의 엄마와 아기 한 쌍의 수유 패턴에는 커다란 개인적인 특징이 있다(Dewey, 1986; Kent, 2006). 건강한 여성은 충분한 양의 모유를 만들어 내는 것처럼 보인다. 아기가 먹는 것은 지속적인 모유 생산을 결정하는 중요한 변수이다. 첫 달이 지나면 아기의 식욕이 엄마의 젖 생산 능력보다 모유 공급을 조절하는 데 더 중요하다(Kent, 1999; Woolridge, 1982).

수유하는 내내 모유 생산은 젖이 얼마나 자주, 그리고 얼마나 완전하게 비워지는지에 의존한다. 모유가 비워지는 것은 24시간 동안 아기가 완전히 모유만을 먹는 것을 기준으로 발생한다. 아기들이 밤에 먹는 것은 출생 후 초기에는 일반적이며, 대부분 영아의 일일 섭취량의 상당량을 차지한다(Kent, 2004, 2006).

모유 영양분의 변화(Milk Nutrient Variations)

모유의 영양분은 여성들마다 다르며, 같은 여성이라도 임신 주수에 따라서 다르고, 수유 단계마다, 하루 중의 시간, 유방 충만감의 정도, 그리고 산모의 식사에 따라서도 달라진다(Czank, 2007). 유축하는 방법 역시 영양분의 변화에 영향을 미친다. 예를 들면, Mangel과 같이 연구한 사람들(2015)은 손으로 유축한 젖에 지방 함량이 더 많은 것을 발견하였다.

산모의 건강 기록을 확보하면 모유의 영양분 값에 영향을 미칠 수 있는 중요한 문제를 식별하는 데 도움이 된다. 예를 들면, 완전한 채식주의자의 식단이나 비만 수술을 받은 적이 있다면 산모의 비타민 B12 수치에 영향을 미치고, 모유의 영양 결핍을 만들 수 있다(Stefanski, 2006). 비타민 B12 결핍은 아기에게 치명적인 빈혈로 나타나며, 성장이 지연되고, 신경학적 발달에 해를 끼칠 수 있다(Erdeve, 2009).

조산아는 정상적인 뼈의 무기질화(뼈가 단단해지는 것)가 되게 하기 위해서 보충제 섭취가 필요할 수 있다. 이러한 보충제 섭취는 괴사성 장염을 예방하기 위해서 소 우유의 강화제가 아닌, 인간의 모유를 기반으로 한 강화제로 이루어지는 것이 이상적이다. 하지만 인간의 모유를 기반으로 만들어진 강화제는 아직 폭넓게 사용되지는 않는다. 자신의 조산아에게 모유를 주는 엄마들은 아기의 몸무게가 잘 늘게 하기 위하여 자신의 후유까지 확보하는 방법을 배우는 데 있어서 도움을 받아야 한다(Slusher, 2003). 모유의 칼로리 값은 여성들 사이에서 차이가 있어서 모유를 모유 은행에 기부할 때에는 지방 함량을 검사해야 한다. 고칼로리의 모유를 모으는 것은 (전통적으로 했던 무작위로 모으는 것보다) 모유 은행에서 제공받은 모유를 먹은 조산아들의 성장을 더 잘 보장할 수 있다(Updegrove, 2005).

모유 색의 변화(Milk Color Variations)

사람의 모유 색은 다양하다. 초유의 색은 맑고 투명하거나([사진 5-1]), 밝은 황색이거나([사진 5-2]와 [사진 5-5]), 오렌지/분홍색([사진 5-3]), 밝은 갈색([사진 5-4]) 또는 짙은 갈색일 수도 있다. 아기들은 엄마의 유방에서 색깔이 있는 엄마 젖을 자주 먹지만, 엄마가 모유를 유축하지 않는다면 색깔은 보이지 않는다. 어떤 음식, 허브, 비타민, 약물, 맛이 첨가된 음료수는 해를 끼치지 않고 모유의 색깔을 바꿀 수 있다(Lawrence & Lawrence, 2016).

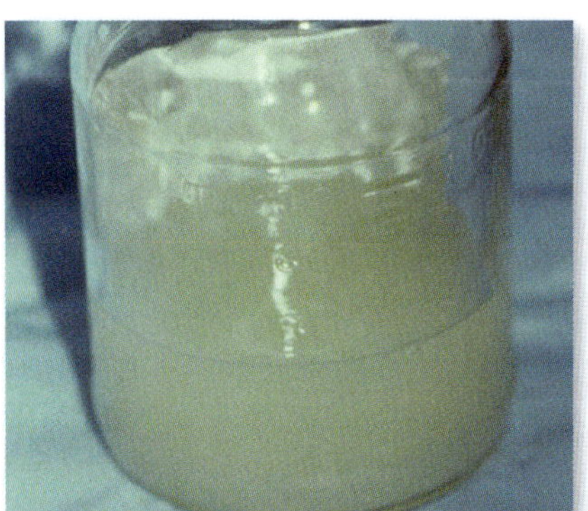

[사진 5-1] 투명한 초유

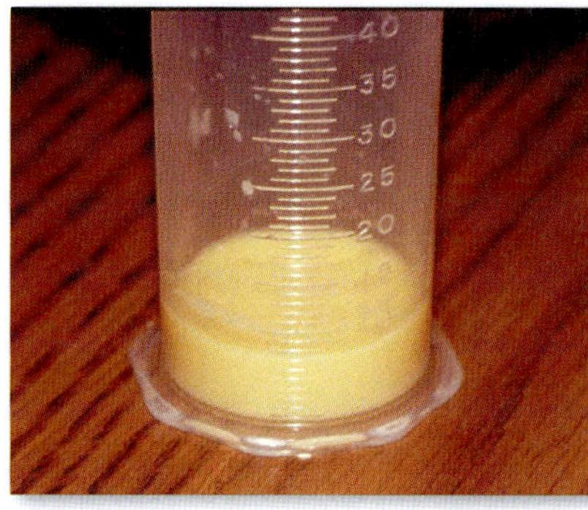

[사진 5-2] 밝은 황색의 초유

[사진 5-3]에 있는 오렌지/핑크색 초유는 **'녹슨 파이프' 증후군**('rusty-pipe' syndrome)이라고 불린다.

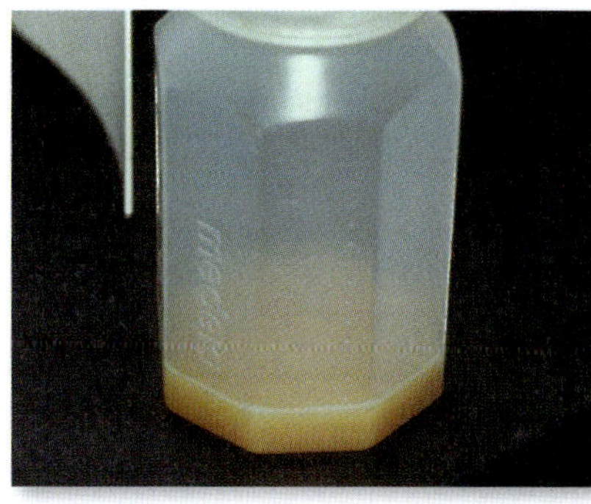

[사진 5-3] '녹슨 파이프' 초유

초유와 초기 모유에 소량의 피가 섞여서 나오는 것인데, 이것은 양성인 것으로 간주된다(해가 없기 때문에 먹여도 된다)(Barco, 2014). 이러한 증상들은 한쪽 유방 또는 양쪽 유방에서 나타날 수 있으며, 며칠 이내에 사라진다. Phelps(2009)는 신생아 집중치료실 전문가들에게 혈액이 섞인 모유를 먹이는 것의 안전성에 대해서 설문조사를 했을 때 이들의 권고사항이 다양했음을 발견하였다. 이것을 먹였는데, 아기가 피가 섞인 모유를 토하는 것을 부모가 본다면 속상할 수 있다. 잠혈검사를 하면 성인 헤모글로빈을 구분할 수 있으며, 영아의 위장관 출혈 가능성과 구분할 수 있다.

모유는 중환자 시설과 지역사회에서 발견될 수 있는 병원균인 **적변세균**(serratia marcescens-진한 붉은 색의 색소를 생산하는 잡균 중에 하나)에 집중적으로 감염이 되면 밝은 네온핑크색으로 변할 수 있다. 이 세균은 급속하게 퍼지며 전염병이 될 수 있다. 손과 기구들에 묻은 균들이 전염시킬 수 있다(Maragakis, 2008). 핑크색 모유가 나온 엄마의 유축기에 묻은 세균을 배양하고, 이를 깨끗하게 해야 한다. 엄마는 의학적인 평가를 해야 하고, 항생제를 사용한 치료를 받아야 한다. 엄마와 아기 둘 다 균 배양에서 음성이 나오면 모유수유를 재개할 수 있다(Ayuzo del Valle, 2014).

유축을 한 모유의 이미지(Images of Expressed Milk)

손을 사용한 유축은 젖을 먹이려고 하면 졸려 하는 아기나 젖을 물지 않는 신생아에게 초유를 주기 위해서 젖을 모으는 가장 효과적인 방법이다. 엄마는 몇 방울의 초유를 짜서 숟가락으로 영아에게 먹일 수 있다([사진 5-5] 처럼). 부모에게 처음 24시간 동안에는 적은 양의 초유가 나오지만 이것은 생리적으로 정상이며, 신생아에게는 충분하다고 안심시킨다.

[사진 5-1]에서 [사진 5-5]는 출산한 지 24시간이 되지 않은 산모에게서 짠 첫 모유를 보여 준다. [사진 5-4]는 2시간 간격으로 유축을 한 1~3번째까지의 모유를 보여 준다.

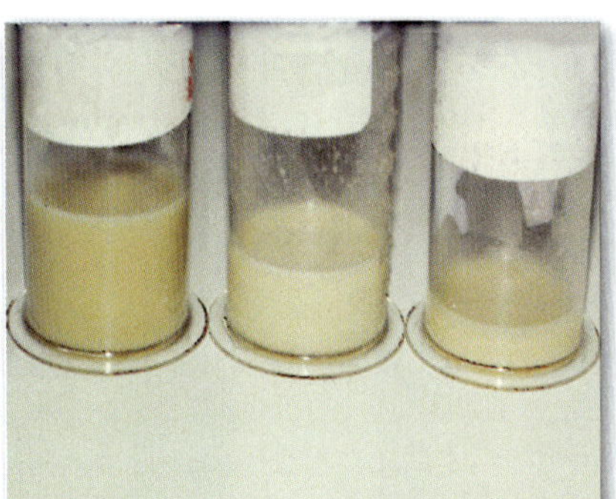

[사진 5-4] 옅은 갈색의 초유

밝은 갈색에서 점점 더 밝아졌다. 색이 점점 더 밝아지는 것은 초유를 착색시킨 유관에 축적된 찌꺼기들이 씻겨 쏟아져 나오기 때문인 것으로 보인다. 시간이 지나면 모유의 성숙이 이루어지고, 그렇게 되면 색이 더 하얗게 변하는 것이 일반적이다.

[사진 5-1]에서 [사진 5-4]는 출산 첫날에 유축한 모유가 생각보다 많은 것을 보여 준다. 많은 초산의 엄마는 유축을 처음 시도할 때에는 몇 방울 밖에 되지 않는 모유만을 얻을 수도 있다. 처음 유축을 시도할 때 많은 양(7ml 이상)의 모유를 유축하는 여성들은 다음에 유축을 하면 더 적은 초유가 나올 수도 있으므로 미리 얘기해 주는 것이 중요하다. 앞으로 며칠 동안 모유의 양이 서서히 늘어날 것이라고 알려 주어서 이들을 안심시켜 줄 필요가 있다.

[사진 5-5]는 약 0.6cc의 초유를 보여 주는데, 이것은 신생아가 한번에 삼키는 양이다(Lawrence & Lawrence, 2016).

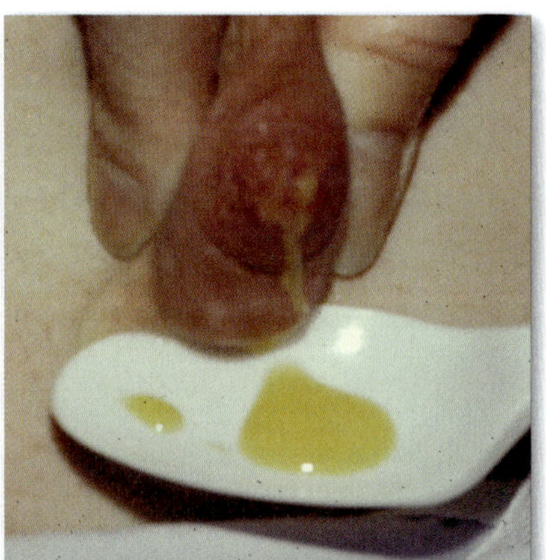

[사진 5-5] 신생아가 삼키는 크기(0.6ml)

아기는 이러한 양을 4번이나 그 이상 삼키는데, 이것은 첫 24시간 동안 정상적으로 태어나고 의료적으로 안정되어 있는 신생아의 1회 수유 섭취량으로 충분할 것이다.

[사진 5-6]은 모유가 성숙될 때에 생기는 전형적인 색깔의 변화를 기록한 것이다. 산모는 2일째 되는 날 한밤중에 유축을 하였다.

산모는 32cc의 노란색의 초유를 얻었다. 3일째 되는 날 아침에 가슴이 부드러워질 정도로 충분히 유축을 하였고, 모유는 성숙유의 전형적인 색깔인 흰색을 보여 주었다. 맑고 투명한 양질의 전유를 보여 준다.

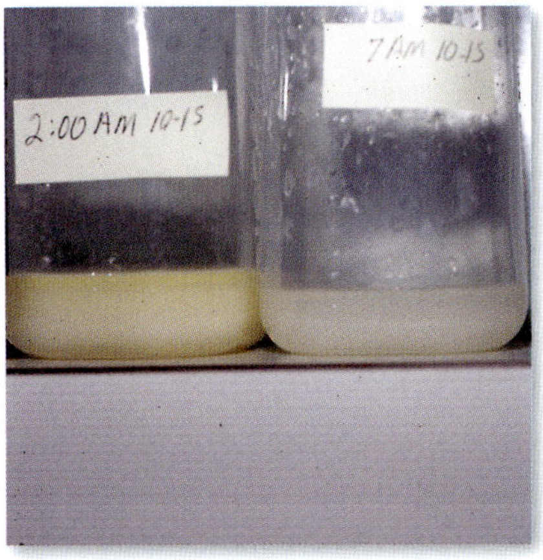

[사진 5-6] 모유 숙성에 따른 색깔 변화

[사진 5-7]은 9일째 되는 날, 산모가 같은 시간에 유축한 두 개의 모유가 담긴 병을 보여 준다.

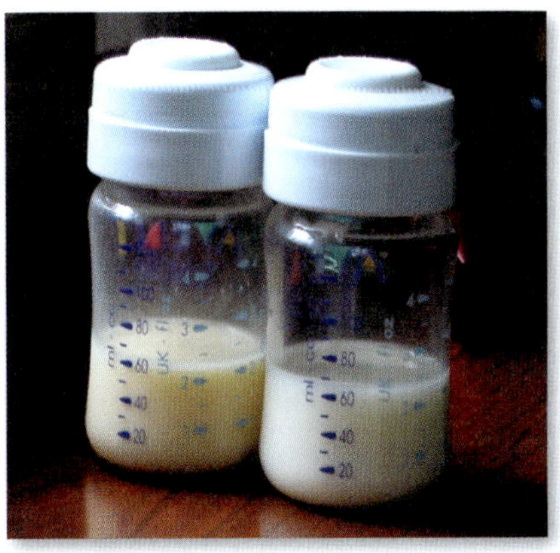

[사진 5-7] 9일 차 모유-각 유방에서 짠 모유의 색깔 차이

각각의 유방에서 나온 모유의 양은 같지만 색깔은 다르다. 이 아기는 임신 주수에 비해서 체중이 적게 나갔으며, 모유수유를 잘하지 못했다. 아기는 한쪽 유방에서는 젖을 물지를 못하고, 오직 다른 쪽의 유방에서만 가끔씩 젖을 물었다. 아기가 가끔씩 젖을 먹는 쪽에서 나온 모유의 색깔은 흰색을 띠고 있었다. 다른 한쪽의 유방(아기가 젖 물기를 안 하는 쪽 유방)에서 유축 된 노란색의 모유는 초유가 여전히 남아 있는 것을 추측하게 한다. 이쪽의 유방에서 젖을 더 잘 유축하지 않는다면 이 유방은 생산능력을 상실할 것이다.

[사진 5-8]은 정상적인 색깔의 모유 옆에 유축을 한 푸른색이 있는 모유를 보여 준다.

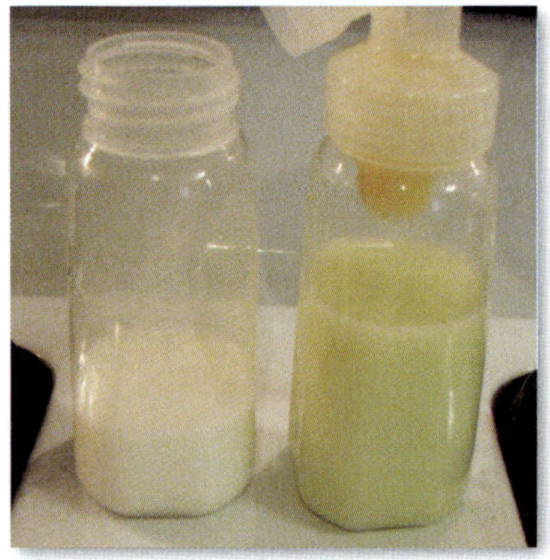

[사진 5-8] 녹색 모유와 대조되는 흰색 모유

Yazgan(2012)은 푸른색의 모유에 대해서 보고하고 있다. 신체 검사와 검사실 검사를 한 후에, 이러한 사례의 푸른색의 모유 원인은 복합 비타민의 복용과 관련이 있는 것으로 드러났다. 이러한 경우에는 모유수유에는 안전하다고 하자 엄마는 안심하였다. 이러한 보고를 한 저자들은 "임상 전문가들은 특정 음식과 약물이 모유의 색깔을 변하게 할 수 있음을 알고는 있지만, 엄마들은 잘 알지 못해서 불필요하게 모유수유를 끝내기도 한다."라고 말한다.

[사진 5-9]는 성숙되고 수유를 지속하고 있는 엄마의 **유즙 생성 3단계** 동안 유축한 모유를 보여 준다.

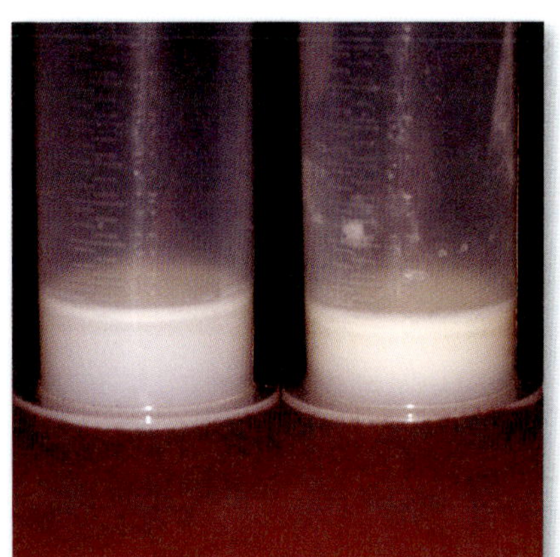

[사진 5-9] 전유와 후유

이 산모는 모유수유를 하기 전에 적은 양의 모유를 유축하였고, 그 후에도 적은 양의 모유를 유축하였다. 크림이 위로 떠오르면서 모유가 분리된 것을 보여 주고, 전유(앞 젖)와 후유(뒤 젖)의 지방 함량의 차이를 분명하게 보여 준다. 연구에 따르면 가슴이 가득 차면 액체의 양이 모유의 크림 함량을 희석한다(Daly, 1993). 많은 아기는 부드러운 가슴을 빠는 것을 좋아하는데, 엄마는 가슴이 '비었다'라는 느낌을 받을 수 있다. 젖의 분비 속도가 줄어들면 아기가 편안하게 빠는 것을 가능하게 하고, 후유에 포함된 지방이 많은 젖은 아기에게 포만감을 준다.

참 ◇ 고 ◇ 문 ◇ 헌

Ayuzo del Valle C, Salinas ET. Pink breast milk: *Serratia marcescens* colonization. *American Journal of Perinatology Reports* 2014; 4: e101–104.

Barco I, Vidal MC, Barco J, et al. Blood–stained colostrum and human milk during pregnancy and early lactation. *Journal of Human Lactation* 2014; 30(4):413–415.

Becker GE, Smith HA, Cooney F. Methods of milk expression for lactating women. *Cochrane Database System Review* 2015; 2: CD006170. DOI:10.1002/14651858.

Betzold CM, Hoover KL, Snyder CL. Delayed lactogenesis II: a comparison of four cases. *Journal of Midwifery & Women's Health* 2004; 49(2):132–137.

Brownell E, Howard CR, Lawrence RA, et al. Delayed onset lactogenesis II predicts the cessation of any or exclusive breastfeeding. *Journal of Pediatrics* 2012; 161(4):608–614.

Budzynska K, Garder Z, Duguoa JJ, et al. Systematic review of breastfeeding and herbs. *Breastfeeding Medicine* 2012; 7(6):489–503.

Chapman DJ, Pérez–Escamilla R. Identification of risk factors for delayed onset of lactation. *Journal of the American Dietetic Association* 1999; 99(4):450–454.

Cregan MD, DeMello TR, Kershaw D, et al. Initiation of lactation in women after preterm delivery. *Acta Obstetrica Gynecologia Scandia* 2002; 81(9):870–877.

Czeskowiak LE, Lim SW, Thomas AE, et al. Audit of domperidone use as a galactogogue at an Australian tertiary teaching hospital. *Journal of Human Lactation* 2013; 29(1):32–37.

Czank C, Mitoulas LR, Hartmann PE. Human Milk Composition–Fat. in *Hale & Hartmann's Textbook of Lactation*. Amarillo, TX: Hale Publishing 2007; pp. 56–58.

Daly S, Di Rosso A, Owens R, et al. Degree of breast emptying explains changes in the fat content, but not fatty acid composition, of human milk. *Experimental Physiology* 1993; 78(6):741–755.

Dewey K, Nommsen–Rivers L, Heinig MJ. Risk factors for suboptimal infant breastfeeding behavior, delayed onset of lactation, and excess neonatal weight loss. *Pediatrics* 2003; 112(3 Pt 1):607–619.

Dewey K, Lonnerdal B. Infant self–regulation of breast milk intake. *Acta Paediatrica Scandia* 1986; 75(6):893–898.

Donovan TJ, Buchanan K. Medications for increasing milk supply in mothers expressing breastmilk for their preterm hospitalized infants. *Cochrane Database System Review* 2012; 3:CD005544.

Engstrom J, Meier P, Jegier B, et al. Comparison of milk output from the right and left breasts during simultaneous pumping in mothers of very low birthweight infants. *Breastfeeding Medicine* 2007; 2(2):83–91.

Erdeve O, Arsan S, Atasay B, et al. A breastfed newborn with megaloblastic anemia treated with the Vitamin B12 supplementation of the mother. *Journal of Pediatric*

Hematology and Oncology 2009; 31:763–765.

Gidrewicz DA, Fenton TR. A systematic review and meta-analysis of the nutrient content of preterm and term breast milk. *BMC Pediatrics* 2014; 14:216.

Hall R, Mercer A, Teasley S, et al: A breast-feeding assessment score to evaluate the risk for cessation of breast-feeding by 7 to 10 days of age. *Journal of Pediatrics* 2002; 141(5):659–664.

Hartmann P, Sherriff J, Kent J. Maternal nutrition and the regulation of milk synthesis. *Proceedings of the Nutrition Society* 1995; 54:379–389.

Henderson JJ, Hartmann PE, Newnham JP, et al. Effect of preterm birth and antenatal corticosteroid treatment on lactogenesis II in women. *Pediatrics* 2008; 121(1):e92–e100.

Henderson JJ, Simmer K, Newnham JP, et al. Impact of very preterm delivery on the timing of lactogensis II in women. *Proceedings of the 12th International Conference of the International Society for Research in Human Milk and Lactation* 2004; Cambridge, UK.

Hill P, Aldag J, Chatterton R, et al. Comparison of milk output between mothers of preterm and term infants: the first 6 weeks after birth. *Journal of Human Lactation* 2005; 21(1):22–30.

Hill PD, Aldag JC. Predictors of term infant feeding at week 12 postpartum. *Journal of Perinatal & Neonatal Nursing* 2007; 21(3):250–255.

Kent J, Cregan M, Mitoulas L, et al. Frequency, volume and milk fat content of breastfeeds of exclusively breastfed babies. (Poster)12th International Conference of the International Society for Research in Human Milk and Lactation. Sept. 10–14, 2004; Queen's College, Cambridge, UK.

Kent J, Mitoulas L, Cox D, et al. Breast volume and milk production during extended lactation in women. *Experimental Physiology* 1999; 84(2):435–447.

Kent JC, Mitoulas LR, Cregan MD, et al. Volume and frequency of breastfeedings and fat content of breast milk throughout the day. *Pediatrics* 2006; 117(3):e387–395.

Kim MK, Shin JS, Patel RA, et al. The effects of pigs' feet consumption on lactation. *Ecology of Food and Nutrition* 2013; 52(3):223–238.

Lawrence RA, Lawrence RM. *Breastfeeding: A Guide for the Medical Profession (8th edition).* Philadelphia, PA: Elsevier 2016; pp. 95, 236, 243, 315–316, 556, 609.

Lemay DG, Ballard OA, Hughes MA, et al. RNA Sequencing of the human milk fat layer transcriptome reveals distinct gene expression profiles at three stages of lactation. *PLoS ONE* 2013; 8(7):e67531.

Lussier MM, Brownell EA, Proulx TA, et al. Daily breastmilk volume in mothers of very low birthweight neonates: a repeated-measures randomized trial of hand expression versus electric breast pump expression. *Breastfeeding Medicine* 2015; 10(6):312–317.

Mangel L, Ovental A, Batscha N, et al. Higher fat content in breastmilk expressed manually: a randomized trial. *Breastfeeding Medicine* 2015; 10(7): 352–354.

Maragakis LL, Winkler A, Tucker MG, et al. Outbreak of multidrug-resistant *Serratia marcescens* infection in a neonatal intensive care unit. *Infection Control Hospital Epidemiology* 2008; 29(5):418–423.

Meier PP, Patel AL, Bigger HR, et al. Supporting breastfeeding in the neonatal intensive care unit. Rush Mothers' Milk Club as a case study of evidence-based care. *Pediatric Clinics of North America* 2013; 60(1):209–226.

Morton J, Hall JY, Wong RJ, et al. Combining hand techniques with electric pumping increases milk production in mothers of preterm infants. *Journal of Perinatology* 2009; 87(11):757–764.

Morton J, Hall JY, Wong RJ, et al. Combining hand techniques with electric pumping increases the caloric content of milk in mothers of preterm infants. *Journal of Perinatology* 2012; 32(10):791–796.

Mortel M, Mehta SD. Systematic review of the efficacy of herbal galactogogues. *Journal of Human Lactation* 2013; 29(2):154–162.

Neville M. Anatomy and physiology of lactation. *The Pediatric Clinics of North America* 2001; 48(1):13–34.

Neville M, Keller R, Seacat J, et al. Studies in human lactation: milk volumes in lactating women during the onset of lactation and full lactation. *American Journal Clinical Nutrition* 1988; 48(6):1375–1386.

Newmaster SG, Grguric M, Shanmughanandhan D, et al. DNA barcoding detects contamination and substitution in North American herbal products. *BMC Medicine* 2013; 11: 222.

Nommsen–Rivers LA, Chantry CJ, Peerson JM, et al. Delayed onset of lactogenesis among first–time mothers is related to maternal obesity and factors associated with ineffective breastfeeding. *American Journal of Clinical Nutrition* 2010; 92(3):574–584.

Nommsen–Rivers LA, Dolan LM, Huang B. Timing of stage II lactogenesis is predicted by antenatal metabolic health in a cohort of primiparas. *Breastfeeding Medicine* 2012; 7(1):43–49.

Nommsen–Rivers LA, Heinig MJ, Cohen RJ, et al. Newborn wet and soiled diaper counts and timing of onset of lactation as indicators of breastfeeding inadequacy. *Journal of Human Lactation* 2008; 24(1):27–33.

Pang WW, Hartmann PE. Initiation of human lactation: secretory differentiation and secretory activation. *Journal of Mammary Gland Biology and Neoplasia* 2007; 12(4):211–221.

Parker LA, Sullivan S, Krueger C, et al. Association of timing of initiation of breastmilk expression on milk volume and timing of lactogenesis stage II among mothers of very low–birth–weight infants. *Breastfeeding Medicine* 2015; 10(2):84–91.

Phelps MM, Bedard WS, Henry E, et al. Attitudes of NICU professionals regarding feeding blood–tinged colostrum or milk. *Journal of Perinatology* 2009; 29(2):119–123.

Rasmussen K, Kjolhede C. Prepregnant overweight and obesity diminish the prolactin response to suckling in the first week postpartum. *Pediatrics* 2004; 113(5):e465–470.

Riddle SW, Nommsen–Rivers LA. A case control study of diabetes during pregnancy and low milk supply. *Breastfeeding Medicine* 2016; 11(2):1–6.

Sert M, Tetiker T, Kirim S, et al. Clinical report of 28 patients with Sheehan's Syndrome. *Endocrine Journal* 2003; 50(3):297–301.

Slusher T, Hampton R, Bode–Thomas F, et al. Promoting the exclusive feeding of own mother's milk through the use of hindmilk and increased maternal milk volume for hospitalized, low birth weight infants (〈1800 grams) in Nigeria: a feasibility study. *Journal of Human Lactation* 2003; 19(2):191–198.

Stefanski J. Breast–feeding after bariatric surgery. *Today's Dietitian* 2006; 8(1):e47.

Updegrove KK: Human milk banking in the United States. *Newborn Infant Nursing Review* 2005; 5(1):27–33.

Villaseca P, Campino C, Oestreicher E, et al. Bilateral oophorectomy in a pregnant woman: hormonal profile from late gestation to post–partum: case report. *Human Reproduction* 2005; 20(2):397–401.

Wang YF, Shen YH, Wang JJ, et al. Preliminary study on the blood glucose level in the exclusively breastfed newborn. *Journal of Tropical Pediatrics* 1994; 40(3):187–188.

Woolridge M, Baum J, Drewett R. Individual patterns of milk intake during breast–feeding. *Early Human Devel-*

opment 1982; 7(3):265–272.

Yazgan H, Demirdoven M, Yazgan Z, et al. A mother with green breastmilk due to multivitamin and mineral intake: a case report. *Breastfeeding Medicine* 2012; 7(4):310–312.

CHAPTER

6

수유 자세와 젖 물리기

(Positioning and Latch)

아기가 젖을 무는 것은 정상적인 신생아의 본능이다. 대부분 건강한 만삭의 신생아들은 출산 즉시 엄마의 배에 피부 대 피부 접촉을 하고, 수유 반사를 활성화시키는 시간을 준다면 스스로 활발하게 젖을 물 수 있다(Widstrom, 1987, 2011). 건강관리 전문가들은 아기에게 첫 애착 과정을 방해하고 불안감을 줄 수 있는 일련의 과정들을 피해야 한다. 즉, 아기에게 젖 물리기를 계속 시도하고, 아기의 체중을 측정하고, 목욕을 시키는 것과 같은 행위는 아기의 본능인 '젖으로 기어가기'라고 부르는 행위를 방해한다(Klaus, 1998). 따라서 모유수유를 위한 최선의 실천은 엄마와 아기의 조기 접촉, 모자동실 그리고 인공 젖꼭지를 피하는 것이다.

'골든아워' 동안 영아의 행동(The Sequence of Behaviors During the 'Golden Hour')

출산 후 1시간 동안 엄마의 배에 올려진 아기는 특별한 행동을 보여 준다. Widstrom(2011)은 이것을 "태어나자마자 엄마 젖을 찾기 위한 생명 활동"이라고 부른다. 신생아는 울고, 잠깐 쉰 다음 주위를 둘러본다. 아기는 젖을 찾기 시작하고, 자기의 주먹을 빨고, 엄마의 얼굴과 젖꼭지를 쳐다보고, 엄마의 목소리에 반응하기 시작한다. Varendi(1994)는 아기가 엄마의 유륜에서 나는 냄새를 통해 엄마를 구별한다고 한다. 엄마의 젖꼭지로 '기어가기' 하는 데 있어서 **족답 반사**(stepping reflex)라고 부르는 행위가 도움을 주며, 아기는 머리를 양옆으로 움직이면서 무언가 찾는 몸짓을 한다. 아기는 손으로 엄마의 가슴을 만지고(Genna, 2010), 젖꼭지의 위치를 찾고 젖 물기를 한다. 그런 다음 아기는 엄마 젖을 빨고, 잠을 잔다.

Mohammed(2016)는 정상 분만을 한 아기들과 제왕 절개 수술로 태어난 아기들이 엄마 젖으로 '기어가는' 것을 비교하는 연구를 하였다. 정상 분만으로 태어난 아기들은 엄마의 배에 올려졌을 때 엄마 젖으로 찾아가는 데 약 45분이 걸렸고, 엄마 젖을 찾아 빠는 데 성공적이었다. 그러나 제왕 절개 수술로 태어난 아기들은 엄마 젖을 찾는 데 시간이 좀 더 걸렸으며, 엄마들은 제왕 절개 수술로 인한 상처의 통증 때문에 많이 힘들어하였다. 흥미로운 것은, 제왕 절개 수술로 태어난 아기들이 엄마의 가슴으로 기어오르기 하는 시간(28분)이 정상 분만한 아기들이 기어오르기 한 시간보다 더 짧았다. 저자들은 이러한 이유를 태어난 아기가 엄마의 배에 올려질 때에는 수술한 상처를 꿰맨 후이기 때문에 평균적으로 20분 정도가 지난 후에 엄마의 가슴에 올려져 아기들이 좀 더 깨어 있는(alert) 상태인 것으로 추측하였다.

아기가 젖으로 기어가기를 하는 동안 엄마의 몸에서(특히 배에서의 자극이) 애착과 관련이 있는 호르몬 중의 하나인 옥시토신(oxytocin)이 분비된다(Uvnas-Moberg, 1987). 옥시토신은 안녕(well-being)을 증진시켜 주므로(Uvnas-Moberg, 2015) 엄마가 아기를 더 잘 돌보게 한다(Klaus, 1998). 아기가 엄마의 피부와 더 잘 접촉하게 하고, 아기의 체온을 유지시켜 주며, 아기가 깨어 있게 도와준다. 그리고 아기의 혈중 포도당 수치를 유지시키고 심폐 기능을 도와준다(Crenshaw, 2012). 피부 대 피부 접촉은 엄마가 퇴원 후 집에서 모유수유를 하는 데 있어서 완전모유수유(모유만 주는 것)를 할 수 있게 도와준다.

비슷한 연구에서 Colson(2008)은 '신생아 정상 반사'와 성공적인 모유수유와의 관계에 대해서 연구를 하였다. 연구에서 신생아들이 '배에 올려져서 빠는 행위'를 하는 것은 아기들이 초기 수유를 할 때 중력의 도움으로 엄마 젖을 더 잘 물고 더 잘 빨 수 있게 해 주는 것을 발견하였다.

출생 후의 갑작스러운 증상(Sudden Unexpected Postnatal Collapse: SUPC)

SUPC는 드물지만 출산 후 처음 나타나는 증상이며, 처음 2시간 이내에 많이 나타난다(Ferrarello, 2016). 건강한 만삭 아기가 태어나서 똑바로 누워 있는 엄마의 배에 엎드려(face down) 피부 대 피부 접촉을 하고 있으면 아기가 갑자기 창백해진다거나, 서맥(심장이 느리게 뛰는 것), 청색증(푸르게 변하는 것), 허탈, 심장과 폐에 부전이 올 수 있다. 이러한 SUPC를 겪는 아기들은 신경계 손상이나 사망에 이를 위험이 높다(Poets, 2011). 이러한 위험인자(risk factors)들은 아직 다 밝혀지지는 않았다. 아마도 진통 중에 아편성 약물을 투여했거나, 일시적인 저산소증을 겪었거나, 엄마가 누워서 수유를 했거나, 엄마가 피부 대 피부 접촉을 하고 잠이 들어서 엄마가 아기의 SUPC의 징후를 알아차리지 못했을 수도 있다. Thach(2014)는 이러한 SUPC로 인한 사망률은 1,000명당 4명이며, 이러한 숫자는 신고를 안 한 경우도 있을 수 있다고 본다.

'젖으로 기어가기'에 대한 대부분의 연구는 똑바로 누운 자세(supine position—등을 바닥에 대고 누운 자세)에서 연구되었다. Colson(2005)은 '편안하게 뒤로 기댄 자세', 즉 반쯤 비스듬하게 누운 자세가 신생아의 조기 모유수유를 돕는데 최적의 자세라고 말한다. Colson(2014)은 똑바로 누운 자세가 SUPC를 일으키는 중요한 사례라고 주장을 하고, 비스듬히 기댄 자세에서 경사진 엄마의 몸이, 엄마가 잠이 들거나 주의가 산만해진 경우에 발생할 수 있는 아기의 돌발적인 질식을 막는다고 주장한다. Poets(2011)와 Ferrarello(2016)는 산모가 깨어 있을 때라도 아기가 태어나서 첫 2시간 동안은 병원 간호사들의 적절한 관리가 필요하다고 결론을 내렸다. 한 가지 더 이야기한다면 엄마는 휴대전화 사용을 자제하고, 아기에게 좀 더 주의를 기울여 줄 것을 부탁하였다.

수유 자세 잡기와 근육긴장저하증이 있는 영아(Positioning and the Hypotonic Infant)

건강관리 전문가들은 정상 분만을 한 아기들이 태어나자마자 엄마 젖 물기를 시도해야 하지만 너무 무리하게 시도하지 않아야 한다. 하지만 어떤 아기들과 엄마들은 젖 물기 자세를 잡는 데 더 많은 시도를 하고 더 많이 도와주어야 한다. 머리를 안정적으로 잡고 있으면 턱이 잘 움직이고, 이것은 삼키는 것에 영향을 주고, 질식의 위험을 감소시킨다. 머리와 몸 그리고 골반이 일직선상에 있어야 한다(Redstone, 2004). 아기가 수유를 하는 동안 고관절 굴곡을 강조하는 것은 아기의 골반 안정성 때문이다.

근육긴장저하증 아기(저긴장성 아기—hypotonic infant)는 스스로 엄마 젖을 무는 것이 어렵다. 감소된 근육의 긴장(muscle tone)은 다양한 형태의 질환과 관계가 있다. 양성의 선천적 근육긴장저하(benign congenital hypotonia)는 아기가 자라면서 사라지기도 한다. 저긴장증과 연결된 다른 질환들은 다운증후군, 내분비 문제, 대사증후군 문제와 영양 문제로 인한 질환들이 있다. 염색체 이상과 분만 외상으로 인한 저산소증(hypoxia—산소공급저하)도 근육긴장저하와 연관이 있다. 모유수유는 특별한 문제를 가진 아기에게 매우 중요하다. 즉, 감염에 대한 보호 기능을 제공하고, 안면근육을 발달시키며, 지능(IQ)을 좋아지게 한다(최적화해 준다). 저긴장성 아기들은 처음 3~4개월 동안은 더 많은 모유수유를 위한 지지가 필요하며, 엄마 젖 공급을 위해서 빠른 조치가 요구된다.

모유수유의학회(The Academy of Breastfeeding Medicine; Thomas, 2016)는 저긴장성 아기들을 도와주는데, 다음과 같은 단계를 따르도록 권고한다.

- 아기가 태어나자마자 모유수유를 시작한다.
- 엄마가 깨어 있을 때(alert) 아기와 피부 대 피부 접촉을 하고, 아기의 얼굴이 보이게 하고 가려지지 않도록 주의한다.
- 모유수유가 잘되고 있는지 평가한다.
- 아기를 위한 편안한 자세
- 젖을 잡을 때는 '댄서 핸드 포지션(Dancer's hand position)'을 사용한다([사진 16–5] 참고).
- 수유 중 손으로 엄마 젖 누르기(compression). 이것

은 젖 양이 늘게 해 주고 후유까지 아기가 먹을 수 있게 한다([사진 3-16]).

- 아기가 오래 젖을 먹을 수 있으므로 기다린다.
- 먹기 전과 먹고 나서 체중을 측정한다(먹은 양을 알 수 있다).
- 다양한 수유 방법을 통한 아기에게 필요한 영양을 공급한다.
- 모유 공급을 유지하기 위해서 수유 후 유축기를 사용하여 젖을 유축하고, 손으로도 비워 내기를 한다.

초기 신생아기가 끝난 후(After the Immediate Neonatal Period)

연구에 의하면 초기 수유 행동에 대한 행동은 타고난 것이며, 그러한 행동은 첫 젖 물기를 성공적으로 하게 한다. 비록 수유가 늦어지는 행동에는 다양한 사건이 있으며, 이 책에서 사진으로 보여 준다. 경험이 많은 임상의의 대부분은 '잘못된(wrong)' 수유 자세를 관찰하기도 하지만, 아기들은 잘 먹기 때문에 별 문제 삼지 않는다.

수유상담가는 어떻게 하는 것이 수유를 더 편안하게 하는지, 안전하게 하는지 알려 주어야 한다. 예를 들면, 엄마가 수유하는 동안에 등과 목의 통증을 줄이기 위해서 등을 구부리는 자세가 아닌 뒤로 기대는 자세를 취하는 것을 가르쳐 주는 것이다. 수유 동안에 엄마의 발을 받쳐 줄 수 있는 도구를 사용하는 것을 알려 준다. 그러나 엄마가 항상 뒤로 기댄 자세나 반쯤 기댄 자세, 또는 뒤로 젖힌 자세를 취할 수 있는 것은 아니다. 엄마들은 종종 버스나 비행기 또는 기다리는 방에서 수유를 하기도 한다. 만약에 아기들이 잘 자라고 있거나 엄마에게 불편함이 없다면 수유 자세의 어떤 규칙을 따르지 않아도 된다. 즉, 최선의 자세(best positioning)는 없다.

유두 상처를 일으키는 관찰 연구에서는 이러한 규칙과 과도하게 강조되는 수유 자세의 테크닉이 문제를 일으킬 수 있다고 본다. Thompson(2016)은 통증과 일반적으로 가르치는 모유수유의 테크닉 사이의 연관관계를 관찰했는데, "가슴을 잡는 방법, 젖꼭지 그리고 유두가 제자리에 있지 않게 아기가 문다면 아기의 얼굴과 하악골의 비대칭을 초래한다"고 밝혔다. 왜냐하면 관찰자의 과학적인 엄격성이 부족하고 지식적인 편향으로, 이러한 결론은 조심스럽게 해석되어야 한다. 그러나 이러한 연구로 인해서 산모의 수유 자세 잡기를 돕는 데 있어서 어떤 교육 메시지가 가장 효과적인지를 분명하게 알려 주는 다른 연구들이 수행되기를 바란다.

올바른 젖 물리기의 중요성(The Importance of a Good Latch)

계속되는 유두 동통은 엄마들이 완전히 모유만 주는 완전모유수유를 그만두는 원인이 된다(Kent, 2015). 건강관리 전문가들은 아기가 젖을 물었을 때 불편함이 없는지 잘 확인해야 한다. 신생아가 스스로 젖을 찾아서 무는 동안 자세가 불편한지 그리고 적절히 물었는지 확인하고 유두에 상처가 생기는 증상이 보이기 전에 엄마와 아기가 서로 잘 맞도록 도와주어야 한다. 이러한 것들은 산모가 너무 힘들어서 모유수유를 중단하기 전인 출산 후 첫 주에 도와주어야 한다.

아기가 엄마의 가슴에 있을 때 아기의 젖 물기 자세를 교정하는 것은 더 나은 젖 물리기를 할 수 있고 유두 동통을 줄여 준다. 그러나 유두 동통에는 많은 경우가 있다(8장 참고). 엄마를 편안하게 할 수 있도록 자세를 고치는 것이 잘 안 되는 경우에는 다른 문제들을 살펴보아야 한다(Kent, 2015).

수유 자세를 위한 사진(Visual Images of Positioning)

[사진 6-1]은 엄마와 아기가 '편안하게 뒤로 기댄 자세'를 하고 있는 것을 보여 준다(posture feeding, 즉 아기가

엎드려 먹는 자세이다).

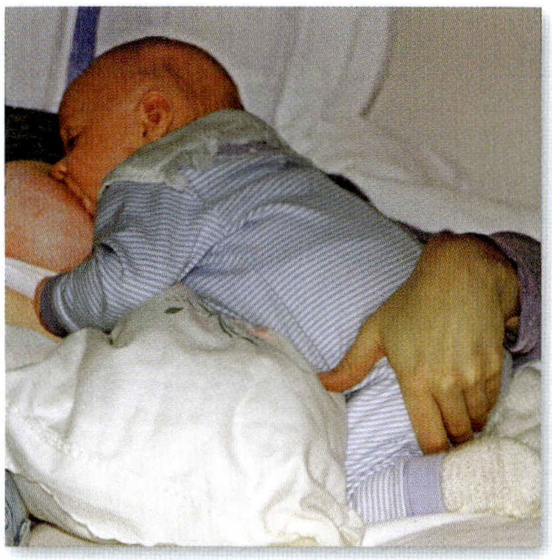

[사진 6-1] 엄마는 뒤로 기댄 자세,
아기는 엎드린 자세

아기와 엄마는 배와 배를 맞대고, 엄마의 팔과 손은 아기를 안정되게 잘 잡고 있다. 이러한 자세는 강한 젖 사출이 있는 아기에게 좋다. 비스듬히 기댄 자세(side lying position-옆으로 누운 자세)는 너무 빠른 엄마 젖의 흐름을 조절할 수 있다.

[사진 6-2]는 자세가 안 좋은 아기를 보여 주는데, 아기는 울면서 젖을 거부하고 있다.

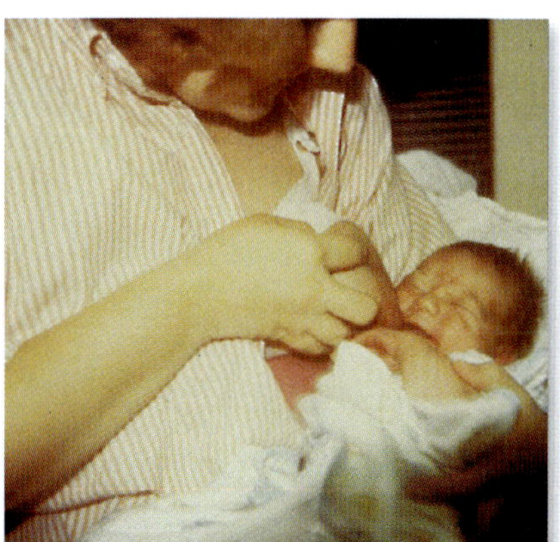

[사진 6-2] 잘못된 자세-불만스러운 아기

담요가 아래에 있고, 엄마는 가슴을 아기의 입 속으로 밀어 넣으려는 시도를 하면서 '쫓아다니고' 있다. 엄마 유방의 모습이 변형되어 있고, 유두 불편감을 만들 수 있다.

[사진 6-3]은 [사진 6-2]에 있는 여성이다.

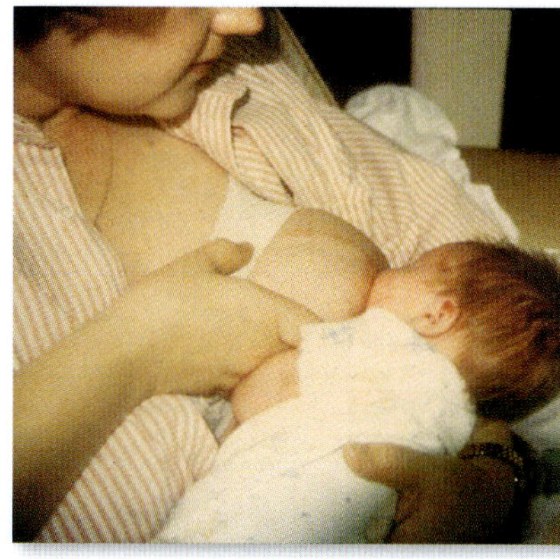

[사진 6-3] 개선된 자세

이 여성은 수유 자세를 여러 가지로 바꾸어 가면서 성공적으로 젖 물리기를 할 수 있었다. 담요를 치웠더니 엄마와 아기는 서로를 더 잘 느끼게 된다. 엄마는 뒤로 살짝 기댄 자세를 하고, 아기를 엄마의 가슴으로 데리고 온다. 엄마는 손으로 엄마의 가슴을 받치지만 더 이상 유방의 모양이 틀어지지 않는다.

[사진 6-4]는 아기의 코가 엄마의 유두 근처에 있어서 아기가 엄마의 유두에서 나오는 '냄새를 맡는 자세'를 하고 있다.

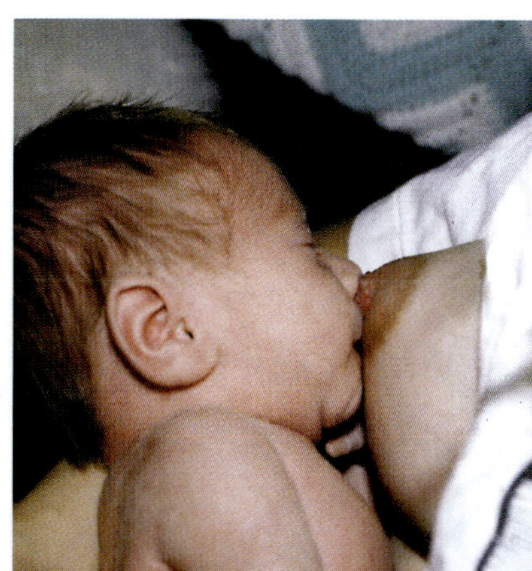

[사진 6-4] 젖 물리기 시작할 때 아기가 '냄새 맡기'를
할 수 있도록 아기의 코와 엄마의 유두를 일렬로 놓기

아기는 젖을 찾는 행동을 하고, 머리를 뒤로 젖히고, 입을 크게 벌리고, 그런 다음 아래턱을 엄마의 가슴으로

가져간다.

[사진 6-5]는 아기의 팔이 아래로 빠져서 불편해 보인다.

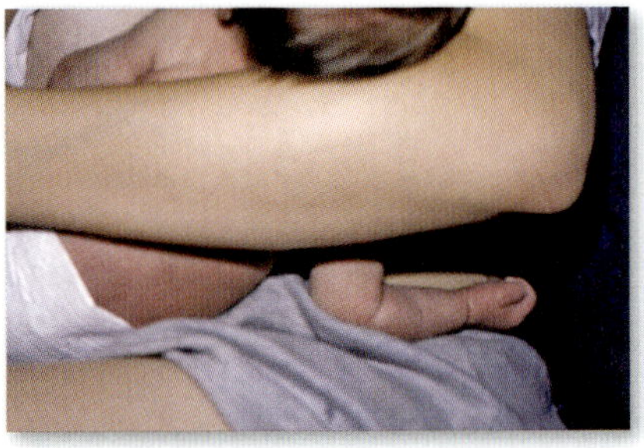

[사진 6-5] 자세 지지 불량-아기의 아래팔에 스트레스

아기가 엄마의 가슴에서 불편해하기 시작하면 아기의 몸이 뒤틀어지거나 긴장이 된다. 아기의 팔이 엄마의 옆구리에 위치하는 것은 아기를 불편하게 한다. 아기가 사경이 있거나 어깨에 출생 시 외상이 있었던 경우에는 더더욱 그렇다. 엄마의 팔이 [사진 6-5]에서처럼 아기를 잘 지지하지 못하는 것은 아기에게는 불편하다. 아기의 몸이 엄마로부터 점점 멀어지는 것처럼 보인다. 엄마의 팔이 아기 몸의 아래에 있고, 엄마의 가슴에서 아기가 안정을 취할 수 있게 지지해 준다.

[사진 6-6]의 아기 배에 있는 상처는 아기가 태어나자마자 장 꼬임으로 수술을 받아서 상처가 아물고 있는 상태이다. 아기는 아직 약한 상태라서 엄마는 영양을 보충하기 위해서 튜브를 이용하여 아기에게 젖을 주고 있다.

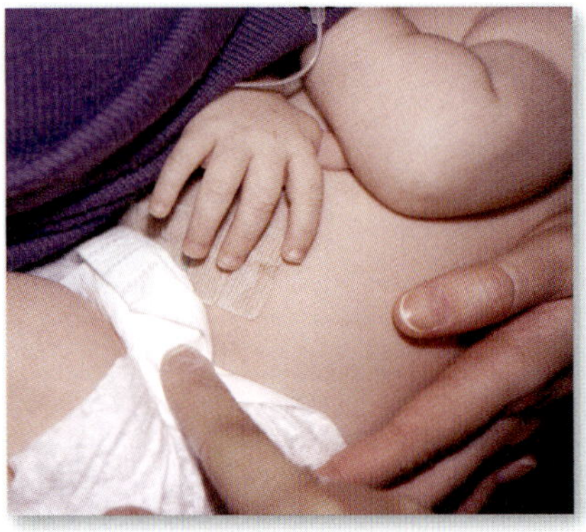

[사진 6-6] 아기의 몸을 가로질러서 아래팔이 걸려 있음

엄마는 수유를 할 때 아기의 배에 있는 상처를 누를까 봐 요람식 자세를 약간 변형한 자세에서 수유를 한다. 아기의 팔은 아기에게 공급되는 튜브를 잡을까 봐 아기의 가슴을 가로질러 있다.

[사진 6-7]에서처럼 한쪽 팔을 아기의 가슴 중앙으로 가져오면, 다른 손은 그 손을 바로 찾을 수 있다. 아기가 생리적인 굴곡상태로 있으면 아기의 안정과 편안함을 만들어 줄 수 있다.

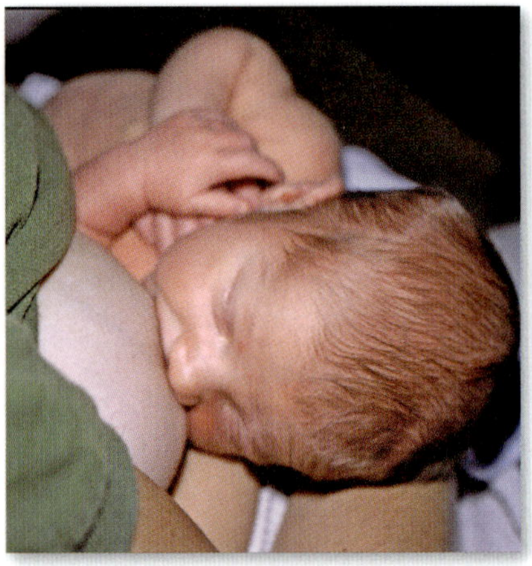

[사진 6-7] 양팔이 중앙선에 편안하게 위치에 있음

[사진 6-8]은 아기가 너무 작아서 요람식 자세를 하고 있는 엄마의 팔 안쪽으로 들어갈 수 없다.

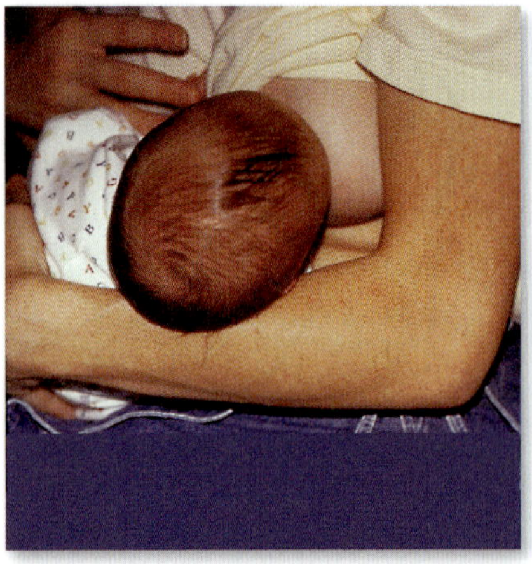

[사진 6-8] 산모의 팔뚝에 놓은 아기의 머리

엄마의 팔 안쪽에 아기의 머리를 좀 더 적극적으로 당기고, 아기를 엄마의 유두 근처로 데리고 온다. 이 엄

마는 매우 긴 팔을 가지고 있다. 엄마가 편안한 자세를 취할 수 있게 도와주는 수유상담가는 아기의 몸무게와 또 다른 사이즈, 즉 엄마의 가슴(길이, 넓이, 무게), 유두의 위치, 엄마의 팔 길이, 엄마의 몸 길이를 평가할 필요가 있다.

[사진 6-9]의 6주 된 아기는 요람식 자세로 수유를 하고 있다. 이 아기는 출생 시 체중에서 3파운드(1,358g)가 증가되었고, 지금은 엄마의 팔 안쪽에서 편안하게 수유를 하고 있다.

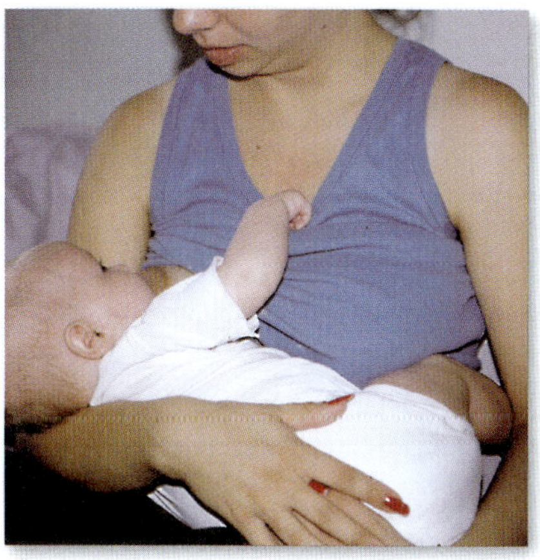

[사진 6-9] 생후 6주 된 건강한 아기가 팔을 걸고 있음

[사진 6-10]의 엄마는 아기의 몸을 조금 과하게 틀어서 수유를 하고 있다.

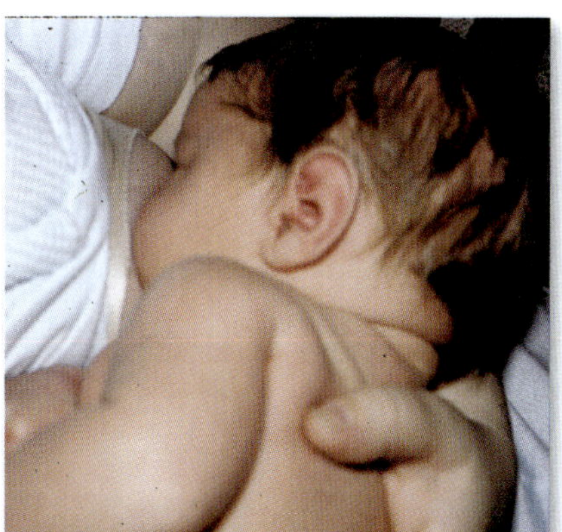

[사진 6-10] 과도한 회전에 아기의 얼굴이 묻힘

이렇게 아기의 얼굴이 파묻히면 엄마와 아기는 서로 얼굴을 볼 수 없다. 엄마는 아기의 위쪽 어깨에 너무 많은 압력을 가하게 되고, 아기의 몸이 틀어지게 한다(over rotation). 이러한 자세는 아기의 볼이 아래로 떨어져서 엄마는 아기를 볼 수 없으며, 엄마의 가슴으로부터 멀어진다. 엄마의 유두는 아기의 입에서 찝힌(pinched) 것처럼 보인다. 가장 좋은 수유 자세는 아기의 볼이 엄마의 가슴에 닿아야 한다.

[사진 6-11]은 '미식 축구공 잡기(football position 또는 clutch position)'라고 한다.

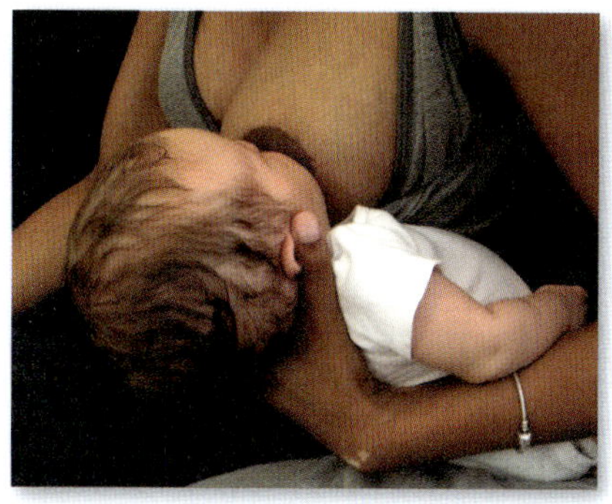

[사진 6-11] 미식 축구공 잡기 자세

아기의 발이 의자의 뒤에 닿으면 아기는 그것을 밀어내고 경직되고 몸을 뒤로 휘게 만든다(아치 모양을 만든다). 아기의 엉덩이를 의자의 뒤쪽에 두는 것이 도움을 준다.

미식 축구공 잡기 자세(풋볼 자세)나 클러치 자세는 엄마의 몸무게가 많이 나가거나 비만인 엄마에게 도움이 된다. 엄마의 과체중이나 비만은 사회경제적인 배경과 연결이 될 때 모유수유가 잘되지 않는다(Grube, 2016). 이러한 사람들에게 모유수유가 저조한 이유는 자세잡기에 불편한 짧은 팔과 체질, 큰 유방, 허벅지가 짧은 몸의 이미지와 연관된다(Hoover, 2008; Rassmussen, 2006).

과체중이나 비만인 엄마가 모유수유를 중단하는 이유를 줄이기 위해서 수유상담가는 자상하게 상담하고 수유를 할 때 엄마의 몸에 적응하기 위한 수유 자세를 자세하게 알려 주어야 한다(Hoover, 2000). 가장 중요한 것은 아기가 엄마의 가슴을 잘 잡고 있어야 하는 것이다. 만약에 엄마의 가슴이 무겁고 유두가 불분명하다면 미식 축구공 잡기 자세([사진 6-12]처럼)를 하고 사용하지 않는 손으로 엄마의 가슴을 잡고 아기가 잘 물 수 있도록 모양을 잡아 주고 가슴을 살짝 눌러 준다. 만약에 [사진 6-12]에 있는 엄마처럼 비만은 아니지만 이 엄마가 사용하고 있는 축구공 잡기의 다양한 방법은 과체중인 엄마가 처한 많은 문제를 해결하도록 도와준다.

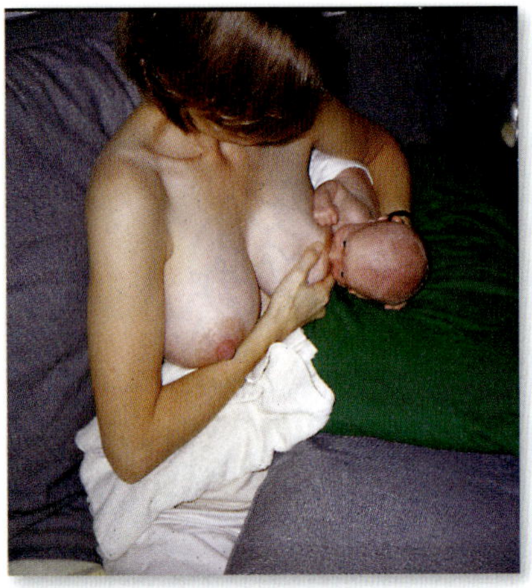

[사진 6-12] 변형된 미식 축구공 잡기 자세

엄마들은 아기의 머리를 밀어 붙이게 하는 충고를 무시해도 된다. 아기의 머리가 앞쪽으로 가도록 밀면 아기의 코가 엄마의 가슴 앞으로 간다. 그러면 엄마는 [사진 6-13]처럼 하게 되고 수유상담가는 엄마의 손이 아기의 목과 어깨를 받치도록 [사진 6-14]처럼 바꾸어 준다.

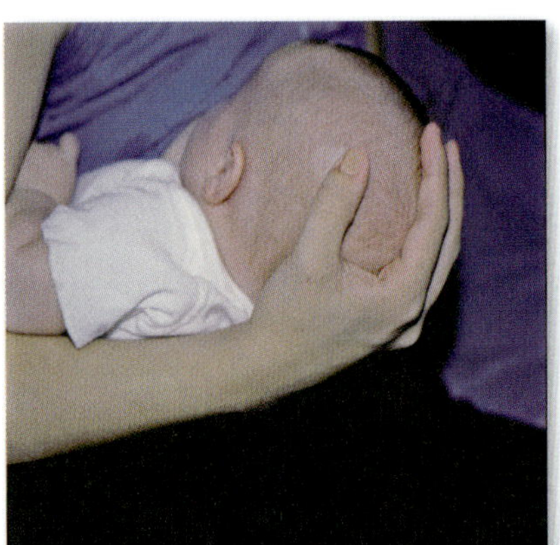

[사진 6-13] 머리가 앞으로 구부러지게 하는 머리에 있는 손을 치움

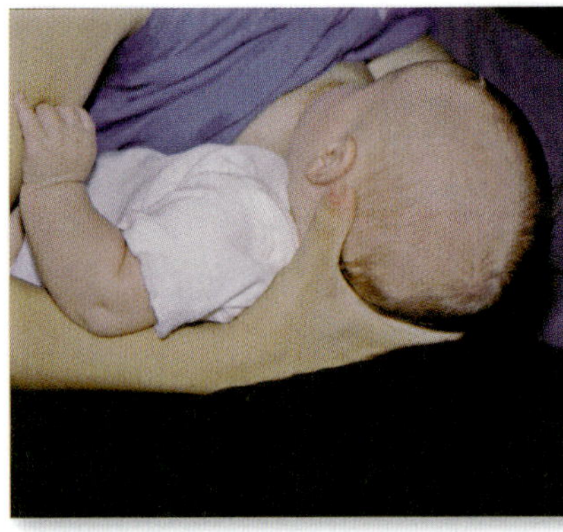

[사진 6-14] 개선된 손 위치가 머리를 굽히는 위험을 줄임

[사진 6-15]에 있는 엄마는 옆으로 누운 자세로 수유를 하고 있다.

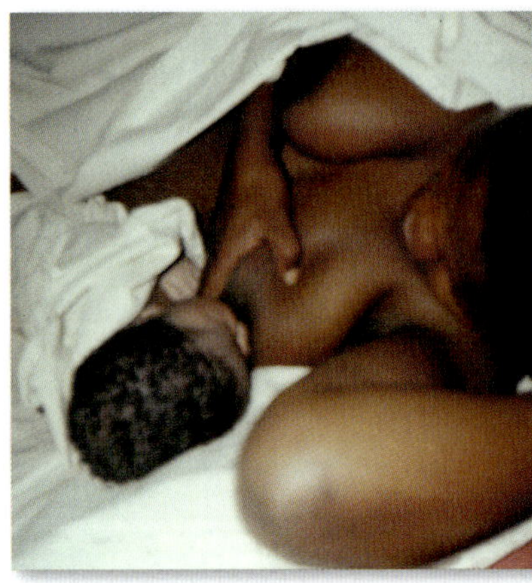

[사진 6-15] 옆으로 누운 자세

옆으로 눕는 자세의 이점은 엄마가 충분히 쉴 수 있다(Milligan, 1996). 회음 절개나 회음 열상으로 인한 통증, 치질로 인해서 옆으로 누운 자세로 엄마 젖을 먹이면 앉아서 먹이는 자세나 반쯤 기댄 자세로 먹이는 것보다 상처가 아무는 동안 충분한 휴식을 취할 수 있다. Lang(2002)은 옆으로 눕는 자세는 '장애가 있고 아기를 안을 수 없는 엄마'에게 도움이 된다고 한다. 저자들은 옆으로 누운 자세는 커다란 가슴을 가진 엄마에게 유용하다고 한다. 가슴의 무게를 침대가 지지를 한다. 자유로워진 엄마의 손이 아기가 젖을 물게 하는 데 도움을 준다. 엄마는 필요하다면 가슴을 크게 잡고 깊게 누르면서 아기가 충분히 먹을 수 있게 도와준다. 또한 젖 양을

늘려 주기도 한다.

과긴장증(hypertonic) 아기나 만지면 저항하는 과도하게 예민한(hypersensitive) 아기에게도 옆으로 누워서 수유를 하는 자세는 도움이 많이 된다. 아기는 덜 구속되는 것 같고, 잘 통제되는 것을 느낄 수 있는데, 전에 엄마 젖을 먹을 때는 레슬링 경기를 하는 것 같았던 아기라면 더욱 중요하다! 이전에 엄마 젖을 먹을 때 어려움을 겪었던 경험이 있는 아기에게 옆으로 누워서 먹이는 자세는 아기가 자신의 속도(own pace)로 엄마의 유방을 찾아가서 엄마 젖 먹는 것을 즐긴다. 아기가 스스로 엄마 젖을 찾아서 무는 것을 관찰하는 것은 모유수유가 적절히 수행되지 않는다고 느끼는 엄마에게 기운을 북돋아 주고 자신감을 주는 행위이다.

[사진 6-16]은 몸이 많이 돌아간 상태에서 옆으로 누운 자세(side-lying position)로 엄마 젖 먹이기를 하고 있다.

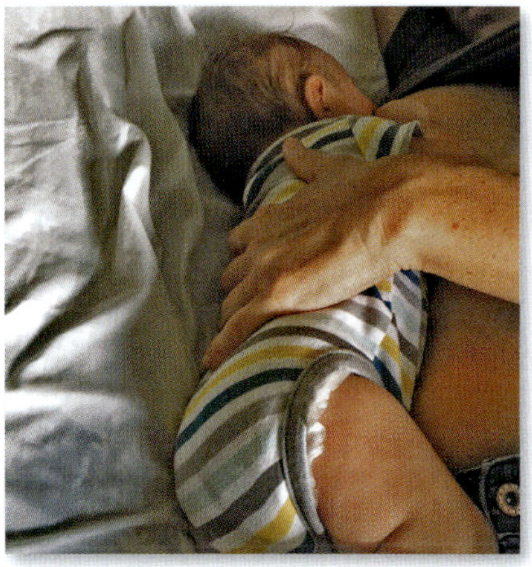

[사진 6-16] 옆으로 누운 자세에서 과도한 회전

이러한 자세는 엄마가 잠이 들면 아기가 질식할 수도 있다. 아기가 몸을 돌릴 경우에 돌면서 아기의 등이 바닥에 닿을 수 있어야 한다. 상담은 안전하게 잠들 수 있는 습관에 대해서 이야기해 주는 것이 중요하다.

[사진 6-17]은 제왕 절개 수술로 아기를 낳은 후, 늘어진 배 아래에 천을 대고 누워서 쉬고 있는 엄마의 모습이다.

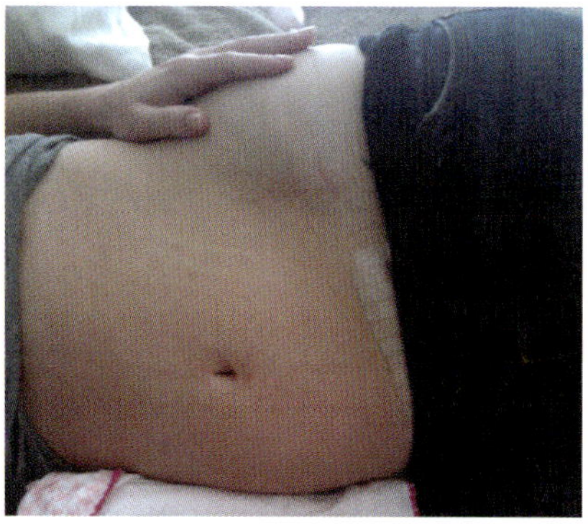

[사진 6-17] 제왕 절개 수술 후 복부 지지

누워서 수유하고 싶은 엄마들은 수술 후 상처의 통증으로 인해서 불편하지만 이것을 완화시키는 방법에 대해서 지원받지 못하고 있다. 옆으로 누운 자세는 수술로 아기를 낳은 엄마들이 회복하기에 적합한 자세이다. 수술로 아기를 낳은 엄마들은 우는 아기에게 수유를 함으로써 편안하게 해 주며 엄마도 휴식을 취할 수 있다. Howard(2004)는 "우는 아기를 진정시키기 위한 젖 물리기는 아주 효과적인 방법이며, 오랜 시간 동안 모유수유를 할 수 있는 기간을 늘려 주는 가장 효과적인 방법"이라고 설명한다.

[사진 6-18]은 캄보디아의 카린 부족의 엄마인데, 집에서 만든 슬링에서 아기에게 젖을 먹이고 있다. 아기는 자라면서 다양한 모유수유의 자세에 적응한다(Wynne Cougill이 제공한 사진).

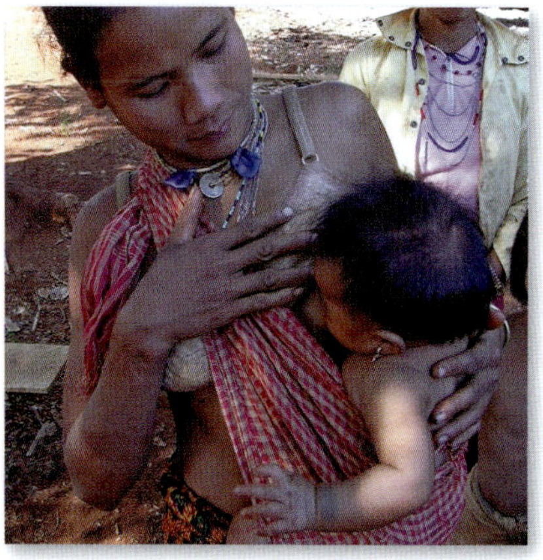

[사진 6-18] 좀 더 자란 아기를 집에서 만든
슬링에 안고 수유하기

[사진 6-19]는 다리를 벌리고 앉아서 수유하는 자세(seated straddle position)인데, 이 자세는 엄마의 젖 사출이 빠를 때 유용하다.

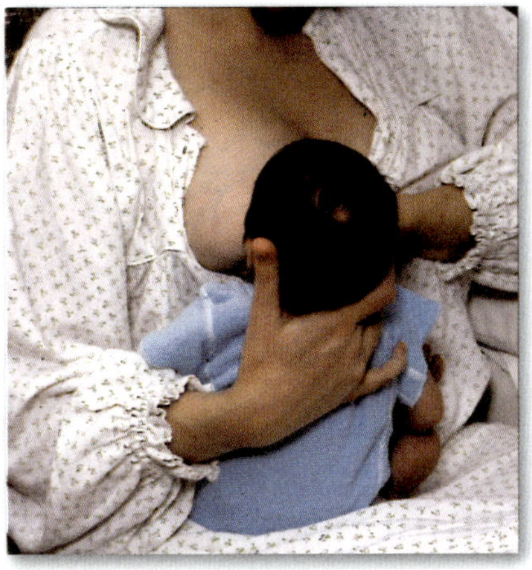

[사진 6-19] 다리를 벌리고 앉은 자세

이 방법은 구순열(cleft palate)이 있는 아기에게도 도움이 된다. 삼키기가 불편하거나 숨 쉬기를 힘들어하는 아기들에게 이 방법을 사용하면 사레(chocking)가 들리는 것을 줄여 줄 수 있다. 옆으로 누워서 수유하는 자세는 **기관연골연화증**(tracheomalacia-기관연골의 함몰)이 있는 아기의 머리를 뒤쪽으로 신전(extension)시켜서 먹일 수 있으므로 이런 아기에게 좋은 자세이다. 머리를 뒤로 약간 과장되게 신전된 상태(slightly hyper-extended head position)로 수유를 하면 기도를 오랫동안 열어 놓을 수 있게 된다(Wolf & Glass, 1992).

[사진 6-20]의 교차 요람식 자세는 짧은 팔, 큰 유방, 울혈이 심한 엄마에게 유용하다.

이것은 엄마의 한 손이 자유로워서 한 손으로 엄마의 유방을 잡고 있을 수 있기 때문이다. [사진 6-20]에서는 산모가 어떻게 자신의 손목으로 유방을 받치고 있는지를 볼 수 있다. 아기의 머리가 엄마의 손바닥 안에 놓여 있지만 나머지 한 팔로 아기의 목과 몸을 지지하여 아기를 엄마 쪽으로 가까이 당겨 안고 있다. 아기의 자세가 좋다면 아기의 양쪽 볼이 엄마의 가슴에 닿고 코는 살짝 들려 있어서 숨 쉬기가 편안하다. 양쪽 눈으로 엄마를 볼 수 있다.

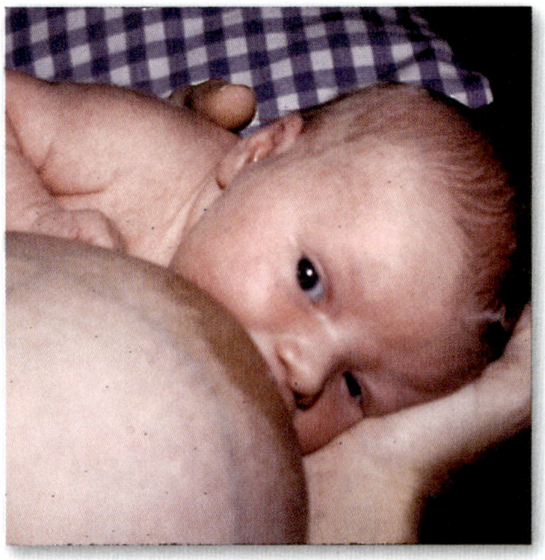

[사진 6-20] 교차 요람식 자세

[사진 6-21]은 큰 유방을 가진 과체중인 엄마이다. 아기를 테이블에 올려놓고 교차 요람식 자세를 취하고 수유를 하고 있다. 테이블은 아기를 편안하게 해 주고, 커다란 유방을 지지해 준다.

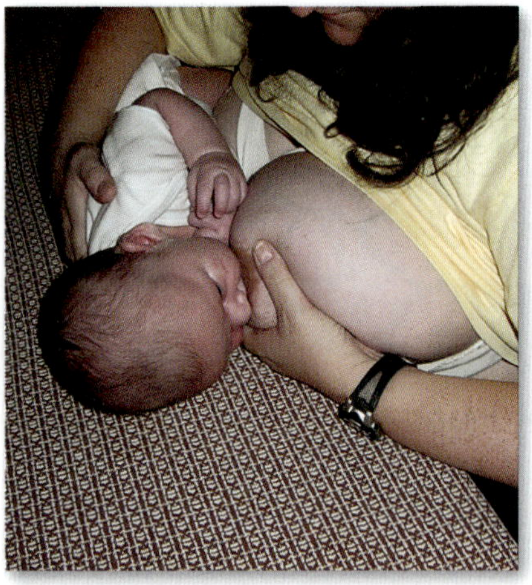

[사진 6-21] 테이블에 올려놓고 하는 교차 요람식 자세

교차 요람식 자세의 변형은 엄마가 수유쿠션 위에서 아기에게 젖을 먹이고, 아기는 고관절 교정기(hip brace)를 하고 있을 경우에도 도움이 된다([사진 16-19]). 어떤 아기들은 고관절이상형성(hip dysplasia)으로 교정기

를 처음 착용할 때는 다리의 불편함 때문에 젖을 잘 안 먹는 경우가 있다. 이럴 때는 익숙해질 때까지 기다리는 것이 좋다.

[사진 6-22]의 엄마는 출산 후에 회음절개부위열상을 입어서 봉합을 했다.

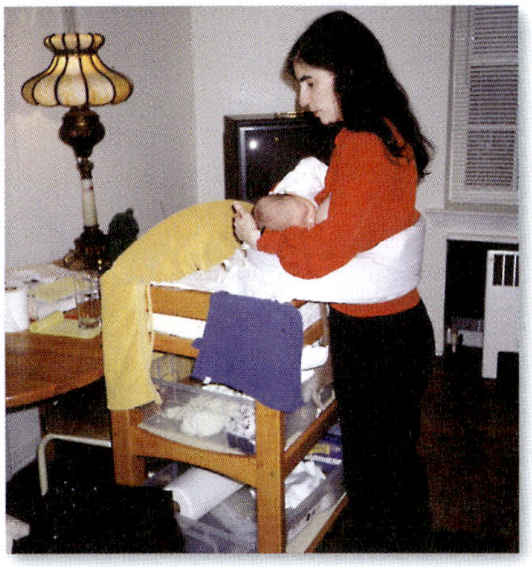

[사진 6-22] 서서 모유수유를 하기

엄마는 앉거나 눕는 것이 매우 고통스러웠는데 그것은 일 년 이상 지속되었다. 이 엄마의 수유상담가인 KH는 이 문제를 전에 같이 일했던 IBCLC동료인 Chris Mulford에게 늦은 밤에 연락을 했다. Chris는 예전에 허리통증을 앓았었고 서 있거나 누워 있는 것이 자신이 가장 편안한 자세임을 알고 있었다. Chris는 서서 수유할 것을 권했다. 엄마는 이 조언을 받아들이고, 수유쿠션을 허리에 감고 그 수유쿠션을 아기의 침대(기저귀 갈아 주는 침대일 수도 있음)에 올려놓고 수유를 했다. (침대의 높이는 엄마가 수유쿠션을 올려놓았을 때 너무 높거나 낮지 않아야 한다.) 엄마는 이렇게 하니까 높이가 적당하게 맞았다. 이 이야기는 엄마와 수유상담가가 같이 문제를 해결해 가는 과정을 보여 주는 예이다.

[사진 6-23]과 [사진 6-24]는 엄마가 아기를 잘 다룰 수 있을 때 하는 변형된 요람식 자세를 보여 준다.

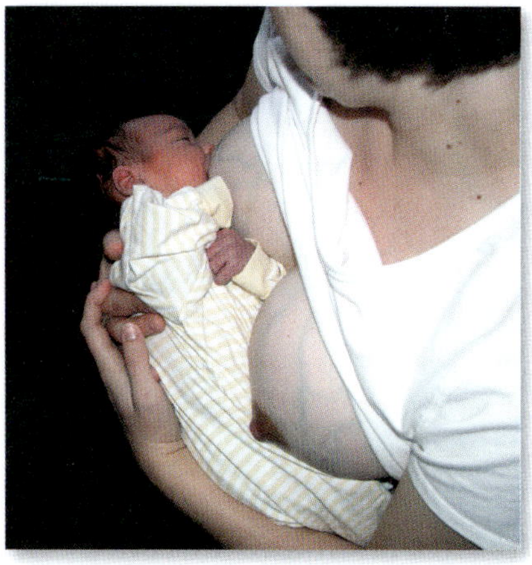

[사진 6-23] 작은 아기에게 맞게 수정된 요람식 자세

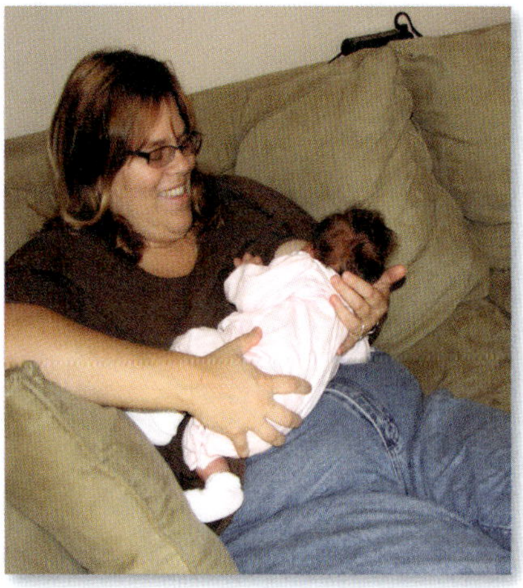

[사진 6-24] 좀 자란 아기에게 맞게 수정된 요람식 자세

이 자세는 엄마의 팔이 짧거나 아기가 매우 작은 경우에 유용하다. [사진 6-23]의 아기는 조산아인데 좋은 수유 자세가 아니다. 수유상담가는 엄마가 사용하고 있던 수유쿠션을 빼고 엄마의 양손을 이용하여 엄마의 팔 안쪽에 아기의 몸통을 어떻게 잡는지 알려 주었다. 엄마가 과체중인 경우를 보여 주는 [사진 6-24]는 엄마가 뒤로 반쯤 누워서(semi-reclined) 손바닥으로 아기의 엉덩이와 어깨를 받치고 아기의 체중을 반쯤 기댄 엄마 쪽으로 오게 했다.

모유수유 교과서들은 유방을 잡는 방법에 대해서 자주 언급한다. [사진 6-25]는 엄마가 '가위잡기(scissors)'라는 방법을 이용하여 자신의 가슴을 잡는 것을 보여 준다.

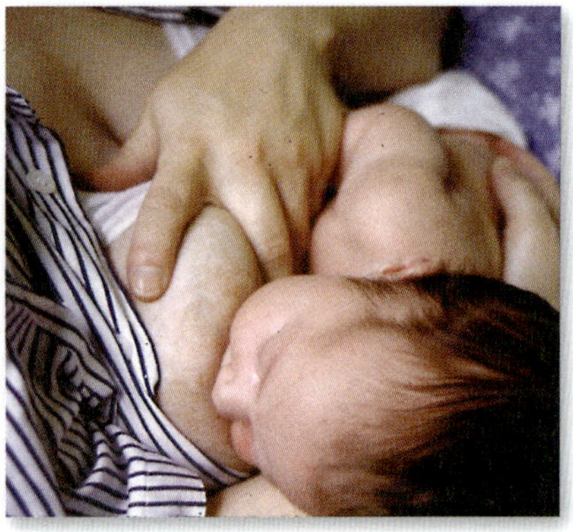

[사진 6-25] 가위잡기

많은 책에서 이러한 방법을 권장하지는 않는다. 왜냐하면 이 사진은 모유수유가 예술로 표현될 때 자주 묘사되며, 어떤 엄마들은 모유수유의 '규칙(rules)'을 모르면서 본능적으로 이러한 자세를 취한다. 가위잡기는 산모의 손가락이 길면 효과가 있다. 이 사진 속 엄마는 손가락이 길어 보인다. 수유상담가는 엄마들에게 그 방법이 효과적이면 그것을 꼭 수정할 필요는 없다고 한다.

[사진 6-26]는 엄마들이 집에만 있지 말고 세상 속으로 나와서 모유수유를 할 수도 있다는 다양성을 보여 준다. 이 사진 속 엄마는 생후 3개월 된 아들과 함께 농산물 직판장에 와서 판매대 사이를 왔다 갔다 하면서 모유수유를 하는 것을 보여 준다.

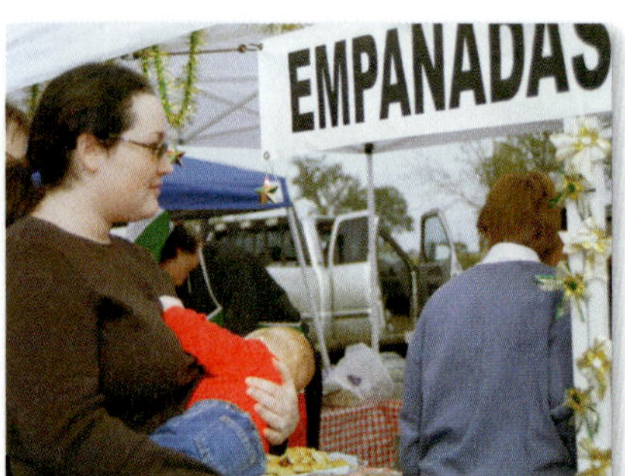

[사진 6-26] 걸으면서 모유수유를 하기

아기들이 자라면서 모유수유를 하는 자세나 방법에 대해 테크닉이 늘어나고 넓어진다. [사진 6-27]은 생후 5개월 된 아기인데, 엄마가 아기와 함께 자신만의 방법으로 모유수유를 하는 자세를 보여 준다.

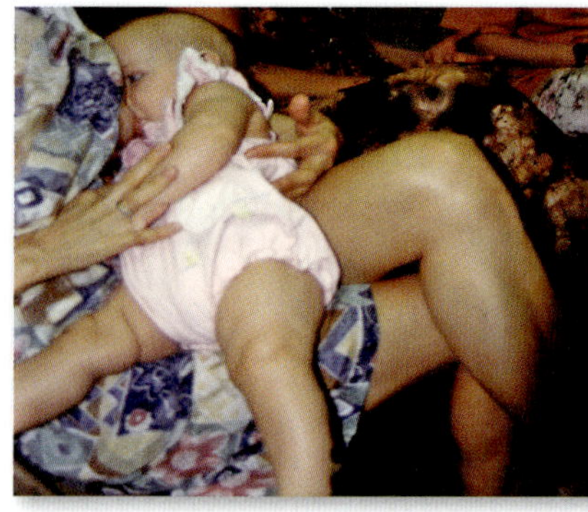

[사진 6-27] 스스로 자세를 잡는 생후 5개월 아기

젖 물리기의 사진(Visual Images of Latch)

젖 물리기는 엄마의 유방을 아기의 입으로 끌어당기는 아기의 행동이다. [사진 6-28]은 엄마가 신생아를 안고 있고, 아기의 턱은 엄마의 유방에 닿아 있다. 아기는 손으로 엄마의 유방을 잡고 있다(Genna, 2010).

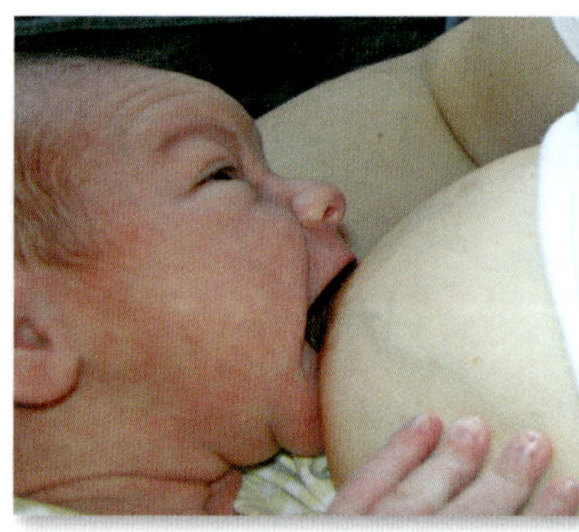

[사진 6-28] 턱이 유방에 닿음

[사진 6-29]의 엄마는 유두에 통증을 가지고 있다.

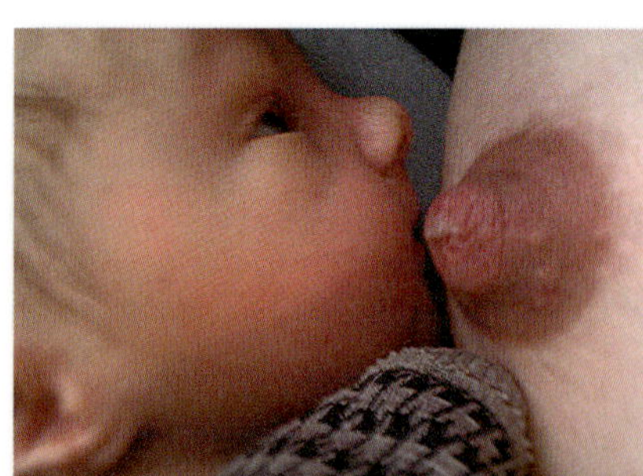

[사진 6-29] 불량한 영아의 방향
-유두 주름에 주목

수유상담가는 아기에게 젖을 물리지 않을 것을 부탁하였다. 유두 표면에 보면 가로지르는 상처가 있다. 유두가 찝히는(pinched) 것은 여러 가지 요인이 있다. 다음과 같은 것들이 포함되지만 모두 다 그런 것은 아니다. 안 좋은 수유 자세, 짧은 설소대, 아기가 너무 세게 빨았을 때 등이다. 수유상담가는 짧은 설소대는 제외시켰으며, 엄마의 젖 공급에는 문제가 없어 보였다. 그러나 정확한 측정도구가 없기 때문에 아기가 빠는 압을 측정하는 것은 쉽지가 않다. 이 사진은 수유상담가가 관찰한 것을 보여 주는 것이다. 엄마는 젖을 먹일 때 유두의 앞에 아기의 코보다는 아기의 입이 오게 하는 자세를 하고 있다. 이러한 불편한 자세(malalignment−정상 자세는 아기가 젖을 먹을 때는 아기의 턱이 엄마의 유방 아래에 닿고, 아기의 코는 엄마의 유두에 오게 해야 아기가 깊게 물 수가 있다)는 턱을 닫게 해서 유두가 찝힌 모양을 하게 한다. 이러한 작은 교정 후에 엄마의 유두 동통은 줄어들었고, 유두는 치유되었다.

[사진 6−30]에서처럼 아기의 코가 엄마의 유두에 닿게 하면 아기는 머리를 살짝 기울이면서 턱을 엄마의 유방으로 가져간다. 이 사진은 유두가 아기의 구개를 향해 있는 것을 보여 준다.

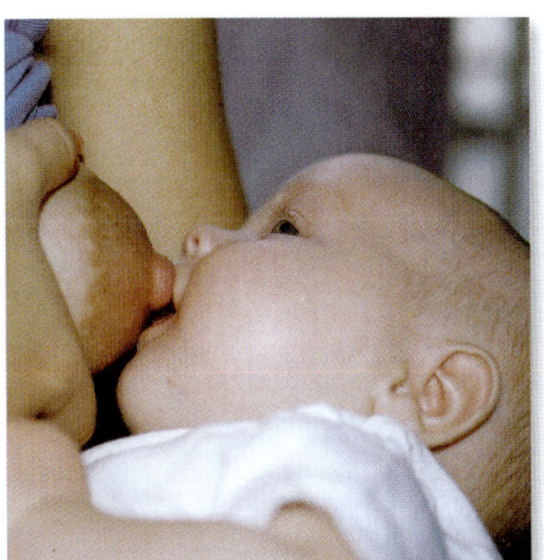

[사진 6−30] 젖꼭지를 입천장 방향으로 기울이기

[사진 6−31]에서는 엄마가 아기를 끌어당겨서 어깨를 잘 지지하고서 수유를 하고 있다.

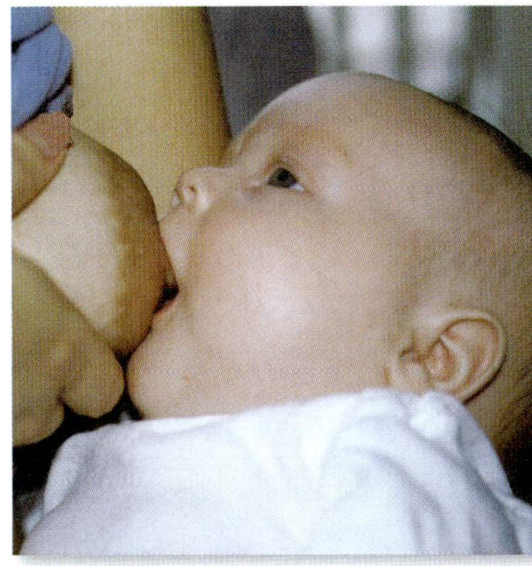

[사진 6−31] 어깨를 잡고 아기를 가까이 안기

아기가 젖 물기를 순서대로 해서 엄마 젖을 잘 물었을 때, [사진 6−32]에서 보면 엄마의 유륜을 비대칭적으로 물고 있음을 알 수 있다.

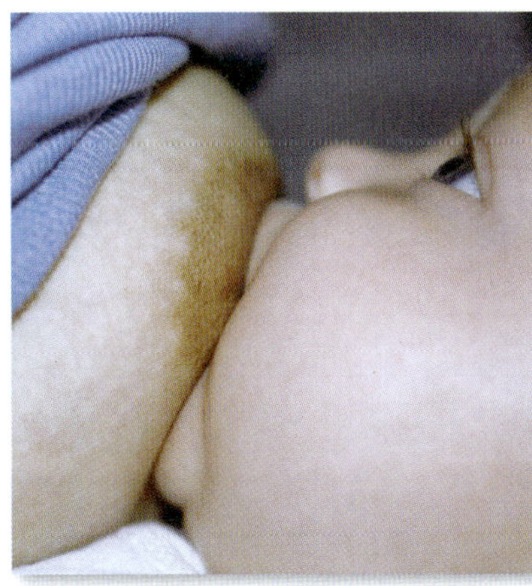

[사진 6−32] 비대칭적인 젖 물리기

유륜의 어두운 부분이 아래에서보다 위에서 많이 보이며, 이것이 좋은 젖 물리기의 자연스러운 방법이다. 아기의 코는 엄마의 가슴으로부터 떨어져 있고, 턱은 엄마의 가슴에 바짝 붙어 있다. 이런 자세가 되어야 아기의 호흡을 방해하지 않으며, 턱이 넓어지며, 방해받지 않고 삼킬 수 있다. 이러한 자세(젖을 잘 삼키고 숨을 잘 쉴 수 있는 자세)를 하기 위해서는 아기의 머리는 뒤로 살짝 젖히는데, 이렇게 되면 아기는 엄마의 눈을 잘 볼 수 있게 된다. 얼굴을 마주 보는(En face) 시선은 유대감을 형성하는 기회를 제공한다.

어떤 수유상담가는 [사진 6-33]에서 보여 주는 '샌드위치(sandwich) 잡기법(Wiessinger, 1998)'으로 젖 물기를 어려워하는 아기들을 도와주는데, 편평유두나 유방의 울혈이 심할 때 도움이 된다. 몸이 약한 아기들은 엄마가 수유 내내 유방을 들고 있거나 눌러 줄 수도 있다. 다른 아기들은 젖 물기가 잘될 때까지만 도와주기도 한다.

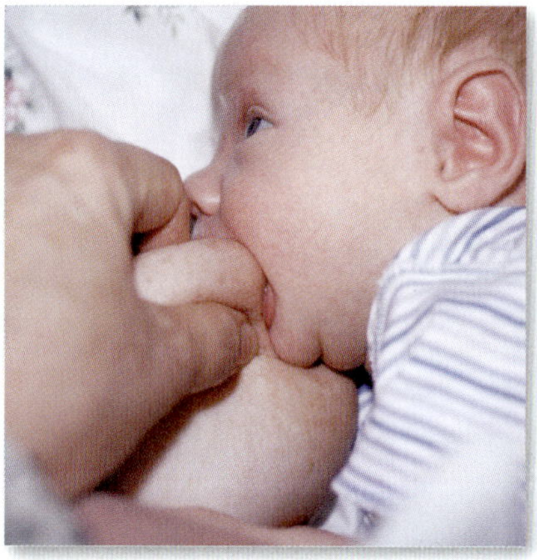

[사진 6-33] '유방 샌드위치'는 아기가 젖을 무는 것을 도움

부모들이 아기들의 신체 언어(body language)를 잘 알아들을 수 있으면 아기들이 엄마 젖을 잘 물고 젖을 잘 먹게 도와줄 수가 있다. [사진 6-34]에서처럼 아기는 눈을 크게 뜨고, 깨어 있는 상태에서 입을 크게 벌린다.

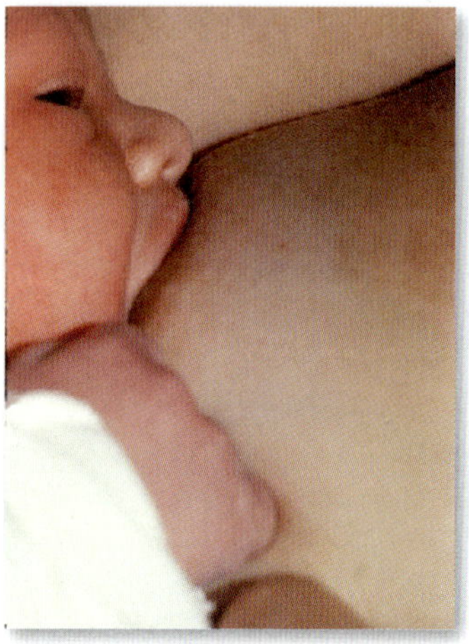

[사진 6-34] 수유의 시작, 꽉 쥔 주먹

아기는 왕성하고 리드미컬하게 열심히 엄마 젖을 빨고는 잠깐 쉰다. 일반적으로 한두 번 더 적극적으로 엄마 젖을 빤 후에 아기는 눈을 감는다. 어떤 아기들은 엄마 젖에서 입을 떼거나 잠이 들 때까지 계속 빨기도 한다. 아기가 잘 성장하고 있다면 엄마는 아기의 속도대로 따라가면 된다.

[사진 6-35]에서 아기는 눈을 감고 있다. 아기의 주먹이 펴지기 시작하는데, 이것은 Springuel(1994)이 말하는 아기가 충분히 먹고 있다는 증거이다.

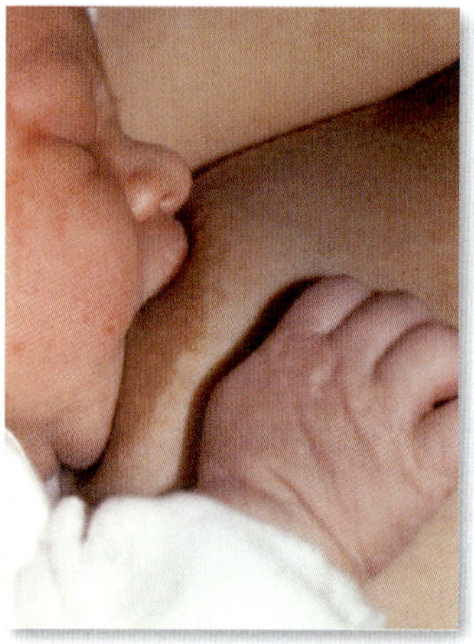

[사진 6-35] 서서히 이완함

[사진 6-36]에서는 아기의 손이 훨씬 더 부드러워졌다.

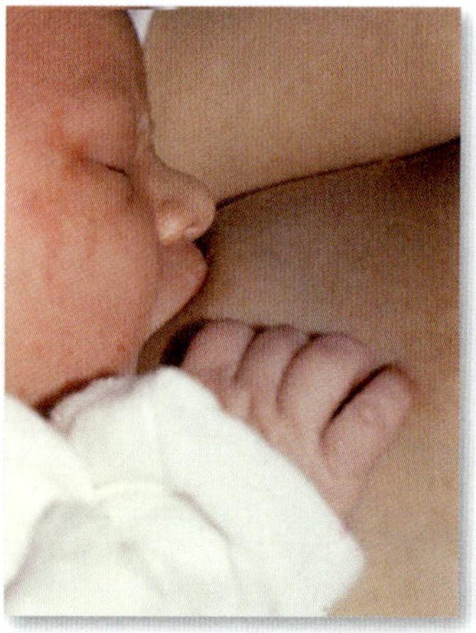

[사진 6-36] 편안한 손

아기의 부모들은 충분히 먹고 수유 사이에 쉬는 시간이 점점 더 길어지고 있는 것을 알 수 있다. 어떤 엄마들은 이 시기에 수유를 끝내고 싶어 하기도 한다. 그러나 이 시기는 수유에 있어서 매우 중요한 시기이다. 유방이

부드러워지면서 지방이 많은 젖이 늘어나는 시기이다. 아기가 스스로 엄마 젖 먹기를 끝낸다면 수유가 더욱 만족스러워지고 '안정적(settled)'이 될 수 있다.

[사진 6-37]은 모유수유를 잘 끝낸 모습을 보여 준다.

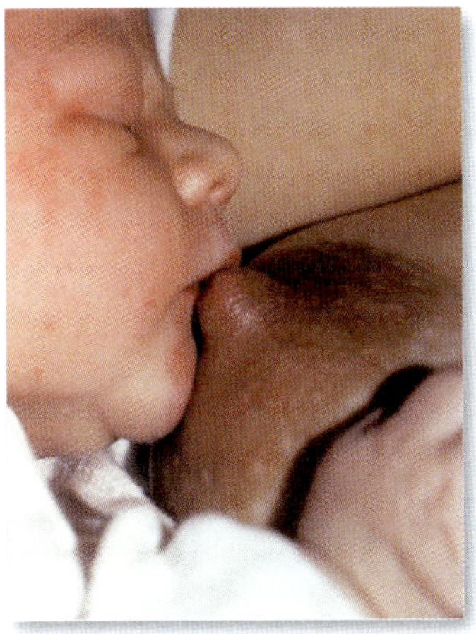

[사진 6-37] 아기가 유방을 놓음

아기 스스로 젖에서 떨어졌으며, 엄마의 가슴에 부드럽게 손을 올린 채로 완전히 이완된 것처럼 보인다. 유두는 둥근 모양을 하고 있다. 이러한 모양이 나타내는 것은 아기가 유두를 압박하지 않고 잘 물었다는 것을 보여 준다. 이러한 수유가 끝나고 난 후 아기와 엄마는 이러한 경험에 만족스러워 한다.

[사진 6-38]은 엄마의 가슴에서 젖 물기가 잘 안 되는 아기를 보여 준다.

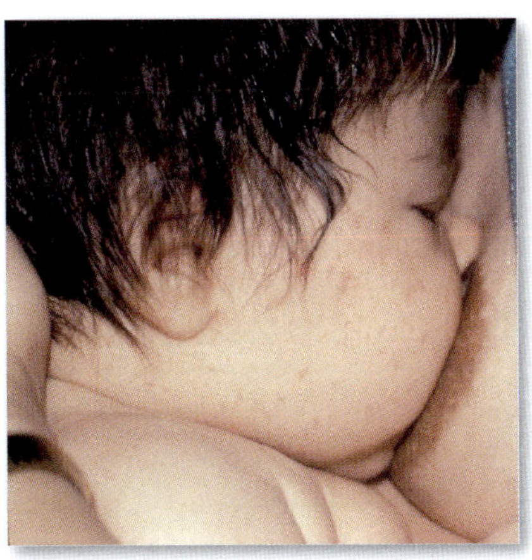

[사진 6-38] 흉부에 너무 가까이 붙은 턱
-얼굴이 묻힘

아기의 코가 엄마의 가슴속으로 밀려 들어가 있으며, 아기의 턱은 아기의 가슴에 붙어 있고, 엄마를 볼 수 있는 시야가 가려져 있다. 이러한 경우는 아마도 사진에서는 보이지 않는 엄마의 손이 아기의 머리 뒤를 밀고 있기 때문일 수도 있다. 아기의 머리 뒤를 누르는 압력 때문에 목이 구부러지고, 숨 쉬는 것과 삼키는 것 모두를 방해할 수 있다.

[사진 6-39]의 아기는 잘못된 젖 물리기를 볼 수 있도록 옆으로 살짝 돌려졌다.

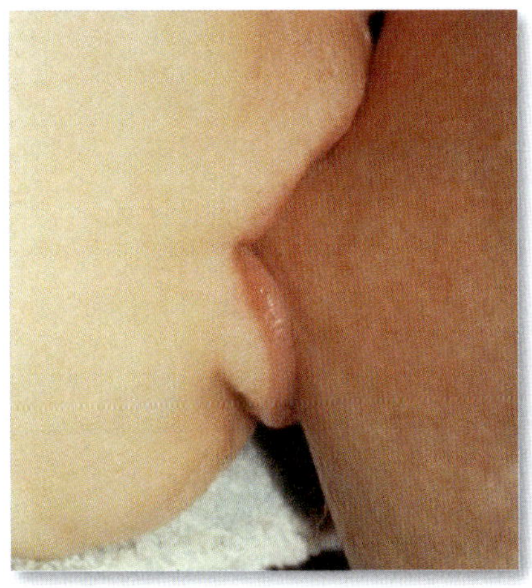

[사진 6-39] 유방에서 너무 멀리 떨어진 턱
-턱이 유두 축에서 닫힐 것임

아기의 아래턱이 엄마의 가슴과 너무 멀리 떨어져 있다. 이렇게 아기의 아래턱과 엄마의 가슴이 멀리 떨어져 있으면 아기의 턱이 닫히게 되므로 엄마의 유두가 길어진 모양(shaft of the nipple)을 한다. 이것은 가슴에 통증을 발생시키고 젖 이동이 잘 안 되게(아기가 충분히 먹을 수 없게) 한다. 유두는 아기의 입에서 찝힌 모양을 하거나 '교정용(orthodontic)' 공갈 젖꼭지나 새로 산 립스틱처럼 한쪽이 편평한 모양을 할 것이다.

[사진 6-39]의 엄마는 큰 유륜을 가지고 있다. 엄마는 '유륜이 아기의 입에 충분히 들어가게' 하라는 충고를 따르고 있는 것 같다. 유륜의 크기는 매우 다양하다. 엄마들에게 아기의 입술이 엄마의 유륜을 모두 덮을 수 있도록 물리라고 말하는 것은 잘못된 것이며, 이것이 아기

의 아래턱의 위치를 잘못되게 할 수 있다. 수유상담가는 엄마들이 아기에게 젖을 물릴 때 엄마가 볼 수 있는 것은 유륜의 위쪽 반만 볼 수 있다는 것을 기억해야 한다.

체중 증가가 느린 [사진 6-40]의 아기는 엄마의 긴 유두를 얕게 물고 있다. 아래턱보다는 위턱에 중점을 두고 물고 있다.

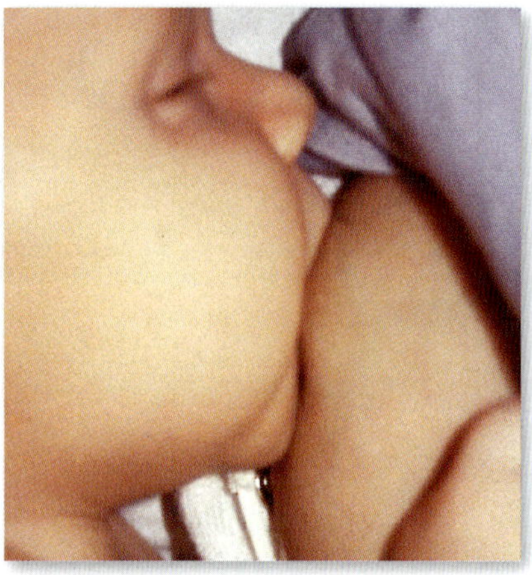

[사진 6-40] 얕은 젖 물기
-침체된 수유의 영향

이러한 유두를 가진 엄마는 이 유두가 구역질 반사를 일으키지는 않지만 아기의 작은 입에는 너무 길어서 유두의 끝만 물고 젖을 먹을 수 있다. 구부러진 유두를 볼 수 있다.

이렇게 쉽게 눌리는 유관인데, 유두를 구부려서 먹으면 젖의 흐름이 막힐 수 있다(Geddes, 2008; Morton, 1992). [사진 6-40]의 아기는 젖을 물자마자 눈을 감고 있다. 수유 초기의 이러한 것들은 수유의 효과를 저하시키거나 모유수유 시 아기가 충분히 먹을 수 없다(모유 이동이 저조하다). 수유상담가는 아기의 체중을 체크하거나 기저귀 숫자를 체크해야 하는데 이것은 매우 중요하다. 비효과적인 빨기가 계속 진행되게 두는 것보다 엄마는 아기에게 다시 젖 물리기를 시도하고, 모유의 이동을 증가시키기 위해서(아기가 좀 더 잘 먹을 수 있도록) 엄마 젖을 눌러 주어야(compress) 한다. 또는 모유수유를 중단하고 젖을 충분히 유축을 해서 아기에게 수유보충기를 통해서 에너지와 성장을 위해서 엄마 젖을 보충해 주어야 한다.

[사진 6-40]의 아기 엄마는 아기의 몸 전체를 좀 더 가까이 당기고 아기가 엄마 젖을 물 때 유두뿐만이 아니라 유방 조직을 감싼 상태에서 아기 턱의 닫힘이 일어나도록 교육을 받았다. 긴 유두를 가졌지만 이런 효과적인 자세 교정은 아기가 엄마 젖 물기를 잘하게 한다. 좋은 젖 물기를 할 때 아기는 많은 젖(아기는 체중 측정으로 확인됨)을 먹을 수 있다. 엄마는 아기의 이러한 변화된 수유 행동을 확인할 수 있다. 아기는 눈을 뜨고 수유 활동에 더 적극적인 것으로 보인다. 아기는 수유 시에 규칙적으로 삼키는 소리를 들을 수 있었다. 며칠 내에 아기는 출생 시 체중을 회복하였고, 계속해서 잘 성장하였다.

[사진 6-41]의 아기는 몸무게가 늘지 않고 엄마의 유두는 갈라져 있다.

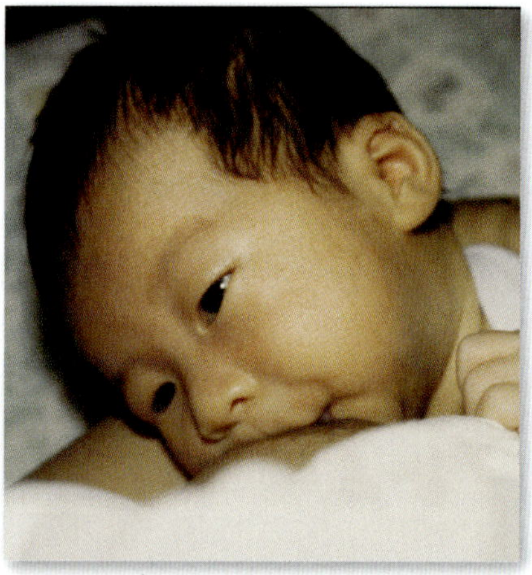

[사진 6-41] 입술이 안으로 말려들어 감
-좁은 입의 벌림과 볼의 보조개

아기의 윗입술은 말려들어 가 있다(roll in). 아기 입의 각도는 매우 좁다-올바르지 못한 젖 물기가 문제이며, 아기는 모유 섭취가 부족하였다.

입술을 안으로 마는 것은 유방 조직에 찰과상을 입힐 수 있으며, 저조한 구강의 안정성(poor oral stability)의 표시가 될 수 있다. 모유수유를 하는 동안 아기의 입술은 엄마의 가슴이 아기의 입 안에서 빠져나오지 못하게 잡고 있는 역할을 하고 진공상태를 유지한다. 정상적이라면 입술은 너무 느슨하지도(흘러내리는 모유–spilling milk) 너무 조이지도 않게 이완된 상태로 유방에 있어야 한다.

아기가 조산이거나, 몸이 약하거나, 몸이 말랐거나 하면 감소된 볼의 피하지방 패드(fat pads)가 입 모양을 유지시키는 능력을 감소시킬 것이다. 그런 경우에 아기는 엄마의 유방을 놓치지 않기 위해서 허우적거릴 것이다. 아기는 입술에 많은 압력을 넣어서 이를 보상하려고 할 수 있다. 수유가 잘 안 되는 아기를 평가할 때는 이러한 입술의 긴장이 감소되어 있는지, 증가되어 있는지도 같이 평가해야 한다(Wolf & Glass, 1992). 아기가 잘 자라고 있다면, 즉 성숙(maturation)과 성장(growth)이 이러한 문제를 해결해 준다. 엄마는 아기가 입 속에 가슴을 물고 있는 것이 어렵지 않도록 유방을 받쳐 주는 것이 좋다. 아기가 충분히 먹고 성숙할 때까지 모유 공급량을 유지하고 아기의 섭취를 보호하기 위해서 일시적인 유축과 보충 수유가 필요하다.

[사진 6–42]의 아기는 오직 유두만 물고 있다.

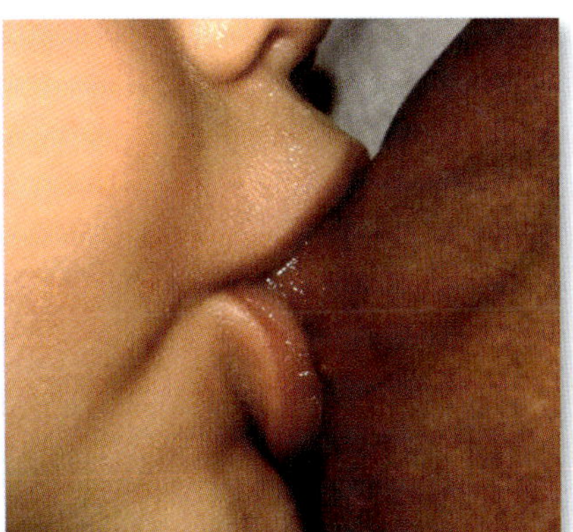

[사진 6–42] 좁은 입 벌림
–입가의 각도에 주목함

아기는 입을 작게 벌리고, 턱은 눌려 있으며, 유두의 축은 내려가 있고, 이러한 것은 유두가 찝힌 결과를 초래한다. 엄마는 통증이 있고, 젖 양이 늘지 않고 있다. 아기의 볼과 턱 그리고 엄마의 가슴과의 거리에 주목해 보자. 아기의 볼과 턱은 엄마의 가슴에 직접 닿아야 한다.

[사진 6–43]에서는 찝힌 유두를 나타낸다. [사진 6–44]는 '교정용' 공갈 젖꼭지나 새로 산 튜브 모양의 립스틱 모양을 닮은 찝힌 유두를 보여 준다.

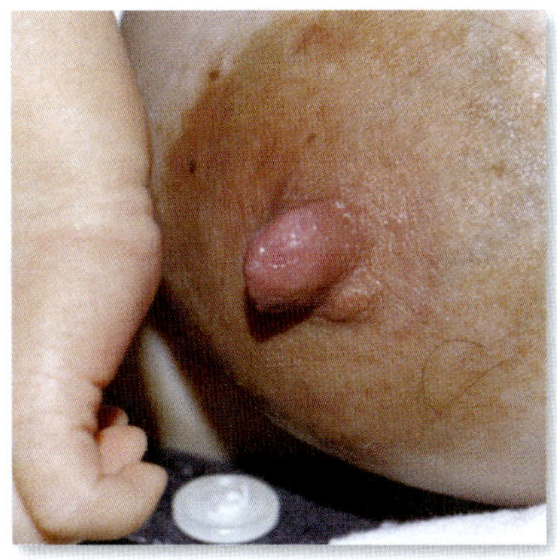

[사진 6–43] 찝힌 유두
–그림자의 각도에 주목함

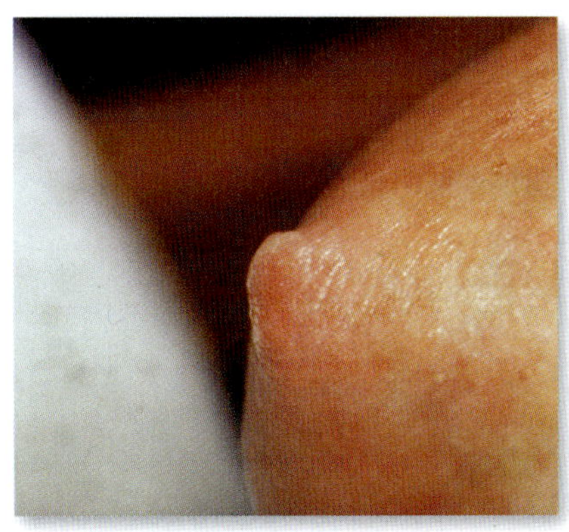

[사진 6–44] 유두 표면의 각도

아기가 유두의 끝만 물게 되면 아기의 턱과 혀의 압력으로 특징적인 주름 모양을 유두에 형성한다. 아기의 입에서 나온 유두 모양을 보면 젖 물기에 대한 정보를 알 수 있다.

[사진 6–45]는 생후 24시간 된 아기인데 아기가 엄마 젖을 잘 물며 입의 각도가 아주 넓다.

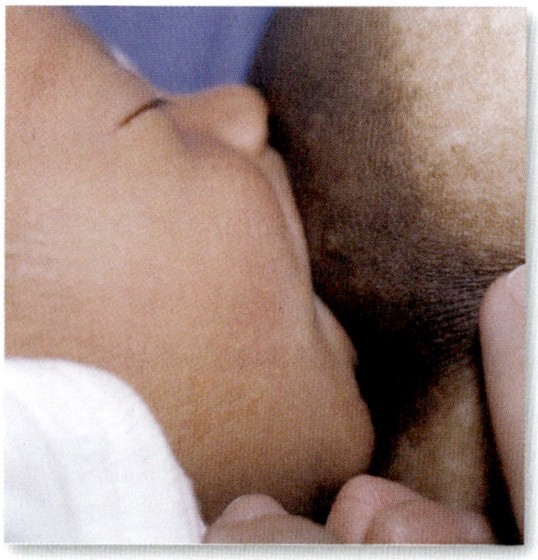

[사진 6-45] 젖을 잘 문 신생아
-넓은 입 벌림 각도에 주목함

이 아기의 경우는 150도 정도 된다. 어떻게 유방에 턱이 닿는지, 어떻게 코가 막혀 있지 않은지 알 수 있다. 좋은 젖 물기는 수유하는 동안 통증이 없다. 아기의 입에서 나온 유두는 [사진 6-46]에서처럼 뒤틀어지지 않아야 한다(유두의 모양은 수유를 시작했을 때와 끝났을 때 변화가 없어야 한다).

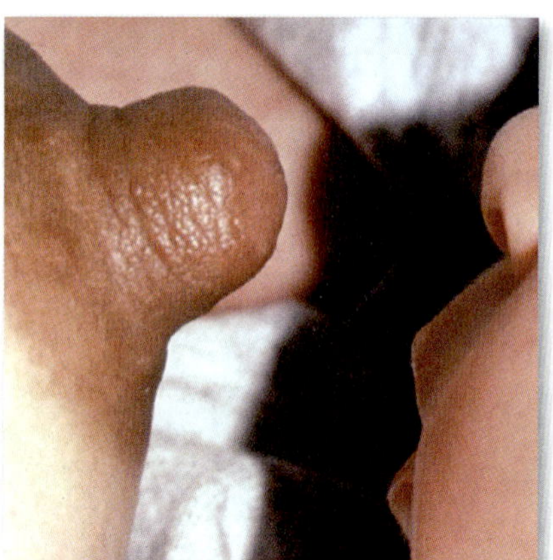

[사진 6-46] 모유수유 후 변형되지 않은 유두

올바른 수유가 끝났을 때 유두의 위치는 처음 수유를 시작했을 때처럼 아기 코의 맞은편에 있어야 한다.

참◇고◇문◇헌

Colson S. Does the mother's posture have a protective role to play during skin-to-skin contact? *Clinical Lactation* 2014; 5(2):41-50.

Colson S. Maternal breastfeeding positions: have we got it right? *The Practising Midwife* 2005; 8(11):29-32.

Colson SD, Meek JH, Hawdon JM. Optimal positions for the release of primitive neonatal reflexes stimulating breast-feeding. *Early Human Development* 2008; 84(7):441-449.

Crenshaw JT, Cadwell K, Brimdyr K, et al. Use of a video-ethnographic intervention (PRECESS Immersion Method) to improve skin-to-skin care and breastfeeding rates. *Breastfeeding Medicine* 2012; 7(2): 69-78.

Ferrarello D, Carmichael T. Sudden unexpected postnatal collapse of the newborn. *Nursing for Women's Health* 2016; 20(3):268-275.

Geddes DT, Kent JC, Mitoulas LR, et al. Tongue movement and intra-oral vacuum in breastfeeding infants. *Early Human Devlopment* 2008; 84(7):471-477.

Genna CW, Barak D. Facilitating autonomous infant hand use during breastfeeding. *Clinical Lactation* 2010; 1:15-20.

Grube M, Keitel-Korndorfer A, Bergmann S, et al. Breast-feeding in obese versus normal-weight German mothers of various socioeconomic status. *Journal of Human Lactation* 2016; 32(3):546-550.

Hoover K. Latch-on difficulties: a clinical observation. *Journal of Human Lactation* 2000; 16(1):6-10.

Hoover KL. Maternal obesity: problems of breastfeeding with large breasts. *Women's Health Report: A dietetic practice group of the American Dietetic Association* 2008; 6:10.

Howard C, Lanphear N, Lanphear B, et al. Variations in parental comforting practices and breastfeeding duration. Abstract for the 9th Annual Meeting of the Academy of Breastfeeding Medicine, Oct 20–25, 2004, in *ABM News and Views* 2004; 10(S):31–32.

Kent JC, Ashton E, Hardwick C, et al. Nipple pain in breastfeeding mothers: incidences, causes and treatments. *International Journal of Environmental Research and Public Health* 2015; 12(10):12247–12263.

Klaus M. Mother and infant: emotional ties. *Pediatrics* 1998; 102(5): 1244–1246.

Milligan RA, Flenniken PM, Pugh LC. Positioning intervention to minimize fatigue in breastfeeding women. *Applied Nursing Research* 1996; 9(2):67–70.

Mohammed H, Sevil H, Abbas H, et al. Comparison of breast crawl between infants delivered by vaginal delivery and cesarean section. *Breastfeeding Medicine* 2016; 11(6):305–308.

Morton J. Ineffective suckling: a possible consequence of obstructive positioning. *Journal of Human Lactation* 1992; 8(2):83–85.

Poets A, Steinfeldt R, Poets C. Sudden death and apparent life–treatening events in term infants within 24 hours of birth. *Pediatrics* 2011; 127(4):869–873.

Rassmussen KM, Lee VE, Ledkovsky TB, et al. A description of lactation counseling practices that are used with obese mothers. *Journal of Human Lactation* 2006; 22(3):322–327.

Redstone F, West J. The importance of postural control for feeding. *Pediatric Nursing* 2004; 30(2):97–100.

Springuel E. Empowering parents while you educate them about breastfeeding. Conference presentation. The Lactation Consultant in Private Practice Workshop. Philadelphia, PA. 1994.

Thach BT. Deaths and near deaths of healthy newborn infants while bed sharing on maternity wards. *Journal of Perinatology* 2014; 34(4): 275–279.

Thompson R, Kruske S, Barclay L, et al. Potential predictors of nipple trauma from an in–home breastfeeding programme: a cross–sectional study. *Women Birth* 2016; pii S1871–5192(16):00005–6.

Uvnas–Moberg K, Widstrom AM, Marchini G, et al. Release of GI hormones in mother and infant by sensory stimulation. *Acta Paediatrica Scandia* 1987; 76(6):851–860.

Uvnas–Moberg K, Handlin L, Petersson M. Self–soothing behaviors with particular reference to oxytocin release induced by non–noxious sensory stimulation. *Frontiers in Pyschology* 2015; 5:1529.

Varendi H, Porter R, Winberg J. Does the newborn baby find the nipple by smell? *Lancet* 1994; 344(8928):989–990.

Wiessinger D. A breastfeeding teaching tool using a sandwich analogy for latch–on. *Journal of Human Lactation* 1998; 14(1):51–56.

Widstrom AM, Lilja G, Aaltomaa–Michalias P, et al. Newborn behavior to locate the breast when skin–to–skin: a possible method for enabling early self–regulation. *Acta Paediatrica* 2011; 100:79–85.

Widstrom AM, Ransjo–Arvidson B, Christensson AS, et al. Gastric suction in healthy newborn infants: effects on circulation and developing feeding behavior. *Acta Paediatrica Scandia* 1987; 76:566–572.

Wolf R, Glass L. *Feeding and Swallowing Disorders in Infancy*. Tucson, AZ: Therapy Skill Builders, 1992; pp. 120–121.

CHAPTER 7

편평유두와 함몰유두

(Flat and Inverted Nipple)

신생아가 젖 물기를 위해서 애를 쓰거나, 유방을 거절할 때 엄마는 아기에게 거절당하는 기분이 든다고 말한다. 이러한 과정은 모유수유가 위험해지는 것뿐만 아니라 아기와의 애착 형성 과정에도 문제가 있을 수 있다. 그러므로 아기가 엄마 젖을 거부하는 이유를 이해하는 것이 중요하다. 정보를 주고, 안심시키는 말을 해 주고, 효과적인 사례관리가 있다면 이야기해 주고, 시간이 지남에 따라 교정될 수 있으며, 직접 모유수유를 할 수 있을 때까지 엄마 젖을 먹을 수 있다.

편평하거나 들어간(함몰) 유두가 젖 물기에 영향을 미치고 엄마의 유방을 거절할 수 있다(Flat and Inverted Nipples Impact Latch and May Result in Breast Rejection)

수유 생리학의 개척자인 의학박사 Mavis Gunther는 편평하거나 함몰된 유두를 가진 엄마의 아기는 엄마 젖 물기를 할 때 '무관심(apathetic)'해진다고 설명하였다(1955). 노벨상을 수상한 동물학자인 Konrad Lorenz에 의해 표현된 행동 각인에 대한 아이디어를 기반으로 Gunther는 새로 태어나는 아기들은 다른 어린 동물들과 마찬가지로 특정 감각과 자극의 패턴을 접할 것을 기대하고 태어난다고 주장한다. 이러한 조기(early) 자극은 아기의 젖 물기와 연관되는데, 이것은 아기의 생존과 관계되기 때문이다. 만약에 예상되는 신호가 불분명하거나 존재하지 않는다면 아기는 정상적인 젖 먹는 행동을 방해받을 수 있다.

Gunther의 이론은 아기들이 태어날 때 아기의 구강 속으로 당길 수 있는 만큼 탄력적으로 늘어나는 유두 조직과 만나게 될 것이라고 예상한다. 정상적인 유두 조직의 탄력성은 유축하는 동안에 관찰된다. 모유수유를 하는 아기의 입 안에서 유두의 모양을 눈으로 볼 수 있는 초음파 검사에서 보면 아기가 빨아들이는 엄마 유두가 아기 입의 연구개와 경구개가 만나는 접합점(hard/soft palate junction: HSPJ)까지, 즉 접합점에서 5mm이내로까지 늘어난다는 것을 확인할 수 있다(Geddes, 2008; Jacobs, 2007; Ramsay, 2005).

Elad(2014)는 고화질 초음파를 이용하여 3D 생물물리학적인 기계를 만들었다. 이 기계는 아기들이 엄마 젖을 먹을 때 압력을 이용한다는 것과, 음압을 이용하여 엄마의 유두와 유륜을 아기 입으로 끌어들인다는 것을 알고서 만들어졌다. 이 연구에서는 아기의 혀와 턱이 아래로 움직일 때는 엄마의 젖꼭지가 아기의 목구멍 근처 안쪽으로 이동하고, 엄마의 젖꼭지를 경구개 쪽으로 압축하기 위해서 아기의 혀와 아래턱이 위로 움직이면 입 밖을 향해서 이동하는지 설명한다. Elad가 관찰한 HSPJ(경구개와 연구개의 정점)에서 움직이는 젖꼭지 끝의 가동(운동) 범위는 약 3.7mm였다.

임상의들은 아기들이 엄마의 유두가 편평하거나 함몰인 경우를 만났을 때는 노선이 끊어지는(short circuit) 것과 같다는 것을 알게 되었다. 꼿꼿하게 서 있는 유두의 신호가 없거나 늘어나지 않는 유두 조직을 만났을 때, 아기들은 그다음에 무엇을 해야 할지 모르게 된다. 아기들은 머리를 뒤로 젖히면서 흔들고, 힘을 주고, 엄마 가슴에 머리를 부딪히거나, 아기들의 손으로 유두를 친다. 어떤 아기들은 소리를 지르기도 한다. 어떤 아기들은 그냥 잠만 잔다. 엄마는 말하기를 "아기들이 유방이 들어간 자신의 입을 어떻게 다물어야 하는지 알지 못하는 것 같다."고 한다. 엄마는 아기가 모유수유를 좋아하지 않는 것 같다고 말하며, 엄마의 가슴을 싫어하고, 엄마의 젖 또는 엄마 자체를 거부하는 것 같다고 말한다.

엄마를 도와주는 수유상담가는 편평하거나 함몰된 유두의 존재는 모유수유의 문제(특히, 유두 동통의 가능성) 위험성을 증가시키며, 엄마가 필요로 하는 관리의 수준을 높여야 한다는 것을 인지해야만 한다(Kent, 2015).

편평유두와 함몰유두는 아기에게 저조한(poor)한 결과를 가져온다. Cooper(1995)는 5명의 아기들이 모유수유로 인한 심각한 탈수와 나쁜 영양상태를 확인하였다. 5명 중 3명의 아기 엄마가 함몰유두를 가지고 있었다. 교육 수준이 높고, 높은 동기부여를 가지고 있는 엄마들도 편평유두나 함몰유두를 가지고 있는 경우, 출산 당일, 3일째, 7일째에 최적화되지 못한 수유 행동과 수유 시작이 늦어지는 결과를 가지고 온다(Dewey, 2003). 편평하거나 함몰된 유두를 가진 엄마의 아기들은 체중이 적절하게 증가하고 있는지 면밀한 추후 관리를 해야 한다.

늘어난 유두가 아기의 입 속으로 들어가는데 '늘어나는 감각(trigger sensation-trigger는 방아쇠라고 하는데 근육학에서는 근육이 통증을 일으키는 원인이 되는 근본적인 곳을 의미한다.)'이 부족할 뿐만 아니라, 아기가 편평유두나 함몰유두에서는 왜 그렇게 허우적거리는지에 대한 다른 이유가 있을 것이라고 생각한다. Ramsay(2005)의 유방해부학의 초음파 연구에서 유두의 유관은 부드러운 압력에도 쉽게 눌리고 압축된다는 것이 밝혀졌다. 아기들이 편평유두나 함몰유두를 만나게 되면, 이를 보상하기 위해 유두를 끌어당기려고 너무 높은 흡인을 시도함으로써 유관이 압축되고 막히게 된다. 그 결과로 모유의 흐름이 나빠져서 아기를 좌절하게 만들고, 엄마의 유방은 울혈이 증가하게 된다.

유두-유륜 복합체의 울혈과 과도한 유두 부종 관리(Managing Engorgement and Excess Edema in the Nipple-Areola Complex)

울혈, 그 자체가 늘어나지 않는 유두를 더 납작하게 만드는 원인이 되므로 좌절의 순환이 시작된다. 수유상담가는 편평하거나 함몰된 유두 관리 계획을 세우는 것과 함께 울혈과 과도한 부종 관리 계획을 세워서 수유하는 엄마를 도와주어야 한다.

두 개의 논문에서 유두 가까이에 생기는 체액의 부종을 관리하기 위해서 사용되는 마사지 기법에 대해서 설명하였다. 유두-유륜 복합체에 있는 부종을 멀리 이동시키는 것이 유두 신장성을 잠깐 동안이라도 개선시킨다(Miller, 2004). Cotterman(2004)은 이러한 기법을 역압력 연화법(Reverse Pressure Softening: RPS-압력을 빼서 부드럽게 해 주는 기법)이라고 부른다. 이 기법은 잠시 동안 부종이 줄어들게 해 주지만, 즉시 아기를 엄마의 가슴에 데리고 가서 아기에게 젖을 물리면 가슴이 부드러워질 수 있다. 유축기를 사용하여 과도하게 있는 모유를 비워 주기도 한다. 그러나 유축을 함으로써 유두-유륜 복합체에 부종이 생기기도 하지만, 엄마는 울혈이 감소될 때까지 자주 멈추어서 마사지를 해 주어야 한다.

유두 탄력성과 유두 혼란(Nipple Elasticity and Nipple Confusion)

늘어나지 않는 유두 조직을 가진 엄마들의 아기는 젖병의 꼭지를 주었을 때 안도의 반응을 보일 수 있다. 젖병의 꼭지는 편평하거나 함몰된 젖꼭지보다 훨씬 더 큰 자기 수용적(proprioreceptive) 자극을 처리하기 때문에 모든 반응을 이끌어 낸다. Gunther(1955)는 이러한 대체적인 상황을 '슈퍼-사인(super-sign)'이라고 불렀고, Woolridge(1996)는 '슈퍼-정상적인 자극(supernormal stimulus)'이라고 불렀다.

젖병 꼭지의 슈퍼-사인에 한번이라도 노출되고 나면, 엄마의 유두가 늘어나거나 부드러워지는 게 개선되지 않는 한 아기는 엄마의 유방을 거절할 수 있다. 이런 경우에는 엄마의 가슴은 젖병 꼭지의 더 자극적인 신호나 빠르고 쉽게 나오는 젖의 흐름과 '경쟁(compete)'할 수 없다(한 번이라도 젖병을 사용하게 되면 아기는 젖병의 빠른 흐름을 더 좋아하게 된다). Cronenwett(1992)와 많은 임상의는 아기들이 어려움 없이 엄마의 가슴에서 쉽게 젖을 먹거나 젖병으로 먹는 것을 목격하였다. 다른 전문가들은 아기들이 태어나자마자 젖병에 노출되면(먹게 되면) 모유수유에 실패하게 되고, 이러한 유방 거부의 원인이 '유두 혼동(nipple confusion)'이라고 비난하였다(Newman, 1993).

유두 혼동에 대한 연구에서 검사되지 않은 교란 변수는 엄마의 유두 신장성에 관한 것이다. 만약에 엄마가 잘 늘어나는 유두와 잘 구분되는(서 있는) 유두를 가지고 있다면, 그들의 아기는 젖병을 일찍부터 사용하더라도 유두 혼동을 일으키지는 않을 것이다.

'유두 혼동'이라는 용어의 정의와 그 존재 자체에 대해서 많은 논란이 있다(Dowling, 2001). 일부 수유상담가들은 임상적 정의를 제안하였다(Neifert, 1995). 이들은 **선호**(preference)와 **기능장애**(dysfunction)를 구분하는 것이 중요하다고 강조하였다. 많은 숙련된 임상의는 젖병에 익숙해진 아기들을 엄마의 가슴으로 오게 하는 것을 어려워하지 않는다. Garbin(2013)은 젖병으로 먹고 있는 짧은 설소대가 있는 아기가 설소대를 자르는 수술을 하고 나서 엄마 젖을 즉시 먹는 것을 보고하였다. Garbin은 "이러한 결과는 엄마 젖을 잘 못 먹는 것이 '유두 혼동'이 아닌 짧은 설소대 때문이다."라고 결론지었다.

'혼동'은 구강 구조의 부적합이나 엄마의 신체 문제, 근육의 긴장저하증, 질병, 또는 부상과 같은 다른 문제에 의해서든지 간에 기능적으로 모유수유를 할 수 없는 아기들을 지칭하는 적절한 용어는 아니다. 이러한 적절하지 않은 용어는 자신의 아기가 적당하게 먹지 못하고 있다고 생각하여 유일한 해결책으로 젖병으로 먹이는 엄마들에게 그 책임을 미묘하게 전가시키고 비난한다.

편평유두 관리(Management of Flat Nipples)

유두 신장성은 단순히 시각적으로 평가될 수 없다. 수유를 하는 엄마나 수유상담가는 유두 기저부의 2cm 뒤쪽까지 손으로 꾹 눌러 봐야 한다. 유두가 밖으로 뒤집어 지거나, 더 편평해지거나, 또는 더 짧아져서 안으로 들어갈 것이다([사진 9-29]와 [사진 9-30]). 엄지와 검지 사이에 유륜과 유두를 잡고 끌어 올려서 유두의 신장성(탄력성)을 평가한다. 이상적인 것은 유륜 조직에 약간의 '늘어남(stretch)'이 있는 것이다.

비만인 여성에 있어서는 가슴이 크거나, 과도하게 유륜 주변에 있는 지방조직들이 유두를 더 편평하게 만들 수 있다(Jevitt, 2007). 일부 여성들은 출산 후 초기에 전신 부종으로 인해서 일시적으로 유두가 편평해지는 것을 경험하기도 한다. 심한 유방 울혈은 많은 엄마에게 유두-유륜 복합체의 탄력성과 신장성을 급속하게 감소시킴으로써 일시적으로 편평한 유두가 되기도 한다.

손을 사용하여 젖을 짜거나, 유축기를 사용하여 유축을 하거나, 역압력으로 부드럽게 하거나, 잠시 동안 차가운 것을 가슴에 올려놓거나 하면 가슴에 부종이 감소되고 부드러워져서 아기가 쉽게 엄마 젖을 잡을 수 있게 된다. 차게 하는 것(cold compresses)은 산후에 차게 하는 것을 피하는 문화적인 것을 고려해야 한다. 차게 하는 것은 유관의 지름을 축소시킬 수 있으므로 유축하기 전에 유축기의 깔때기(flange)를 잠시 동안 따뜻하게 만든 후에 유축을 하면 젖이 잘 나오게 해 준다(Kent, 2011).

[사진 7-1]은 편평유두를 보여 준다.

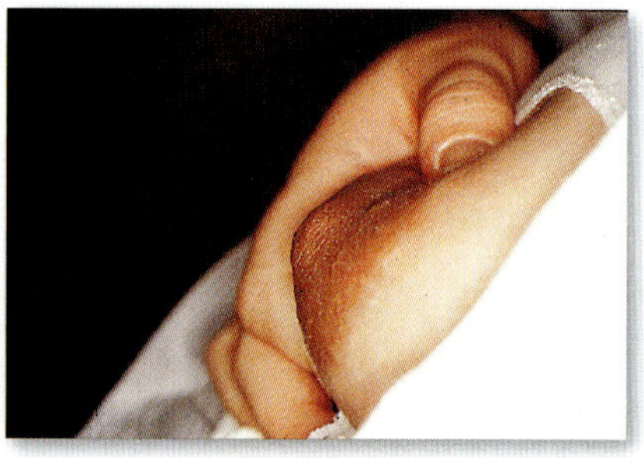

[사진 7-1] 편평유두

엄마가 가슴을 누를 때에도 유두가 확실하지가 않다. 몸이 크고 빨기가 왕성한 아기는 일반적으로 효과적인 빨기를 하기 때문에 편평유두를 밖으로 끄집어 낼 수 있는 경우도 있다. 만약에 아기가 약하고, 작고, 미숙아이고, 아프고, 짧은 설소대가 있고, 또는 다른 이유로 기능이 손상된 경우와 떨어진 체력과 편평하거나 함몰된 유두가 결합되면 모유수유 문제를 자주 일으킨다. 찻잔 잡기(teacup hold)와 샌드위치 잡기법 같은 변형된 기법이 엄마의 가슴을 잡으려고 애쓰는 아기에게 엄마 젖을 더 잘 잡게 모양을 만들어 준다.

[사진 7-2]에서는 엄마가 유두의 경계를 더 뚜렷하게 만들기 위해서 유방조직을 뒤쪽으로 당긴다. 이것은 샌드위치 잡기법의 변형이다. 가슴을 얇게 만들어서 아기 입의 양옆으로 벌어진 것과 같은 두께로 엄마 젖을 만들어서 아기에게 물리면(샌드위치 잡기법) 아기가 효과적으로 빨기 시작할 수 있도록 도와줄 수 있다([사진 6-33] 참고).

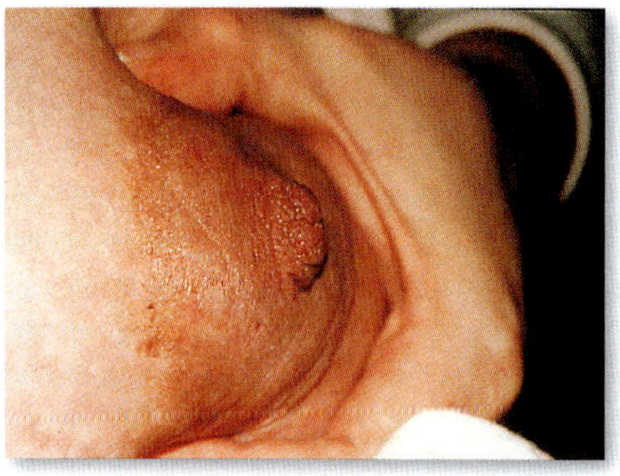

[사진 7-2] 샌드위치 기법

[사진 7-3]은 아기 엄마가 자신의 편평유두를 잡고 있는 사진인데, 이것은 '찻잔 잡기' 또는 '들어간 유두 잡기'라고 불린다. 때때로 엄마는 아기가 젖을 물 수 있도록 가슴을 쐐기 모양으로 만들어 준다. 엄마나 수유상담가는 잡고 있던 가슴을 놓기 전에 아기가 잘 빨 수 있도록 계속해서 손가락으로 집어 올린(pinched-up) 상태를 유지하고 있어야 한다.

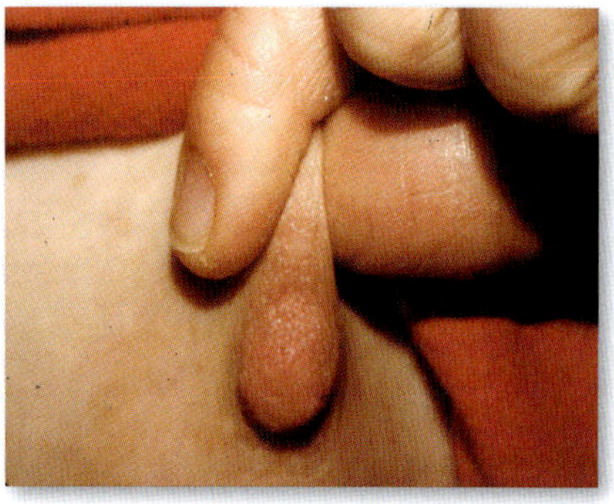

[사진 7-3] 찻잔 잡기 또는 함몰된 것을 잡아당겨 유두 잡기

함몰유두를 가진 엄마에 대한 관리 (Managing the Mother with Inverted Nipples)

유두에는 유관, 감각신경말단 그리고 평활근섬유가 포함되어 있다(Lawrence & Lawrence, 2016). 이러한 조직은 아기의 입으로 들어갈 만큼 충분히 늘어나서 정상적인 아기의 빨기와 모유를 추출한다. 초음파 기술의 발달은 아기의 빨기 기전에 대한 우리의 이해를 향상시켰다. Geddes(2016)는 아기가 영양적 빨기(nutritive sucking: NS) 때는 혀를 아래로 움직이고, 혀가 내려가는 가장 낮은 지점에서 아기 입 안의 진공이 최고조가 된다고 보고하였다. 혀가 내려갈 수 있는 가장 먼 지점까지 내려가면 유두가 팽창되고 연구개와 경구개의 접합점(hard-soft palate junction)을 향해서 살짝 움직인다.

심각한 함몰유두는 선천적 결함이며, 이러한 경우는 드물다. 그러나 Alexander(1992)는 임신한 여성들 중 많게는 약 10%가 늘어나지 않는 유두를 가지고 있는 것으로 추정한다. Park(2014)은 한국의 폐경 전 여성 234명으로 구성된 연구에서 '다시 들어간(retracted-함몰된)' 유두를 가진 여성이 11.2%가 되는 것을 확인하였다. 이 연구에는 연령, 출산 경력, 수유 경험이 다른 여성들을 포함했으며, 모유수유를 하는 기간이 유두 신장성이나 'projection-돌출'에 중요한 요인임을 발견하였다. 12개월 이상 모유수유를 하는 동안 '유두의 변화는 유의미한 요인'이었다.

유두 덮개(breast shells)와 같은 장치를 과거에는 편평유두나 함몰유두가 확인된 임신한 여성들에게 사용을 권하였다. Alexander는 유두 덮개를 사용하거나 호프만 유두 운동 같은 유두를 늘리기 위한 산전 요법들이 중요한 가치가 있는 것을 발견하지 못했다고 말했다.

McGeorge(1994)는 산전에 유두를 늘리는 도구들을 조사하였고, 어떤 것들은 임상적인 이익이 있는 것이 발견되었다. 시중에서 구입할 수 있는 것이거나 집에서 만든 유두를 밖으로 뒤집기 할 수 있는 외번기는 함몰유두를 가진 여성들을 지원하기 위해서 만들어졌으나, 편평유두나 함몰유두를 가진 엄마의 유두를 늘리기 위해서 너무 공격적으로 사용할 경우에는 가슴에 멍이 들거나 유선염이 생기게 할 수도 있다. 엄마들은 이 도구를 부드럽게 사용해야 하고, 통증이 있거나, 반복적인 유두 조작은 피해야 한다.

Lawrence와 Lawrence(2016)는 함몰유두에는 유관의 개수가 적거나, 심하게 함몰된 경우에는 기형적인 유관이 있다고 말한다. 함몰유두의 미용적 외관을 교정하고, 유두가 접힌 곳에 생길 수 있는 만성적인 염증 주머니와 감염을 완화시키기 위해서 수술을 하기도 한다.

일부 여성들의 유두는 쉬고 있을 때는 함몰인 것처럼 보이지만, 유두의 기저 부위를 손으로 누르거나 또는 아기가 빨거나 유축기로 유축하는 동안에는 잘 뒤집어진다(들어간 부위가 나오게 된다). 이와는 반대로 보기에는 유두가 나와 보이지만 아기가 먹거나 만지면 다시 편평해지는 유두도 있다([사진 9-29]와 [사진 9-30]). 만약에 아기가 엄마 유두를 물고 압축을 시작할 때 유두가 함몰된다면, 아기는 좌절하고 어떻게 엄마 젖을 물어야 할지 알 수가 없다.

[사진 7-4], [사진 7-5] 그리고 [사진 7-6]은 가만히 있거나, 누르는 동안, 그리고 뒤로 당길 때 앞으로 나오는 함몰유두를 보여 준다.

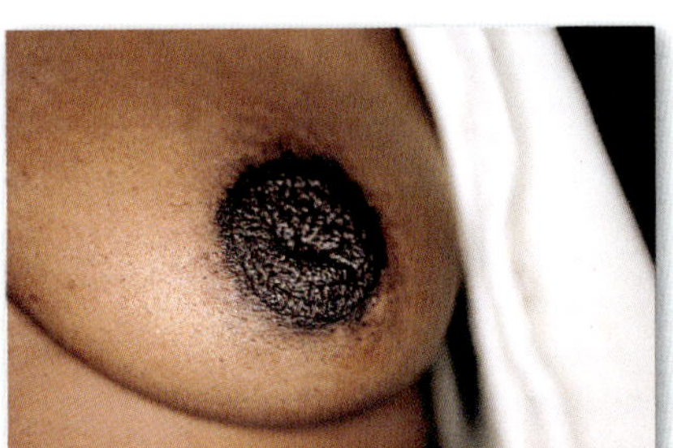

[사진 7-4] 휴식 시의 함몰유두

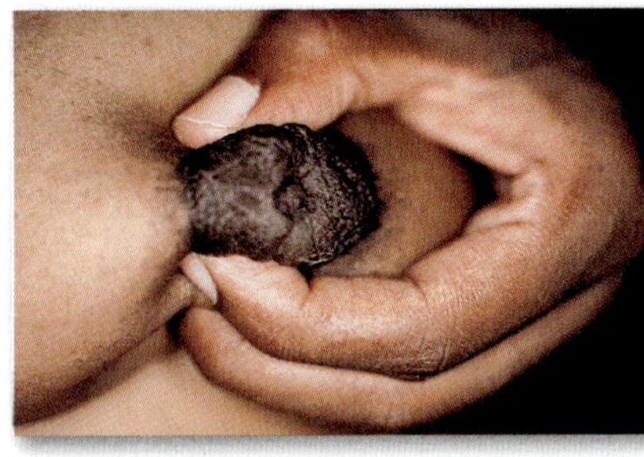

[사진 7-5] 눌렀을 때 함몰되는 유두

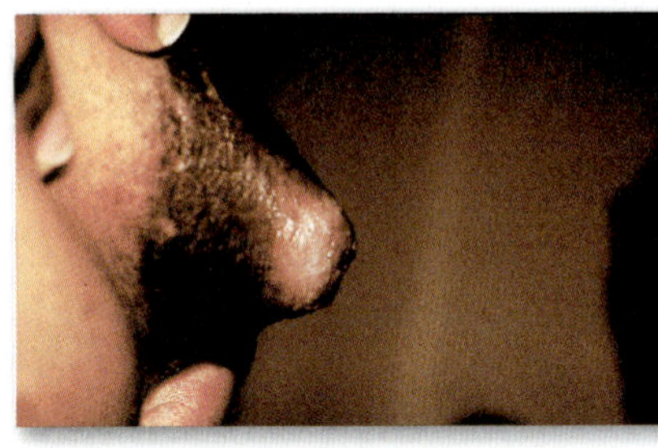

[사진 7-6] 산모가 유륜 조직을 뒤로 당긴 후의 함몰유두가 나온 모양

이 엄마는 첫 두 자녀에게 모유수유를 할 수 없었지만, 아기들을 위해서 여러 달 동안 모유를 유축하였다. 엄마는 국제인증수유상담가(IBCLC)의 도움으로 셋째 아기는 직접 모유수유를 할 수 있었다.

유두의 늘어남은 더 오랫동안 모유수유를 하거나 유축을 하면서 변하기 때문에 수유상담가는 함몰유두를 가진 여성들에게 모유수유를 하기 위한 노력을 계속하도록 장려할 수 있다. 그리고 정서적으로 지지해 주는 것이 매우 중요하다.

움푹 들어간 유두(Dimpled Nipples)

움푹 들어간 유두는 유두의 조직이 안으로 접혀 들어가서 붙어 있는 모양을 한 함몰유두의 한 가지 형태이다. 이러한 유두는 모유수유를 고통스럽게 할 수 있다. [사진 7-7]의 엄마는 가슴에서 유축을 방금 마쳤다. [사진 7-8]은 같은 엄마의 유두인데, 유축을 마친 2분 후에 원래의 움푹 들어간 유두의 모습으로 되돌아간 것을 보여 준다.

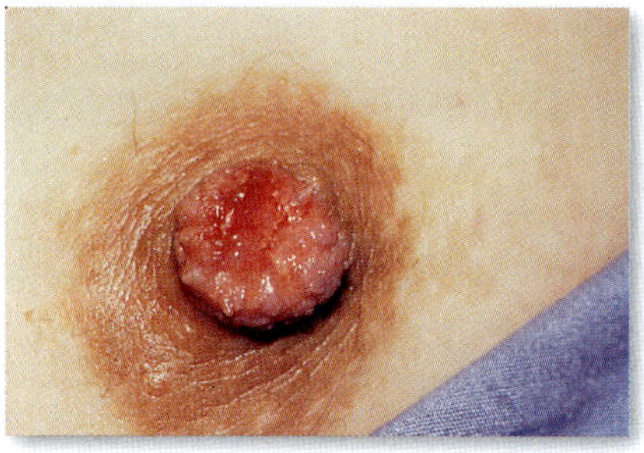

[사진 7-7] 유축 직후 오목해진 유두

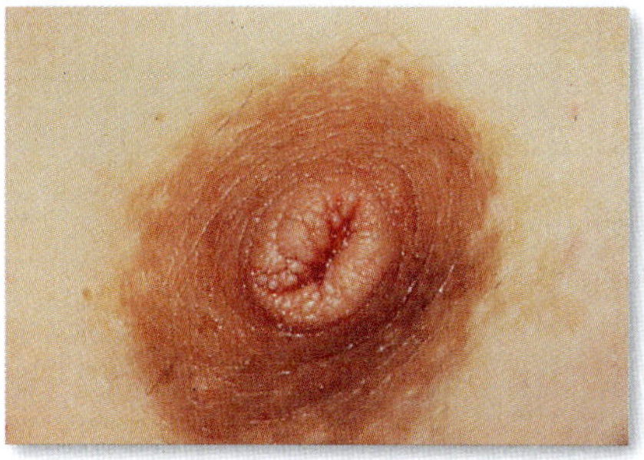

[사진 7-8] 유축 후 2분이 지났을 때 안으로 당겨 들어간 오목한 유두

이 여성의 경우에는 처음으로 직접 모유수유를 하고 유축하기 위해서 붙어 있던 유두를 밖으로 잡아당겼다. 이렇게 들어가 있는 유두는 밖으로 나와 있는 유두보다 정상적인 양의 햇빛, 공기, 옷으로부터 받는 마찰들로부터 자극이 덜하므로 피부가 매우 약해져 있다. 그러므로 모유수유 후나 유축 후에 피부가 다시 접혀 들어가서 움푹 들어가면 그곳에 습기가 남게 되고 그것이 피부를 짓무르게 하고 출혈이 생기게 한다.

이런 유두를 가진 엄마에게는 모유수유나 유축 후에 유두를 손으로 잡고 살짝 빼내어 준 다음 깨끗한 물로 헹구어 주는 것을 설명해 주어야 한다. 그것(손으로 유두를 잡고 헹구어 주는 것)은 몇 분 동안이지만 유두를 공기 중에 말려 주는 효과가 있다. 이러한 엄마는 같은 행동을 목욕하는 동안이나 목욕 후에도 계속하도록 알려 주는 것이 중요하다. 약간 짓무르고 들어간 유두를 이렇게 깨끗하게 유지하는 것은 유두 감염을 예방하는 데 중요하다. 만약에 움푹 들어간 유두에 감염이 생긴 것처럼 보인다면 국소 소독제나 항생제 크림을 바를 것인지를 담당 의사와 상의해야 한다. 그리고 상처가 다 나을 때까지 햇빛과 공기에 노출시켜 준다.

편평하거나 들어간 유두 관리를 위해서 유두 보호기 사용하기(Using Nipple Shields to Help Manage Flat and Inverted Nipples)

모유수유는 자연적인 출산 과정의 끝(정점)이기 때문에 모유수유를 하지 않는 아기는 모유수유를 **할 수 없는** 아기라고 주장해도 무방하다. 수유상담가는 어떤 것이 아기의 모유수유를 방해하는지 살펴보아야 한다. 만약에 아기가 엄마의 편평하거나 들어간(함몰) 유두의 불편함 때문이라면 수유상담가는 다음의 세 가지 문제를 고려해야 한다.

- 유두 교정이 이루어지는 동안에 어떻게 아기에게 수유를 할 것인가?
- 아기가 엄마의 유두를 잘 물 수 있을 때까지는 얼마나 오래 걸릴 것 같은가?
- 유두가 밖으로 나올 때까지 아기는 엄마 젖을 잘 물고 있는가?

유축과 모유수유(만약에 아기가 엄마 젖을 잘 먹는다면)는 보통은 편평유두와 함몰유두를 밖으로 나오게 해 준다. 그렇게 되기까지는 엄마의 유두 조직의 늘어나는 정도와 함몰된 상태에 따라서 며칠, 또는 몇 주 또는 몇 달이 걸릴 수도 있다. 만약에 이 교정 기간에 아기에게 젖을 물리지 않는다면, 아기가 엄마 젖을 먹는 것을 더 어렵게 할 것이다. 이것은 그동안 아기가 어떻게 먹었느냐에 상관없이 사실이다.

얇은 실리콘으로 된 유두 보호기(Thin Silicone Nipple Shields)

Wilson-Clay(1996)가 만든 차트에 의하면 유방 거절이나 젖 물기 문제, 유두 통증을 중재하기 위해서 얇은 실리콘으로 된 유두 보호기를 32명의 엄마들에게 사용해 보았다. 엄마들은 아기들이 금방 엄마 젖을 끊을 것(imminent weaning) 같다는 생각에 아기들에게 젖을 먹일 마지막 시도로 얇은 실리콘 유두 보호기를 사용하게 되었다. 이 엄마들 가운데 38%가 6주 전에 젖을 떼었지만, 고위험 집단이었던 이 그룹에서 51%는 6주 이상 모유수유를 계속하였다. 이 결과로 보면 얇은 실리콘 유두 보호기가 아기의 유방 거절을 포함한 여러 가지 모유수유 문제를 성공적으로 해결하였음을 보여 준다. 이 사례에서는 15명의 엄마가 편평유두나 함몰유두를 가지고 있었다. 그들은 젖을 뗄 가능성이 현저히 높았다. 이러한 하위 집단에서의 높은 젖떼기 비율은 편평유두나 함몰유두를 가진 엄마들에게 수유 실패의 위험요인으로 보인다.

Powers와 Tapia(2012)는 임상경험을 기반으로 하여, 얇은 실리콘 유두 보호기를 사용한 다양한 경험을 설명하였다. 즉, 상처와 통증이 있는 젖꼭지를 보호하고, 아픈 아기에게 모유가 잘 전달되도록 도와주고, 편평유두와 함몰유두의 신장성을 좋게 만들고, 강한 젖 사출을 차단하기 위하여 사용할 수 있다.

Hanna(2013)는 아기에게 친근한 병원(Baby Friendly hospital)에서 유두 보호기에 대한 엄마들의 만족도에 대해서 조사하였다. 72%의 엄마들이 '매우 도움이 된다'라는 것을 알았다. 이 연구에서의 중간값은 6.6주였고 이것을 사용하는 엄마들의 31%는 6개월째에도 여전히 모유수유를 하고 있었다. 이러한 연구는 유두 보호기의 도움을 받는 엄마들이 유두 보호기가 없었으면 모유수유를 포기했을 수도 있는 엄마들을 지원한다는 다른 연구 결과와도 일치한다(Chertok, 2009; Chow, 2015).

비록 아픈 유두를 위한 보호막으로 폭넓게 사용하고 있기는 하지만, 얇은 유두 보호기가 상처가 있는 유두와의 접촉을 보호하거나 효과에 있어서 기록한 수유 문헌은 거의 없다. 어떤 수유상담가들은 유두 보호기가 해지고 갈라진 살에 닿았을 때 유두의 감염에 대한 위험에서 벗어날 수 없다고 말한다.

『성형수술학회지』에 기고한 Weissman(2010)은 모유수유를 하지 않는 환자들의 유두재건술의 회복 시 예민한 유두 조직을 보호하기 위해 얇은 실리콘 유두 보호기의 사용에 대해서 설명하였다. 저자들은 새로 만들어진 유두가 "기계적인 압력과 변형된 힘에 의해서 살갗에 괴사가 생기고 피부의 허물이 벗겨져서 결국에는 감염을 촉진시키는 것"으로 설명한다. 현재 사용 가능한 수술 후 드레싱은 부적절하거나 번거로운 것으로 설명되어 환자에 대한 규정 준수를 떨어지게 한다. 10명의 수술한 환자에게 모유수유용 유두 보호기를 치료가 되고 있는 유두에 씌워 주었다. 유두 보호기를 비누를 사용하여 맑은 물로 매일 씻어 주고, 며칠 동안 또는 필요할 때까지 상처에는 항생제 연고를 발라 주었다. 이렇게 해 준 환자는 통증이 줄었고, 합병증이 없었으며, 그리고 수술 후 드레싱 요법의 간소화, 쉽게 할 수 있고, 비용, 옷 아래에 착용함으로써 미적 감각까지 만족시켜 주었다고 보고하였다.

이 연구는 구체적으로 말하면 모유수유에 관한 것은 아니지만, 모유수유와 연관된 유두 통증에 관한 유두 보호기의 사용을 어느 정도 가능하게 해 준다. 산욕기의 엄마들에게 이와 비슷한 유두 예민성이 생길 수 있으며, 새롭게 엄마가 된 여성들은 이러한 유두 갈라짐을 경험하고 이것이 감염의 위험이 된다. Weissman의 연구에서 유두 보호기가 깨끗하게 유지된다면 계속해서 사용하더라도 감염 위험은 나타나지 않는다고 설명한다. 또한 저자들은 흉터 예방을 위한 치료로서 국소용 실리콘의 효능에 대해서 여러 가지 기전을 설명한다. 성형수술 문헌에서 보다 일반적으로 기술되는 이러한 문제에 대한 폭넓은 이해는 모유수유 환자에게 유두 보호기 사용을 위한 지침을 개발하는 데 도움을 준다.

현재로서는 얇은 실리콘 유두 보호기를 사용하는 것에 대한 안내가 부족하다. 이러한 사실에도 불구하고 Eglash(2010)는 미국 건강관리 전문가들의 설문조사에서 응답자 490명 중에서 92%가 아기에게 젖을 물릴 때 유두 보호기를 사용했었다고 대답하였다. Eglash는 유두 보호기를 사용하는 환자에 대한 후속 평가(fallow-up)가 부족하다고 평가하였다. McKechnie(2010)는 이에 동의했으며, 유두 보호기를 사용하는 것은 "미국에서는 모유수유의 여러 가지 문제에 있어서 흔하게 사용하는" 것이라고 하면서 더 많은 연구가 필요하다고 결론지었다.

Ekstrom(2014)은 건강관리 전문가들에 대한 교육이 증가하면서 엄마들이 유두 보호기를 사용하고 있는 것이 아기의 체중과 모유수유 기간에 어떻게 영향을 미치고 있는지에 대해서 조사하였다. 새로운 연구 설계에서 시 당국은 무작위로 그들의 건강관리 전문가들에게 모유수유 지원에 대한 절차-지향 교육을 받게 하거나 추가적인 교육을 받지 않게 하였고, 모유수유 문제에 있어서 건강관리 전문가의 관리를 받고 있는 엄마들이 모유수유 문제의 결과로 유두 보호기를 사용하고 있는 엄마들의 결과를 비교하였다. 유두 보호기를 사용하는 이유 중 하나는 아기가 엄마 젖을 물고 있지 못하기 때문이었다. 연구가들은 높은 체지방 지수(BMI)와 편평유두 사이의 연관관계를 알아냈다.

Ekstrom의 연구에서는, 유두 보호기를 사용하는 엄마는 훈련된 보조자의 관리를 받지 못했을 때 모유수유 기간이 짧았으며, 이들의 아기 체중은 3개월째에 현저하게 낮은 체중을 가지고 있었다. 잘 훈련된 보조자로부터 관리를 받은 엄마는 유두 보호기를 사용하는 방법이 달랐고, 그들의 모유수유 기간은 오래도록 지속되었다. 저자들은 "아마도 모유수유에 영향을 주는 것은 유두 보호기 그 자체가 아니라, 유두 보호기를 하더라도 모유수유를 하는 동안 전문가의 지지가 가장 성공적인 결과를 제공한다."고 결론 내렸다.

얇은 실리콘 유두 보호기에 대한 분명한 임상 지침이 없는 상태에서 임상의들은 경험에 의존해야 하며, 관련 분야와 사용 가능한 서술적 연구의 통찰력을 위해 문헌을 탐구해야 한다. 많은 실무자가 생각하는 가장 큰 위험은 유두 보호기가 아기가 적게 먹은 것을 숨길 수 있고, 가슴에 자극이 충분하지 않아서 젖 공급을 줄일 수 있다. 만약에 유두 보호기를 사용하게 된다면, 아기의 활력 증후에 관심을 가지고 지켜보며 아기의 성장에 관심을 가져야 한다.

[사진 7-9]는 젖을 먹지 않는 아기가 있는 초산모의 늘어나지 않는 유두를 보여 주고 있다.

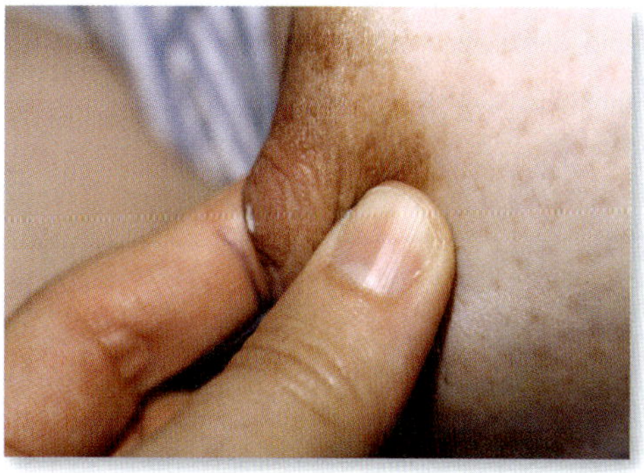

[사진 7-9] 유방 탄력성 부족과 편평한 유두

이 엄마는 2주가 되었을 때 유두 보호기를 하고, 아기에게 처음으로 효과적으로 젖을 먹였고, [사진 7-13]은 그때의 모습을 보여 준다. 모유수유 전과 후에 체중을 재었을 때 이 아기는 79ml의 젖을 먹었다. 이 아기는 유두 보호기를 하고 계속 젖을 먹었으며, 하루에 30g의 체중이〈 1oz/day-30g) 늘 때까지 계속되었다. 엄마의 유두는 점차적으로 늘어났으며, 엄마는 유두 보호기 없이 직접 모유수유를 하는 데 어려움이 없었다.

임상적으로 중요한 유두 보호기의 모양(The Clinical Importance of Nipple Shield Design)

유두 보호기는 도구로서 놀라울 정도로 지속적인 수명

을 가지고 있다. 이러한 장치에 대한 기록이 서면으로 500년 전에도 있었으며, 다양한 재료를 이용하여 만들었다(빅토리아 여왕시대에는 납으로 만들어져서 독성이 있었다). 유두 보호기를 만들기 위한 재료는 너무 단단해서 모유수유 시 젖의 섭취를 불충분하게 하는 원인이 되었고, 가슴 조직에도 자극이 적었다. 이러한 기본적인 디자인의 문제가 젖꼭지를 얇은 실리콘을 사용함으로써 개선되었다. 실리콘에 대한 알레르기가 문제 될 수는 있지만, 실리콘은 의료계에서는 폭넓게 사용되고 있고, 국소용 실리콘은 흉터 예방뿐만 아니라 켈로이드 체질의 상처 치료에도 사용되고 있다(Weissman, 2010).

엄마들은 적절한 지침 없이 유두 보호기를 구입할 수 있다. [사진 7-10]의 유두 보호기는 2002년 영국 런던에 있는 약국에서 구입하였다.

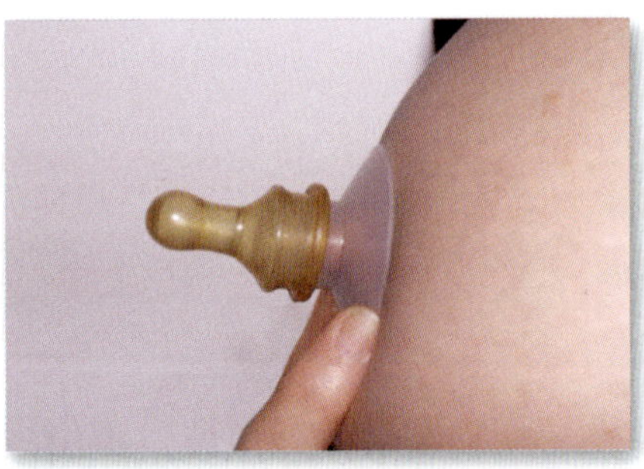

[사진 7-10] 아직도 판매되고 있는 옛날 디자인의 유두 보호기

이 유두 보호기는 오래된 디자인과 비슷하게 만들어졌고, 가슴에 밀착되지 않기 때문에 모유 이동이 잘 안 되게 하며, 부적절한 유방 자극이 초래될 가능성이 있다. 두꺼운 라텍스 유두 보호기는 가슴에는 밀착을 하지만 이러한 유두 보호기도 엄마 젖의 이동을 감소시키고, 아기의 성장을 방해한다. 이러한 디자인의 유두 보호기는 피해야 한다.

얇은 유두 보호기는 아기의 빨기 패턴을 바꾸지 않는 것으로 보인다(Woolridge, 1980). 5명으로 구성된 작은 집단에서 Chertok(2006)은 유두 보호기를 착용하고 모유수유를 하는 동안 젖을 만들게 하는 프로락틴 호르몬의 자극은 변화가 없는 것으로 나타났다. 후속 연구에서 Chertok(2009)은 2주에 몸무게 증가에 차이가 없었으며, 한두 달에도 유두 보호기를 하고 먹이거나, 하지 않고 먹이거나 상관없이 몸무게 변화에 차이가 없었다는 것을 발견하였다.

유두 보호기의 두께가 고려해야 할 유일한 이슈는 아니다. 유두 보호기가 효과적이고 치료적으로 사용되려면 엄마의 유두에 잘 맞아야 한다(Chow, 2015). 유두 보호기가 유두의 중앙에 있어야 하고, 유두 보호기가 너무 길어서 아기의 구역질 반사를 자극하지 않아야 하며, 턱의 닫힘과 혀로 압박을 가할 때 유두 보호기의 중간 자루(shaft of the teat)에 닿지 않아야 한다. 너무 긴 유두 보호기를 사용하는 것은 아기가 모유를 효과적으로 먹지 못하게 하는 위험을 초래한다. 우리가 구입할 수 있는 유두 보호기는 높이가 1.9cm에서 6.4cm까지 다양하기 때문에 한 가지만 구입해서 사용한다면 유두 보호기의 진가를 알아볼 수 없다(Drazin, 1998).

[사진 7-11]은 단계가 있는 메델라(Medela) 유두 보호기를 보여 주고 있다. 사이즈는 16mm, 20mm 그리고 24mm이다.

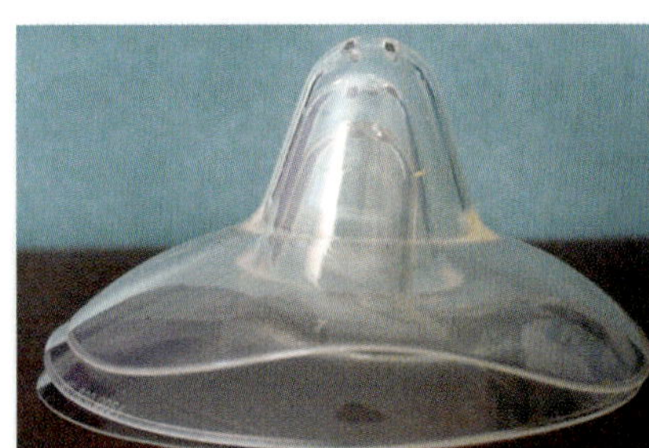

[사진 7-11] 세 가지 유두 보호기의 크기 비교

유두 보호기의 지름도 매우 다양하다(Frantz, 1994). 이러한 다양성은 사람의 유두 직경이 매우 다양하다는 범위를 수용하는 제작사의 시도로 보인다. 여러 연구가는 사람 젖꼭지 크기의 다양성을 조사하였다. 유두 직경의 평균은 15~16mm였다(Ramsay, 2005; Stark, 1994; Ziemer, 1993, 1995). Wilson-Clay와 Hoover는 『모유수

유 아틀라스』(2판, 2002)에서 유두 크기의 범위와 평균치에 대한 유사한 결과를 처음으로 제시하였고, 이번 개정판에서는 이러한 논의에 대해서 좀 더 확장하였다(10장 참고). 엄마의 유두가 큰 경우에는 아기들이 엄마 젖 물기를 어려워하는 것으로 나타났다. 그러므로 너무 큰 유두 보호기는 일부 아기들에게는 이와 비슷한 문제의 원인이 된다.

수유상담가는 유두 보호기의 높이와 기저부의 지름의 영향에 대해서 계산해 봐야 한다. 경험이 많은 임상의 사이에서도 어떤 유두 보호기가 맞는 것인지에 대한 의견 차이가 있다. BWC와 KH는 유두 보호기가 아기의 입에 잘 들어가게 하기 위해서 높이가 짧고 기저 지름이 가장 작은 것을 사용하는 것을 좋아한다. 어떤 작은 사이즈는 엄마의 유두 지름을 수용할 만큼 기저 부위의 지름이 넓지 않은 것도 있지만 어떤 유두 보호기는 엄마에게 맞게 늘릴 수 있다.

Powers와 Tapia(2012)는 다르게 생각한다. 유두 보호기의 크기는 엄마의 유두에 맞아야 하며, 조산아라도 24mm의 유두 보호기를 사용할 만큼 입을 크게 벌릴 수 있다고 주장한다. 그러나 문제는 유두가 큰 엄마가 보호기를 사용하고 있든, 사용하지 않고 있든 간에 아기가 지금 이 커다란 물건을 입 안에 넣고 입 주변을 밀봉시킬 수 있는가에 있다. 지름이 넓은 유두를 가진 엄마는 모유수유의 문제가 엄마의 큰 유두와 관련이 있을 수 있다. '적합성(fit)' 문제가 임상적인 관찰에 포함되어야 하며, 기구 선택과 관련하여 항상 어느 정도의 실험이 있어야 한다.

유두 보호기의 적용과 세척(Applying and Cleaning Nipple Shields)

수유상담가들은 유두 보호기를 적용하는 다양한 방법을 생각해 냈고, 이러한 방법을 설명하기 위하여 다양한 어휘를 사용하고 있다. 일부 수유상담가들은 보호기의 중심을 엄마의 유두 위에 놓고 '테두리(brim)'를 멕시코 모자(sombrero)처럼 위로 뒤집어 올린다. 그런 다음 테두리를 엄마의 가슴에 부드럽게 내려놓는다. 이러한 방법은 유두 보호기가 유두에 잘 부착되어 있도록 도와준다.

다른 수유상담가들은 유두 보호기의 '유두' 모양과 '유륜' 모양이 만나는 지점을 당겨서 늘린다. 늘어난 유두 보호기를 엄마의 유두에 놓고 긴장을 풀고 손가락 힘을 뺀다. 늘어난 유두 보호기는 원래의 모습으로 돌아가면서, 아기가 빨기 전에 엄마의 유두를 보호기 속으로 끌어당긴다. 이러한 방법은 유두 보호기가 엄마의 유두에 잘 부착되어 있도록 도와줄 뿐만 아니라 아기가 엄마 유두를 보호기의 빈 공간으로 끌어들이는 초기 작업의 수고를 줄여 준다.

어떤 수유상담가들은 [사진 7-12]에서 보듯이 유두 보호기를 유두에 올리기 전에 유두 부분의 1/3을 거꾸로 뒤집기도 한다. 다른 수유상담가들은 유두 보호기를 더 부드럽게 하기 위해서 뜨거운 물로 데우는 방법을 사용하기도 한다.

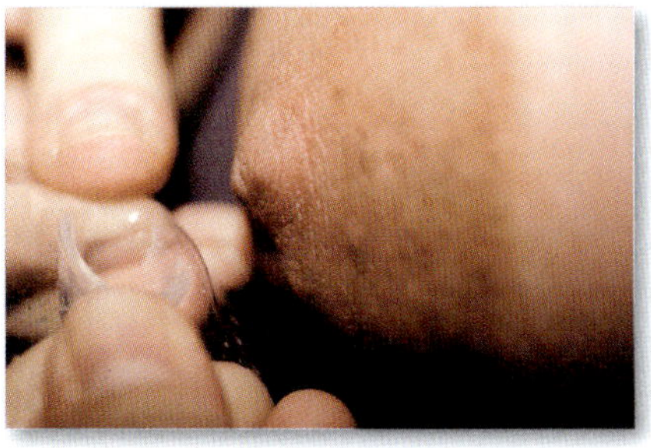

[사진 7-12] 유두 보호기 착용-가장자리를 뒤집음

유두 보호기는 깨끗하게 보관되어야 한다. 왜냐하면 유두 보호기에는 엄마 젖이 묻어 있는 경우가 많기 때문이며, 애완동물이 닿을 수 없는 곳에 보관하도록 엄마에게 조언하는 것이 중요하다. 또한 유두 보호기는 투명한 재질로 만들기 때문에 이불 속에서 잃어버리기 쉽다. 많은 엄마는 이러한 문제를 피하기 위하여 사용하자마자 특수한 용기에 넣어서 보관한다. 유두 보호기는 뜨거운 비눗물로 세척할 수 있다. 소독제로 살균하는 것은 불쾌한 맛을 남길 수 있고, 그것이 아기가 유방을 거절하는 원인이 될 수도 있다. 필요하다면 유두 보호기를 끓여서 소독하기도 한다.

[사진 7-13]은 얇은 실리콘 유두 보호기를 대고 엄마의 가슴에서 젖을 먹는 아기를 보여 준다.

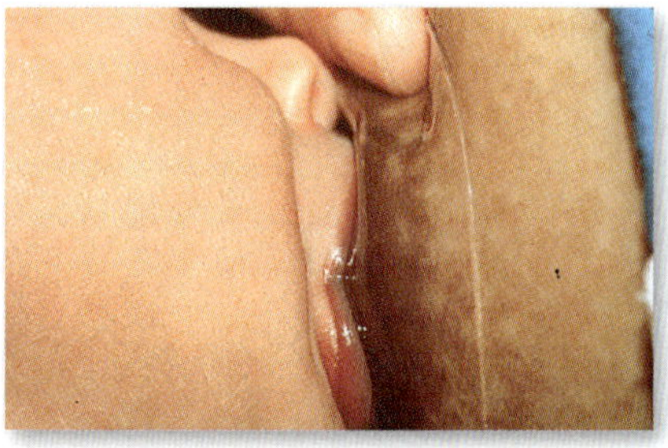

[사진 7-13] 잘 물려진 유두 보호기

6일 된 이 아기는 수유상담가의 상담을 처음 받기 시작했을 때는 엄마의 유방을 거절하고 오로지 젖병에 의해서만 수유를 하고 있었다. 아기의 엄마는 젖을 끊을 준비를 하고 있었다. 젖병 꼭지와 비슷한 감촉을 가진 유두 보호기를 사용하자 아기는 엄마의 젖을 쉽게 물었고, 리드미컬하게 빨기 시작했으며, 삼키는 소리가 들리고, 가슴이 부드러워지는 것이 느껴졌다. 체중을 재어 보니 아기는 74ml를 먹은 것을 알 수 있었다. 이 사진은 아기의 입이 엄마의 가슴에 어떻게 붙어 있는지, 그리고 이것은 아기의 젖 물기가 아주 좋다(good latch)는 것을 의미한다.

[사진 7-14]는 아기가 어떻게 엄마의 유두를 유두 보호기 안으로 끌어당겼는지를 보여 준다.

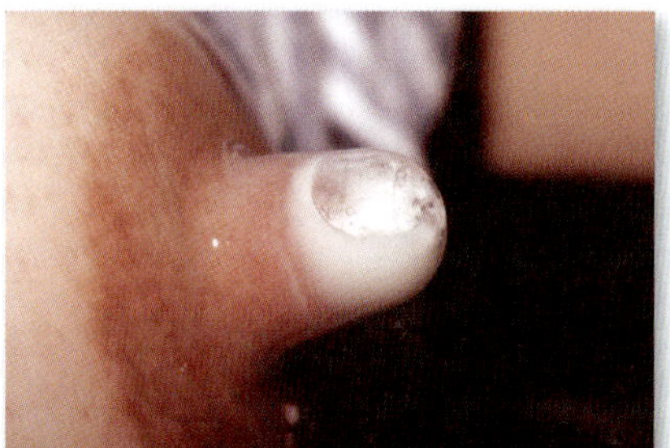

[사진 7-14] 유두 보호기 속으로 들어온 유두 –모유가 모인 것에 주목함

이 엄마는 경계가 불분명한 유두를 가지고 있었지만, 아기는 건강하고 활기찼다. 이렇게 아기가 유두를 유두 보호기 안에서 늘인지 며칠 내에 엄마의 유두 신장성은 개선되었다. 몇 분 동안 엄마 젖을 먹고 나서 아기가 배고파하지 않을 때 유두 보호기는 제거되었고, 엄마는 아기가 유두 보호기를 떼고 엄마 젖 먹는 과정을 시작하였다. 아기는 너무 배고프지 않을 때, 피곤하거나 좌절감을 느끼지 않을 때, 유두 보호기 없이 젖을 물려는 의지가 있었다. 엄마는 점차적으로 유두 보호기 사용을 줄여 나갔고, 아기는 모유수유를 신뢰하고 좋아하게 되었다.

유두 보호기와 조산아 그리고 몸이 약한 아기(Nipple Shields and the Preterm or Weak Infant)

일부 작은 아기나 신경근육 문제가 있는 아기(예를 들면, 프레더–윌리증후군, 다운증후군 그리고 다른 유전적 질환이 있는 아기)들은 유두 보호기를 사용하면서 수유를 할 때 더 잘하는 것으로 보인다. 그들은 건강한 아기들보다 유두 보호기를 더 오래 사용할 수도 있다.

조산아들에게 유두 보호기는 더 유용한 것처럼 보인다. Meier는 연구에서 재태연령이 평균 31.9주인 조산아 34명의 집단을 연구하였다. 이 아기들은 유두 보호기 없이 수유를 했을 때보다 유두 보호기를 사용하고 수유를 했을 때 약 14ml의 젖을 더 먹을 수 있었다(Meier, 2000). 이 아기들은 평균적으로 약 75% 더 많은 모유를 먹었다(유두 보호기를 사용하지 않았을 때는 3.9ml, 유두 보호기를 사용했을 때는 18.4ml를 더 먹었다). 이것은 통계적으로나 임상적으로 유의미한 섭취량의 증가를 나타낸다. 연구가들은 유두 보호기의 사용이 '유두에서 미끄러지는 것(slipping off the nipple)' 과 유방에서 '잠드는 것(falling asleep)'과 같은 문제를 고치는 데 도움이 되었음을 추가적으로 관찰하였다.

Meier(2000)로부터의 연구 자료는 "모유수유를 하는 동안 조산아의 불충분한 섭취는 유두 보호기를 사용함으로써 모유수유 기간 전체에 효과적이고, 일시적으로 모유를 전달해 줄 수 있는 기능을 할 수 있는 장치"임을 알려 준다. 대부분의 아기는 2~3주 정도 되면 유두 보호기를 떼고도 수유를 할 수 있게 된다. 엄마들이 유두 보호기를 사용하고 수유를 했을 때 사용하지 않은 아기들보다 모유수유 기간이 더 길었다.

[사진 7-14]는 Meier의 연구 결과에 대해서 논의할 때 매우 흥미롭다. 이 사진에서는 아기가 엄마 젖 물기가 끝났는데도 여전히 유두의 길이가 늘어난 채로 유지되어 있는 것을 볼 수 있다. 이것은 첫 젖 빨기 후에 아기는 엄마의 유두를 길게 늘이기 위해서 필요한 빨기를 안 해도 된다. 또한 유두 보호기 끝에 남아 있는 엄마의 젖은 아기가 빨기를 다시 시작할 때 아기에게 힘을 줄 수 있는 비축제로서의 역할을 한다. 이러한 관찰은 몸이 약하거나 조산아가 더 안정적인 수유 행동을 유지하도록 돕는 보호 기전을 한다.

유두 보호기는 완벽하지 않은 장치이며, 어떤 엄마들은 유두 보호기의 아랫부분이 바깥으로 젖혀서 아기의 코를 덮지 않을까 하는 걱정을 한다. 그러나 이런 아기도 여전히 호흡을 하고 있다. 유두 보호기를 만드는 여러 회사는 잘라 내거나 나비 날개처럼 만들기도 한다. 어떤 엄마들은 이러한 유두 보호기가 아기의 코 방향으로 말려들어 가지 않으므로 더 선호하기도 한다. 어떤 사람들은 전통적인 디자인이 더 잘 붙어 있고 표면이 더 커서 덜 미끄러진다고 생각하기도 한다.

[사진 7-15]는 유두 보호기를 잘못 물고 있는 7일 된 아기이다.

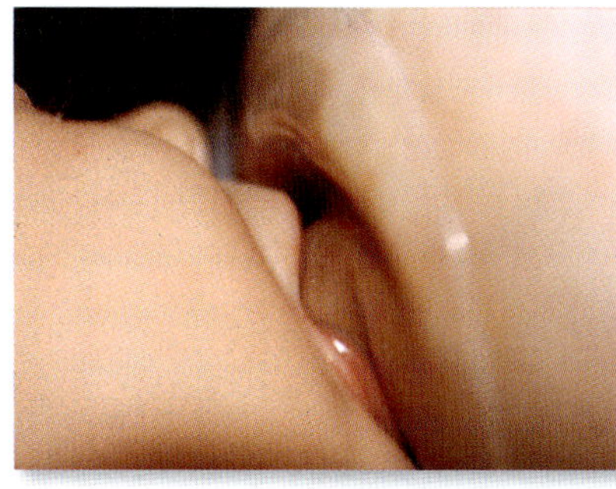

[사진 7-15] 잘못 물은 유두 보호기

이 아기는 병원에서 출산 시 외상을 입었고, 젖 물기를 힘들어 했으며, 적은 양의 모유를 먹었다. 아기의 입안에 유두 보호기의 옆이 어떻게 위치해 있는지를 보여 준다. 아기는 출생 시 체중의 9%가 줄었고, 아직도 몸무게가 줄고 있었다. 이 사진과 사례는 유두 보호기를 사용할 때 도와주는 사람 없이 혼자서 사용하는 것의 위험을 보여 준다. 유두 보호기가 필요하다는 것은 아기가 젖 먹는 것에 대한 장애가 있다는 것을 의미한다. 이러한 아기들은 후속 관리가 필요하며, 엄마에게는 좋은 젖 물리기와 젖을 잘 먹고 있는지에 대한 추가적인 지원이 필요하다.

유두 보호기를 올바른 위치에 놓은 상태에서 자세를 교정하고 적절하게 젖을 물었을 때, 아기는 약 15분 동안 52ml의 엄마 젖을 먹었다는 것을 체중을 통해서 알게 되었다. 수유상담가는 아기가 출생 시 체중을 회복할 때까지 2일에 한번씩 체중을 측정하라고 권했고, 4일 이내에 회복되었다. 아기가 기력을 회복하고 출생 시 손상에서 회복함에 따라서 엄마는 유두 보호기 사용을 중단할 수 있었다. 3주가 되었을 때 아기는 엄마의 유방에서 수유를 잘하고 있었고, 하루에 1온스 이상의 체중이 증가되었다.

엄마에게 유두 보호기를 제공하고 엄마 젖을 먹이라고 하는 누구든지 간에 추후 관리가 제공되어야 한다. 아기가 유두 보호기의 옆면만 빨지 않을 수 있도록 수유 자세와 젖 물기를 직접적으로 평가해야 한다. 모유 공급이 적당한 많은 엄마는 유두 보호기를 사용하고 있을 때 유축을 하는 것은 불필요하다고 생각한다. 그러나 유두 보호기를 대고 모유를 아기가 잘 먹고 있더라도 엄마는 젖 양이 충분할 때까지 매번 수유가 끝난 후에 유축을 해야 한다. 체중을 재는 것은 아기가 유두 보호기를 하고 젖을 먹고 있는 동안 젖 공급이 유지되고 있는지 알 수 있는 척도가 된다.

많은 임상의가 유두 보호기와 같이 간단하고 값이 싼 도구를 사용하여 아기를 엄마의 가슴에 있게 하는 것이 유축을 하는 일, 젖병으로 아기에게 수유하는 일, 그리고 젖을 떼는 이유(weaning)의 위험과 비교했을 때 더 낫다는 결론을 내렸다. 어떠한 용품도 사용하지 않고 모유수유를 하는 것이 최선이기는 하지만, 유두 보호기를 사용해서 마침내 아기가 엄마 젖을 물게 된 경우에는 이러한 도구가 존재한다는 것에 감사한다.

참◇고◇문◇헌

Alexander J, Grant A, Campbell M. Randomised controlled trial of breast shells and Hoffman's exercises for inverted and non-protractile nipples. *British Medical Journal* 1992; 304(6833):1030-1032.

Chertok IR. Reexamination of ultra-thin nipple shield use, infant growth and maternal satisfaction. *Journal of Clinical Nursing* 2009; 18(21):2949-2955.

Chertok IR, Schneider J, Blackburn S. A pilot study of maternal and term infant outcomes associated with ultrathin nipple shield use. *Journal of Obstetrics, Gynecologic and Neonatal Nursing* 2006; 35(2):265-172.

Chow S, Chow R, Popovic M, et al The use of nipple shields: a review. *Frontiers in Public Health* 2015; 2(236):1-13.

Cooper W, Atherton H, Kahana M. Increased incidence of severe breastfeeding malnutrition and hypernatremia in a metropolitan area. *Pediatrics* 1995; 96(5):957-960.

Cotterman K. Reverse pressure softening: a simple tool to prepare areola for easier latching during engorgement. *Journal of Human Lactation* 2004; 20(2):227-237.

Cronenwett L, Stukei T, Kearney M. Single daily bottle use in the early weeks post-partum and breastfeeding outcomes. *Pediatrics* 1992; 90(5):760-766.

Dewey K, Nommsen-Rivers L, Heinig M. Risk factors for suboptinal infant breastfeeding behavior, delayed onset of lactation, and excess neonatal weight loss. *Pediatrics* 2003; 112(3):607-619.

Dowling D, Thanattherakul W. Nipple confusion, alternative feeding methods, and breast-feeding supplementation: state of the science. *Newborn and Infant Nursing Reviews* 2001; 1(4):217-223.

Drazin P. Taking nipple shields out of the closet. *Birth Issues* 1998; 7(2):41-47.

Eglash A, Ziemer AL, Chevalier A. Health professionals' attitudes and use of nipple shields for breastfeeding women. *Breastfeeding Medicine* 2010; 5(4):147-151.

Ekstrom A, Abrahamsson H, Eriksson RM, et al. Women's use of nipple shields-their influence on breastfeeding duration after a process-oriented education for health professionals. *Breastfeeding Medicine* 2014; 9(9):458-466.

Elad D, Kozlovsky P, Blum O, et al. Biomechanics of milk extraction during breastfeeding. *Proceedings of the National Acadamy of Sciences USA*, 2014; 111(14):5230-5235.

Frantz K. *Breastfeeding Product Guide*. Sunland, CA: Geddes Productions, 1994; pp. 45-46.

Garbin CP, Sakalidis VS, Chadwick LM, et al. Evidence of improved milk intake after frenotomy. *Pediatrics* 2013; 132(5):e1413.

Geddes DT, Lanton DB, Gollow I, et al. Frenulotomy for

breastfeeding infants with ankyloglossia: effect on milk removal and sucking mechanism as imaged by ultrasound. *Pediatrics* 2008; 122(1):e188–194.

Geddes DT, Sakalidis VS. Ultrasound imaging of breastfeeding–a window to the inside: methodology, normal appearances, and application. *Journal of Human Lactation* 2016; 32(2):340–349.

Gunther M. Instinct and the nursing couple. *Lancet*, March 19, 1955; 575–578.

Hanna S, Wilson M, Norwood S. A description of breastfeeding outcomes among US mothers using nipple shields. *Midwifery* 2013; 29(6):616–621.

Jacobs LA, Dickinson JE, Hart PD, et al. Normal nipple position in term infants measured on breastfeeding ultrasound. *Journal of Human Lactation* 2007; 23(1):52–59.

Jevitt C, Hernandez I, Groer M. Lactation complicated by overweight and obesity: supporting the mother and newborn. *Journal of Midwifery and Women's Health* 2007; 52(6):606–613.

Kent JC, Ashton E, Hardwick CM, et al. Nipple pain in breastfeeding mothers: incidence, causes and treatment. *International Journal of Environmental Research and Public Health* 2015; 12:12247–12263.

Kent JC, Geddes DT, Hepworth AR, et al. Effect of warm breastshields on breast milk pumping. *Journal of Human Lactation* 2011; 27(4):331–338.

Lawrence RA, Lawrence RM. *Breastfeeding: A Guide for the Medical Profession, 8th ed*. Philadelphia, PA: Elsevier 2016; p. 1–53, 240–243, 256.

McGeorge D. The "Niplette": an instrument for the non–surgical correction of inverted nipples. *British Journal of Plastic Surgery* 1994; 47(1):46–49.

McKechnie AC, Eglash A. Nipple shields: a review of the literature. *Breastfeeding Medicine* 2010; 5(6):309–314.

Meier P, Brown L, Hurst N, et al. Nipple shields for preterm infants: effect on milk transfer and duration of breastfeeding. *Journal of Human Lactation* 2000; 16(2):106–114.

Miller V, Riordan J. Treating postpartum breast edema with areolar compression. *Journal of Human Lactation* 2004; 20(2):223–226.

Neifert M, Lawrence R, Seacat J. Nipple confusion: toward a formal definition. *Journal of Pediatrics* 1995; 12(6):125–129.

Newman J. Nipple confusion (letter). *Pediatrics* 1993; 92(2):297. IY.

Park IY, Kim ME, JO HH, et al. Association of the nipple–areolar complexes with age, parity, and breastfeeding in Korean premenopausal women. *Journal of Human Lactation* 2014; 30(4):474–479.

Powers DC, Tapia VB. Clinical decision making: When to consider using a nipple shield. *Clinical Lactation* 2012; 3(1):26–28.

Ramsay DT, Kent JC, Hartmann RA. Anatomy of the lactating human breast redefined with ultrasound imaging. *Journal of Anatomy* 2005; 206(6):525–534.

Stark Y. *Human Nipples: Function and Anatomical Variations in Relationship to Breastfeeding.* Master's Thesis, Pasadena, CA: Pacific Oaks College, 1994.

Weissman O, Tessone A, Liran A, et al. Silicone nipple shields: an innovative postoperative dressing technique after nipple reconstruction. *Aesthetic Plactic Surgery* 2010; 34(1):48–51.

Wilson–Clay B. Clinical use of silicone nipple shields. *Journal of Human Lactation* 1996; 12(4):279–285.

Woolridge M, Baum J, Drewett R. Effects of a traditional and of a new nipple shield on sucking patterns and milk flow. *Early Human Development* 1980; 4(4):357–364.

Woolridge MW. Problems of establishing lactation. *Food and Nutrition Bulletin* 1996; 17(4):316–327.

Ziemer M, Cooper D, Pigeon J. Evaluation of a dressing to reduce nipple pain and improve nipple skin condition in breastfeeding women. *Nursing Research* 1995; 44(6):347–351.

Ziemer M, Pigeon J. Skin changes and pain in the nipple during the first week of lactation. *Journal of Obstetric, Gynogologic, and Neonatal Nursing* 1993; 22(3):247–256.

CHAPTER

8

유두 상처

(Sore Nipples)

많은 요인과 조건이 유두 상처의 원인이 된다. 유두 상처를 치료하기 위한 최상의 방법들인 증거-기반 프로토콜은 아직 개발되지는 않았다. 유두 상처를 치료하기 위한 명확한 프로토콜의 부족은 다양한 치료법을 만들어 냈지만, 이 중에 많은 것이 효과에 대해서 증거가 약하거나 없으며, 일부는 증상을 악화시키기도 한다.

다음 그림은 유두 외상의 위치를 설명하기 위해서 사용되는 용어들이다.

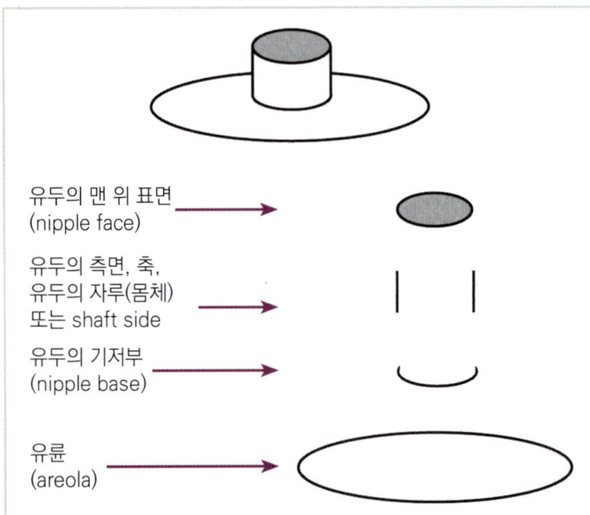

유두 동통의 발생과 중요성(The Incidence and Significance of Nipple Pain)

아기에게 친근한 병원 만들기(the Baby Friendly Hospital Initiative: BFHI)에서는 출산 후 모유수유가 긍정적인 영향을 미쳤음에도 불구하고 유두 통증은 지난 수십 년간 일정하게 유지되고 있다. Gunther(1945)는 영국의 한 연구에서 모유수유를 하는 엄마들의 대부분(64%)에서 유두 통증이 관찰되었다고 발표하였다. Ziemer(1990, 1993)는 100명의 미국 엄마들로 구성된 표본에서 출산 첫 주 동안 어느 시점에서 96명의 엄마들이 유두 동통이 있음을 보고하였다. Buck(2014)은 호주에 있는 아기에게 친근한 병원에서 첫아기를 출산하고 관리를 받은 336명의 그룹에서 모유수유 중 통증을 예견하였다. 79%에 해당하는 대부분의 엄마가 병원에서 퇴원하기 전에 유두 통증을 호소하였고, 58%는 출산 후 첫 주에 유두가 갈라지는 것을 경험하였다. 이 여성들의 절반이 출산 3주째 아직도 통증을 호소하고 있다. 8주째에는 20%에서 여전히 통증이 있었다.

유두 통증은 젖 공급이 적은 것 다음으로 젖을 떼는 가장 일반적인 이유로 보고된다(Witt, 2012). 유두 통증은 엄마와 가족에게 고통을 주는 가장 중요한 원인이며, 유두 통증은 산후 우울증과의 연관성이 연구를 통해서 입증되었다(Amir, 1996; Watkins, 2011).

Berens(2016)는 유두 통증의 범주를 분류하였으며, **무해자극통증**(allodynia-정상 피부에 가해진 무해자극으로부터 오는 동통)을 포함한 많은 것을 이 장에서 볼 수 있다. 무해자극통증은 일반적으로 고통스럽지 않은 가벼운 자극에 반응하는 통증으로 볼 수 있다. 많은 임상의들은 유두 모양과 맞지 않는 유두 통증을 호소하는 엄마를 관찰해 왔다. 이러한 엄마들은 설명되지 않는 불편함에 대해서 과도하게 예민하거나 매우 불안하게 느껴져서 이러한 불편함이 자신을 다치게 할까 봐 두려워하고 있다. 이러한 통증 반응은 편두통, 고통스러운 부부관계, 섬유근육통 같은 다른 통증 질환에서도 종종 발견된다. 만성통증 문헌에서는 통증 질환이 종종 우울증이나 불안감 하고 연결되어 있는데, 이것은 무해자극통증을 겪는 엄마들에게 정신(심리)적 선별검사(screening test)와 지원이 필요하다는 것을 의미한다.

그러나 Amir(1996)는 산모의 우울증이 유두 통증이 해결될 때 사라지는 경우도 자주 관찰하였다. 설명되지 않고 관리되지 않는 통증은 실제로는 너무 고통스러우며, 이러한 여성의 통증은 묵살되거나 경시되고 심리적인 것으로 비난받는다. 가족 구성원과 의료계 종사자조차도 엄마의 우울증을 관리되지 않는 유두 통증의 **결과**로 보지 않고 이를 완화시키기 위하여 젖떼는 것을 추천한다. 초기 모유수유에 있어서 예상할 수 있는 것에 대한 부적절한 상담은 부분적으로도 책임이 있으며, 대부분의 유두 통증은 전형적인 것으로서 일시적이고 손상을 입히지 않는다는 사실을 엄마들에게 이야기해서 이해시켜야 한다.

임상에서 보면, 대부분의 엄마가 초기 모유수유 시에 유두 통증을 겪는다는 사실을 설명하는 것만으로도 엄마의 불안감이 상당히 완화될 수 있다. 출산 후 여성의 육체적, 정신적 상태를 안정시키기 위해서는 지속되는 유두 통증을 조사하기 위한 적절한 도움이 정기적으로 제공되어야 한다. 실질적인 지원을 하게 되면 대부분의 나라에서 병원 퇴원 후에 발생하는 완전히 모유만 먹이는 완전모유수유의 급속한 감소를 막을 수 있다.

여성이 겪는 통증의 정도는 통증 척도를 사용하여 측정해야 하고, 유두 외상의 증상을 확인하기 위해서는 유두를 직접 관찰해야 한다. 눈으로 볼 수 있는 유두 외상이 있는 엄마들은 더 높은 수준의 통증을 보고할 가능성이 많으며, 감염에 대한 관찰도 제공되어야 한다(Berens, 2016; McClellan, 2012).

출산 초기의 유두 예민성(Early Postpartum Nipple Sensitivity)

출산 초기 유두의 예민성에 대한 그럴듯한 이론들이 많이 있다. 유두의 예민성은 출산 후에 현저하게 증가한다(Prime, 2007). 증가된 유두 예민성은 옥시토신을 분비하고 유즙 사출 반사를 촉발시키기 위해서 필요한 유두의 민감성을 높인다. 유즙 사출 반사가 더 잘 될수록, 증가된 유두 예민성은 줄어든다.

출산 초기의 유방과 유두 통증은 정상적인 호르몬 변화와 관련되기도 한다. Cox(1999)는 임신 기간 동안 유선의 성장과 프로락틴 수치와의 관계를 관찰하였으며, 임신 20주에 생기는 유두 민감성은 혈청 프로락틴 수치의 증가와 동시에 발생한다고 보고하였다. 대부분의 여성은 임신기간 동안 자신들의 유두가 매우 예민해졌던 때를 기억할 수 있다. 출산 후 프로락틴 수치 급증이 비슷한 시기에 발생하는 일시적인 유두 민감성 증가의 원인이 될 수 있다.

공식적으로 수량화되지는 않았지만, 유두 민감성에 대해서는 폭넓은 개인차가 있는 것으로 보인다. 일부 여성들은 자신들의 유두가 어떤 종류의 접촉이나 추위에 항상 예민하다고 말한다. 이러한 여성들 중에는 이전에 유방 수술을 받은 적이 있고, 레이노 현상이나 레이노 신드롬처럼 신경손상이나 순환계 문제를 가지고 있는 경우가 많다(Lawrence & Lawrence, 2016).

출산 후 초기 동안에는 많은 엄마가 아기가 처음 젖을 물기 시작하면 약 20~30초 동안 아프다고 한다. 이것은 유두 조직이 아기가 물어서 유두가 늘어날 때 낮은 근육 긴장도(low load muscle strain)에 의해서 나타나는 것 같다. 어떤 수유상담가들은 엄마들에게 '30초 규칙'을 적용하도록 제안한다. 만약에 아기가 젖을 잘 물고 있다면 유두의 통증이 가라앉을 것이고, 엄마는 그러한 통증은 무시해도 된다. 만약에 불편함이 계속된다면 엄마는 아기에게 젖 물리기를 다시 해야 한다.

모유가 사출되는 동안에는 유관이 빨리 확장되기 때문에(milk ejection reflex: MER) (Ramsay, 2004) 일부 엄마들은 젖이 사출될 때의 감각을 설명하고, 그와 비슷한 느낌을 고통스럽게 생각하기도 한다.

지속되는 모유수유 통증의 잠재적 원인(Potential Causes of Persistent Breastfeeding Pain)

유두가 '완전히 강해지지는' 않지만 시간이 지남에 따라서 탄력성이 증가하고 정상적인 수준의 민감성을 회복한다. 지속되는 유두의 통증은 급성이나 재발되는 유선염과 관련없이 2주 이상 계속되는 것을 말한다(Berens, 2016). 흔히 발견되는 모유수유 중 유두 통증의 원인은 다음과 같다(Berens, 2016; Kent, 2015).

- 잘못된 수유 자세/젖 물리기
- 아기의 빨기 기능장애(다양한 원인)
- 설소대 단축증(짧은 설소대)
- 아기의 신체구조의 변화(아래턱이 뒤로 들어가거나 너무 높거나 비정상적인 구개 모양)
- 엄마의 유두 모양의 변이(편평하거나 함몰이거나 너무 긴 유두)
- 유축기로 인한 외상
- 피부병(습진, 건선, 접촉성 피부염, 유두의 파제트병)
- 감염(박테리아, 곰팡이균, 바이러스 감염)
- 혈관 경련
- 막힌 유관
- 무해자극통증

조직 손상의 정도(Degrees of Tissue Damage)

자신의 첫아기에게 모유수유를 하는 여성들은 일반적이고 일시적인 압통과 지속적인 통증, 그리고 유두 손상을 구분하기 위한 도움이 필요하다. 왜냐하면 아주 많은 여성이 처음에는 수유에 대한 도움을 받으려고 전화 상담이나 전자 매체로 의사소통을 하고 있기 때문에 건강관리 전문가는 유두의 피부가 벗겨졌는지 아닌지에 대한 정보를 얻기 위해서 유두에서 보이는 것에 대한 구체적인 질문을 해야 한다. 그 문제가 얼마 동안 지속되고 있었는지, 그리고 증상을 악화시킬지도 모르는 자가치료를 하고 있는지 아닌지에 대해서 물어보는 것이 매우 중요하다. 외상으로 인한 유두의 통증은 **홍반**(붉어지는 것), **부종**(부어오르는 것), 균열(갈라지는 것), 물집, 피부색의 변화, 상처의 딱지, 벗겨짐, 고름, 그리고 지연되는 치유와 관련이 있다.

보통은 유두 표면(nipple face)에 상처가 발생하지만 어떤 경우에는 [너무 꽉 끼는 유축기의 깔때기(플랜지)에 의해서] 유두의 기저부에 나타나기도 한다. 유두 표면에 나타나는 피부의 조기 변화는 흡입에 의한 외상인데, 이것은 분산된 자극이나 조직의 부종으로 나타난다. 모유수유 초기에 두 번째 나타나는 유두 표면의 상처의 특징은 **압박된 줄무늬**의 자극이고, 원인은 모유수유 중에 아기가 유두의 옆면을 비틀기 때문에 나타난다. Woolridge(1986)는 흡입 손상과 압박 손상은 유두 통증의 두 가지 **주요한** 물리적 원인이라고 설명하였다. 피부의 온전한 상태가 파괴되면 감염이나 피부염과 같은 **2차적인** 염증이 생길 수 있다.

Mohrbacher(2004)는 유두 외상을 묘사하는 데 있어서 일관성을 제안하였고, 유두 손상의 정도와 강도를 구분하기 위한 단계(staging) 시스템을 개발하였다.

- **1단계(Stage I)**–표면에만 통증, 피부는 온전함(붉어지고, 멍과 부종이 있음)
- **2단계(Stage II)**–표면에 통증, 조직 손상(피부의 벗겨짐, 얕은 균열, 압박에 의한 줄무늬, 물집)
- **3단계(Stage III)**–부분적으로 두꺼워지면서 짓무름(피부의 진피하부까지 깨진; 깊은 균열)
- **4단계(Stage IV)**–전체가 두꺼워지고 짓무름(진피까지 침투해서 완전히 짓무름)

낮은 모유의 양과 관련된 유축으로 인한 병변(Suction Lesions Related to Low Milk Flow Rate)

Woolridge는 모유가 잘 나올 때는 흡입 압력을 높일 필요가 없다고 설명한다. 따라서 "유두에서 모유가 적게 나오거나, 모유가 멈추었는데도 아기의 욕구가 줄어들지 않는다면, 아기는 계속 엄마의 유두를 빨음으로써 엄마의 유두 표면에 압력을 가해서 흡입에 의한 유두 상처가 생긴다"(Woolridge, 1986). Sakalidis(2012)는 초음파를 이용하여 영양적 빨기(nutritive sucking: NS)와 비영양적 빨기(nonnutritive sucking: NNS)의 빠는 행위에는 차이가 있다는 것을 확인하였고, 모유의 흐름이 없으면 빠는 행위가 바뀌는 것을 관찰하였다.

모유수유 첫날에는 아마도 적은 양의 초유가 일부 아기들로 하여금 더 많은 모유를 얻기 위한 시도로 변함없이 계속 빨기를 하는 것 같다. 많은 엄마가 젖이 돌기 시작하면 모유수유가 더 편안하게 느껴진다고 말하는 것은 확실하다. BWC는 만성적으로 젖이 적은 엄마들이 유두 동통을 호소하는 경우가 많다는 것을 관찰하였다. 아기들은 젖이 적거나, 엄마 가슴의 울혈, 막힌 유관에 직면하고 있으면 더 많은 모유를 먹기 위해서 더 높은 압력을 이용하고 그로 인해서 유두에 상처를 입힐 수 있다. 이와 비슷하게 엄마들은 소위 말하는 **마른 유축**(dry pumping–젖 사출이 없는 상태에서 유축하는 것) 상태에서도 불편하게 느껴진다고 말한다.

빨기 역학의 변형(Variant Sucking Dynamics)

정상적인 모유 흐름으로 보임에도 불구하고, 일부 엄마들은 조심해서 자세를 잡고 주의 깊게 젖 물리기를 했는데도, 아기의 빠는 것이 고통스럽고 '강한' 빨기가 있다고 설명한다. 연구가들은 초음파와 압력 변환기를 사용하여 아기들이 비정상적으로 높은 흡입을 발생시킴으로써 모유수유를 하는 동안 엄마의 유두를 변형(nipple distortion)시키는 것을 확인하였다(McClellan, 2008).

BWC는 모유수유를 하는 동안 지속되는 통증을 제외하고는 아기와 유두에 특별한 문제가 없어 보이는 엄마들을 대상으로 일하였다. 아주 얇은 실리콘 유두 보호기가 물리적인 막을 형성하여 엄마가 불편함에 대처하는데 도움이 되었다. 유두 보호기를 사용하는 것이 도움되지 않은 엄마도 있었다. 한 가지 주목할 만한 것은 BWC는 메델라의 유두 보호기는 구멍이 4개인데 그 끝까지 유두 조직을 빨아올린 아기를 관찰하기도 하였다.

실제로도, 과도하게 흡입을 하는 것을 확인할 수 있는 기술이 있는 건강관리 전문가는 거의 없다. 그러한 것(과도한 흡입에 의한 통증)이 의심되면 병원급의 유축기가 모유 공급을 보호하고, 그 유축한 모유를 아기에게 줄 수 있다. 엄마들은 모유수유를 계속 시도할 수 있으나, 하루에 여러 번 시도할 경우에는 고통을 피할 수 없다. 3~4개월 동안 일부 엄마들은 통증이나 조직 손상 없이 하루에 점점 더 많은 횟수의 모유수유를 할 수 있었다고 보고하였다. 일부 엄마들은 유축을 완전히 중단할 수 있었다.

아마도 이런 사례의 아기들은 시간이 지남에 따라 빨기를 다르게 시작하거나, 엄마의 유두 민감성이 감소함에 따라서 모유수유를 더 잘 견딜 수 있게 된 것 같다. 아마도 아기의 입이 점점 더 커지고, 아기의 아래턱이 앞쪽으로 움직이고, 빠는 동안 역학적 변화가 있었을 수도 있다. 만약에 수유상담가가 이러한 현상에 대한 정보를 공유한다면, 엄마들은 더 나아지기를 바라면서 더 오랫동안 계속해서 유축을 하기로 결정할 수도 있다. 그러는 동안 아기는 엄마의 모유를 먹음으로써 이점을 얻는다.

유방 울혈과 유두 통증(Breast Engorgement and Nipple Pain)

완화되지 않는 울혈은 유두를 편평하게 만들고, 아기가 입으로 물기 어렵게 만든다. Geddes(2007)는 울혈이 있는 엄마들은 **모유분비세포**(lactocytes; milk–making cells)가 유륜 내 압력의 증가로 (동물 모형에서 발견) 납작해져서 일시적으로 아기는 젖 양을 감소시킬 수 있다고 추측한다. 아기는 이러한 것을 보상받으려는 듯 엄마의 유두를 더 꽉 물고 음압을 높여서 젖을 더 많이 만들게 하려고 노력한다.

아기의 통증, 편안한 빨기 그리고 유두 동통 간의 관련 가능성(A Possible Relationship Between Infant Pain, Comfort Sucking, and Nipple Pain)

아기에 있어서 빨기는 진통효과가 있다(Gray, 2002;

Zhu, 2015). 아마도 어려운 출산이나 분만 외상으로부터 회복하고 있는 아기는 그러한 상태에서 벗어나고 통증에 대처하기 위한 시도로 더 적극적으로 엄마의 유방을 빨고 있는 것일 수도 있다. 그러나 유두 민감성은 출산 후 첫 24시간에 증가하기 때문에(Geddes, 2007), 이렇게 분만 외상을 입은 아기들의 엄마들은 더 많은 유두 동통을 경험할 수 있고, 그렇기 때문에 유두 외상에 대한 더 많은 감시를 필요로 한다.

유두 외상의 모습(Images of Nipple Trauma)

Marmet은 [사진 8-1]에 보이는 **산딸기 유두**(raspberry nipples)를 보여 준다. Hoover(2013)는 유두의 **소핵**(drupelets)의 각 부분에 대해서 이름 붙이기를 제안한다. 소핵 사이의 갈라진 틈이 염증과 감염 위험을 초래한다.

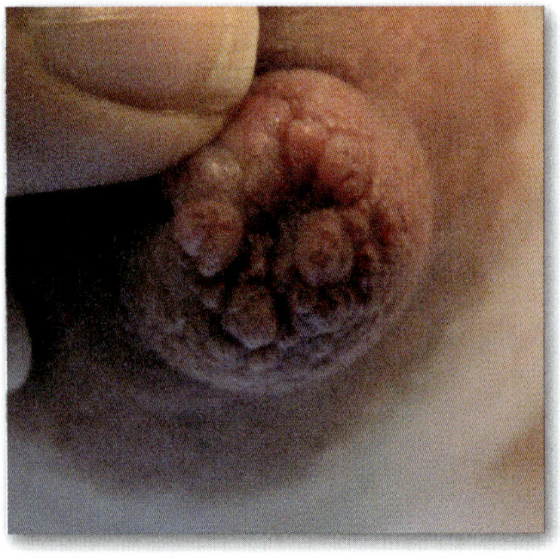

[사진 8-1] 산딸기 같은 유두 -각각의 소핵에 주목함

가슴에 부종으로 인하여 유두에 울혈이 있어서 젖의 흐름에 지장이 생긴 엄마는 유두 표면 중앙에 별처럼 생긴 병변이 있을 수 있다.

아기는 다음과 같은 이유로 과도한 음압을 만들 수 있다.

- 울혈이 물기 쉬운 유두를 만드는 것을 방해한다.
- 편평유두는 정상적인 수준의 흡입으로는 물기가 어렵다.
- 짧은 설소대가 정상적으로 젖 물기 하는 것을 방해한다.
- 울혈이 젖 생산과 흐름을 감소시킨다.
- 유두 통증이 모유가 나오게 하는 사출 반사를 방해할 수 있다.

[사진 8-2]는 1단계의 유두 손상이 있는 여성의 울혈이 있는 유방이다.

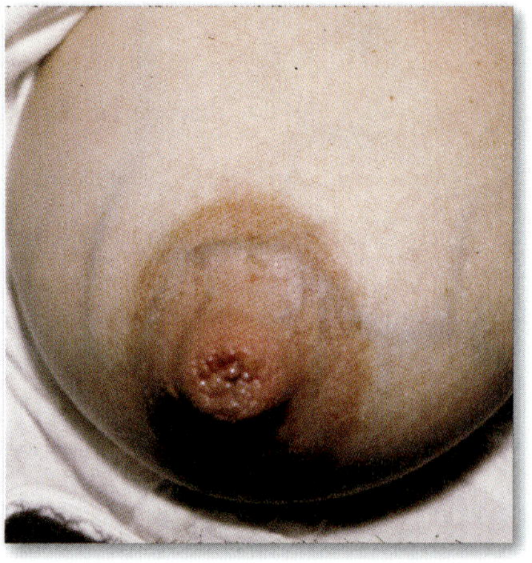

[사진 8-2] 유두 앞면에 생긴 염증 -1단계 손상

엄마의 가슴과 유륜에서 명백하게 보이는 정맥 울혈을 주목한다. 유두의 표면은 염증이 생기고 부어 있는 것처럼 보이는데, 이러한 것을 1단계 유두 손상이라고 말할 수 있다. 이 엄마는 병원에서 퇴원하기 전 2일째에 유축기를 사용하여 유축을 했는데, 이것은 유축기에 의한 흡입 상처이다. 유두 상처는 시간이 지남에 따라 더 뚜렷해졌다. 이 엄마는 유선염으로 발전되었고, 경구 항생제를 사용하여 치료를 받았다.

[사진 8-3]은 출생 4일째에 편평유두와 2단계 유두 손상이 있는 울혈된 유방을 보여 준다.

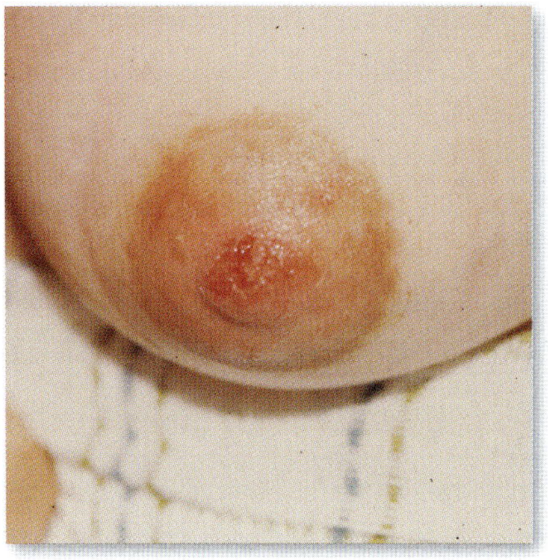

[사진 8-3] 편평유두에 생긴 흡입에 의한 병변 -2단계 손상

유두 표면에서 보이는 비대칭적인 조직 손상의 분포에 주목한다. 이것은 편평유두와 울혈이 있는 유방 조직을 아기가 너무 세게 빨아서 생긴 흡입 손상을 의미한다.

유두 상처는 종종 손상의 원인에 대한 단서를 제공하는 특징적인 외적 모양을 가지고 있는 경우가 많다. 유두를 옆에서 봤을 때 새로 산 립스틱이나 '교정용' 공갈젖꼭지를 닮은 모양으로 꼬집히고 뒤틀린 모습으로 보인다. 유두 표면을 가로질러 압박된 줄무늬 모양의 절개와 딱지가 생기고 이것은 아기가 젖을 먹을 때 윗입술에 생기는 상상의 콧수염과 수평을 이룬다. 만약에 아기를 요람식 자세로 먹이고 있다면 이 줄은 12시에서 6시 방향으로 생기고, 만약에 미식 축구공 잡기 자세로 먹인다면 3시에서 9시 방향으로 나타나게 된다.

수유상담가와 엄마는 아기가 물고 있던 젖을 놓은 즉시 유두 모양을 관찰해야 한다. 가슴에 울혈이 있는 동안에 유두는 더 상처를 받고 뒤틀어지게 되는데, 이것은 부기가 있으면 유두 조직을 더 부서지게 만들고 얇아지고 늘어지게 한다. 반복되는 외상으로 인해서 피부는 급속하게 갈라진다.

압박 상처는 아기가 너무 얕게 물었거나, 너무 빠른 젖의 흐름에 적응하기 위한 행동의 하나로, 아기의 입이 해부학적으로 기형이거나 엄마의 유두가 기형이거나, 또는 다양한 빨기의 변형에 의해서 초래될 수 있다. 아기의 해부학적 문제는 짧은 설소대, 짧은 혀, 작은 입, 들어간 아래턱, 또는 높은 거품 같은 구개(구멍이 뚫린 것처럼 높고 좁은)와 같은 것들로 이것이 유두를 뒤틀어지게 만든다. 크거나 긴 엄마의 유두는 좋은 젖 물기를 방해하며, 유두의 옆면을 아기가 찝어서 뾰족하게 만들 수 있다.

[사진 8-4]는 아기가 젖을 다 먹고 난 뒤 몇 초 후에 유두가 찝힌 것을 보여 준다. 유두 상처의 방향은 아기가 요람식 자세로 모유수유를 했음을 보여 준다. 유두의 특징적인 상처가 보이며, 이것이 2단계 손상이다.

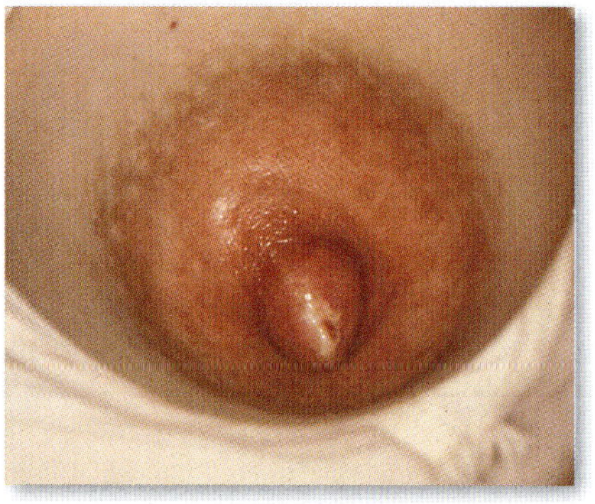

[사진 8-4] 찝힌 유두 -2단계 손상

[사진 8-5]는 유두에 딱지가 형성된 출산 후 4일째의 2단계 손상을 보여 준다.

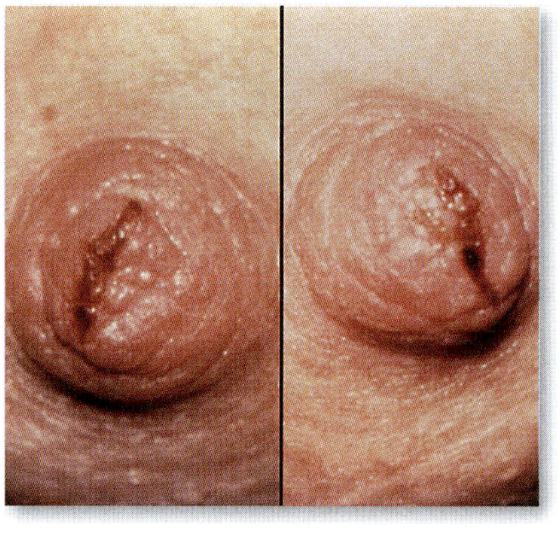

[사진 8-5] 수유 자세와 관련된 줄무늬 상처에 생긴 딱지 -2단계 손상

그들의 아기가 요람식 자세로 수유를 하고 있었다는

것을 보여 준다. 수유상담가는 젖 물리기를 교정하고, 상처가 치유되는 동안 다른 수유 자세를 사용하도록 알려 주었다.

[사진 8-6]과 [사진 8-7]은 3단계의 유두 손상을 보여 준다.

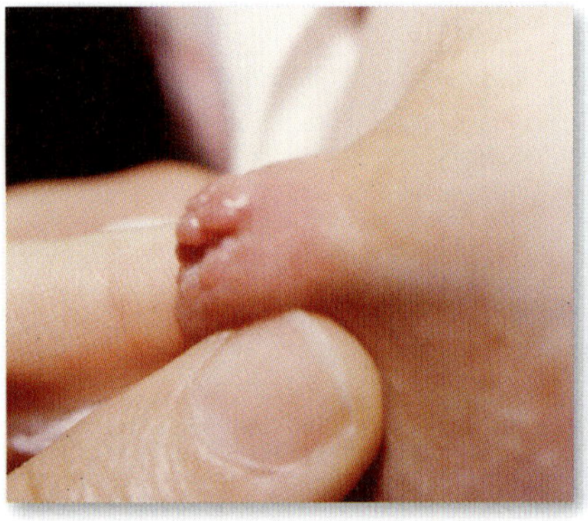

[사진 8-6] 출산 후 4주째 생긴 균열 -3단계 손상

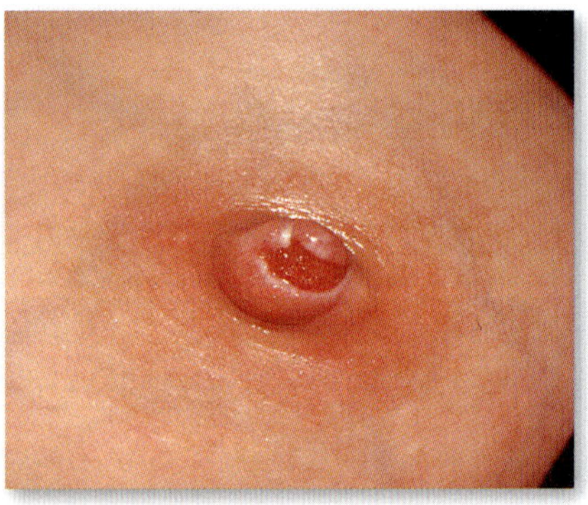

[사진 8-7] 부분적으로 두꺼워진 피부 -3단계 손상

이 엄마는 출산 후 4주 되었다. 그녀는 위로 두 아이는 어려움 없이 모유수유를 했지만, 이번 셋째 아기는 짧은 설소대를 가지고 태어났다. 이 엄마는 양쪽 유두에 균열이 생기고 감염이 되었다. 엄마는 구강항생제를 처방받았다. 수유상담가는 직접 하는 모유수유를 잠깐 쉬면 상처가 빨리 나을 것이라고 설명하였다. '유축 하면서 쉬기'는 유두 외상의 직접적인 원인을 제거하는 것이므로 유두 상처가 회복된다. 그 가족은 설소대를 잘라주는 곳을 찾지 않았다. 엄마는 유축해서 젖병에 넣어서 4개월 동안 먹였고, 그런 다음 분유로 수유하였다.

[사진 8-7]은 피부가 부분적으로 두꺼워지고 모세혈관 아래 진피까지 파괴된 상처를 보여 준다. 이 상처는 새로운 세포가 생겨서 치유 단계에 있는 것으로 보인다. 이러한 치유 단계에서의 피부는 약해져 있고 재 손상과 감염에 아주 약하다. 이 엄마의 담당 의사는 젖을 떼라고 말했다. 그리고 의사는 엄마에게 이스트 감염이 있다고 생각하고 바르는 니스타틴을 처방하였다. 평가 결과 그녀의 수유상담가(KH)는 엄마의 빠른 젖 사출과 젖 공급 과잉에 의해서 아기 스스로 젖의 흐름을 조절하기 위해서, 즉 보상작용으로 유두를 꽉 무는 것으로 추측하였다. 젖 공급 과잉은 10주가 되어서야 조절이 되었고, 아기는 보상적 빨기 행위를 중단하였다. 유두 상처의 원인을 제거하는 것은 엄마의 유두를 치료하고, 아기는 계속해서 모유수유를 할 수 있었다.

[사진 8-8]은 치료 전과 치료 중에 심하게 부식된 3단계의 유두 손상을 보여 준다.

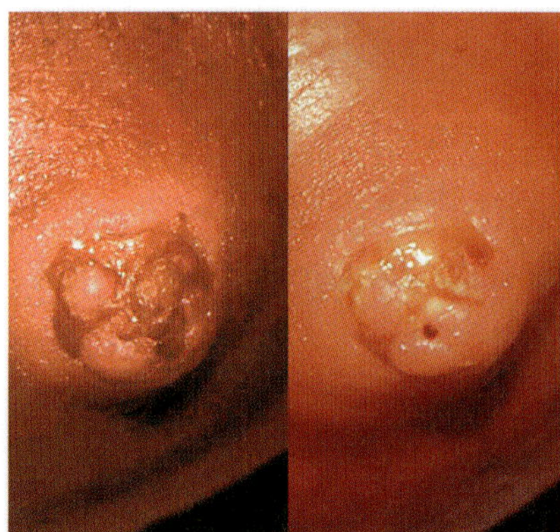

[사진 8-8] 짓무르고 부분적으로 치유되고 있는 유두 -3단계 손상

붉어진 부위와 엄마가 심하게 아파하는 것을 보고 조산사는 항생제와 항진균제 크림을 즉시 처방하였다. 5일 내에 손상된 조직의 부분적인 재생이 관찰되었다. 만약에 이러한 유두 손상이 있는 엄마가 모유수유를 견딜 수 없다면, 유두가 치료되는 동안 젖 공급을 유지하기 위하여 유축을 해야 한다. 그렇지 않으면 엄마는 유선염과

유방 농양의 위험성이 높아진다.

[사진 8-9]는 4단계의 유두 손상을 가지고 있는 엄마의 유두를 보여 준다. 이 엄마는 7mm 깊이의 상처를 보여 주기 위하여 납작한 이쑤시개를 이용하여 균열된 상처 옆에 들고 있다.

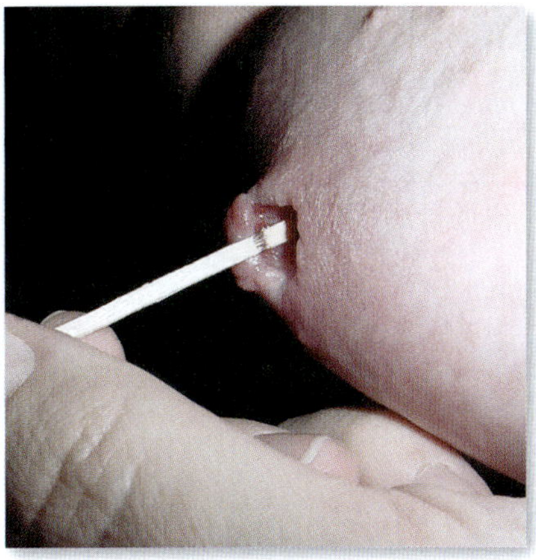

[사진 8-9] 4단계 손상

음압을 이용한 상처의 괴사 조직의 제거(Negative Pressure Wound Debridement)

음압요법은 압박에 의해서 생긴 궤양과 당뇨성 궤양을 치료하기 위해서 사용된다(Enoch, 2003; Kirby, 2007). 유축을 하고 엄마 젖도 먹이는 것 모두 지속적으로 상처에서 나오는 삼출물을 제거함으로써 엄마의 유두가 감염되는 것을 어느 정도 막아 준다. 압력을 이용하여 괴사된 조직을 제거하는 유두 상처 치유 방법이 모유수유에 있어서는 연구되지 않은 이슈일 것이다. 그것은 왜 많은 엄마가 유두에 열상이 있고 상처를 잘 관리하지 않음에도 불구하고, 아기 입에 있는 구강 병원균에 계속 노출이 되는데도 더 이상 감염되지 않는 것에 대한 이해를 하는 데 도움이 될 것이다.

유두 통증 치료에 대한 논란(Sore Nipple Treatment Controversies)

손상된 유두 조직을 치료할 수 있는 가장 효과적인 방법에 대한 일관적인 지침을 제공하는 연구가 아직까지 없다는 것은 참으로 실망스러운 일이다. 다양한 방법이 권장되었고, 이 중 많은 방법은 문화적 전통의 일부이다. 그러한 것들은 엄마 자신의 모유 바르기, 박하물에 담그기, 올리브 오일 바르기, 젖은 차 주머니 사용하기, 라놀린 크림 바르기, 비타민 A와 E 사용하기, 수분패드를 대기 등 다양한 약초 치료법이 사용된다(Cordero, 2015; Morland-Schultz, 2005; Sayyah, 2007). 이러한 일부 약제의 명백한 효능은 위약 효과(플라시보 효과), 조사되지 않은 항균 및 항염증적 특성(Beauchamp, 2005), 또는 그 외 모유수유 특유의 다른 문제에서 기인할 수 있다.

Fetherston(1998)은 아픈 유두를 치료하기 위해서 유두 크림을 사용하는 것을 지지하고, 이 방법은 유선염으로 진행되는 것을 막는 요인이라고 생각하였다. 그러나 Fetherston은 유두를 건조시키기 위하여 사용하는 유두 덮개나 차 여과기 같은 것을 착용하는 것은 유방에 염증을 일으키는 위험요인인 것으로 확인하였다. 그녀는 그러한 도구는 위생상태가 불량하고 비효과적으로 살균하는 관행의 결과로 오염될 수 있으며, 또는 이러한 장치가 유륜을 눌러서 유관을 막고 울혈이 생긴 조직에 멍이 들게 하는 원인이 된다고 추측하였다. Ramsay(2004)는 유관은 "손등에 드러나는 정맥을 누르기 위해서 필요한 압력과 비슷한 가벼운 압력에서도 쉽게 눌린다"는 것을 발견하였다. 유두 덮개, 차 여과기 그리고 부적절하게 부착된 유축기의 깔때기와 같은 도구들은 유관을 눌러서 유관이 막히게 할 수 있다. 감염 위험을 높이는 행동들은 하지 않는 것이 좋다.

증거들이 약해서 유두 통증을 치료하는 방법들을 정확하고 일관적인 방법으로 비교하는 것은 어렵다. 코크란 리뷰(Dennis, 2014)에서는 통증이 심한 유두를 가지고 있는 엄마를 치료하기 위한 중재에 대해서 조사하였다. 이 리뷰는 "글리세린 겔 드레싱, 라놀린과 함께 사용하는 유두 덮개, 라놀린 단독 사용, 모든 유두 크림이 유두 통증에 대한 엄마의 지각(이걸 바르면 유두 통증이 좋아진다는)이 개선된다는 것은 증거가 부족"하다는 것을 발견하였다. Dennis는 일시적인 초기의 유두 통증을 가지고 있는 여성들은 아무것도 바르지 않거나 유축한 모유를 사용하는 것이 연고만큼이나 도움이 된다고 결론을 내렸다.

아마도 유두 외상의 유형과 정도가 다를 때에는 이에 대한 치료 방법도 다를 수 있다. 대부분의 유두 통증은 모유수유 방법(수유 자세와 깊은 젖 물리기)을 개선시키고 모유의 양을 증가시킴으로써 저절로 해결되기도 한다. 균열이 생긴 유두는 일반적으로 더 많은 평가와 치료를 필요로 한다.

만기에 출산한 아기를 가진 초산인 엄마 90명의 유두 통증치료법(Akkuzu, 2000)을 평가하기 위해서 비교 연구하였다. 산후 10일째에 유두 통증과 유두 갈라짐을 예방하거나 감소시키는 데 사용되는 세 가지 기법의 효과가 조사되었다. 이 연구는 세 그룹으로 나누어서 무작위로 배정되었는데, 한 그룹은 가슴에 온찜질을 하고, 다른 그룹은 모유를 짜서 발라 주고, 또 다른 그룹은 아무 처치도 하지 않고 유두를 깨끗하게 하고 건조시켜 주었다. 유두를 따뜻하게 한 그룹에서 유두 갈라짐이 가장 많이 나타났다. 이것은 유두를 촉촉하게 유지하는 것은 도움이 되지 않는다고 평가되었다. 유두에 모유를 발라 놓은 그룹은 유두 통증을 가장 적게 느꼈으며, 유두 갈라짐이 빠르게 치유되었다. 평가 마지막 날, 유두를 깨끗하게 하고 건조한 상태로 유지한 그룹에서는 유두 갈라짐이 가장 적었다. 연구가들은 엄마들에게 유두를 깨끗이 하고 건조한 상태로 유지하도록 교육시켜야 한다고 결론을 내렸다.

유두를 건조한 상태로 유지하는 것은 '완전히 마른' 상태를 의미하는 것은 아니다. 가벼운 윤활은 유두가 짓무르는 것 없이 촉촉하게 해서 상처를 치유하는 것을 돕는다. 정제된 라놀린 크림은 통기성이 있는 임시적인 피부막을 형성하고, 항염증, 항균작용, 피부 보호, 그리고 손상된 막을 재생시켜 주는 특성이 있는 것으로 입증되었다(Abou−Dakn, 2011). Santos(2013)는 항암요법을 받는 환자들의 입술이 건조해지고 갈라지며 또한 통증으로부터 보호하기 위해서 정제된 라놀린 크림을 사용하였고, 이것이 암환자에게 효과적인 보조요법이라는 것을 발견하였다. 입술의 이동성(mobility−자신의 움직임이 아니라 주위의 변화에 대해서 움직이는, 즉 주위가 건조한가 습한가에 따라서 변화되는 입술의 마름과 촉촉함)과 유두는 어느 정도 마르고−젖는 스트레스에 노출된다는 사실이 갈라진 유두를 치료하는 데 라놀린을 사용하는 것을 뒷받침하는 흥미로운 연구이다.

하이드로겔 드레싱(Hydrogel Dressings−수화작용 치료)

하이드로겔 드레싱은 촉촉한 상처 치유 연구(상처를 촉촉하게 유지하면 치료가 잘된다는 연구)를 근거로 하여 갈라진 유두의 치료법으로 제안되었다. 그러나 Lawrence와 Lawrence(2016)는 표면만 젖은 것(자극의 원인이 되는)과 내부의 촉촉함을 보존하는 것(촉촉한 것이 상처를 치료해 준다는 기반이 되는)에는 차이가 있다고 지적한다. 젖은 유방 패드와 젖고 더러운 드레싱은 상처를 더 불어서 무르게 하고 균열이 있는 부위에 병원균이 들어가게 하며 치유를 더디게 한다. 상처에서 나온 추출물과 젖으로 인해서 불투명해지기 시작한 하이드로겔은 교체되어야 한다. 하이드로겔은 시원한 느낌이 들게 하고, 통증을 감소시켜 준다는 증거가 있다(Dodd, 2003).

Brent(1998)는 유두에 통증이 있는데도 젖을 먹이는 42명의 여성을 연구했는데, 하이드로겔 드레싱을 사용한 그룹과 라놀린 크림과 함께 유두 덮개를 사용한 그룹을 비교 연구하였다. 연구자는 하이드로겔 드레싱을 사용한 그룹에서 현저하게 많은 감염이 있는 것으로 보고되었고, 이 연구는 조기에 중단되었다. Dodd(2003)는 하이드로겔 패드를 사용한 엄마들의 통증 점수는 훨씬 더 많이 감소했음을 발견하였다. 이 연구의 프로토콜은 엄마가 하이드로겔을 사용할 때 손을 깨끗이 씻을 것을 강조하였다. 또한 엄마들에게 하이드로겔 패드를 제거한 후에는 하이드로겔 패드를 깨끗하고 따뜻한 물로 세척을 하고, 가볍게 두드려서 말린 다음, 깨끗한 곳에 하이드로겔 패드를 두도록 알려 주었다. 젖을 먹인 후에는 가슴을 따뜻한 물로 씻고 살살 두드려서 가슴을 건조시킨 다음 깨끗하게 해 놓은 하이드로겔 패드를 다시 착용하도록 알려 주었다. 하이드로겔 패드가 뿌옇게 흐려질 때마다 그것은 버리고 새것을 사용하라고 하였다. 이러한 방법으로 하이드로겔 패드를 사용한 엄마는 어느 누구도 감염이 생기지 않았다.

본질적으로 Dodd의 연구에 참가한 엄마들은 하이드로겔을 사용함으로써 통증 감소의 혜택을 누리고 있는 동안 자신들의 유두를 깨끗하게 유지하고 있었다. 이 모델은 더 연구될 가치가 있다. 분명한 것은 위생에 대한 강조가 하이드로겔을 사용하는 여성들에 대한 연구에서 더 이상 보고된 감염이 없었다는 것은 중요한 요인이 된다.

갈라진 유두에 대한 즉각적인 상처 관리(Immediate Wound Care for Cracked Nipples)

신체의 다른 부위에 생긴 급성(acute–새로 생긴) 피부 상처는 치유를 방해하고 감염을 일으킬 수 있는 오염물질을 제거하기 위해서 씻어 준다. 이때 일반적인 것으로는 순한 비누와 물을 사용한다(Page, 2006).

세균이 대량 서식하고 있는 상처와 감염된 상처의 차이를 설명하는 것은 매우 어렵다. 숙주 요인(엄마의 면역체계의 강함)이 상처의 치유 속도에 중요한 역할을 한다. 출산을 한 여성들의 면역반응은 다소 줄어들어 있어서 감염에 대한 취약성이 증가된다.

인간의 생물 군계를 공유하는 세균, 곰팡이균, 원충들 그리고 바이러스의 과잉 성장은 서로 모여서 이들을 보호하고 표면에 달라붙도록 돕는 자가–형성의 끈적한 접착제 같은 물질들에 둘러싸인 세포 군집을 형성할 수 있다. 이러한 생물막(biofilms)은 세포들이 국소 항생제(바르는 항생제)와 경구 항생제(먹는 항생제)에 더 잘 견디도록 만든다. 이러한 생물막은 상처 치유를 지연되게 하는 요인으로 점점 더 인식되고 있다. 구강점막에는 다균성 세균과 곰팡이(칸디다 알비칸스라는 곰팡이 균집)균이 존재한다(Shirtliff, 2009). 유두에 감염된 것은 아기가 모유수유를 하는 동안 아기의 침과 모유가 아기의 구강점막에 반복적으로 노출됨으로써 상처 감염을 치료하기가 더 어렵게 한다. 소독을 하고 가볍게 괴사된 조직을 떼어 내는 것(상처를 깨끗하게 하는 것)이 생물막을 제거하는 데 도움이 된다(Ryan, 2007).

처음 출산을 한 엄마들에게는 상처를 깨끗이 하는 것이 표준관리지침인 것을 알려 주는 것이 도움이 될 수 있다. 농가진이 원인이 되는 피부 감염의 경우에 집에서 치료를 한다면 "상처 부위를 순한 비누와 흐르는 물로 씻어 주는 것이 효과적이다."(Mayoclinic.org, 2016)라고 말한다. 유두가 너무 건조하지 않게 하고, 하루에 한 번 비누와 물을 사용하고, 모유수유나 유축 후에는 식염수나 수돗물을 이용하여 유두를 씻어 준다(Fernandez, 2012). 유두를 공기 중에 자연 건조시키거나 가볍게 두드려서 말리고, 유축된 모유나 안전한 윤활제를 발라 준다.

치유되지 않는 갈라진 유두(Non-healing Cracked Nipples)

수유상담가는 여러 가지 치료에도 불구하고 며칠, 몇 주 동안, 또는 몇 달 동안 낫지 않는 유두 상처를 가지고 있는 엄마를 만날 수 있다. Enoch(2003)은 만성적인 상처(chronic wounds)에는 특징적인 요인이 있다고 말한다.

만성적인 상처는 시기적절하고 질서정연한 방식으로는 치유되지 않으며, 염증 단계나 확산 단계에 갇혀 있다(머물러 있다). 만성적인 상처에 있어서 치유를 막는 주된 장애물은 다음과 같은 것들이 있다.

- 괴사(죽은)조직의 축적
- 병원균의 불균형
- 바뀐 삼출물의 수치

아기의 빨기나 유축은 눈에 가장 잘 보이는 괴사조직의 축적(괴사조직이 쌓이는 것)을 제거하는 것인데, 이것은 또한 상처에서 나오는 변화된 삼출물(즉, 체액이 흘러나오고 있다는 것)이 나타나고 있다는 것을 숨길 수 있다.

국소 감염(local infection)과 심각한 **균들의 집락**(critical colonization) 형성이라는 용어는 치유되지는 않지만 일반적인 감염의 징후를 보이지 않을 수 있는 상처를 말한다(Enoch, 2003).

상처 내 미생물의 혼합은 치유와 관련된 문제일 수도 있다. 미생물의 무리에는 세균뿐만 아니라 곰팡이균도 포함될 수 있다(Kent, 2015). 유두에서 세균의 표본을 채취해서 삼출물을 배양하는 것은 적절한 치료법을 선택하기 위해서 유기체를 확인하는 데 도움이 된다.

세균성 유두 감염(Bacterial Nipple Infections)

아기의 입과 접촉함으로써 병원균에 지속적으로 재노출되는 위험이 갈라진 유두의 감염 위험을 높이는 요인이다. **황색포도상구균**(MRSA도 포함해서)이 코, 손, 물건 그리고 옷을 통해서 옮겨질 수 있다. MRSA(메티실린 내성 황색포도당구균)는 모유수유를 하는 여성에게 유선염 및 유방 농양 형성의 위험과 관련이 있다(Amir, 2006; Kim, 2007).

감염되고 갈라진 유두와 유방 감염의 대부분은 병원 환경에서 병원균에 노출되는 출산 첫 2주 동안에 발생한다(Kitajima, 2003). Livingstone(1999)은 "오염된 상처는 치유가 늦는 경우가 많고, 광범위한 감염의 확산을 초래할 수 있다. **황색포도상구균**은 유관을 타고 올라가서 감염, 유선염 그리고 유방 농양을 만든다." 사출 반사가 멈추었을 때 모유가 역류한다는 Ramsay의 초음파 검사는 병원균이 유관 시스템으로 옮겨 간다는 것에 대한 그럴듯한 설명을 제공한다(Ramsay, 2004). 일단 병원균이 유관 안으로 이동해서 들어가면 국소크림이나 연고가 효과가 없다(Livingstone, 1999). 만약에 울혈이 발생하고 모유를 유축해서 규칙적으로 비워 주는 것이 늦거나 유방이 비워지지 않는다면 유선염의 위험이 증가한다.

항세균성 연고인 다목적 유두 연고(All Purpose Nipple Ointment: APNO) 또는 '삼중 유두 연고(triple nipple cream)'라고 불리는 무피로신은 구강으로 섭취되었을 때 빠르게 대사되기 때문에 피부 표면에 감염된 유두를 치료하기 위해서 이 약물을 사용하는 것은 아기에게는 부작용을 일으킬 가능성이 적다(Hale, 2017). 그러나 모든 항생제와 같이 과도하게 사용된다면 세균의 내성을 초래할 위험이 있다. 발적과 피부 자극이 무피로신을 복용할 때 나타나는 부작용이므로 장기적인 사용을 피해야 한다. 바르는 국소용 하이드로코티손 연고를 염증이 생긴 유두에 바를 경우에는 조금씩 바르고 자주 사용해서는 안 된다(Hale, 2017).

다목적 유두 연고도 스테로이드와 항진균제도 포함하고 있다. 임상에서 폭넓게 사용되고 있기는 하지만, 이러한 약제의 효과를 평가한 유일한 연구는 라놀린과 다목적 유두 연고를 사용한 여성들의 1주와 12주차 결과에서 차이가 없는 것을 발견하였다. 연구가들은 유두 손상을 치료하는 데 있어서 다목적 유두 연고가 라놀린보다 뛰어나지는 않다고 결론을 내렸다(Dennis, 2012).

[사진 8-10]은 감염되고 갈라진 유두를 보여 준다.

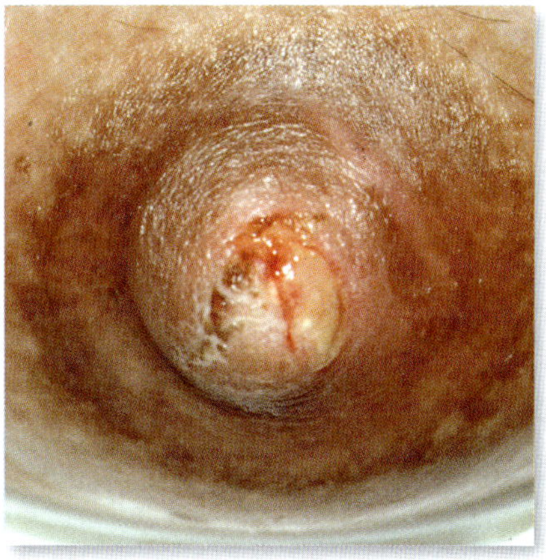

[사진 8-10] 감염된 유두

이렇게 고름이 보이는 것은 감염이 아래 조직까지 퍼지고 그에 따르는 전신 증상이 나타날 가능성을 보여 준다. 이러한 상황은 의료적 치료가 요구되며, 감염된 피부에는 하이드로겔(수분) 드레싱을 사용하는 것은 적절하지 않다.

은을 넣어서 만든 의료용 캡(Silver-Impregnated Medical Caps)

은은 일부 개인에게는 알레르기 반응을 일으킬 수는 있지만, 은은 자연적이고 독성이 없는 항균제이며 피부에 흡수되지 않는다. 관찰 가능한 전향적 시범연구에서 유두 균열이 있는 두 개의 소규모 그룹에서 표준 관리를 받고 있는 여성과 은을 넣어서 만든 의료용 캡을 착용하는 여성을 무작위로 배정하였다(Marrazzu, 2015). 표준 관리를 받는 것에는 아기의 수유 자세를 바꾸어 주고, 유두를 깨끗하게 하며, 유두 균열된 곳에 엄마의 모유를 발라 주는 것이 포함되었다. 이 연구에는 은으로 만든 의료용 캡과 라놀린 사용을 비교하지는 않았다. 이렇게 작은 표본의 연구에서는 결과를 일반화하는 것이 불가능하지만, 통제 집단보다 은으로 만든 캡([사진 8-11])을 사용한 참가자들의 치유가 더 빨랐다.

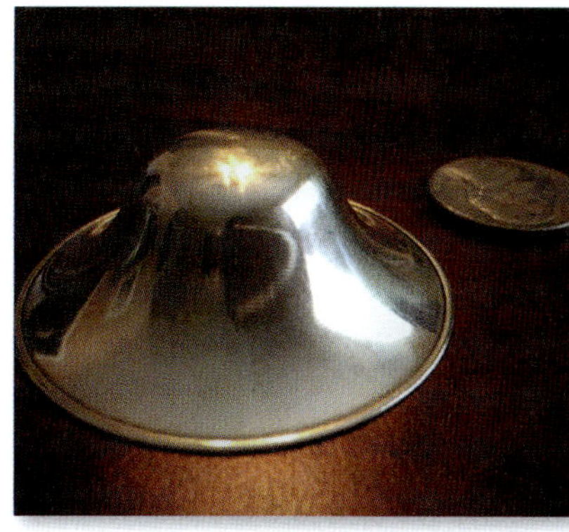

[사진 8-11] 은이 주입된 덮개

은을 사용한 치료법이 균열이 생긴 유두의 치유를 빠르게 해 줄 것인지에 대한 더 많은 연구가 필요하다. 이 도구는 씻을 수 있으며 재사용할 수 있으나 가격이 비싸다.

유두 표면의 진균 감염(Superficial Fungal Infection of the Nipple)

칸디다 종균을 포함한 진균 감염에는 두 가지 용어가 있다. 전신에 생길 수 있는 칸디다이오시스(candidiasis)와 구강에 생기는 칸디도시스(candidosis)이다. 이 용어들은 서로 바꾸어서 사용되기도 한다. 칸디다에 의한 국소적인 감염은 특히 구강점막(Shirtliff, 2009)과 유두(Amir, 2011)에서 동시에 발견되었다(세균과 칸디다 알비칸스의 결합에 의해서).

출산 후 첫 몇 주 내에 생기는 유두 손상은 흡입 외상이나 세균 감염의 가능성이 가장 크다. 이스트(진균) 감염은 출산 후 초기에 생기는 유두의 불편함이 사라진 다음에 유두에 통증이 생기면서 발생한다. 표피에 생긴 이스트가 치료되지 않으면, 감염이 진행되어서 피부손상을 일으킬 수 있다. 늦게 나타나는 유두 통증(수유 후에 나타나는 유두 통증), 유두가 계속해서 단단하거나, 피부가 변색되고 점진적인 피부의 손상이 유두에 생기는 것은 칸디다증의 중요한 증상들이다.

유두의 이스트 감염은 일반적으로 다음과 같은 상황

에서 동시에 발생한다.

- 최근에 엄마나 아기에게 경구용 항생제를 사용한 경우
- 아기의 입에 아구창이 생겼을 때
- 진균에 의한 기저귀 발진이나 질에 칸디다증이 생겼을 때
- 가족 구성원이나 애완동물에게 국소적인 진균 감염이 생긴 경우

최소 15초간 손을 씻으면 곰팡이균으로 오는 교차 감염을 예방할 수 있고, 이러한 진균 감염이 모두 다 곰팡이로 인한 것은 아니다. 피부의 각질을 긁어내어 현미경으로 보면 관련된 진균의 유형을 알 수 있다. 진균이 재발되는 것을 예방하기 위하여 가족 구성원이나 애완동물들이 무좀이 있거나, 기저귀 발진, 질 이스트 감염, 손톱 및 발톱의 무좀, 완선(사타구니에 생기는 피부병), 비듬, 백선(전염성 피부병) 등을 가지고 있다면 의사나 수의사의 치료가 필요하다. 피부의 곰팡이 감염은 잘 낫지 않고 지속될 수 있으며, 덥거나 습한 날씨가 계속되면 몇 주가 걸리기도 한다. 진균 감염은 비만, 당뇨병 그리고 HIV/AIDS처럼 면역 억제 질환이 있는 경우에는 완전히 치료하는 것이 어렵다. 진균은 좁은 PH범위 내에서 잘 자라는 경향이 있으므로 베이킹 소다나 식초를 희석한 물로 목욕을 하거나 담그는 것이 경미한 국소 진균 감염을 치료하는 전통적인 방법이다. 내성이 생긴 감염은 약물 처방을 필요로 한다.

입에 생긴 아구창(Oral Thrush)

어떤 아기들은 혀에 흰 우유로 코팅 된 것 같은 막을 가지고 있다([사진 8-12]).

혀에 있는 하얀 것이 점점 더 커지고 다른 구강점막으로 퍼지지 않는다면 그것(혀가 하얗게 되어 있는 것)이 아구창을 의미하는 것은 아니다.

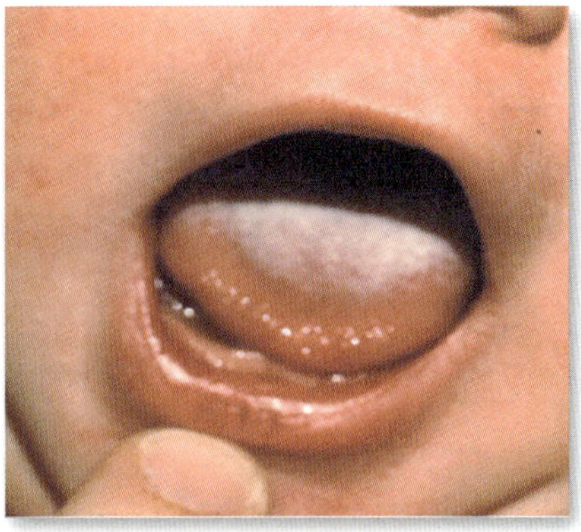

[사진 8-12] 하얗게 변한 혀

아구창은 [사진 8-13]에서 보이는 것처럼 입술, 잇몸, 볼 안쪽 그리고 입천장 등 여기저기 퍼져 있는 흐릿하고 하얀 찌꺼기이다([사진 8-13]은 볼 지방체에 잘 나타나 있는 아구창의 모습이다).

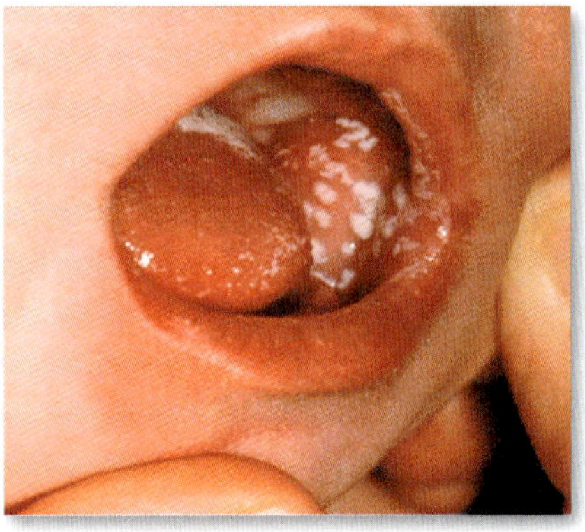

[사진 8-13] 볼 안쪽에 생긴 아구창

[사진 8-14]의 아구창이 있는 아기는 입 안의 많은 부분을 덮고 있는 흰색의 찌꺼기를 볼 수 있다.

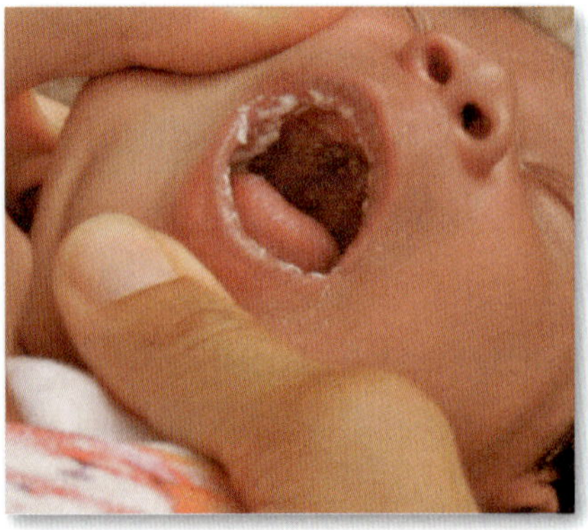

[사진 8-14] 아구창

아구창은 빠르게 퍼지며, 치료를 받지 않는다면 곧 아기의 입 속을 가득하게 만든다. 만약에 엄마가 이것이 아구창인지 잘 모르겠다면 하루 정도 기다리면 더 많아지면서 나타나게 된다.

먹는 아구창 치료제인 니스타틴은 아기의 아구창을 치료하기 위해서 미국에서 흔히 사용되는 약물이며, 미코나졸 구강 겔은 미국 이외의 나라에서 널리 사용된다. 엄마를 치료하기 위해서는 니스타틴, 미코나졸, 무피로신 또는 클로트리마졸이 함유된 연고나 크림을 사용하고, 모유수유는 계속할 수 있다. 이러한 약물은 가슴에서 씻어 낼 필요는 없으며, 수유를 한 후에는 조금씩 다시 발라 준다.

겐티아나 바이올렛(GV 0.25~0.5% 용액)은 아기의 아구창을 치료하기 위하여 처방전 없이 살 수 있는 항진균제이다(Barrett, 2013). Lawrence와 Lawrence(2016)는 겐티아나 바이올렛을 아기의 입 안과 엄마의 유두에 발라 준다([사진 8-15]와 [사진 8-16]).

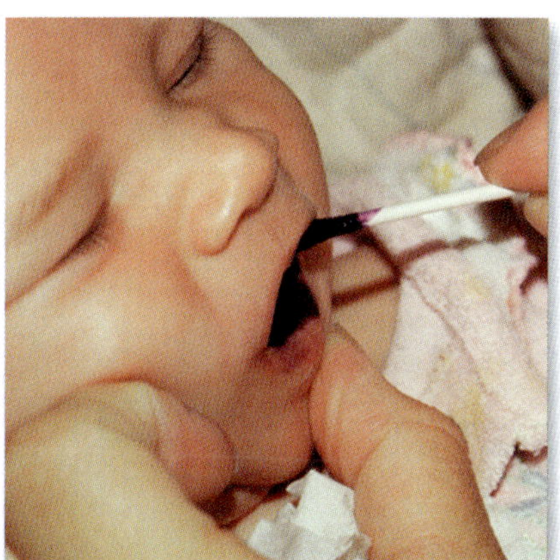

[사진 8-15] 겐티아나 바이올렛(GV)을 사용한 아구창 치료

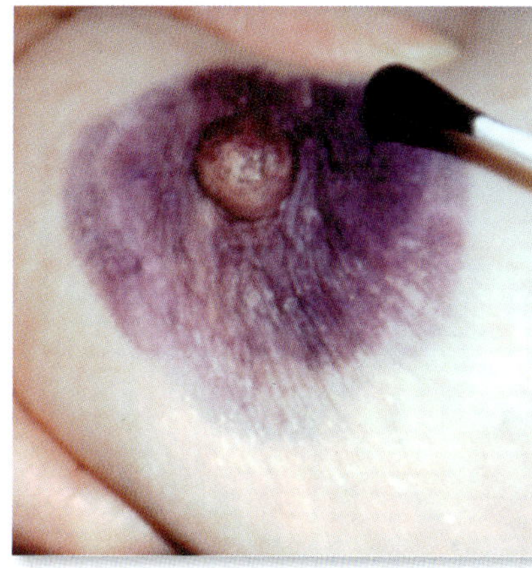

[사진 8-16] 유두 이스트(효모균)을 치료하기 위한 겐티아나 바이올렛 도포

겐티아나 바이올렛을 사용해서 치료하는 기간에 대해서는 논란이 있다. 그러나 과도한 사용이 아기의 목과 입 안에 궤양을 일으킬 수도 있다(Utter, 1990)는 우려 때문에 Piatt(1992)는 하루에 1~2번만 바르는 것을 제안한다. 그런 다음 아기가 삼키지 않고 침과 함께 흘러내릴 수 있게 하기 위해서 아기를 일회용 패드 위에 엎드려 놓는 것을 추천한다. 엄마들은 아기의 피부를 보호하기 위해 정제된 라놀린 크림을 입술 주위에 바르기도 한다. 겐티아나 바이올렛은 피부뿐만 아니라 옷도 착색시킨다.

바이러스 감염도 혀에 막을 형성하고 아기의 구강점막의 형태를 바꿀 수 있다(다양한 헤르페스 감염에서처럼). 부모들은 아구창을 집에서 치료하기 전에 먼저 의료적 진단을 받는 것이 중요하다.

진균 감염은 습기가 많은 신체 부위에서 자주 발생하며, 기저귀 발진의 가장 흔한 원인이다. 진균에 의한 기저귀 발진은 표준치료에는 반응하지 않지만, 항진균 크림이나 연고를 사용할 때 치료가 잘된다. 많은 엄마는 아기들을 목욕시킬 때 목욕물에 소량의 베이킹 소다를 넣어서 아기를 닦아 주면 진균에 의한 기저귀 발진이 빨리 사라진다는 사실을 발견하였다.

미숙아들에게 있어서 지속적으로 나타나는 기저귀 발진의 다른 원인으로는 아연 결핍과 포도상구균에 의한 피부 감염이 있으므로 주의해서 관리해 주어야 한다.

[사진 8-17]는 따갑고 염증이 생긴 유두를 보여 준다.

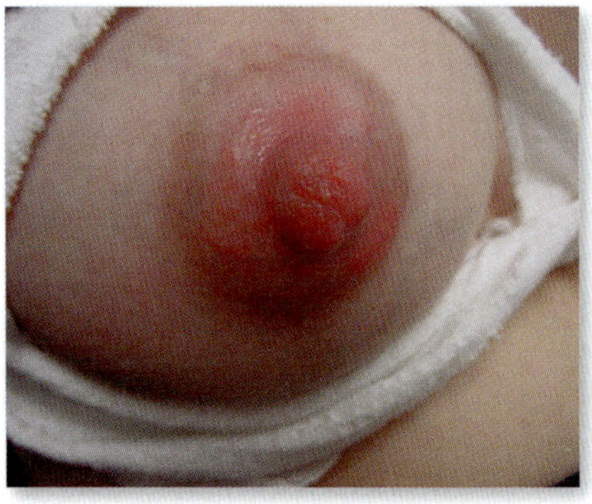

[사진 8-17] 유두 이스트
-붉어진(충혈된) 색깔에 주목함

유두 표면에 생긴 변색은 유두에 나타나는 이스트 감염의 특징으로 보인다. [사진 8-18]은 항진균 연고와 항생제 연고를 같이 사용하여 치료된 감염 유두를 보여 준다. 흰색 물질의 축적은 세균 감염과 진균 감염의 증상일 수 있다. 이 엄마와 아기 모두 아구창이 있었다.

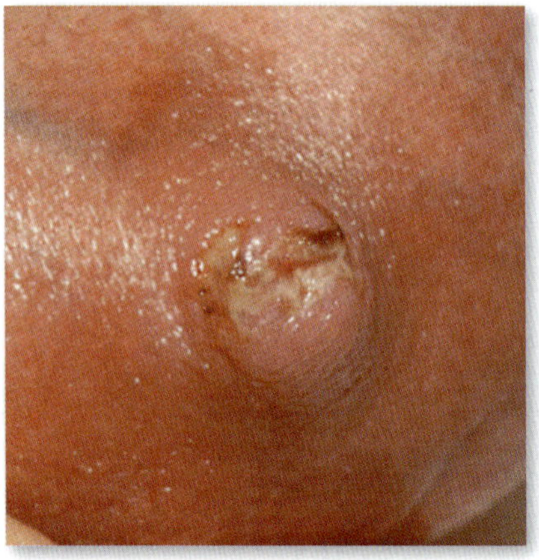

[사진 8-18] 세균 및 곰팡이 감염

알레르기 반응(Allergic Reactions)

신체의 피부 부위 어디든 영향을 미치는 모든 피부 질환은 유방과 유두의 피부에도 영향을 미칠 수 있다. 알레르기 반응(**아토피성 피부염**)은 새로 엄마(new mothers)가 된 산모에게 상대적으로 흔히 발생하는데, 이는 출산 후 여성들에게 있어서 화학물질, 자극성 물질, 또는 알레르기 유발물질과의 접촉에 대한 민감성이 일시적으로 증가하기 때문이다(Pray, 2000). 바르는 코티손 크림이나 연고, 항진균제 그리고 무피로신이 2차 피부 발진을 일으킬 수 있다(Hale, 2017).

유방이나 유두에 영향을 미치는 접촉성 피부염은 종종 진균 감염으로 오인되기도 한다. 엄마들은 수유상담가에게 전화를 걸어서 몇 주 동안 다양한 치료를 하고, 식사를 변화시키고, 잦은 세탁에도 불구하고 '사라지지 않는 유두 이스트'에 대해서 불평할 수 있다. 그럴 경우에는 자가 치료를 중단하고 피부과 전문의와 상담을 하도록 제안하는 것이 필요하다. 알레르기 항원(알러젠)에의 노출을 중단하고 짧은 기간 동안 코르티코스테로이드 크림을 상처가 있는 곳에 바르는 치료법이 이런 증상을 해결해 주기도 한다.

유방에 알레르기성 피부염을 일으킬 수 있는 요인(Possible Triggers of Allergic Dermatitis on the Breast)

- 세제, 비누, 샴푸, 냄새 제거 스프레이
- 크림, 연고, 약초 요법, 또는 약물
- 유방 덮개(breast shells), 유두 보호기, 또는 유축기 깔때기 재질에 대한 반응(부작용)
- 이유식 시작(아기의 침에 의한 반응)
- 아기가 약물을 복용하거나 이가 날 때 사용하는 겔을 사용하는 경우
- 이가 나오기 시작할 때의 침의 변화
- 이전에 아토피성 피부염의 병력을 가지고 있던 엄마는 신체의 다른 부위에도 짓무름이 잘 생김

[사진 8-19]의 엄마는 유두에 바르고 있었던 약용 크림을 중단하자 알레르기 반응이 사라졌다.

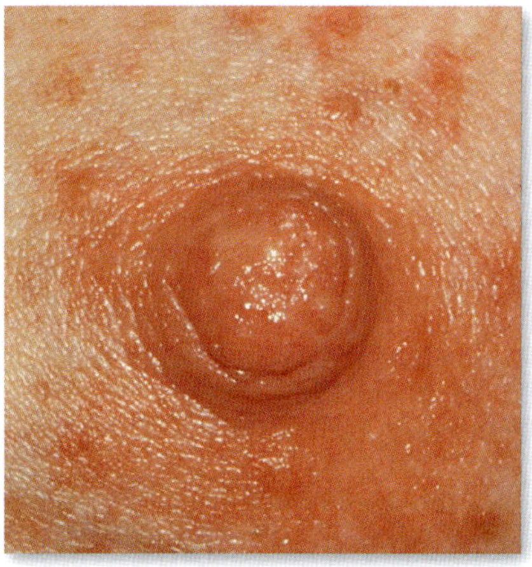

[사진 8-19] 유두크림에 대한 알레르기 반응

[사진 8-20]의 엄마는 가슴이 가렵고, 빨갛게 부어오르는 두드러기가 생겼는데 이것은 항진균 약물인 니스타틴을 바르고 나서 알레르기 반응이 나타난 것이다.

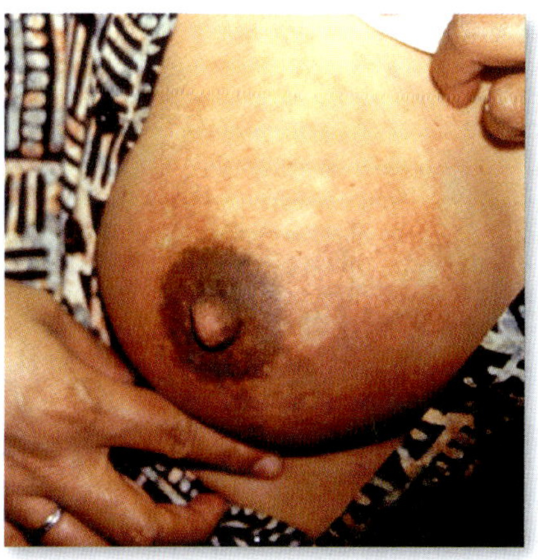

[사진 8-20] 두드러기
-바르는 니스타틴에 대한 알레르기 반응

이 엄마는 만성적인 약한 습진을 가지고 있었지만, 자신의 만성적인 피부질환을 유륜에 생긴 자극과 연관지어 생각하지는 않았다. 친구들과 이야기하고 난 후, 이 여성은 자신이 이스트 감염에 걸렸다고 확신하게 되었다. 이 엄마는 자신의 소아과 의사에게 니스타틴 처방을 원했고, 의사는 엄마의 유방을 보지 않고 처방전을 발급하였다. 4일 동안 엄마는 니스타틴을 아기의 입에 발라 주었고, 자신의 유두에 직접 약물을 발랐다.

병력을 물어보고 엄마의 팔꿈치에서 습진 부스러기를 발견한 수유상담가는 니스타틴에 대한 알레르기 반응을 의심하였다. 수유상담가는 산부인과 의사에게 전화로 상담을 했다. 산부인과 의사는 엄마에게 니스타틴을 바르는 것을 중단하라고 하고 가려움증을 조절할 수 있는 처방전 없이 구입할 수 있는 바르는 코르티코스테로이드 크림을 바르도록 제안하였다. 그녀는 엄마에게 급성 알레르기 반응을 조절하기 위해 경구용(먹는) 베나드릴(Benadryl®; diphenhydramine)을 포장에 적힌 대로 6시간 간격으로 2회 복용하도록 지시하였다. 엄마는 12시간 이내에 증상이 사라졌고 더 이상 추가적인 치료는 필요가 없었다. 이 이야기는 직접적인 검사의 중요성과 가슴에 생기는 붉거나 가려운 피부가 모두 다 이스트 감염이라고 진단하는 것의 위험성을 보여 준다. 약물을 사용하기 시작하고 나서 증상이 악화된다면, 약물에 대한 알레르기 반응검사를 즉시 받아야 한다.

습진(Eczema)

수유를 하는 여성에게 생기는 습진은 유륜에 가장 흔하게 발생하며, 삼출물이 나오는 것처럼 보이거나, 덜 심각한 경우에는 건조하고 딱지가 생긴 것처럼 보인다 (Barrett, 2013). 어떤 사람들은 유전적으로 습진이 생기는 경향이 있다. 민감한 사람들에게는 피부에 화학적 손상을 주는 자극제(비누, 표백제, 세제)에 의해서 생길 수도 있다. 알레르기 반응을 일으키는 것에는 크림, 바르는 국소용 항생제, 라놀린, 비타민E, 카모마일, 그리고 향수가 있고 이런 것들에 의해서 습진이 생기기도 한다.

[사진 8-21]의 여성은 유두와 유륜에 습진을 가지고 있다.

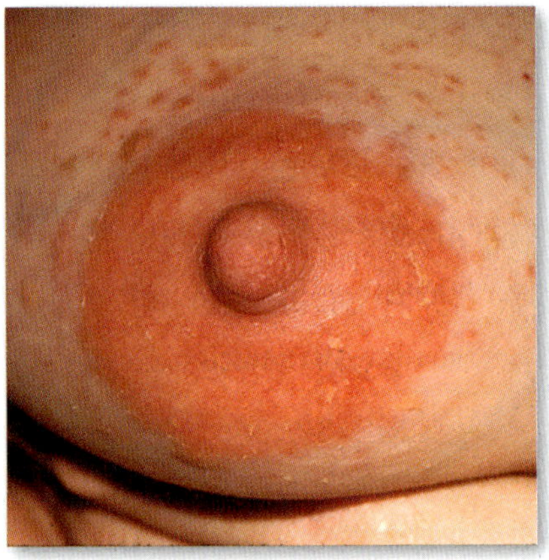

[사진 8-21] 습진

피부는 붉어지고 건조하며 비늘처럼 생긴 딱지가 보인다. 습진은 보통은 건초열이나 천식의 가족력이 있는 사람들에게 나타나며, 무릎 뒤나 손과 발, 또는 피부가 스트레스에 노출되는 어느 부위라도 피부 손상에 의해 나타난다. 이 여성은 이전에 습진을 앓았던 병력은 없었지만, 아기가 11개월이 되었을 때 유두에 타는 듯한 통증이 나타났다. 이 엄마와 아기는 이스트 감염에 대한 바르는 약을 처방받았고, 엄마에게는 먹는 플루코나졸이 처방되었다. 그러나 증상이 개선되지 않아서 치료에 실패하자 엄마는 피부과 의사를 찾아갔고 거기서 습진을 진단받았다. 코르티코스테로이드 크림을 바르자 증상은 호전되었고, 엄마는 계속해서 모유수유를 할 수 있었다.

유두에 염증이 생기고 유두가 아픈 것의 원인이 칸디다라고 가정하기 전에 수유상담가는 엄마에게 피부질환이 있었는지, 또는 엄마의 신체 부위에 피부 자극에 의한 것 같은 각질이 있었는지에 대해서 물어봐야 한다. 이러한 질문은 전에 있었던 질환(피부질환)이 모유수유를 하면서 발생하는 젖었다가 마르고, 젖었다가 마르고 하는 특성에 의해서 악화되었는지를 결정하는 데 도움을 준다. 그러나 [사진 8-21]에 있는 엄마의 사례처럼 유두에 생기는 습진은 아기가 이가 나기 시작하면서 침을 흘리거나, 또는 고형식을 시작하면서 음식물의 잔여물로 인한 알레르기 반응일 수도 있다(Amir 1993).

뜨거운 물에 오랫동안 있거나, 염소 소독, 또는 습기가 흡수되지 않는 합성 의류가 습진을 악화시킬 수 있다. 습진을 치료하고 있는 엄마는 따뜻한 물로 빨리 샤워를 하고, 수영장은 피하며, 피부가 숨을 쉴 수 있도록 면으로 만들어진 옷을 입도록 한다.

유두나 유방에 습진이 있는 여성들은 이미 치료를 받으러 다니고 있는 피부과 전문의가 있고, 바르는 약을 가지고 있는 경우가 많다. 의사나 약사는 이러한 약물이 유두에 사용하기에 안전한지를 결정할 수 있다(Huggins, 1993). 때때로 습진으로 인해서 갈라지고 손상된 피부에 감염이 되는 경우도 있다. 이러한 경우에는 바르는 항생제와 스테로이드를 함께 사용하는 것이 이러한 문제를 치료하는 데 효과적이다(Hale, 2002).

스테로이드 장기 사용은 아기에게 건강 문제를 일으킬 수 있다(Amir, 1993; Hale, 2017). 엄마의 유두에 치료목적으로 계속 바르고 있는 스테로이드 연고는 아기에게 영향을 줄 수 있으므로 아기를 잘 관찰해야 하고, 소아과 전문의에게 알려야 한다. 만약에 모유수유가 너무 고통스럽다면 유축을 해서 젖 공급을 유지할 수 있어야 한다. 유축기 깔때기와의 마찰은 습진이 있는 피부를 더 자극할 수 있다. 엄마는 올리브 오일과 같은 안전한 식품-등급의 윤활제를 사용하여 플라스틱으로 되어 있는 유축기의 깔때기를 부드럽게 하여 취약한 피부에 마찰로 인한 상처가 생기는 것을 막을 수 있다.

유두에 생기는 파제트병(Paget's Disease of the Nipple)

유방암 중 하나의 종류인 유두에 생기는 파제트병은 유두 습진과 비슷하며, 칸디다증(candidiasis)으로 오진되기도 한다(12장 참고). 이 파제트병은 유방암의 2~3%를 차지한다. 임상적인 특징으로는 혈액이 섞인 유두분비물이 있고, 홍반 및 습하고, 유두에 딱딱한 껍질과 같은 것이 있고, 유두에 짓무름이나 궤양 같은 상처가 있으며, 유두의 퇴축과 가슴에 만져지는 덩어리와 두꺼워진 부분이 있다. 유두에는 변화가 없거나 있을 수도 있다(Lopes, 2015). 파제트병은 일반적으로 한쪽에만 나타나며, 유관내 암과 연관이 있는 경우가 많다. 유두 습진으로 보이는 적절한 치료를 받고도 증상이 사라지지 않는다면 조직검사를 포함한 추가적인 검사가 필요할 수도 있다.

건선(Psoriasis-마른버짐)

건선의 병력이 있는 여성들은 모유수유를 하는 동안 불타는 것 같은 화끈함을 경험할 수 있다. 때로는 이것이 그들의 모유수유 경험에 큰 영향을 미치지는 않는다. 그에 반해서, 모유수유가 너무 고통스러운 경우에는 젖을 일찍 떼는 결과를 가져온다.

[사진 8-22]는 유두와 유륜에 있는 건선을 보여 준나.

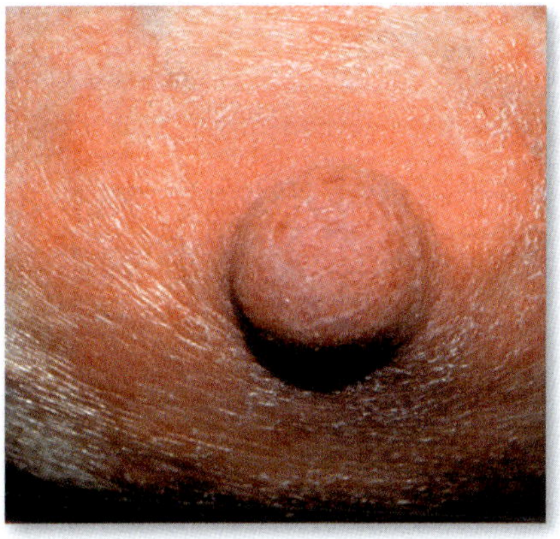

[사진 8-22] 건선

이 여성은 신체의 다른 부위에 은색 비늘로 덮인 연어색의 피부 반점이 여러 군데 있었다. 여성의 두 아들이 각각 태어난 후에 건선이 여성의 유두로 번진 것이다. 모유수유를 할 때마다 너무 고통스러워서 모유수유를 지속할 수가 없었고, 이 엄마는 젖을 떼기로 결정하였다.

건선에 대한 치료는 일반적으로 바르는 코르티코스테로이드를 국소에 바르는 것으로 치료된다. 자외선 B를 이용한 광선요법은 안전한 치료법으로 생각된다(Bae, 2012; Barrett, 2013).

포이즌 아이비(Poison Ivy-옻중독)

[사진 8-23]은 유방에 옻중독이 생긴 여성을 보여 준다.

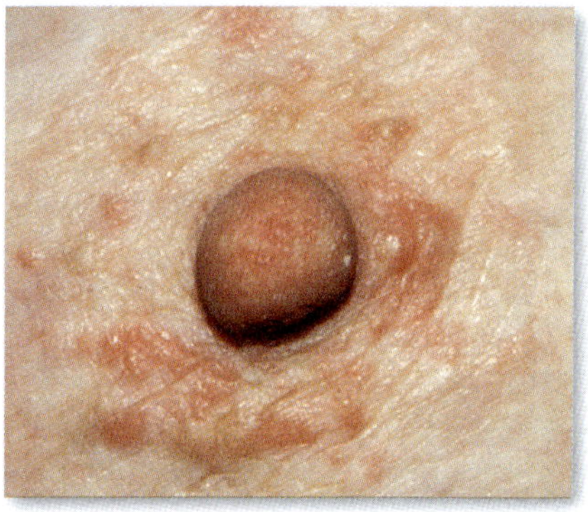

[사진 8-23] 포이즌 아이비(옻중독)

피부를 씻고 나면 알레르기 반응을 일으키는 식물의 오일이 제거된다. 그러므로 아기가 유두나 유방을 접촉함으로써 옻중독이 생길 위험은 전혀 없다. 그러나 계속되는 젖물림은 유두의 2차 감염과 심한 유두 통증의 위험을 내포하고 있다. 모유수유보다 참을 수 있다면 상처가 나을 때까지 유축을 할 수 있다. 하이드로코르티손 크림을 바르고, 경구용 코르티코스테로이드를 단기적으로 복용하는 것이 옻중독에 걸린 엄마가 모유수유를 하는 데에 안전하다(Hale & Berens, 2002).

유두에 생긴 흰 점: 물집, 막힌 유관(White Spots on the Nipple: Blebs, Blocked Ducts)

[사진 8-24]는 유두 표면에 생긴 흰 점을 보여 주는데, 이것은 유관의 구멍(젖 구멍)을 막아서 통증을 심하게 만드는 것과 연결된다.

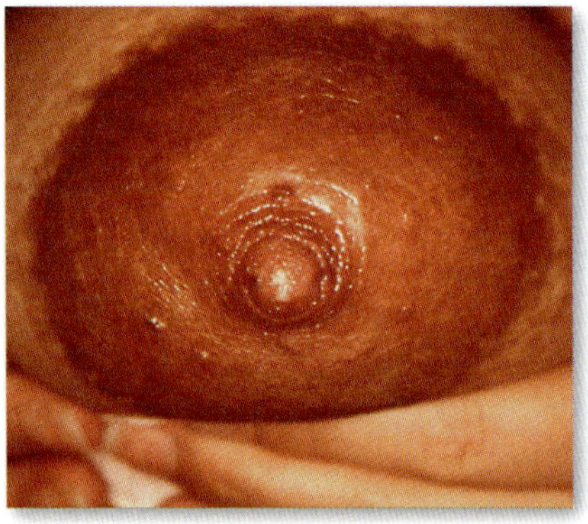

[사진 8-24] 유두의 흰 점-고통스러운 막힌 유두 구멍

그러한 흰 반점을 **물집**(수포)라고 종종 부른다. 이러한 물집이 생기는 원인은 잘 알려져 있지 않다. Lawrence와 Lawrence(2016)는 젖이 유두의 탄력 있는 조직 속으로 누출될 때 형성되어 염증반응을 일으키는 원인이 되며 작은 압박에 의한 낭종이라고 추측한다. 막힌 유관 뒤쪽으로 유선의 엽이 부드러운 덩어리로 로프(끈)처럼 만져진다. 초음파 검사에서 보면 유두 표면에는 평균적으로 9개의 유두 구멍이 있는 것을 확인할 수 있다. 이렇게 열려 있는 유두 구멍 중 하나라도 막히게 되면 유방의 젖 배출에 심각한 영향을 미치고, 통증을 유발하며, 유선염의 위험을 증가시키고, 모유의 양이 줄어들 수 있다(Ramsay, 2005).

뾰족한 바늘(소독된 것)로 유관의 구멍을 뚫는 것이 이러한 낭종을 제거할 수도 있다. 어떤 문화권에서는 사람의 머리카락을 돌돌 말아서 가는 줄을 만들어 유관 구멍에 넣어서 막힌 것을 제거한다. 멸균된 봉합실이 이와 유사하게 유관을 뚫기 위해서 사용될 수 있다.

한 산모는 유두 구멍을 막은 물집에 대한 자신의 경험을 다음과 같이 설명하였다. "유두 구멍에서는 치즈가 엉긴 것 같은 농도의 작은 덩어리(대략 겨자씨 크기)가 나왔다. 손톱으로 긁어서 조금씩 파냈더니 부분적으로 조금씩 나왔다. 그러고 나서 나는 소독된 핀셋을 이용하여 남은 것을 잡아당겨서 빼냈다. 젖이 유두 구멍을 통하여 솟구치듯이 튀어나왔고 잠시 뒤에는 천천히 흘러나왔다. 다음에 젖을 먹인 후에도 내 유두는 여전히 유두의 피부 밑에서 작은 덩어리들로 인해 쑤시고 불편했다. 그다음 번 수유 후에는 덩어리가 완전히 사라졌다. 불편함이나 부기는 전혀 남아 있지 않았다." 이와 비슷한 방법으로 물집을 스스로 치료하는 엄마들은 그 상처가 있는 부위를 깨끗하게 하고 감염의 징후가 있는지 관찰해야 한다.

물집은 때때로 유두 칸디다로 오인되는 경우도 있지만, O'Hara(2012)는 물집에서 제거된 물질에서 세균이나 진균을 발견하지 못했다. 고무 같은 이러한 조직은 "대식세포는 거품 같은 세포질 액포와 섬유소 퇴적물로 구성되어 있다. 이러한 면역세포들은 유관에서부터 주변 조직으로 새어 나오는 모유에 대한 조직의 반응을 의미했다." 염증반응에 대한 결과로서 물집이 형성될 수 있다는 결과에 O'Hara는 중간 정도의 약효를 가진 스테로이드 연고를 염증이 생긴 섬유층 조직에 얇게 펴 바르는 것을 짧게 그리고 매일 바르도록 권하였다. 이 연구에 참여한 사람들은 국소 스테로이드 연고를 사용한 치료로 증상이 해결되었다. 연구가들은 재발되는 상처의 근본적인 원인이 관리될 수 있도록 물집이 있는 여성들은 주의 깊게 평가해야 한다고 권고하였다.

유두에 생긴 비-통증성 흰 점(Non-Painful White Spots on the Nipple)

빨아서 생긴 수포도 유두에 흰 점을 만들 수는 있지만 일반적으로 더 넓게 생기고 물집만큼 통증이 심하지는 않다. 어떤 흰 점은 전혀 아프지 않다. 이러한 흰 점은 유아지방관(유아의 머리 정수리 부분이 건조하고 누렇게 되는 피부질환)과 비슷하며, 치료도 유아지방관의 관리 방식과 비슷하다. 엄마는 기름이 많이 든 크림을 유두에 발라서 윤활시키고(Lawrence & Lawrence, 2016) 가볍게 문질러서 마른 피부를 부드럽게 할 수 있다.

[사진 8-25]는 유두에 있는 흰 점을 보여 주는데 통증은 없다.

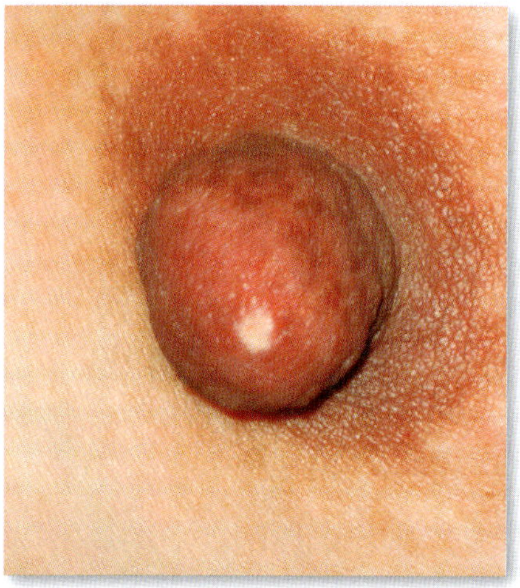

[사진 8-25] 유두의 흰 점-고통스럽지 않음

이것은 물집처럼 대칭적이지 않다. 이 엄마는 가슴에 막힌 부위가 있다고 불평하지 않았으므로 흰 점이 유관 구멍을 막지 않았다는 것은 분명하다.

또 다른 유형의 유두에 있는 흰 점은 아기가 물어서 생긴 것이다. 때때로 치이기 나는 시기의 아기들은 물어서 피부를 너덜너덜하게 만들 수 있다. 피부 가장자리 아래에 습기가 모이면서 피부가 하얗게 보인다(이것은 손가락에 난 상처의 가장자리가 목욕이나 설거지 후에 하얗게 보이는 것과 비슷하다). 산모는 물린 상처를 따뜻한 물과 순한 비누로 닦아 내고, 감염을 예방하기 위하여 국소 항생제 연고를 바르고, 통증이나 염증이 계속 증가하면 의사에게 보고해야 한다. 물린 상처는 대개 감염과 관계가 있는 경우가 많다.

모유수유가 원인이 아닌 낭종: 간단한 사례 연구(Cyst Not Caused by Breastfeeding: A Brief Case Study)

유두 동통에는 일반적이지 않은 이유가 있을 수 있다. 때로는 그 여성이 수유를 하고 있다는 사실이 우연일 뿐이다.

[사진 8-26]의 여성은 KH에게 전화를 걸어서 아주 심한 동통이 있는 '막힌 유관'에 대해서 설명하였다.

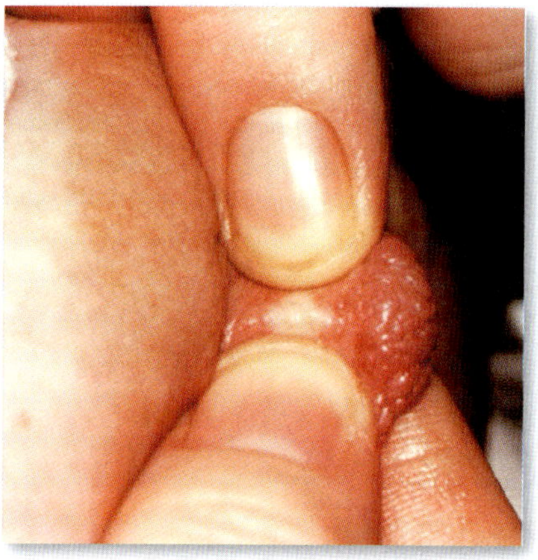

[사진 8-26] 유두 축에 생긴 피지낭종

그녀는 유두의 흰 점에서 '하얗고 끈끈한' 물질을 짜낼 수 있었고, 그것을 완전하게 다 빼낼 수 없었다고 말했다. 수유상담가는 흰 점이 유두의 앞면(막힌 유관의 경우와 같이)이 아니라 유두의 축(유두의 측면)에 있다는 것을 관찰하였다. 유방은 부드러웠고, 막힌 유관이나 유선염을 시사하는 울혈이나 어떠한 덩어리도 없었다. 흰 점에서 나온 끈적한 물질의 모양은 마른 젖보다는 피지 분비물에 더 가까워 보였다. 수유상담가는 이것이 수유와는 관계가 없다고 결론을 내렸다. 그것은 일종의 뾰루지(여드름)인 것으로 보였다. 다음 날 이 여성은 의사와 상담을 하고, 의사는 그것을 '피지낭종'이라고 확인하였고, 많은 양의 기름이 섞인 물질을 짜내었다. 여성은 이 물질의 제거로 통증이 완화되었고, 이 여성의 유두는 치료되었다.

혈관 경련(Vasospasm)

유두의 혈관 경련은 혈관의 수축으로 인해서 유두 앞면의 색이 변하는 것이다(Anderson, 2004). 그 혈관의 수축은 쏘는 듯한 통증이나 경련을 일으킨다(Page, 2006). 유두의 혈관 경련은 현재 모유수유를 하는 여성에게 있어서 중요하지만 진단을 내리기가 애매한 유두 통증의 원인으로 알려져 있다(Kent, 2015). Buck(2014)은 360명의 연구대상이었던 첫 출산한 여성들 중 23%가 혈관 경련을 경험했음을 발견하였다. Buck은 또한 혈관 경련의 증상이 없는 여성들보다 혈관 경련이 있는 여성들의 통증 점수가 더 높다는 것도 발견하였다. 혈관 경련으로 인한 가슴속 깊은 통증에 대한 설명은 많은 여성으로 하여금 '이스트' 감염으로 오진 받게 했다(Morino, 2007). 여성들이 수유 후에 유두가 창백해지는 것을 보고하는 경우와 그리고 항생제와 항진균 치료를 받은 후에도 계속해서 유두 통증을 호소한다면 혈관 경련이 고려되어야 한다(Barrett, 2013).

유두의 끝이 창백해지거나 색깔이 변화되는 것은 혈관 경련(독립적으로 발생하거나 레이노이드 현상의 결과로 발생할 수 있는)을 확인하는 데 있어서 유용한 징후이다. [사진 8-27]은 혈관이 경련하는 동안 유두가 창백해지는 것을 보여 주고 있다.

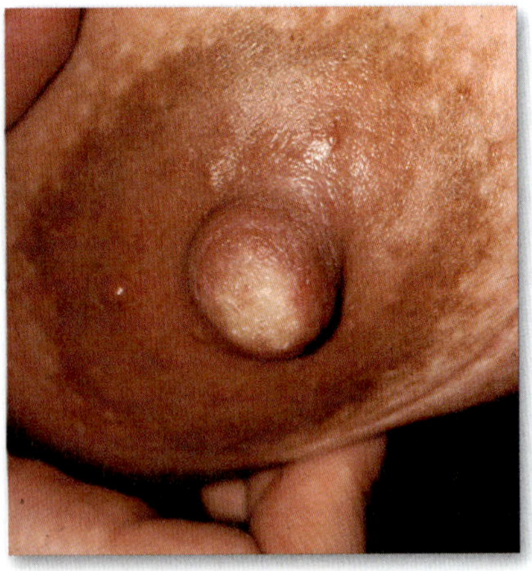

[사진 8-27] 혈관 경련

Enoch(2003)은 정상적인 상처의 치유과정을 설명하면서 "혈관 수축은 초기 부상에 대한 반응으로 발생한다."고 설명한다. 이것은 예전에 유두 외상을 입었던 적이 있었던 경우에 혈관 경련을 일으킬 수 있는 경향을 가지고 있다는 것에 대한 설명이 된다. 차가운 것에 노출되는 것도 혈관 경련을 일으킬 수 있다. 항상 유두를 따뜻하게 하고 수유 직후에 따뜻하고 건조하게 유두를 유지한다면 혈관 경련으로 인한 쏘는 듯하고 칼로 찌르는 것과 같은 통증을 완화시켜 준다고 여성들은 말한다. 젖은 압축 패드는 물이 증발하면서 발생하는 냉각의 효과가 오히려 혈관 경련을 다시 촉발시킬 수도 있다.

혈관 경련을 겪는 산모들은 니코틴과 카페인에 노출을 최소화하거나 하지 않는 것이 좋다. 그리고 (가능하다면) 혈관 수축을 일으키는 약물들, 즉 테오필린, 터부탈린, 에피네피린, 노르에피네피린, 세로토닌, 프로스타글란딘, 그리고 피임약과 같은 것은 주의해야 한다. Lawlor-Smith는 5명의 혈관 경련이 있는 여성을 연구했는데, 이들은 유두 통증이 심신을 쇠약하게 할 정도로 통증이 있었다고 했다(1996, 1997). 유두가 창백해지는 것은 수유 중에도, 수유 직후에도 나타나고 수유와 수유 사이에도 무작위로 나타났다. 차가운 것에 노출되었을 때 유두가 창백해지거나 통증이 모든 환자에게서 관찰되었다.

수유상담가인 Diana West(personal communication, 2005)는 다음과 같은 것을 공유하였다. 일부 여성들은 유두를 마사지해서 혈액이 들어오게 하면 혈관 경련을 멈출 수 있다고 보고한다. 유두의 기저부를 부드럽게 압박해서 앞으로 당기는 방법이다([사진 8-28]). Diana West의 생각으로는 유두로 가는 혈류의 회복이 고통스러운 작열감을 멈추게 하는 것처럼 보인다.

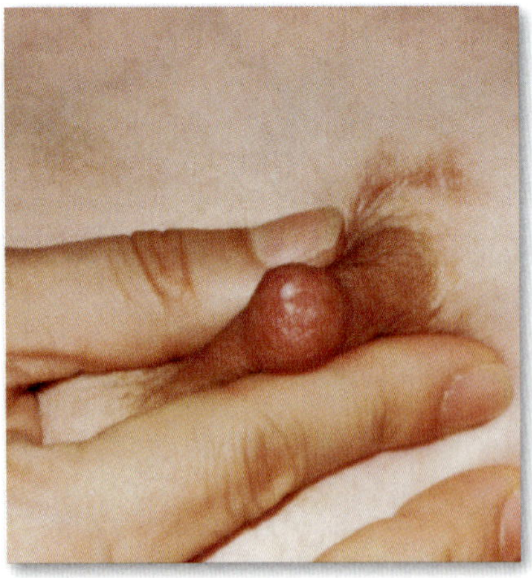

[사진 8-28] 손으로 짜는 것이 혈류를 회복시키고 혈관 경련 통증을 감소시킴

앞에서도 강조되었듯이 설명되지 않는 통증에 주의

를 기울여야 한다. 특히 혈관 경련의 경우에는 통증이 항상 손상을 입히지는 않는다는 것을 설명해서 안심시켜 주어야 한다. 혈관 경련은 짜증스럽기는 하지만 근본적으로 유방을 손상시키지는 않는 양성의 컨디션이다. 일부 여성들은 유두가 창백해지기는 하지만 통증이 없는 경우도 있다.

경구용 니페디핀이 혈관 경련을 치료하기 위해서 사용되며, 하루에 30~60mg을 증상이 좋아질 때까지 지속적으로 사용한다(Barrett, 2013).

레이노이드 현상(Raynaud's Phenomenon)

유두의 혈관 경련이 일부 여성들에게서는 레이노이드 현상 없이 발생할 수 있지만, 레이노이드 현상은 출산 연령의 약 20%에서 발견된다(Anderson, 2004). 그것(레이노이드 현상)은 사지의 말단, 즉 발가락, 손가락, 유두, 귀 그리고 코와 같은 곳에 흐르는 혈류의 부족으로 인해서 생기는 질환이다(Morino, 2007). 레이노이드 현상은 영향을 받은 말단 부위에 두 가지나 세 가지 색의 변화가 나타난다(Lawlor-Smith, 1996, 1998). 먼저 신체의 해당 부위가 창백해진다(밝아진다). 어떤 경우에는 그런 다음에(창백해진 다음에) 푸른색이나 보라색으로 점점 어둡게 변한다. 그런 다음에는 정상적인 색깔로 돌아온다. 레이노이드 현상은 다른 의학적인 질병들과 연관되어 있는데, 예를 들면 홍반성 낭창(루프스), 류마티스 관절염, 갑상선기능저하증을 포함한 다른 질병 및 특정 약물과 관련이 있다. 현재는 그에 대한 설명이 부족하지만, 이전의 유방 수술과 유두에 영향을 미치는 레이노이드 현상과는 관련이 있다(Anderson, 2004).

유축기 외상(Breast Pump Trauma)

유축기 외상은 유두 통증의 또 다른 중요한 원인이다(Berens, 2016). [사진 8-29]에 있는 여성은 몇 주 동안 별 탈 없이 유축기를 사용해 오고 있었다. 이 여성은 병원급 전기 유축기의 압력을 너무 높게 설정해서 젖을 유축한 후에 유두에 갑자기 수포가 생겼다. (유두에 있는 흰 물질은 모유이다.)

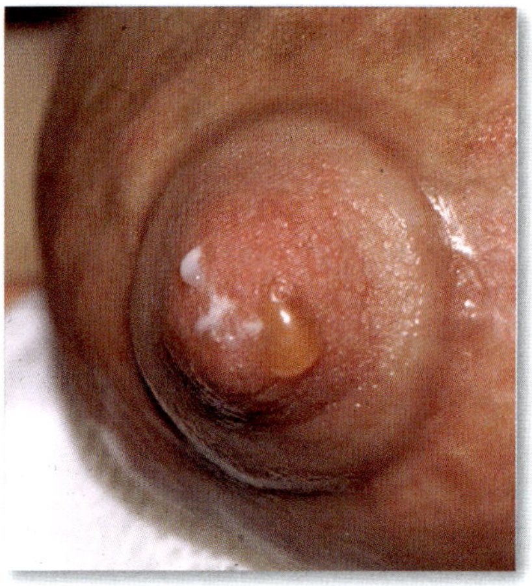

[사진 8-29] 유축기 외상 - 빨기(흡입에 의한) 물집

이러한 수포는 유축기의 깔때기가 너무 작거나 중심이 잘 맞추어지지 않았을 때에도 생길 수 있다. 때때로 아기들은 젖이 잘 나오지 않거나 유관이 막혔을 때도 비슷한 물집을 만들기도 한다. 이러한 상황에서 아기는 더 많은 젖을 공급받기 위해서 더 세게 흡입함으로써 이를 보충하고자 한다. [사진 8-29]에 있는 산모는 유두를 항상 깨끗이 하고 건조시키며 윤활되는 물질을 살짝 바르도록 권장되었다. 이 산모는 유축기 깔때기를 좀 더 큰 것으로 구입했고, 압력은 높게 조정하면서도 편안하게 느낄 수 있을 만큼 조정되었다. 이러한 조치들은 문제를 해결하였고, 합병증 없이 수포는 사라졌다. 부어 있는 유두 조직이 외상을 입지 않도록 보호하는 것이 매우 중요하다.

유륜에 있는 피부 분비선(Areolar Skin Glands)

사람의 유륜에는 임신과 수유 기간 동안에 확대되는 피부 분비선(샘)이 있다. 유륜의 피부 분비선에는 땀샘과 피지선 그리고 몽고메리 분비선으로 부르는 작은 돌기가 포함된다. 이러한 유륜의 피부 분비선에서 나오는 기름진 분비물은 아기의 침에 의해서 피부가 부식되는 효과로부터 피부를 보호한다. 이러한 구조에서 나타나는 분비물의 향기는 아기가 엄마 젖꼭지를 찾아가게 하는 강력하고도 매력적인 행동을 하는 것으로 보인다(Doucet, 2012).

Schaal(2006)과 Doucet(2012)는 유륜에 있는 피부 분비선의 수와 분포가 사람마다 다른 것을 관찰하였다. 121명의 표본을 가지고 있는 Doucet의 연구에서 대다수의 여성은 각각의 유륜에 1~20개의 분비선을 가지고 있었다. 산모의 유륜에 피부 분비선의 수가 더 많을수록 아기는 출생 첫 3일 동안에 체중 감소가 더 적었다는 증거가 있다. 산모의 유륜에 있는 피부 분비선은 영아의 모유수유의 수행, 아기의 성장이 빠르고, 산모의 수유 시작에 긍정적으로 영향을 미칠 수 있다([사진 8-25]는 유륜에 적은 숫자의 분비선이 보인다. 흥미롭게도 이 산모의 모유는 아기가 6일이 되었을 때 돌기 시작했다).

몽고메리 분비선에는 유방 시스템의 미니어처와 같은 작은 관의 하부조직이 있다(Lawrence & Lawrence, 2016). 지방 성분을 분비하는 작은 관이 때로는 젖을 분비하는 관과 합쳐질 때가 있다. [사진 8-30]처럼 이러한 여드름처럼 생긴 구조에 몇 방울의 습기나 모유가 보이는 것은 흔하다. 어떤 산모들은 몽고메리 분비선에서 젖이 조금 나오기도 한다.

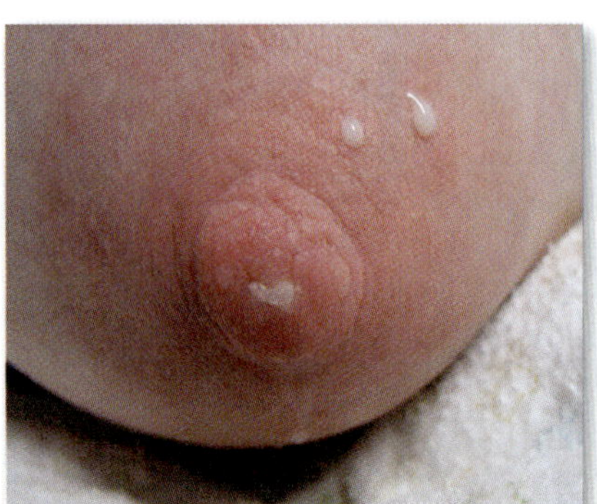

[사진 8-30] 몽고메리 분비샘에서 새어 나오는 젖

가끔은 몽고메리 분비선에 염증이 생겼다고 보고하는 산모도 있다([사진 8-31]).

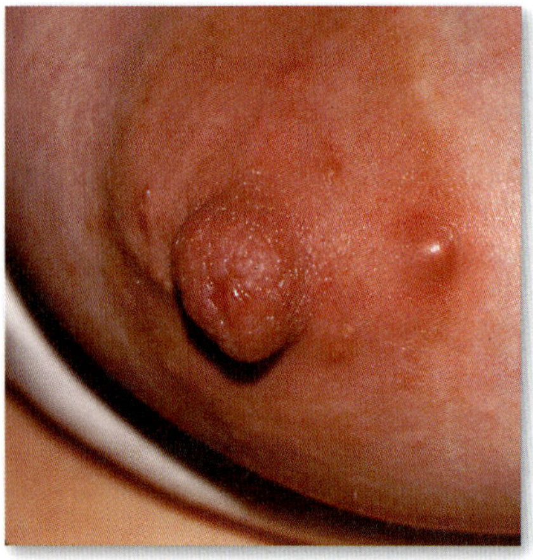

[사진 8-31] 감염된 몽고메리 분비샘

이것은 일반적으로 자기 스스로 조절할 수 있는 상태이다. 습하고 따뜻한 열과 부드러운 조작으로 막힌 부위가 뚫어질 수 있다.

[사진 8-31]의 산모는 온찜질을 하고 덩어리를 짜내려고 했지만 실패하였다. 그 산모의 수유상담가는 산부인과 전문의에게 전화를 하도록 했고, 의사는 경구용 항생제를 처방하였다. 항생제를 먹기 시작한 지 몇 시간 내에 여성의 상태가 좋아졌다. 그다음 날 감염된 자리에 흰 찌꺼기가 보였다. 그 산모는 하얀색을 빼낼 수 있었고, 그러고 나서 걸쭉한 모유와 고름 같은 것, 피, 맑은 장액 같은 분비물을 짜낼 수 있었다. 산모는 따뜻한 비눗물로 그 상처를 씻고, 잘 헹구고, 바르는 항생제 연고를 발랐다. 상처는 곧 나았다. 이 여성은 몽고메리 분비선에서 나오는 모유를 자주 볼 수 있었다.

몽고메리 분비선의 감염은 유축기를 사용하는 여성에 있어서 문제가 될 수 있는데, 이것은 유축기의 깔때기가 위치하는 곳에 염증이 있을 경우에 더욱 그렇다. 만약에 필요하다면 유축기 깔때기를 자를 수도 있다. 절단된 곳이 염증이 있는 곳에 있게 한다. 잘라 낸 유축기의 깔때기를 사용하는 것은 유축을 하는 동안 유륜에 있는 농양에 마찰을 일으키거나 압력을 가하는 것을 피하기 위해서도 유용하다. 잘라 낸 플라스틱의 가장자리가 날카로울 수 있으므로 부상을 피하기 위해서 주의를 기울여서 사용해야 한다.

몽고메리 분비선은 임신 기간 동안에 일반적으로 커진다. 경우에 따라서는 유두와 유륜이 불규칙하게 두꺼워지기도 하지만 감염의 징후는 없다.

[사진 8-32]의 산모는 자신의 다섯 번째 임신 기간 동안에 비정상적으로 유륜 조직이 부어오르는 것을 경험하였다.

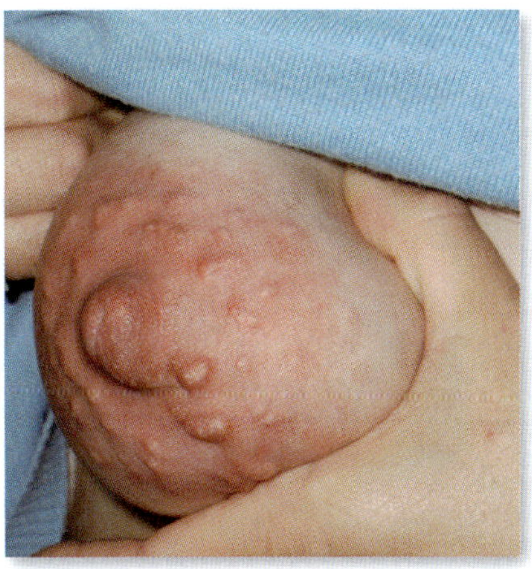

[사진 8-32] 임신 기간 중에 염증이 생긴 몽고메리 분비샘

그녀의 유륜에는 염증이 생겼고, 몽고메리 분비선이 그다음 임신 때마다 급격히 커졌다가, 다음 세 명의 자녀를 출산한 지 몇 달 뒤에 정상으로 돌아왔다. 해당 부위의 조직은 변색이 된 것처럼 보였고, 질감은 고무같이 힘이 없고 '무사마귀' 같았다. 단단해진 조직은 자신의 신생아 자녀들이 태어나서 처음에 모유수유를 하는 것을 어려워하였다.

유두의 바이러스 감염(Viral Infections of the Nipple)

단순 헤르페스 바이러스(herpes simplex virus: HSV)가 유두나 유륜에 생기면 극도로 고통스러울 수 있다. 이 바이러스는 액체로 가득 찬 물집으로 이루어진 작은 무리들로 나타난다. 감염된 부위가 터지면 모유수유를 하는 아기에게 감염시킬 수 있다. 이것은 3개월 미만의 아기에게는 매우 위험하며, 이것에 감염된 아기는 신경손상이나 사망에 이를 수 있다(Barrett, 2013).

Field(2016)는 출산 예정일을 일주일 앞둔 예비 엄마의 유두에 통증이 있는 것을 설명한다. 간호사와 산부인과 의사 그리고 수유상담가는 이것이 농가진일 것이라고 생각했고 항생제 치료를 했다. 아기는 턱에 작은 병변을 가지고 퇴원을 했고, 생후 9일째 되는 날 HSV와 관련된 합병증으로 사망했다. Field는 드물기는 하지만 유두에 나타나는 그러한 병변은 HSV를 반드시 고려해야 한다는 결론을 내렸다.

정식 간호사이자 국제인증수유상담가인 Sue Cox(개인 상담실을 운영하고 사진 제공; 2012)는 칸디다에 감염된 후 자가 치료 몇 주 후에 바이러스성 헤르페스 감염을 진단받은 한 산모의 사례를 보고하고 있다([사진 8-33]).

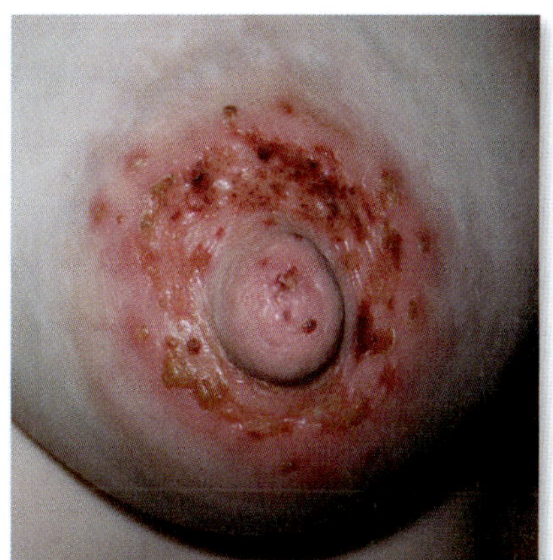

[사진 8-33] 헤르페스 감염

HSV는 바이러스 배양이나 그 외 검사를 통해서 진단받을 수 있다. 특히 Cox의 사례에서처럼 가족 중에 아픈 아이들이 있는 경우에는 그러한 검사가 수행되어야 한다. 산모들은 아시클로비르(바이러스치료용 약물)을 사용해서 치료를 하지만, 유두에 활동 중인 병변이 있거나 흉벽에 병변이 존재하는 경우에는 모유수유를 해서는

안 된다.

[사진 8-34]는 모유수유를 하는 생후 18개월 된 아기의 **손, 발**, 그리고 **입에 질환**을 가지고 있는 엄마의 유두에 생긴 궤양을 보여 주고 있다(Erin Michel, RN, BSN, IBCLC, WHNP 사진 제공).

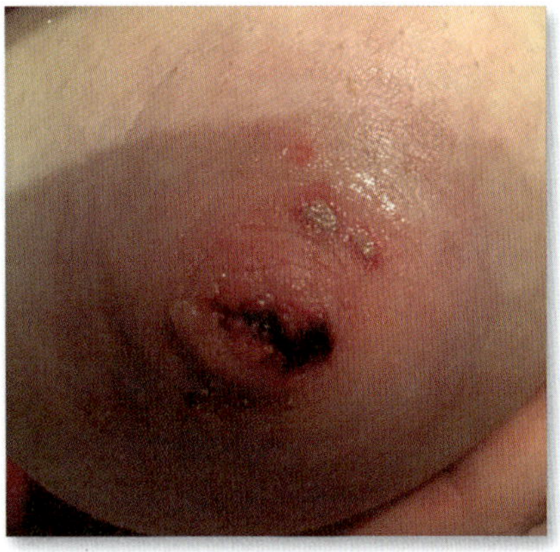

[사진 8-34] 유두에 생긴 수족구병 상처

이 질병은 **장내 바이러스**에 의해서 전파되며 기침, 재채기, 그리고 기저귀를 갈아 주는 동안 감염된 대변을 통해서 전염된다. 5~7일 동안 지속되는 심한 통증은 어린이나 어른 모두에게 생길 수 있다(CDC, 2012). 이 산모는 직접 하는 모유수유와 유축이 모두 고통스럽다는 것을 알았지만, 감염의 초기 단계에서부터 모유수유를 하였다. 산모와 아기는 2주 후에 다시 재발하였다. 비록 유두에 있는 통증은 치료되었지만, 자신의 왼쪽 유방에 생긴 작은 압통을 가진 부드러운 덩어리를 발견하였다. 수유상담가는 이 엄마에게 증상이 있는 동안에는 유축만을 해서 아기에게 먹이고, 증상이 활발하게 나타나는 동안에는 임신한 동료들과의 접촉을 최소화하도록 지시를 받았다.

쥐젖(Skin Tags)

[사진 8-35]의 산모는 유두 끝에 꼬리표 같은 것이 붙어 있다.

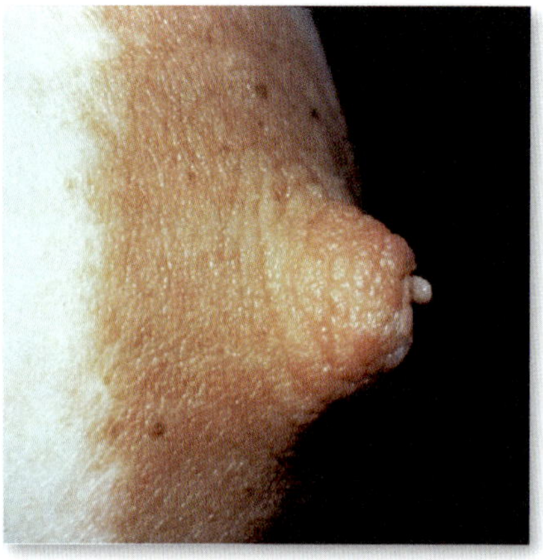

[사진 8-35] 유두에 생긴 쥐젖

그녀는 그것이 모유수유에 영향을 미치거나 통증이 생길지도 모른다고 걱정하였다. 그녀의 경우에는 그러지 않았다. 영향을 받은 쪽의 유방에서 모유수유를 할 때는 아주 조금 불편하였다. 가끔은 모유수유를 하는 동안 떨어져 나가 피가 나기도 한다. 그것들은 피부과에 가면 쉽게 제거할 수 있다. 이것은 모유수유 중에도 시술을 할 수는 있지만 유두가 치유될 시간을 갖기 위해서는 임신 기간 동안에 시술을 하는 것이 최선일 것이다. 때로는 이러한 피부 꼬리가 유방에 생기기도 하는데, 아기가 이를 잡아당겨 자극이 될 수도 있다. 산모들은 아기가 모유수유를 하는 동안에 이것을 가지고 놀지 못하도록 이를 덮어 놓기도 한다.

아기를 유방에서 적절하게 떼어 내는 방법(Proper Removal of The Baby From The Breast)

유두 통증의 원인이 때로는 아기를 젖에서 떼어 낼 때 주의를 집중하지 않는 것과 관련이 있다. 종종 엄마들은 아기가 빠는 것을 먼저 중지시키고 입 안의 압을 뺀 다음에 아기를 떼어 내야 하는데, 그렇지 않은 경우가 있다. 이것은 아기가 유두를 다시 잡으려고(놓치지 않으려고) 유두의 측면을 단단히 잡고 있거나 깨물기 때문에 유두의 측면에 찰과상과 같은 외상을 입을 수 있다. [사진 8-36]은 아기의 잇몸 사이에 (입술 사이가 아니라)

들어가 있는 엄마의 손가락을 보여 준다.

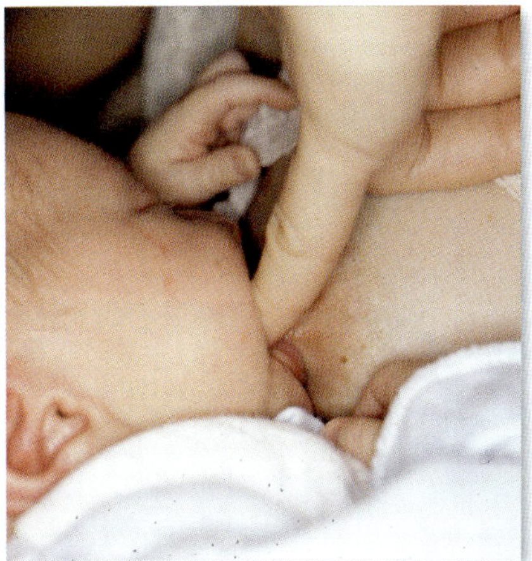

[사진 8-36] 잇몸 사이에 손가락을 넣어서 흡인을 중단시키기

만약에 아기가 살짝 놀라서 깨물면 엄마의 유두가 아닌 엄마의 손가락을 깨물게 될 것이다. 유방에서 아기를 떼어 내는 기술이 서투른 경우는 엄마의 유두에 지속적으로 나타나는 유두 통증에 대한 엄마의 불만을 설명하는 중요한 원인이 될 수 있다.

깨물기(Biting)

아기가 좀 더 자라도 어떤 아기들은 새로운 도전처럼 엄마 젖을 다시 물기 시작하는데, 엄마들은 아기에게 젖을 물린 결과로 아기들이 깨물어서 다시 유두 통증이 생기는 경우가 있다. 주변의 소음이나 수유 환경의 변화에 쉽게 산만해지는 아기들은 젖을 먹다가도 주위를 둘러보려고 유두를 잡아당기거나, 이가 나는 불편함으로 깨물기도 한다. 엄마는 아이와 눈을 마주치고 간단한 단어를 사용하여 "깨물지 마!"라고 말해 준다. 아기가 수유 중에 깨물 때마다 같은 말을 반복해 준다. 만약에 아기들이 엄마가 말하는 단어나 눈으로 하는 시각적인 신호를 무시하면 어떤 엄마들은 아기를 유방에서 잠시 내려놓은 다음 언어적인 명령을 좀 더 확고히 하는 것이 효과가 있다고 한다. 아기에게 소리를 지르는 것은 아기가 **수유를 거부**(nursing strike)할 수 있게 만든다(갑작스러운 수유 거부). 아기들은 반복을 통해서 배우며 엄마들이 일관된 행동을 한다면 깨무는 것을 멈추게 하는 데까지는 오래 걸리지 않는다. 때때로 토들러(걸음마를 배우는 시기의 아기)들은 엄마의 가슴에 이 자국을 남기는 경우가 있다. 이것은 엄마의 피부에 상처가 나지 않고 멍이 들었다고 엄마가 불평하지 않는다면 문제가 되지 않는다. 만약에 아기가 유두를 깨물어서 상처가 나면 따뜻한 비눗물로 깨끗하게 하고 기본적인 응급처치를 해서 감염되지 않도록 예방하는 것이 중요하다. 만약에 감염이 생겼다면 의사와 상의한다.

호르몬 변화(Hormonal Changes)

호르몬 변화가 수유 초기의 유두 민감성에만 영향을 미치는 것은 아니다. 가끔은 생리를 다시 시작하는 여성에게 생리가 시작되기 전에 유두에 민감성이 있다는 것을 알 수 있다. 유방과 유두의 민감성은 여성이 생리를 놓치기 전이라도(생리 시작일이 되기 전이라도) 임신의 표시일 수도 있다. 임신을 한 여성은 모유수유를 하는 동안에도 지속적인 유두 통증(불편함)이 있을 수 있다. 높아진 민감성과 함께 이러한 통증은 모유 공급의 감소를 가져오고, 이것을 보상하고 더 많은 모유를 확보하려고 아기는 빠는 압력을 더 높여서 유두 통증이 더 심해질 수 있다.

참 ◦ 고 ◦ 문 ◦ 헌

Abou-Dakn M, Fluhr JW, Gensch M, et al. Positive effect of HPA lanolin versus expressed breastmilk on painful and damaged nipples during lactation. *Skin Pharmacology and Physiology* 2011; 24:27-35.

Akkuzu G, Taskin L. Impacts of breast-care techniques on prevention of possible postpartum nipple problems. *Pro-*

fessional Care of Mother and Child 2000; 10(2):38–39, 41.

Amir L. Eczema of the nipple and breast: a case report. *Journal of Human Lactation* 1993; 9(3):173–175.

Amir LH, Cullinane M, Garland SM, et al. The role of micro-organisms (*Staphylococcus aureus* and *Candid albicans*) in the pathogenesis of breast pain and infection in lactating women: a study protocol. *BMC Pregnancy and Childbirth* 2011; 11:54.

Amir LH, Dennerstein L, Garland SM, et al. Psychological aspects of nipple pain in lactating women. *Journal of Psychosomatic Obstetrics and Gynecology* 1996; 17(1):53–58.

Amir LH, Garland S, Lumley J. A case-control study of mastitis: nasal carriage of *Staphylococcus aureus*. *BMC Family Practice* 2006; 7:57.

Anderson J, Held N, Wright K. Raynaud's phenomenon of the nipple: a treatable cause of painful breastfeeding. *Pediatrics* 2004; 113(4):e360–e364.

Bae YS, Van Voorhees AS, Hsu S, et al. Review of treatment options for psoriasis in pregnant or lactating women: From the Medical Board of the National Psoriasis Foundation. *Journal of the American Academy of Dermatology* 2012; 67(3):459–477.

Barrett ME, Heller MM, Stone HF, et al. Dermatoses of the breast in lactation. *Dermatologic Therapy* 2013; 26(4):331–336.

Beauchamp GK, Keast RS, Morel D, et al. Phyto-chemistry: ibuprofen like activity in extra-virgin olive oil. *Nature* 2005; 437(7055):45–46.

Berens P, Eglash A, Malloy M, et al. ABM Clinical Protocol #26: Persistent pain with breastfeeding. *Breastfeeding Medicine* 2016; 11(2):46–53.

Brent N, Rudy S, Redd B, et al. A clinical trial of wound dressings vs. conventional care. *Archives of Pediatric and Adolescent Medicine* 1998; 152(11):1077–1082.

Buck ML, Amir LH, Cullinane M, et al. Nipple pain, damage, and vasospasm in the first 8 weeks postpartum. *Breastfeeding Medicine* 2014; 9(2):56–62.

Centers for Disease Control and Prevention (CDC). Notes from the field: Severe hand, foot, and mouth disease associated with coxsackievirus a6-Alabama, Conneticut, California, and Nevada. Nov 2011–Feb. 2012. *Morbidity and Mortality Weekly Report* 2012; 61:213–214.

Cordero MJ, Villar NM, Barrilao RG, et al. Application of extra virgin olive oil to prevent nipple cracking in lactating women. *Worldviews Evidence Based Nursing* 2015; 12(6):364–369.

Cox D, Kent J, Casey T, et al. Breast growth and the urinary excretion of lactose during human pregnancy and early lactation: endocrine relationships. *Experimental Physiology* 1999; 84(2):421–434.

Cox, S. Private communication 2012.

Dennis CL, Jackson K, Watson J. Interventions for treating painful nipples among breastfeeding women. *Cochrane Database System Review* 2014; (12):CD007366.

Dennis CL, Schottle N, Hodnett E, et al. An all-purpose nipple ointment versus lanolin in treating painful damaged nipples in breastfeeding women: a randomized controlled trial. *Breastfeeding Medicine* 2012; 7(6):473–479.

Dodd V, Chalmers C. Comparing the use of hydrogel dressings to lanolin ointment with lactating mothers. *Journal of Obstetric, Gynecologic, and Neonatal Nursing* 2003; 32(4):486–494.

Doucet S, Soussignan R, Sagot P, et al. An overlooked aspect of the human breast: areolar glands in relation with breastfeeding pattern, neonatal weight gain, and the dynamics of lactation. *Early Human Development* 2012; 88(2):119–128.

Enoch S, Harding K. Wound bed preparation: the science

behind the removal of barriers to healing. *Wounds* 2003; 15(7):213–229.

Fernandez R, Griffiths R. Water for wound cleansing. *Cochrane Database of Systematic Reviews* 2012; 15(2):CD003861.

Fetherston C. Risk factors for lactation mastitis. *Journal of Human Lactation* 1998; 14(2):102–109.

Field SS. Fatal neonatal herpes simplex infection likely from unrecognized breast lesions. *Journal of Human Lactation* 2016; 32(1):86–88.

Geddes DT. Gross Anatomy of the Human Breast, in *Hale & Hartmann's Textbook of Human Lactation*, Amarillo, TX: Hale Publishing, 2007, pp. 19–34.

Gray L, Miller L, Philipp B, et al. Breastfeeding is analgesic in healthy newborns. *Pediatrics* 2002; 109(4):590–593.

Gunther M. Sore nipples, causes and prevention. *Lancet* ii 1945; 590–593.

Hale TW, Bateman TL, Finkelman MA, et al. The absence of *Candida albicans* in milk samples of women with clinical symptoms of ductal candidiasis. *Breastfeeding Medicine* 2009; 4(2):57–61.

Hale T, Rowe HE. *Medications and Mothers' Milk 2017*, 17th ed. New York, NY: Springer Publishing Comany, 2017; pp. 465–466, 678–679.

Hale T, Berens P. *Clinical Therapy in Breastfeeding Patients*, 2nd ed. Amarillo, TX: Pharmasoft Medical Publishing, 2002; pp. 208–212.

Hoover K. Proposing a new term: drupelet. *Clinical Lactation* 2013; 4(1):36.

Huggins K, Billon S. Twenty cases of persistent sore nipples: collaboration between lactation consultant and dermatologist. *Journal of Human Lactation* 1993; 9(3):155–160.

Kirby M. Negative pressure wound therapy. *British Journal of Diabetes and Vascular Diseases* 2007; 7(5):230–234.

Kitajima H. Prevention of methicillin-resistant *Staphylococcus aureus* infections in neonates. *Pediatrics International* 2003; 45(2):238–245.

Lawlor-Smith LS, Lawlor-Smith CL. Raynaud's phenomenon of the nipple: a preventable cause of breastfeeding failure? *Medical Journal of Australia* 1997; 166(8):448.

Lawlor-Smith L, Lawlor-Smith CL. Nipple vasospasm in the breastfeeding woman. *Breastfeeding Review* 1996; 4(1):37–39.

Lawlor-Smith C. Nipple Vasospasm. Conference and annual meeting of the International Lactation Consultants Association, July 15–19, 1998, Boca Raton, FL, US.

Lawlor-Smith LS, Lawlor-Smith CL. Vasospasm of the nipple–a manifestation of Raynaud's phenomenon: case reports. *British Medical Journal* 1997; 314(7081):644–645.

Lawrence RA, Lawrence RM. *Breastfeeding: A Guide for the Medical Profession*, 8th ed. Philadelphia, PA: Elsevier, 2016; pp. 42, 255, 269–270, 572.

Livingstone V, Stringer J. The treatment of *Staphylococcus aureus* infected sore nipples: a randomized comparative study. *Journal of Human Lactation* 1999; 15(3):241–246.

Lopes F, Lopes IM, Lopes LR, et al. Mammary and extra mammary Paget's disease. *Anais de Brasilieros Dermatologia* 2015; 90(2):225–231.

Mayoclinic. www.mayoclinic.org/diseases-conditions/impetigo/manage/ptc-20202600. Accessed Aug. 2016.

McClellan H, Geddes D, Kent J, et al. Infants of mothers with persistent nipple pain exert strong sucking vacuums. *Acta Paediatrica* 2008; 97(9):1205–1209.

McClellan H, Hepworth AR, Garbin CP, et al. Nipple pain during breastfeeding with or without visible trauma.

Journal of Human Lactation 2012; 28(4):511–521.

Michel EH. Personal communication Oct. 2016.

Mohrbacher N. Nipple pain and trauma: causes and treatments, Conference presentation, North Austin Medical Center, Austin, Texas, 2004.

Morland–Schultz K, Hill PD. Prevention of and therapies for nipple pain: a systematic review. *Journal of Obstetrics, Gynecology and Neonaal Nursing* 2005; 34(4):428–437.

Morino C, Winn S. Raynaud's phenomenon of the nipples: an elusive diagnosis. *Journal of Human Lactation* 2007; 23(2):191–192.

O'Hara MA. Bleb histology reveals inflammatory infiltrate that regresses with topical steroids: a case series. *Breastfeeding Medicine* 2012; 7(Supp 1):S1.

Page SM, McKenna DS. Vasospasm of the nipple presenting as painful lactation. *Obstetrics and Gynecology* 2006; 108(3 Part 2):806–808.

Piatt JP, Bergeson PS. Gentian violet toxicity. *Clinical Pediatrics* 1992; 31(12):756–757.

Pray W. Consult your pharmacist: dermatitis causes are diverse. *U.S. Pharmacist* 2000; 25(8):14–24.

Prime D, Geddes D, Hartmann P. Oxytocin: Milk Ejection and Maternal–Infant Well–being, in *Hale & Hartmann's Textbook of Human Lactation*, Amarillo, TX: Hale Publishing, 2007; p. 147.

Ramsay D, Kent JC, Hartmann RA, et al. Anatomy of the lactating human breast redefined with ultrasound imaging. *Journal of Anatomy* 2005; 206(6):525–534.

Ramsay D, Kent J, Owens R, et al. Ultrasound imaging of milk ejection in the breast of lactating women. *Pediatrics* 2004; 113(2):361–367.

Ryan TJ. Infection following soft tissue injury: its role in wound healing. *Current Opinions in Infectious Disease* 2007; 20(2):124–128.

Santos PS, Inoco–Araujo JE, Souza LM, et al. Efficacy of HPA Lanolin in treatment of lip alterations related to chemotherapy. *Journal of Applied Oral Science* 2013; 21(2):163–166.

Sayyah MM, Rashidi MR, Delazar A, et al. Effect of peppermint water on prevention of nipple cracks in lactating primiparous women: a randomized controlled trial. *International Breastfeeding Journal* 2007; 2:7.

Schaal B, Doucet S, Sagot P, et al. Human breast areolae as scent organs: morphological data and possible involvement in maternal–neonatal coadaptation. *Developmental Psychobiology* 2006; 48:100–110.

Shirtliff ME, Peters BM, Jabra–Rizk MA. Cross–kingdom infections: *Candida albicans* and bacteria. *Federation of European Microbiological Society (FEMS) Microbiology Letter* 2009; 299(1):1–8.

Utter A. Case report. *Journal of Human Lactation* 1990; 6(2):178–189.

Watkins S, Meltzner–Brody S, Zolnoun D, et al. Early breastfeeding experiences and postpartum depression. *Obstetrics and Gynecology* 2011; 118(2 Pt 1): 214–221.

West D. Personal communication. 2005.

Witt A, Mason MJ, Smith S, et al. Bacterial species and colony count growth in breastfeeding women with chronic breast pain as compared to controls. *Breastfeeding Medicine* 2012; 7(Supp 1):S–1.

Woolridge M. Aetiology of sore nipples. *Midwifery* 1986; 2(4):173–176.

Zhu J, Hong–Gu H, Zhou X, et al. Pain relief effect of breastfeeding and music therapy during heel lance for healthy–term neonates in China: a randomized controlled trial. *Midwifery* 2015; 31(3):365–372.

Ziemer M, Paone J, Schupay J, et al. Methods to prevent and manage nipple pain in breastfeeding women. *Western*

Journal of Nursing Research 1990; 12(6):732–744.

Ziemer M, Pigeon J. Skin changes and pain in the nipple during the 1st week of lactation. *Journal of Obstetric, Gynecologic, and Neonatal Nursing* 1993; 22(3):247–256.

CHAPTER 9

유방과 유두의 비정상적인 발현

(Unusual Presentations of the Breast and Nipple)

여성은 자신 가슴의 외적인 모습에 대한 남의 시선을 의식하는 경우가 많기 때문에 수유상담가는 엄마의 유방을 평가할 때마다 산모의 자기 이미지에 대한 민감성, 재치, 그리고 관심을 가지는 것이 중요하다. 때때로 수유상담가는 수유에 영향을 미칠 수 있는 유방이나 유두의 변형을 관찰하게 된다. 그러나 모유수유 문제는 발달의 이상(기형)보다는 저조한 관리, 지원 부족, 그리고 자신감 부족과 관련된 경우가 더 많다는 사실을 기억하는 것이 중요하다. 그러나 정보에 입각하여 자신과 영아를 돌보는 것에 관한 의사결정을 하기 위해서 여성들은 평가를 통한 정직하고 증거에 기반한 피드백을 필요로 한다.

스펜스 꼬리에 생기는 울혈(Engorgement in the Tail of Spence)

유선 조직은 '스펜스 꼬리(tail of spence)'라고 하는 것이 겨드랑이 부위 속으로 연장된다(Lawrence & Lawrence, 2016). 스펜스 꼬리에 있는 유선 조직에서 생산되는 모유는 중앙에 있는 유관 시스템을 통해서 배출된다. 여성들은 이 부위에서 심각하고 불편한 울혈을 겪을 수 있는데, 이것은 일반적으로 유방이 비워지고 울혈이 가라앉으면 완화된다. 막힌 유관, 유선염 그리고 유방암은 스펜스 꼬리에서 발생할 수 있다.

[사진 9-1]의 여성은 출산 3일째에 팔 아래에 생긴 부기에 대해서 걱정하였다.

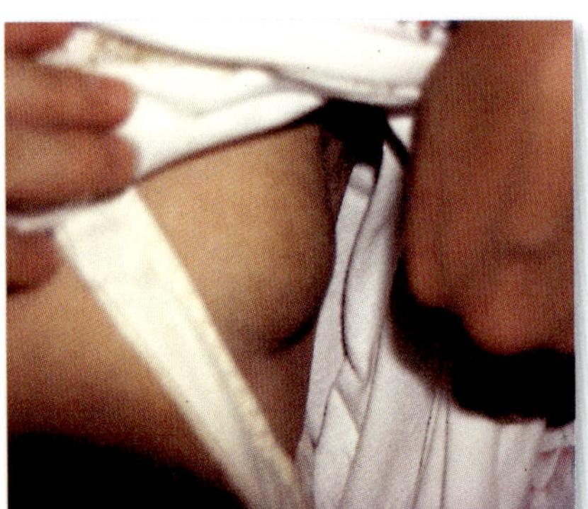

[사진 9-1] 스펜스 꼬리에 생긴 울혈 - 출산 3일 차

엄마는 스펜스 꼬리에 생기는 일반적인 울혈이라는 것을 알고는 안심하였다. 산후통증으로 복용하던 이부프로펜과 냉찜질이 불편함을 완화시켜 주었다. 며칠 내에 양쪽에 있던 울혈이 가라앉았다.

유방은 혈관성 기관이다. 그래서 멍과 부종이 잘 생긴다. 울혈이 생기면 정상적인 혈액순환과 림프배액이 손상되어 통증을 일으키고 모유의 배출을 방해한다. 신체의 어느 부위에서든지 축적되는 모든 종류의 체액은 국소 염증을 일으키는 숙주 방어의 계기가 된다. 유선에 가득 찬 젖이 배출이 잘 안 되어 저장 용량을 초과하면 모유는 유관 벽에 늘어서 있는 세포들을 밀면서 젖이 있으면 안 되는 공간으로 흘러들어 간다. 이렇게 젖이 누출되면 면역반응이 시작되어 가슴이 붉어지고 통증을 유발한다. 이러한 현상은 염증성 유선염으로 설명된다.

부유방과 유두 조직(Accessory Breast and Nipple Tissue)

울혈과 유선염은 위치에 상관없이 어느 유방 조직에서든지 나타날 수 있다. 이러한 이유로 인해서 겨드랑이에 유방 조직이 있는 여성은 울혈이 흔히 관찰되는 수유 초기에는 조직을 멍들게 하고, 모유 배출을 방해하는 꽉 끼는 옷과 브래지어를 피하는 것이 중요하다.

액서세리 유관, 유두는 유선 조직이 있는 유방 능선(mammary ridge)을 따라서 어디든지 발생할 수 있다. 이것은 '젖선'이라고 부르는데, 겨드랑이부터 사타구니와 음순까지 이어지는 원시유선이다. 이러한 원시유선은 허벅지와 엉덩이를 포함한 신체의 다른 어떤 부위에서도 나타날 수 있으며, 여성뿐만 아니라 남성에게도 나타날 수 있다(Lawrence & Lawrence, 2016).

[사진 9-2]는 겨드랑이에 부유방 조직(다유방증 또는 과잉 유방이라고도 불린다-also referred to as polymastia or hypermastia)을 가지고 있는 출산 후 1개월째인 여성을 보여 준다.

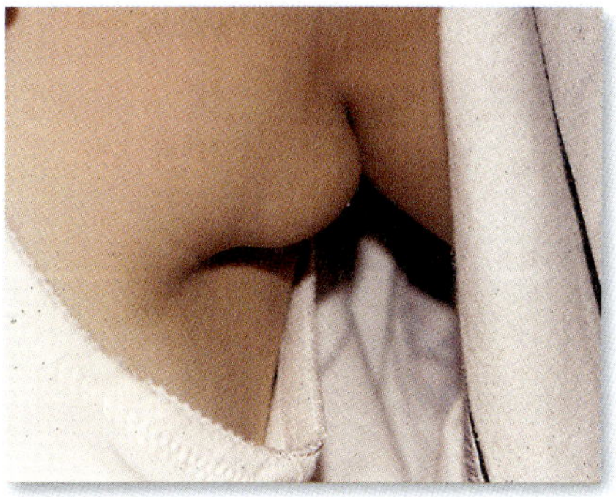

[사진 9-2] 부유방 조직
-1개월 차에 울혈이 없음

부유방 조직은 젖을 분비하는 것으로 관찰되었다. 부유방 조직을 가지고 있는 경우나 그렇지 않은 정상인 경우 모두 일차적으로 유방에 영향을 미치는 조건은 울혈, 낭종 형성, 농양 그리고 암을 포함한다.

이러한 부유방을 연구하기 위해서 유방조영술이 사용되었는데, 유선 조직은 정상적인 유선과 생김새는 비슷하지만 중심에 있는 유관과는 분리되어 있어서 중심으로 가는 길은 없다. 방사선 촬영을 이용한 연구에서는 과다 유방과 악성 유방덩어리를 구분하기 위해서 조직검사를 하는 것은 필요하지 않다고 하였다(Adler, 1987).

[사진 9-3]에 있는 여성의 유방 측면을 보면, 이 여성은 유두가 없는 부유방 조직(accessory breast tissue)을 가지고 있다.

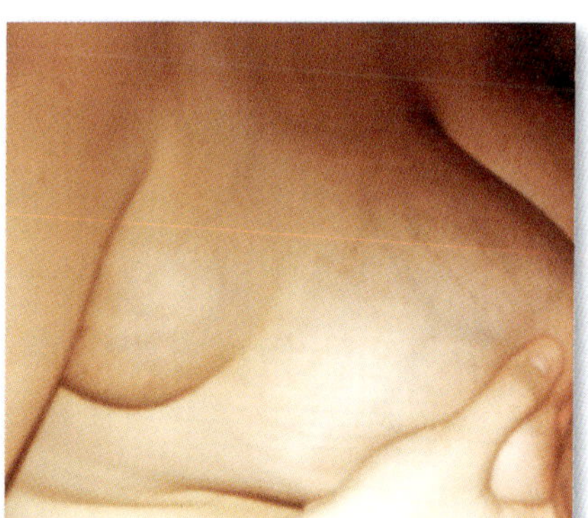

[사진 9-3] 출산 후 4일 차 부유방 조직

[사진 9-4]의 여성은 겨드랑이에 부유방 조직을 가지고 있지만 유두는 없다.

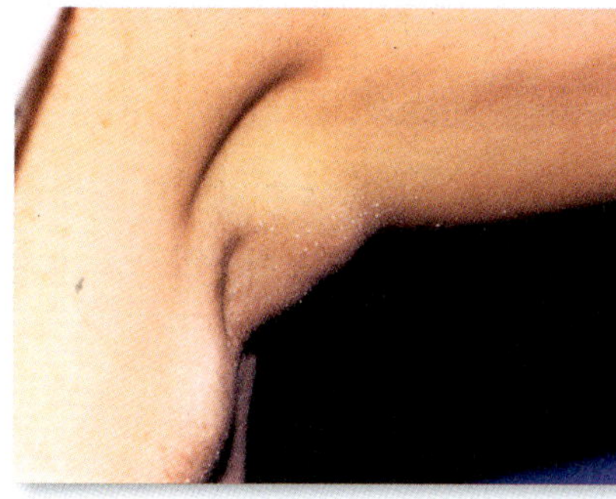

[사진 9-4] 부유방 조직의 울혈 - 3일 차

이것은 엄마가 셋째 아이를 낳은 후 3일째부터 생기기 시작하였고, 며칠이 지나서야 가라앉았다. 젖을 유방의 중심관으로 보내는 스펜스 꼬리에 있는 유선 조직과는 다르게 부유방 조직은 별도의 시스템이다. 부유방 조직에서 만들어진 젖은 중심 시스템으로 연결된 관이 없기 때문에 울혈이 생기면 그대로 부유방 조직에 남아 있게 되고, 이렇게 해서 부유방 조직에 압력이 높아지면 완화되지 않은 채로 퇴행과 위축을 반복한다. 이렇게 해서 국소적으로 부유방 조직에 젖이 안 만들어지면 겨드랑이에 있던 압통은 사라진다. 엄마 유방의 일차적인 젖 만들기는 이것으로 인해서 영향을 받지 않는다.

필요 이상으로 유두가 많은 **과다유두증**(polythelia)은 부유방 조직의 가장 일반적인 현상이며, 이것은 신장의 기형과 관련이 있다. 이러한 과다유두가 보이면 다른 장기의 발달에 결함이 있는지 검사해 보아야 한다. 일부 연구에서는 이러한 과다유두증은 특정 암의 성향을 나타내는 임상적인 징후일 수도 있다고 본다(Galli-Tsinopoulou, 2014; Grimshaw, 2013). 다유방증과 다유두증은 무작위로 발생하지만, 유전적일 수도 있다(Grossl, 2000).

[사진 9-5]의 사진은 원시 젖선(milk line)에 있는 유즙 분비 구멍을 보여 준다.

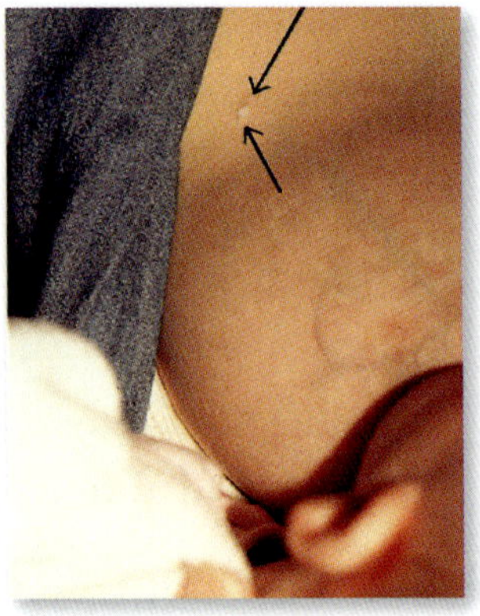

[사진 9-5] 정상 유관 외 다른 부위에 생긴 유관

이 엄마는 눈에 보이는 부유방이나 부유두는 보이지 않지만 정상 유선 외에 젖이 분비되는 고립된 유선(따로 떨어져 있는 유선 조직)을 가지고 있다. 젖 사출 반사가 일어나서 젖이 분비될 때마다 젖 방울이 엄마의 피부 표면에 나타났다.

[사진 9-6]은 **젖샘 주름**(mammary fold–가슴 아래 부분과 늑골 우리가 만나는 곳)보다 조금 위에 생긴 필요 이상으로 많은 유두(supernumerary nipple)를 가진 유방의 옆면을 보여 준다.

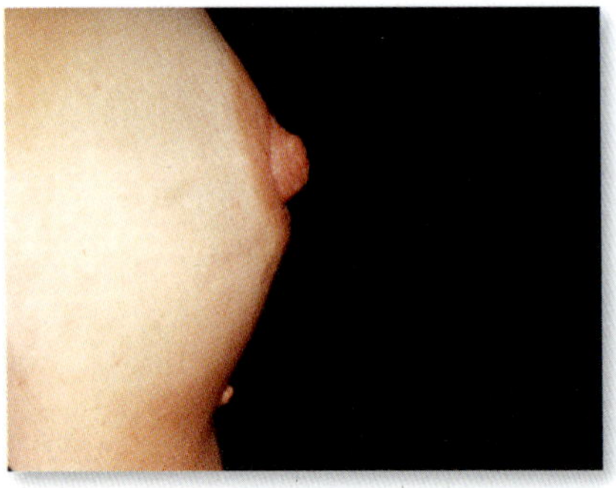

[사진 9-6] 측면에서 본 부(과잉)유두

일부 필요 이상으로 많은 유두는 [사진 9–7]과 [사진 9–8]에서처럼 뚜렷한 외관을 가지지만, 이러한 유두들은 일반적으로 제대로 발달하지 못한 관과 유선 구조를 가진다. 젖 사출 반사가 일어날 때마다 젖이 조금 흐르기는 하지만 이러한 조직은 충분한 양의 모유를 생산하지 않는다. 엄마들은 부유방과 부유두가 모유수유를 방해하지 않을 것이므로 안심할 수 있다. 그러나 가끔은 유선염이 발생하며, 그런 경우에는 치료를 해야 한다.

[사진 9–7]과 [사진 9–8]은 잘 발달된 부유두를 보여 준다(Susan Gehrman이 사진 제공).

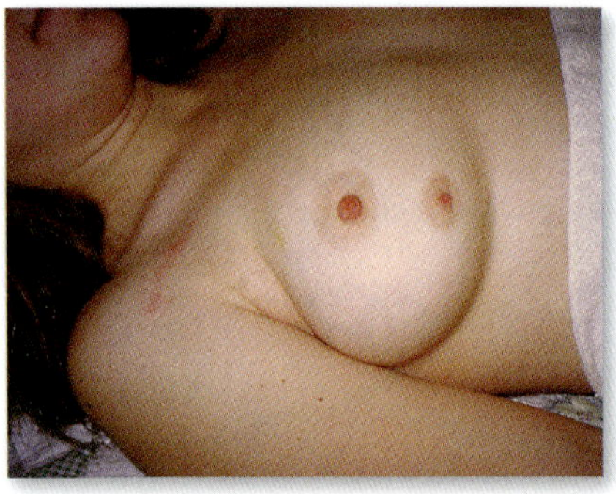

[사진 9-7] 양쪽 유방에 생긴 부유두의 오른쪽 사진

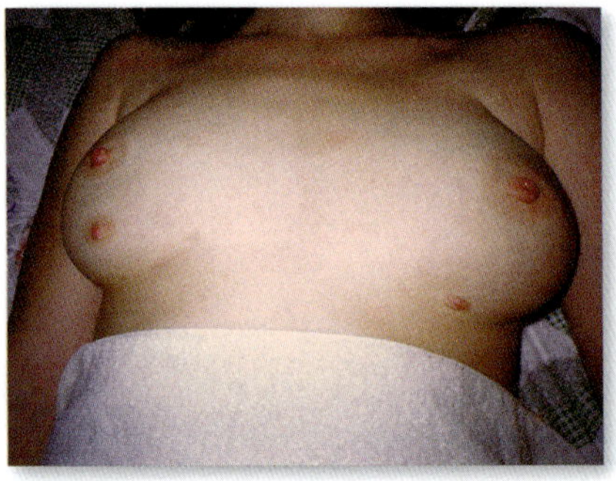

[사진 9-8] 양쪽 유방의 부유두

의사는 이 여성이 태어났을 때 그녀의 엄마에게 "이 아이가 완전하게 발달(성장)할 때까지는 어떠한 성형수술도 하지 마시고, 아이가 나중에 모유수유를 할 거라면 수술은 신중히 고려하세요." 하고 말했다. [사진 9–7]과 [사진 9–8]의 젊은 여성은 19세의 나이에 첫아이를 출산했으며, 16개월 동안 젖을 먹였다. 엄마가 젖을 먹일 때마다 이 잉여 유두에서 젖이 흘렀으며, 부유방 조직은 부유두 아래에서 쉽게 만져졌다. 이 엄마는 젖이 흐르는 것을 흡수시키기 위해 수유 패드를 항상 하고 있었다. 그 외의 다른 면에서는 별 문제 없이 수유하였다. 22세가 되었을 때 이 부유두를 제거하기 위하여 외과 의사와 상담을 하였다. 상담 후 이 여성은 성형수술을 계속해서 미루기로 결정하였다. 이 여성의 남동생도 모두 그리고 삼촌과 둘째 여자 사촌도 각각 작은 부유두를 가지고 있

었다. 신장의 기형이 있는 가족도 있었지만, 사진 속의 여성은 신장 기형은 발견되지 않았다.

유두에 생기는 피부 반점과 과각화증(Nevoid Hyperkeratosis of the Nipple)

피부 반점(nevus; plural: nevi)은 피부 세포의 비정상적인 성장인데, 출생 시부터 있거나 아기가 성장하면서 나타나기도 한다. 피부 반점은 신체의 어느 곳에나 생길 수 있으며, 점처럼 작거나 또는 크거나 변색되면서 흉할 수도 있다. 여성의 80%에서 발생하며 사춘기나 임신 기간에 나타난다. 일부의 피부 반점은 거칠거나 비늘과 같은 **과각화증**(hyperkeratosis)이 생긴다. 이 피부 반점을 제거하는 효과적인 방법은 알려져 있지 않다. 제거한 후에도 다시 자라서 무기한 지속될 수도 있다(Fenniche, 2010). 일반적으로는 양성 종양이지만, 피부 반점은 때때로 흑색종(melanoma)으로 변할 위험이 있다(Lyon, 2010).

유두의 반점은 매우 드물며, 모유수유 결과가 거의 보고되지 않았으며, 상세하게 보고된 적도 없었다. Yikilmaz(2016)는 오른쪽 유두가 크고(3.5cm) 촉감이 거친 반점으로 덮인 산모에게 수유 상담을 해 주었다([사진 9-9]는 Sirin Yikilmaz가 사진 제공).

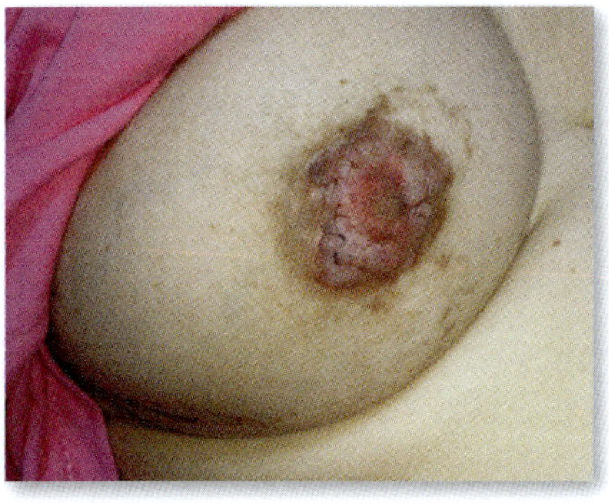

[사진 9-9] 유두의 모반(반점)

이렇게 크고 두꺼운 반점이 모유의 흐름을 막을지, 아기가 이러한 유방을 받아들여서 엄마 젖을 잘 먹을 수 있을지에 대해서는 알려져 있지 않다. 따라서 문제는 흡입에 의한 스트레스로 유두 조직이 갈라져서 유선염의 위험이 높아지는 것이 아닌지에 대한 우려이다.

놀랍게도 아기는 영향을 받은 유방을 초기에는 잘 빨기 시작했으나, 엄마에게 울혈이 생기고 유두의 탄력성이 떨어지자 아기는 더 이상 성공적으로 젖을 물지 못했다. 유두는 매일 같이 깨끗한 물로 닦아 주고, 엄마 젖을 바르고, 정제된 라놀린 크림을 발라 주어 가볍게 윤활 상태를 유지하게 해 주었다. 엄마는 문제가 된 가슴을 울혈이 가라앉을 때까지 유축을 해 주었다. 엄마는 유축을 해서 젖병에 담아서 아기에게 먹이고, 왼쪽 가슴으로는 모유수유를 했다. 3개월 후에 아기는 오른쪽 가슴에서도 모유수유를 하게 되었고, 엄마는 유축을 그만하게 되었다. 아기는 정상적으로 성장했고, 고형식을 시작할 때까지 엄마의 모유만을 먹었다.

없거나 발달이 부진한 유방 조직(Absent or Underdeveloped Breast Tissue)

무유방(amastia)은 유방 조직이 없는 것을 말하고, **무유두증**(athelia)은 유두 조직이 없는 것을 말한다. 양쪽 다 무유방인 경우는 구개와 팔 기형과 결합하여 보이는 경우가 있다. 한쪽의 무유방은 폴란드 증후군과 관련이 있을 수 있다(Caouette-Laberge, 2013). 폴란드 증후군은 유방 발달에 영향을 미치는 흉벽기형이다. 유방 확대술과 유두-유륜 재배치를 포함한 재건 수술은 미용적 교정과 더 정상적인 모습을 제공한다. 정상적인 반대쪽 유방으로는 수유가 가능하다.

유방과 유두 조직의 완전한 결여(유방 조직도 없고 유두 조직도 없는 경우)는 매우 드물다. 그러나 임상에서 일하고 있는 수유상담가들은 발달이 부진한 유방 조직과 비정상적인 모습을 가진 여성들을 분명히 만나게 된다. 병력을 물어봄으로써 유방 수술로 재건술과 유방 확대술을 받은 여성들은 구별할 수 있다. 비록 유방 수술 그 자체가 수유가 잘 안 되게 할 위험을 증가시키지만(Hurst, 1996), 수유가 잘 안 되는 첫 번째 이유는 유방 수술보다는 비정상적인 유선의 발달과 관계가 있다. 그러므로 수유상담가는 엄마들에게 유방 확대를 포함한 유방 수술을 한 **이유**를 물어보는 것이 중요하다.

[사진 9-10]에 있는 젊은 여성은 발달이 부진한 유방(hypoplasia or hypomastia-**유방 형성 부전**이나 **유방 왜소증**)을 가지고 있다.

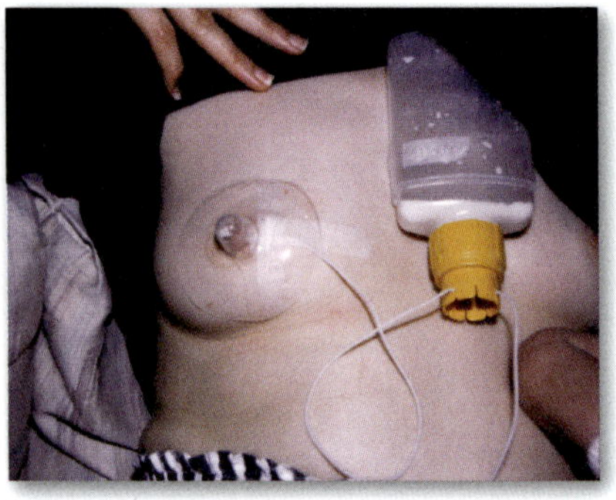

[사진 9-10] 유방 조직의 불완전한 발육

이 여성의 병원 기록에는 불임이 포함되어 있었다. 아이를 가질 수 없었던 이 여성은 두 아이를 입양하였고, 이 아이들에게 모유수유를 하기 위해 유도 수유를 시도하였다. 그녀는 몇 방울 이상의 모유가 나온 적이 한번도 없었지만, 모유수유를 경험하기 위해서 영양관 장치(튜브를 이용한 수유)와 유두 보호기를 사용해서 아기들이 젖을 물 수 있도록 했다.

Huggins(2000)는 유방 형성 부전과 젖 생산 감소와의 관련 가능성을 조사하기 위해서 비정상적인 모양의 유방을 가진 34명의 수유 여성을 대상으로 전향적 연구를 수행하였다. 연구자는 "어느 정도의 유방 형성 부전이 있고, 유방 내의 거리가 1.5인치(약 4cm)인 대부분의 여성은 출산 첫 주에 정상적인 영아 성장을 유지하기 위해서 필요한 모유의 절반 이하를 만들어 낸다."는 것을 발견하였다. 연구에 참여한 많은 여성은 임신 기간에 유방과 관련된 성장(유방이 커지는 것)이나 변화가 없었다고 보고하였다. 이러한 여성들 중 일부는 젖 생산을 최대화하기 위해서 세심한 관리를 한 후에 점진적으로 모유의 양이 늘었지만, 이 여성들의 61%에서는 첫 달에 완전하게 모유를 공급할 만큼은 나오지 않았다.

유방 형성 부전이나 유방과 유방 사이의 공간이 넓은 폭이 있는 것과 같이 신체적 표시가 관찰되면, 아기의 성장률을 잘 관찰하고 젖 생산을 최적화하기 위한 더 많은 지원을 제공해야 한다.

[사진 9-11]과 [사진 9-12]는 유방 형성 부전이 있는 여성을 보여 준다.

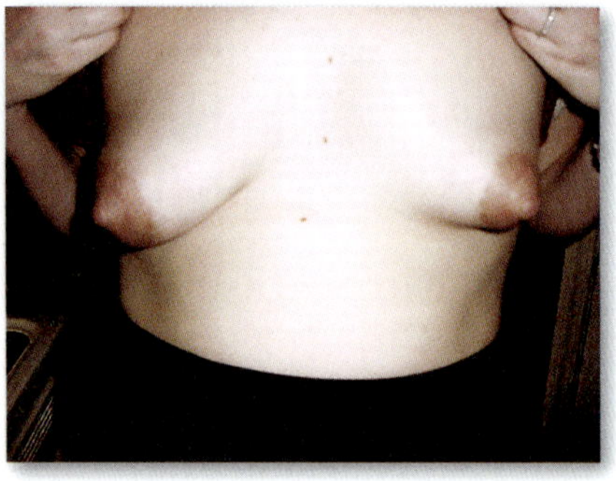

[사진 9-11] 유방 조직의 불완전한 발육

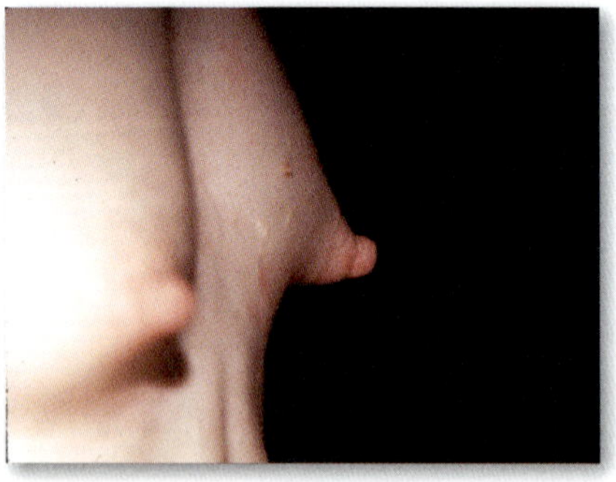

[사진 9-12] 유방 조직의 불완전한 발육

Neifert(1985)는 이것을 유방에 있는 '유선체 발달의 부전'이라고 부른다. 이 두 여성은 아기에게 젖을 줄 정도로 충분히 모유가 나오지 않았고, 이들의 두 아기는 분유의 보충을 필요로 했다. [사진 9-12]의 여성은 자신의 두 딸에게 먹일 젖이 하루에 각각 8온스(227g) 정도 분비되었다. 이 여성은 첫째 딸에게는 모유수유와 함께 젖병으로 분유를 보충해서 먹였으며, 둘째 딸은 보충 장치를 이용해서 모유수유를 했다.

[사진 9-13]은 튜브 모양을 하고 있는 유방 형성 부

전을 보여 주고 있고, 출산한 지 3주가 되었는데 탄력이 없이 축 늘어진 유방을 하고 있다.

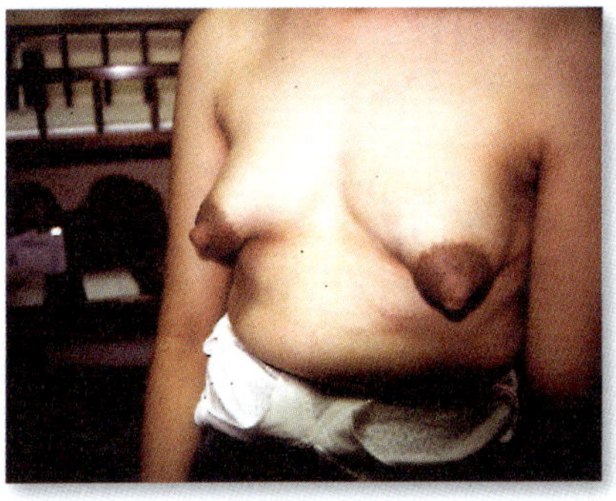

[사진 9-13] 불충분한 유선의 발달

이 여성의 아기는 성장이 느려서 소아과 의사가 엄마한테 수유상담가에게 상담을 받으라고 요청하였다. 첫 번째 상담에서 이 여성은 자신의 수유 브라를 제거하지 않았고, 수유상담가는 유방의 비정상적인 모습을 알아채지 못했다. 젖 물리기를 개선시키고 젖을 좀 더 자주 주고, 유방을 마사지하라는 권고사항을 알려 준 다음, 일주일 후 재방문에서 아기의 체중이 전혀 증가하지 않았다. 두 번째 방문했을 때는 다른 수유상담가가 엄마에게 브라를 벗을 것을 요청하였고, 유방 형성 부전이 있는 것을 알게 되었다. 이러한 사례는 두 유방에 대한 세심한 평가가 필요하다. 브래지어, 즉 가린 것을 모두 제거하고 편안하게 신체를 평가할 수 있어야 한다는 필요성을 보여 준다.

스마트 체중계(정밀 체중계)를 이용하여 체중을 측정하고 아기에게 수유를 한 다음 다시 체크했더니 이 아기가 필요로 하는 것의 절반만큼만 엄마 젖이 나온다는 것을 알게 되었고, 다음 주부터는 수유 보충을 해야 한다고 알려 주었다. 엄마의 편리함을 위해서 몇 달 동안은 부분적으로는 모유수유를 하고 나머지는 젖병을 이용하여 먹이기로 결정하였다. 보충 수유가 시작되자 아기의 체중이 잘 늘기 시작하였다. 이 엄마의 경우 자신의 모유수유 문제가 육체적 조건의 부적절에서 온 것임을 알고 안도했는데, 그것이 바로 이 엄마의 두려움이었다.

[사진 9-14]는 유방의 모양이 비정상인 또 다른 여성을 보여 준다.

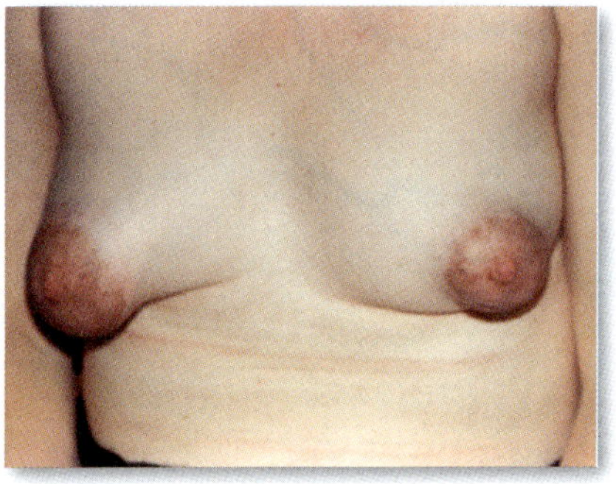

[사진 9-14] 비정상적인 모양의 유방
-정상적인 모유 공급

첫째 아기는 체중이 정상적으로 잘 증가하지 못했고, 둘째 아기는 완전히 모유수유만을 하고 정상적으로 체중이 증가하였다. 유선의 발달은 각 임신기와 함께 증가되며, 젖 물기 자체가 유선의 추가적인 성숙을 유발한다는 증거도 있다(Cox, 1999). 아마도 이것이 이 엄마의 둘째 아기는 모유수유가 잘 되었는지에 대한 설명이 될 것이다. 이 엄마의 경우는 여성들로 하여금 자신이 할 수 있는 수준만큼 모유수유를 하도록 장려하는 역할을 한다. 유방을 자극하는 것은 앞으로의 수유에 긍정적인 영향을 미칠 수 있다.

[사진 9-15]는 여성의 유두와 유륜이 큰 모양을 한 유방 형성 부전이면서 튜브 모양 유방의 앞쪽에 위치해 있다.

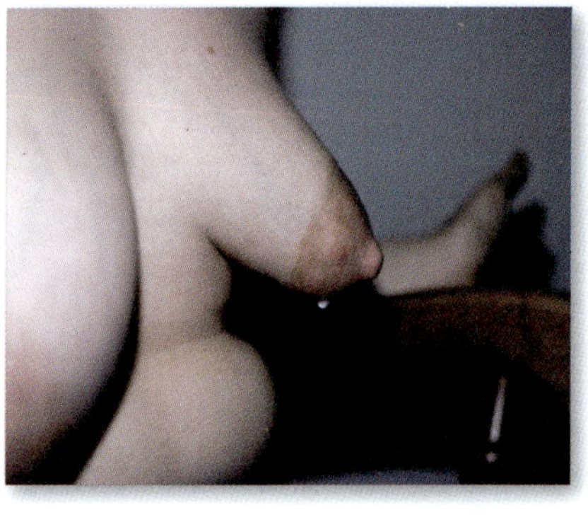

[사진 9-15] 튜브 모양의 유방과 원뿔 앞쪽의 유륜 위치

이 엄마의 첫아기는 엄마의 젖이 부족하였다. 3주가 되었을 때 이 아기는 출생 시 체중보다 5온스(142g) 적었다. 수유상담가는 정밀 체중계로 수유 전과 수유 후의 체중을 체크하였다. 가슴마사지를 해서 젖을 늘리면서 모유수유를 한 시간 동안 계속했지만 아기는 1.8온스(53g)를 먹었다. 임신 동안이나 출산 후 첫 주 동안 유선의 변화가 부족하고, 정밀 체중계로 아기의 체중을 측정했을 때 부적절한 섭취가 확인되거나, 육안으로 보았을 때 엄마의 가슴 모습이 불충분하게 발달되었다면(수유 중인데도 엄마의 가슴이 커져 있지 않다면) 이것이 아기의 성장장애(failure to thrive)를 일으키는 원인일 가능성이 있다.

유방의 변화와 수유 결과(Breast Variations and Lactation Outcomes)

Vazirinejad(2009)는 편평유두나 함몰유두, 커다란 유방, 큰 유두, 또는 유방의 이상기형처럼 산모 유방의 변화들이 생애 첫 주에 엄마 젖을 먹는 아기들의 성장장애를 일으키는 것인지에 대한 연구를 했다. 건강한 만삭 신생아 100명에 대한 코호트 연구에서 50명의 여성들은 '정상적인' 유방을 가지고 있었다. 나머지 50명의 여성들에게서는 어느 정도의 유방 변이를 가지고 있었다. 정상적인 유방 모양을 가지고 있는 여성의 아기들은 7일째에 체중이 잘 증가하고 있었다. 건강관리 전문가들은 이러한 유방 변이가 있는 여성들을 확인하기 위해 자신들의 평가 기술을 최대한 발휘해야 한다. 적절하고 시기적절한 개입으로 엄마들의 모유 생산을 최대화하고 완전한 모유수유를 하거나 부분적인 모유수유를 할 수 있도록 해야 한다.

[사진 9-11]~[사진 9-14]에서 보이듯이 가슴의 발달은 비대칭적으로 발달하는 경우도 있다. 대부분의 여성은 한쪽 유방이 다른 쪽보다는 약간 크며, 때때로 그 차이가 심한 경우도 있다. 양쪽 유방 간의 모유 양에도 차이가 보이고, 양쪽을 같이 유축할 때 특히 더 그렇다(Engstrom, 2007). 실제로 동일한 유방의 각각 다른 유관에서 나온 모유의 혈장과 단백질 농도에 대한 비교는 유방의 유선마다 다양한 구성성분의 모유를 생산한다는 것을 나타낸다(Murase, 2009).

능력 있는 상담 기술은 이러한 비정상적(기형적)인 유방 표식을 보이는 여성들을 상담할 때 중요하다. 왜냐하면 이런 비정상적인 유방을 가지고 있는 것이 항상 모유수유를 어렵게 하는 것은 아니기 때문이다. 수유상담가는 그러한 비정상적인 유방을 가지고 있는 것만으로도 모유수유 문제를 일으키기 때문에 엄마들에게 불안감이나 자신감을 잃게 하는 것을 피해야 한다. 엄마들에게 그다음에 태어나는 아이들에게는 계속해서 모유수유를 하도록 해야 하는데, 그 이유는 임신을 할 때마다 유선이 더 발달할 가능성이 있고, 또 산모에게 자신감을 주는 등 여러 가지 이유로 인해서 수유가 더 성공적인 경우가 많기 때문이다(Ingram, 2001). 모유 공급은 유즙생성 2단계(lactogenesis II)의 초기에서 확실하게 시작되기 때문에 비정상적인 유방을 가진 여성들은 각 수유마다 자신들이 가진 잠재적인 수유 능력에 도달할 수 있도록 하기 위해서 더 많은 관심과 오랜 기간 추후 관리를 받을 필요가 있다.

다낭성 난소 증후군(Polycystic Ovary Syndrome: PCOS)

다낭성 난소 증후군은 일반적으로 여성들이 겪는 내분비 질환이며, 전 세계적으로 약 1억 1천 6백만 명이 영향을 받고 있다(Mobeen, 2016). 증상은 다양하며, 무월경, 불임, 여성의 다모증, 고인슐린 혈증, 난소 낭종, 지속되는 여드름, 비만, 중성지방의 증가, 성년이 되어서 나타나는 당뇨병 등이 포함된다. PCOS를 가지고 있는 여성들은 임신 기간 중에 불안과 우울증과 같은 기분장애뿐만 아니라 고혈압, 자간 전증(임신중독증), 그리고 임신성 당뇨병의 위험이 높아진다(Hollinrake, 2007; Palomba, 2015).

Balcar(1972)는 연조직 방사선 촬영을 이용하여 PCOS를 진단하였고, 나중에는 그것은 스타인 레벤탈 증후군이라고 불렸으며, 비정상적인 난소의 발달과 비정상적인 유방의 발달 사이에 80%의 일치가 있었음이 밝혀졌다. 이러한 연구는 "유선의 실질 조직의 감소(큰 유방에서조차도)가 호르몬 질환을 밝히는 역할을 할 수 있고, 그러한 경우에는 쉽고 간단한 선별검사의 기능을 할 수 있다."는 결론을 내렸다.

오늘날에는 PCOS를 확인하기 위해서 호르몬 검사와 난소 초음파가 사용되지만, 이러한 진단을 받은 수유 여성을 지원하는 경우에는 유방 성장을 방해할 가능성이 있는 병리적 요인이 반드시 고려되어야 한다. Marasco(2000)는 부족한 젖 양 부족과 PCOS와의 관련성을 제안하였다. PCOS가 있는 일부 엄마들은 임신과 관련된 유방의 변화가 없었고, 출산 후 유방 울혈을 겪지 않았다고 보고하였다. [사진 9-16](Lisa Marasco, IBCLC가 사진 제공)에서 관찰되는 것처럼 탄력 없이 축 늘어져 있고, 여기저기 고르지 않게 분포된 유선만이 만져진다.

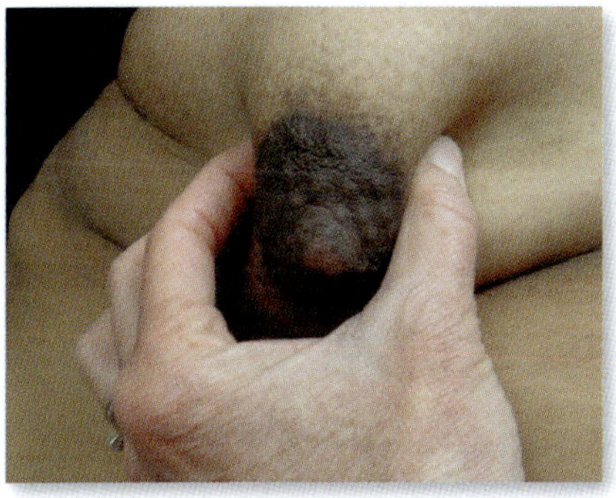

[사진 9-16] 탄력이 없는 유방 조직

이러한 증상을 가진 엄마들 중 일부는 세심한 관리에도 아기가 필요로 하는 만큼의 충분한 젖을 만들어 내지 못할 수도 있다.

Vanky(2008)는 PCOS가 있는 여성들이 출산 후 초기에 모유수유 비율이 감소하는 것을 관찰하였다. Vanky(2012)는 또 PCOS를 가지고 있는 여성들이 임신 중에도 유방의 크기 변화가 없었고, 대사장애가 더 많아서 모유수유를 할 수 있는 가능성이 더 낮은 것으로 보고하였다. 엄마들이 임신 중에 이러한 유방의 변화를 겪었는지에 대해서 질문하는 것은 매우 중요하다 (Nommsen-Rivers, 2012).

유방 발달을 변화시킬 수 있는 그 외 요인 (Other Factors That May Alter Breast Development)

유방 발달에 영향을 미칠 수 있는 것으로는 불충분한 유선 조직의 발달과 갑상선과의 관계 외에도 다양한 요인이 있다. Pringle(1988)은 일차적으로 갑상선기능저하증을 가지고 있는 사람에게서 이차적인 문제로 성 성숙에 관해서 비정상적인 것이 발견되었다. 연구에 포함된 소녀들은 유방 발달이 비정상적이었고, 사춘기 때에 가슴에 정상적인 발육이 없었다. Sharma(2006)는 일차적으로 갑상선기능저하증을 가지고 있는 소녀들은 난소 낭종을 가지고 있는 것이 보고되었다. **갑상선 기능을 정상상태로 만드는 것**(euthyroid state-갑상선 수치가 균형을 유지할 수 있도록 하는 것)은 난소 낭종의 해결과 관련이 있었다. 이러한 연구 결과는 난소 낭종이 있는 어린 소녀들에게서 갑상선기능저하증을 배제시킬 필요가 있다는 것이다. 난소 낭종과 비정상적인 유방 발달의 연관성을 고려할 때, 갑상선기능저하증의 조기 치료가 유방 발달을 최적화해 주고 잠재적인 수유 결함을 막을 수도 있다.

환경 독소 노출과 내분비-교란 화학물질에의 노출이 여성의 유방 발달에 영향을 미치고 있다는 우려가 점점 증가하고 있다(Diamanti-Kandarakist, 2009). 농업용 화학물질(농약), 식품과 물에 화학물질이 새어 나가는 플라스틱, 그리고 동물 사료 첨가제가 시골과 도시에 거주하는 소녀들에게 신체 크기와 유방 발달에 영향을 미치는 것으로 입증되었다(Bandera, 2011).

세계의 많은 곳에서 빠른 유방 발달과 함께 조숙한 사춘기가 소녀들에게 관찰되었다. 이러한 현상은 환경적 화학물질, 특히 에스트로겐에의 노출에 의한 누적으로 인해서 초래되는 것으로 가정할 수 있다(Asci, 2014). 이러한 화학물질에 노출된 일부 소녀들의 가슴에는 더 많은 지방 조직이 있는 것으로 보인다. 그러나 이들의 유선 조직은 제대로 발달하지 않았거나, 일부의 경우에는 유선 조직이 없는 경우도 있었다(Guillette, 2006). 여성이나 남성의 사춘기 이전에 가슴이 커지는 것(gyneco-mastia-여성형 유방)은 아마도 에스트로겐 효과로 인해서 라벤더 오일, 티트리 오일, 그리고 펜넬과 같이 그들이 가지고 있는 자연적인 내분비 교란 물질에 의한 것과 결부되어 있다(Fisher, 2014; Henley, 2007).

화학물질에의 노출이 인간의 유방 발달에 광범위한 영향을 미치는지, 그리고 여성에 있어서 이러한 변화가 수유에 지장을 주는지를 결정하기 위해서는 추가적인 연구가 요구된다.

유방 확대술(Breast Augmentation)

많은 나라에서 수백만 명의 여성이 유방 확대술을 받았다. 미국 식품의약국(Food and Drug Administration: FDA)에서는 여성들이 유방 보형물에 대해 정보에 입각한 선택을 할 수 있도록 돕기 위해 고안된 온라인 정보를 제공한다. 새로운 연구가 이용 가능하게 되면 정보가 주기적으로 업데이트 된다. FDA 웹 사이트는 수유상담가와 소비자에게 유용한 정보를 제공한다. 웹 사이트에서 다루어지는 주제는 브랜드와 제작사별로 열거된 다양한 유형의 보형물 주입과 합병증 비율이 다루어진다. 보형물을 삽입했을 때 삽입 부위의 이점과 위험도에 대해서도 논의되며, www.fda.gov를 방문하여 '유방 보형물(breast implants)'을 검색하면 된다.

FDA는 2013년 유방 보형물을 하고 있거나, 또는 하려고 생각하고 있는 환자들에게 이러한 보형물이 유방/유두의 감각의 변화, 발진, 붓는 것, 유방에 통증이 있고, 단단해지며, 주름이 생기기도 하고, 양쪽 유방의 비대칭, 흉터, 그리고 보형물이 파열되거나 감염과 같은 심각한 부작용이 있을 수 있다는 것을 알려 주어야 한다(Brown, 2001). 유방 보형물은 평생 가지고 있는 장치는 아니다. FDA에 따르면 유방 보형물은 그 자리에 오래 있을수록 합병증의 가능성이 증가하기 때문에 제거할 필요가 있다고 한다. 미국에서는 초기에 보형물을 삽입했을 때는 보험혜택을 받았을 수도 있지만 제거하기 위한 수술은 보험이 적용되지 않을 수도 있다.

FDA는 유방 보형물이 유방암 검사인 유방조영술에 의한 시각화를 어렵게 해서 유방암의 감지를 방해할 수는 있지만, '안전성에 대한 합당한 보증'을 가진다고 생각한다(FDA, 2013). 유방 보형물을 하고 있는 여성은 보형물에 문제가 생기면 즉시 자신의 의료 제공자에게 보고해야 한다. 자기 공명 영상(MRI) 검사를 통해서 보형물의 파열 여부를 알 수 있다.

여성들이 유방 확대술을 하는 이유는 다양하다. 이들에게 그 이유와 수술 후 결과에 대한 경험에 대해서 물어보고, 어떤 합병증이 있는지에 대해서도 알아보는 것이 중요하다. 어떤 여성들은 유방재건술을 하는 이유로 사고나 화상으로 인해서 흉벽에 영향을 미치는 심각한 부상을 당했을 수도 있다(Davis, 1996). 이러한 트라우마는 수유에 영향을 미칠 수 있다.

성형을 목적으로 하는 유방 확대술이 전 세계적으로 가장 많이 찾는 성형수술 중의 하나이지만, 이러한 수술이 모유수유의 결과에 어떠한 영향을 미치는지에 관한 연구는 광범위하게 조사되지 않았다. 대규모의 인구집단에 근거한 호주의 한 연구(Roberts, 2015)는 유방 확대술을 받은 여성들은 퇴원 시에 자신의 아기에게 모유수유를 제공할 가능성이 적었음을 발견하였다. 임신과 임신 사이에 유방 확대술에 대해서 관심을 가지고 찾아보았던 여성들은 임신 기간 동안 유방의 증식이 없었거나,

아기를 낳기 전에 보형물에 대해서 관심을 가졌던 사람보다는 모유수유를 덜 했다.

Roberts는 임신과 임신 사이에 유방 확대술을 하고 싶어 하는 여성들이 모유수유를 할 가능성이 낮은 이유에 대해서 생각해 보았다. 아마도 보형물을 주입하는 수술이 이들의 수유 능력에 부정적인 영향을 미쳤을 것이다. 가슴 수술을 한 여성들 중 일부는 자신의 아기를 실리콘에 노출시키는 것을 우려했을 수도 있다. 또 어떤 여성들은 모유수유가 만족스러운 유방 확대술 결과를 손상시킬 수 있다는 걱정과 함께 사회적 압력과 태도에 더 취약할 수도 있다. 연구가들은 "유방 확대술을 받은 여성의 5명 중 1명은 모유수유를 할 수 없거나 하고자 하는 의지가 없다."는 결론을 내렸으며, 이러한 정보가 미용 목적으로 유방 확대술을 하고자 하는 여성에게 제공되어야 한다(Roberts, 2015).

유방 수술의 영향에 대한 이러한 결과 자료를 가지고 있는 것은 유익하다. 그러나 수유상담가들은 유방 확대술을 한 후에도 부분적으로나 완전하게 모유수유를 하는 여성들도 관찰해 왔다. 건강관리 전문가들은 이러한 인구에 있어서도 모유수유를 확실하게 장려하는 동시에 안내 지침을 제공하고 산모와 아기에게 좋은 결과를 보장하기 위해서 모니터를 해야 한다.

유방 확대술 절개 위치(Augmentation Incision Location)

유방 보형물은 절개를 통해서 4군데의 다른 부위에 삽입된다.

- 팔 아래(겨드랑이)
- 가슴의 아랫부분에서 유방이 접히는 부분
- 유륜의 가장자리를 따라서(유륜 주위)
- 배꼽 절개를 통해서

보형물을 삽입하는 부위의 상처를 최소화하는 것은 좋은 미용효과를 위해서 중요하다고 생각된다. 일부 성형외과 의사들은 절개 상처를 유륜의 가장자리에 만들어서 '숨기는' 것을 좋아한다. 그러나 절개의 위치는 앞으로 할 수 있는 모유수유에 영향을 미친다. 유륜의 가장자리에 절개를 해서 보형물을 넣는 것은 임신 가능 연령의 여성들과 충분하게 논의되지 않았을 수도 있다. 여성이 수유에 관심이 없다고 말하더라도 유륜을 절개 부위로 선택하는 것의 중요성을 유방 확대술을 하기 전에 충분히 설명해야 한다.

Neifert(1990)는 319명의 여성에게 있어서 수유 시작에 대한 전향적 연구를 수행하였다. 이 연구에서는 이전에 시행되었던 유방 수술 방법은 수유 불충분의 위험을 3배 정도 증가시켰지만, 유륜 주위 절개법은 수유 문제를 초래할 가능성이 거의 5배나 더 높았다. Hurst(1996)는 유방 확대술을 받지 않은 여성에 비해서 유방 확대술을 받은 여성이 수유하는 데 불편감이 더 많았으며(수유가 잘되지 않았다는 의미), 특히 유륜 주위 수술법이 수유하는 데 가장 문제가 되는 원인이 된다는 것을 알아내었다.

유륜 주위를 절개해서 보형물을 넣은 방법은 유관을 절단할 가능성이 많고, 유두에 감각을 전달하는 신경에 영향을 미친다. 유방해부학의 초음파 연구에 의하면 유두에는 평균적으로 9개의 유관 구멍이 있는 것을 알 수 있다(Ramsay, 2005). 이전에 있었던 것보다 개방된 유관의 숫자가 더 적기 때문에 단 몇 개의 관이 지장을 받더라도 모유 생산에 영향을 미칠 수 있다.

유두의 신경자극 전달은 여성들마다 다 다르고 복잡하므로 신경을 손상시키는 것을 피하고 유두 감각에 영향을 주는 것을 피하는 것이 수술적으로는 어렵다(Geddes, 2007; Schlenz, 2000). 유방을 시계라고 보고 여기에 대입해서 보면, 4번 늑간신경의 가쪽 피부 가지는 오른쪽 유방은 8시 방향, 왼쪽 유방은 4시 방향에서 들어간다. 이러한 중요한 신경에 손상을 입히는 것을 피하기 위해서 수술 절개의 위치를 오른쪽과 왼쪽이 다르게 바꾸어 가면서 하면 수술 후 유두 감각을 잃어버리지 않을 수 있고(더 좋아질 수 있고), 외과 전문의는 여성에게 완전한 수유 가능성을 보장해 줄 수 있다(Schlenz, 2000).

[사진 9-17]의 여성은 유륜 주변에 절개를 해서 유방 보형물을 삽입한 것을 보여 준다.

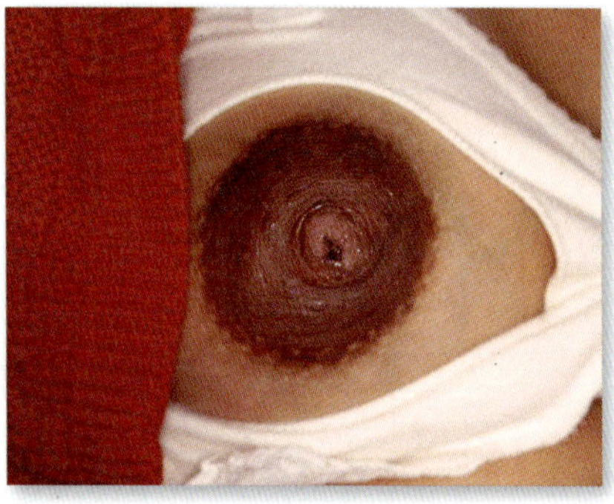

[사진 9-17] 유륜 주변 절개
-손상된 수유

이 여성은 첫째와 둘째 출산 사이에 유방 확대술을 받았다. 이 엄마의 유방 성형술을 했던 의사는 수유로 인해서 이 엄마의 유두가 늘어나서 매력적이지 않다고 느끼고는 미용적 효과를 위해서 유두도 '다듬었다'. 그러고 나서 이 여성의 유두는 감각이 아주 저조했다. 오른쪽 유두는 감각이 부족했고, 유두 표면에는 커다란 균열이 생겼다. 수유상담가는 아기가 엄마 젖을 잘 못 물더라도 엄마가 그것을 느낄 수 없을 것이라고 추측하였다.

[사진 9-17]의 여성은 첫째 아기에게는 정상적으로 수유를 했지만, 둘째 아기는 잘 자라지 않았다. 이 여성은 모유수유를 경험하기로 결정하고, 아기에게 조제유를 줄 때 보충용 튜브를 이용해서 수유하는 것을 선택하였다. 왼쪽 유방은 모유수유를 하고, 오른쪽 유방은 유두의 균열이 치유되는 동안 병원급 전기 유축기를 이용하여 유축하였다. 이러한 부단한 노력에도 모유 공급은 늘지 않았으며, 이것은 완전한 수유 능력이 유방 수술에 의해서 부정적으로 영향을 받았음을 의미한다.

가슴에 그림이 그려 있는 게 보이는 [사진 9-18]의 여성은 유륜 주변을 통해서 실리콘 유방 보형물을 삽입하였다.

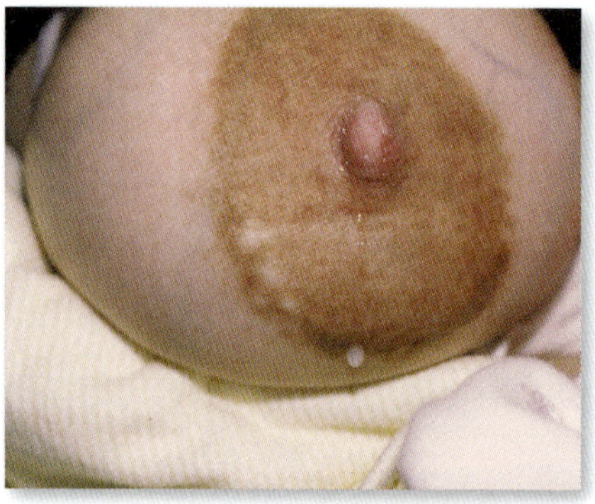

[사진 9-18] 유륜 주변 절개
-정상적인 MER(젖 사출 반사)의 증거

흥미롭게도 그녀의 의사는 유방 기능을 보전하기 위해서 유두로 가는 1차 신경을 이분하는(자르는) 것을 피했다. 이 여성은 수술 후 유두 감각이 좋다고 보고하였다. 자발적인 젖 사출 반사가 보이고(유두에서 떨어지고 있는 모유) 이것은 신경손상이 전혀 없었다는 것을 알려 준다. 이 여성은 자신의 아기에게 충분히 모유수유를 했고, 200온스의 모유를 지역에 있는 모유 은행에 기부하였다.

유방 보형물의 파열(Breast Implant Rupture)

[사진 9-19]의 여성은 출산한 지 8개월이 되었고 별문제 없이 자신의 딸에게 모유수유를 하고 있었다.

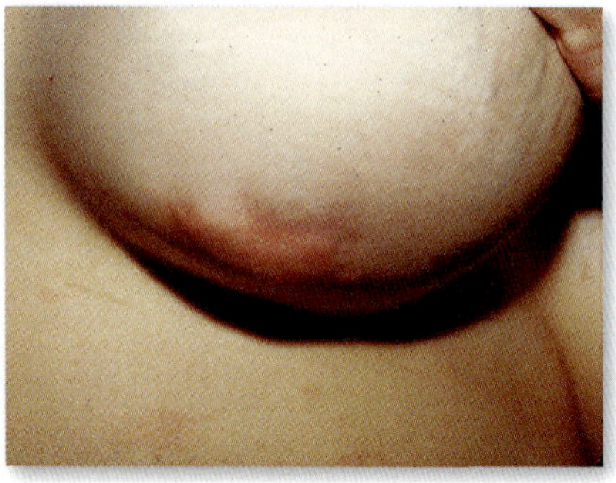

[사진 9-19] 보형물(임플란트) 파열
-농양 형성

이 여성은 실리콘의 보형물이 파열된 것을 경험하였고, 보형물이 샌 위치에 농양이 생겼다. 유방의 주름에 있는 흉터는 터질 것 같고 붉게 부어올랐다. 산부인과 의사는 즉시 아기에게 젖을 주지 말 것을 권했다. 수유 상담가는 영향을 받지 않은 유방은 계속해서 모유수유를 할 수 있게 하고, 한쪽 젖만 떼는 방법에 대한 정보를 제공하였다.

다른 전문가와 상담한 후에, 이 엄마는 농양이 생긴 유방의 젖을 유축해서 버리는 방법에 대해서 교육을 받았다. 이 엄마는 감염을 치료하기 위해서 항생제를 처방받았다. 이 엄마는 영향을 받은 유방의 모유를 천천히 줄여 나갔고, 이것은 보형물 파열로 인하여 부어오르고 약해서 터질 것 같은 흉터 조직의 긴장감을 감소시켰다. 엄마는 영향을 받지 않은 유방으로 계속해서 모유수유를 했고, 농양이 생긴 유방은 서서히 젖떼기를 진행하였다. 엄마는 양쪽의 유방 보형물을 모두 제거하기로 결정하였지만, 제거하는 수술은 아기가 젖을 완전히 뗄 때까지 미루기로 하였다.

유방 보형물과 유선염의 위험(Breast Implants and The Risk of Mastitis)

유방 확대술의 흔하지 않은 합병증 중의 하나는 임신 후 양쪽의 유방이 갑자기 커지는 것이다. 주요 위험요인은 수술 후(보형물 삽입 후)에 오는 감염으로 보인다. 수술로 인한 흉터로 흉터 조직이 형성되고, 그 형성된 조직이 유관을 막고 모유의 흐름을 방해한다(Acarturk, 2005).

Hurst(1996)는 보형물 자체의 압력에 의해서 젖 생산에 해를 끼칠 수도 있다고 추측한다. 오래 장기화되는 유방 내 압력의 증가가 유선세포벽의 위축을 초래할 수도 있으며, 이러한 것이 유즙의 분비를 감소시킨다. 일부 여성들에게 있어서는 보형물로 인한 불편감이 울혈이 계속 지속되는 것과 같은 느낌을 받는다. 보형물의 압력이 모유의 배출을 방해하는 경우에는 유선염의 위험이 증가할 수도 있다.

이론적으로는 잘 배출이 안 된 유관의 압력으로 모유가 보형물 속으로 새어 들어가, 모유와 보형물의 내용물이 세포와 세포 사이의 공간으로 새어 들어가 면역반응이 높아지게 한다. 모유에 존재하는 Pro-염증 물질인 사이토카인(Pro-inflammatory cytokines-세포 신호 전달에 중요하며 전신 염증을 촉진함. 치유를 촉진하고 염증을 감소시키는 항염증 사이토카인과는 달리 pro는 질병을 악화시킴)이 심각한 염증반응(유선염)을 일으킬 수 있다. 보형물에서 실리콘이 누출되는 것은 식염수를 넣은 보형물에서 식염수가 새는 것보다 염증반응을 더 악화시킬 수 있다(Fetherston, 2001).

유방 축소술(Breast Reduction)

크고 무거운 유방은 자세 불량, 목과 허리의 통증, 두통, 그리고 신체 이미지 저하를 초래하는 어깨와 척추질환의 원인이 될 수 있다. 이러한 증상으로 인하여 유방 축소 수술을 원하는 여성들은 항상 자신의 수유에 대해서 수술하는 의사와 구체적으로 논의하지 않을 수 있다. 수술 의사들은 미래에 유방 기능에 영향을 미치는 수술적 방법에 대해서 젊은 여성들과 적극적으로 상담해야 한다.

현대적인 유방 축소술 기법은 이론적으로는 수유를 가능하게 한다(Marshall, 1994). 수술 방법은 다양하지만, 유두-유륜 복합체로 연결되는 원뿔 모양의 기저를 제외한 유방의 피부와 피하조직이 들어 올려지므로 원형은 그대로 남아 있게 된다(Hagerty, 1989). 과도하게 많은 유방 조직은 신경계와 유관 시스템을 보존하기 위해 조심스럽게 모양을 만들어서 제거한다. 지방 조직과 선 조직들이 혼합되기 때문에(Geddes, 2007) 이러한 작업은 어렵다. 그러나 보고서는 상방, 하방, 그리고 수평적 피판법으로 양쪽 줄기 유방 축소술을 받은 여성들에게 긍정적인 수유 결과가 있음을 설명한다(Brzozowski,

2000; Cherchel, 2007; Cruz, 2007; Kakagia, 2005). 긍정적인 결과는 약 2주간의 모유수유로 정의된다는 것에 주의한다. 특히 영아 성장과 관련하여 결과를 완전히 설명하려면 더 길게 연구해야 한다.

입증되지 않은 보고에 따르면, 완전한 손상에서부터 완전한 수유에 이르기까지 유방 축소술 후 수유에 있어서는 폭넓은 변이가 있었다(West, 2001). Cruz(2007)는 다양한 방법의 피판법을 이용해서 유방 축소술을 받은 여성들의 수유 관행이 유방 축소술을 받지 않은 **거대 유방**(macromastia–큰 유방)을 가진 여성들과 많이 다르지 않다는 것을 관찰하였다. 이것은 큰 유방을 가지고 있으나 수술을 하지 않은 일부 여성들의 모유수유에 있어서 도전해 볼 것을 제안한다. 인간의 신체는 회복능력이 있지만, 눈으로 보는 것만을 가지고는 유방이 어떻게 기능하는지를 예견하는 것은 어렵다. 산모들은 침습성 수술 후에 모유수유를 할 수 있도록 장려할 수는 있지만, 추가적인 지원이 제공되어야 하고, 영아의 성장이 관찰되어야 한다.

[사진 9–20]의 여성은 매우 큰 유방을 가지고 있었다.

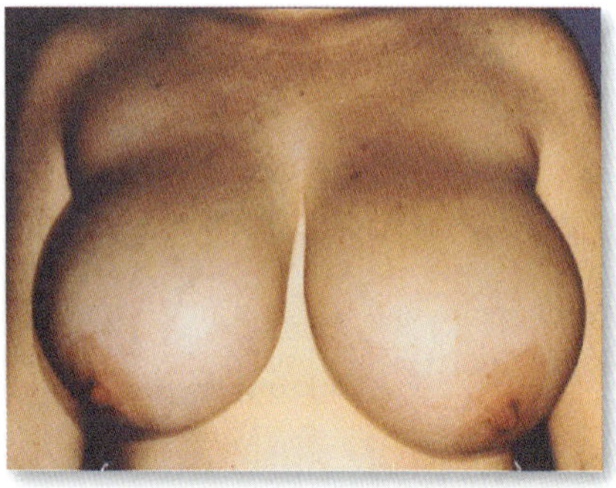

[사진 9-20] 거대유방증
-큰 유방

그녀는 처음 두 명의 아이들에게는 정상적으로 수유를 했다. [사진 9–21]은 [사진 9–20]과 같은 여성인데 유방 축소술을 받은 것을 보여 준다.

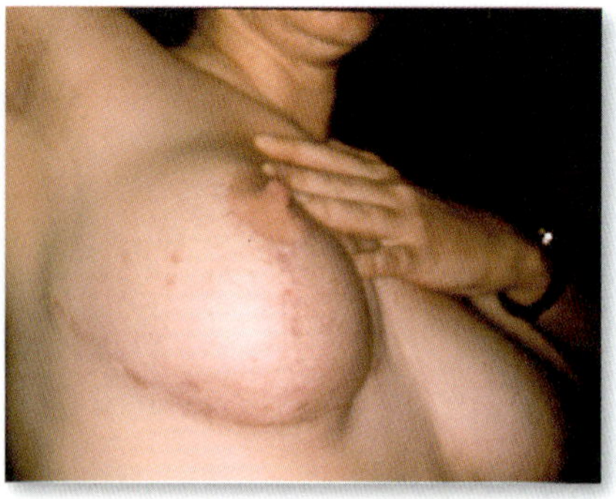

[사진 9-21] 유방 축소 수술 후

한쪽 가슴에서 1파운드(455g)의 유방 조직을 제거하였고, 다른 쪽의 유방에서는 1.5파운드의 유방 조직을 제거하였다. 유방 축소 수술을 받은 몇 년 후, 계획하지 않은 아기를 임신했고, 그녀의 5일 된 딸은 탈수와 심한 황달로 병원에 다시 입원을 했다. 젖이 '돌았지만', 유두로는 더 이상 배출되지 않았다. 그녀는 며칠 동안 심한 울혈을 견디었으나 결국에는 유선의 퇴축으로 단유를 하게 되었다.

다른 유형의 유방 수술(Other Types of Breast Surgery)

[사진 9–22]의 여성은 유방암을 치료하기 위해서 종양 절제술을 받았다.

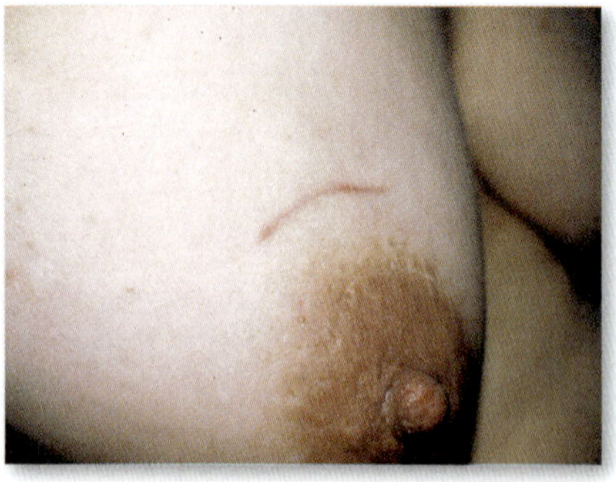

[사진 9-22] 유방 종양 절제술로 인한 상처

이전의 조직검사로 인한 미세한 상처가 유륜 가장자리에 보이고, 종양 절제술을 받으면서 생긴 상처와 나란히 있다. 유방의 구릿빛 색은 방사선 치료로 인한 것이다. 유방에 방사선 치료를 할 경우에는 유방의 수용능력을 감소시키지만, 어떤 경우에는 부분적으로 수유를 하기도 한다(Higgins, 1994).

[사진 9-23]의 46세 된 여성은 6세 된 아이에게 최근에 젖을 끊었다.

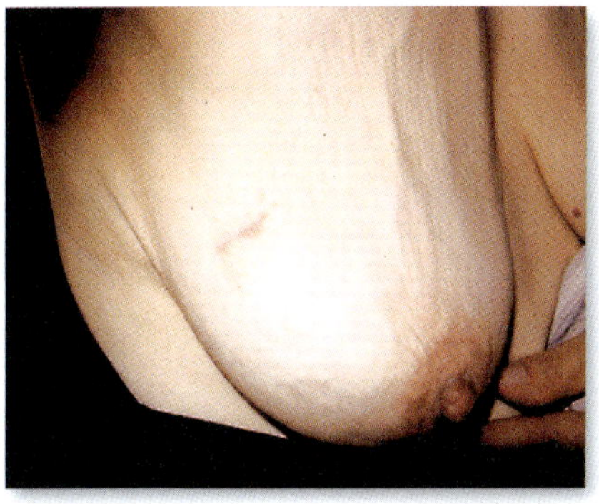

[사진 9-23] 젖을 떼고 있는 유방
-조직검사로 인한 상처

이 여성의 유방에서 양성 종양이 제거되었다. 조직검사를 한 상처가 앞으로 수유에 영향을 미칠 수 있는 것을 최소화하기 위해서 유륜에서 멀리 떨어진 곳에서 행해졌다. 유방 조직의 외양을 보면 다소 위축되어 있다. 이러한 외적인 모습은 젖을 뗀 직후에 일반적으로 나타난다. 퇴축된 선 조직을 대신하기 위해서 지방 조직이 재생되어서 유방 모양은 더 둥근 윤곽을 만들지만, 나이가 많은 여성에서는 쉽지 않을 수 있다.

유방 수술과 관련된 상담 지침(Counseling Guidelines Concerning Breast Surgery)

- 수유상담가는 일상적인 정보수집의 과정으로서 여성이 이전에 유방 외상이나 수술을 받은 적이 있는지 물어봐야 한다. 이 여성이 유방 수술을 하는 이유를 확인해야 한다(예를 들면, 유방이 발달되지 않아서 미용 목적으로 하는 것인지, 아니면 유방에 외상을 입어서 그 후유증으로 수술을 하려고 하는 것인지).
- 상처의 위치를 관찰하는데, 왼쪽 유방의 4시 방향과 오른쪽 유방의 8시 방향에 있는 유륜 주변의 상처는 불완전한 수유(수유 실패)를 할 수 있으므로 주의한다.
- 수술 후에 유두 민감도가 변했는지 물어본다. 증가하거나 감소된 유방/유두 민감성이 수술 후에 발견되었다.
- 산모에게 정상적인 수유를 평가하는 방법에 대해서 알려 준다(수유 후에 더 부드러워지는 유방, 아기에게서 삼키는 소리를 들을 수 있는지, 잦은 아기의 배변상태, 정상적인 영아의 체중 증가 등).
- 수유가 잘 정립이 될 때까지 정밀 체중계를 가지고 시험 체중을 체크한 다음에 일주일에 한 번씩 체중을 체크해서 체중 증가가 괜찮은지 관찰한다.
- 손을 이용하여 젖을 짜 보고 사출 반사가 있을 때 젖이 떨어지지 않고 분사되는지를 확인한다.
- 완전히 보충을 하거나 부분적으로 할 건지, 그리고 부분적인 모유수유의 이점에 대해서도 상담한다.
- 산모가 모유수유에 대한 실망감을 말로 표현하도록 하고 상실감을 인정해 준다.
- 슬링으로 아기를 안거나, 아기와 함께 자거나, 아기와 함께 목욕하는 것과 같이 아기와의 친밀감을 찾을 수 있도록 다른 방식으로 지원한다.

유륜의 털(Areolar Hair)

[사진 9-24]의 산모는 유륜의 가장자리에 털이 자라고 있었다.

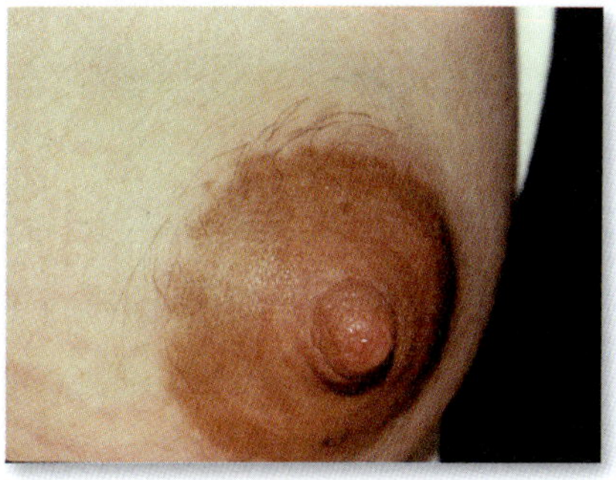

[사진 9-24] 유륜의 털

엄마는 그 털이 모유수유를 하는 동안 아기를 귀찮게 할까 봐 걱정했으며, 그 털을 뽑아야 할지 밀어야 할지 궁금해하였다. 수유상담가는 유륜 주위에 있는 털은 흔하다며 산모를 안심시켰다. 털을 밀게 되면 털이 더 뻣뻣하게 다시 자라나거나 미는 행위로 인해서 피부를 손상시켜서 감염에 취약해질 수 있다.

비정상적인 유두 배열(Unusual Nipple Configurations)

사람의 유두는 크기와 모양이 모두 다르다. [사진 9-25]에 있는 것과 같은 비정상적인 유두의 배열은 잠재적으로 모유수유에 문제를 일으킨다.

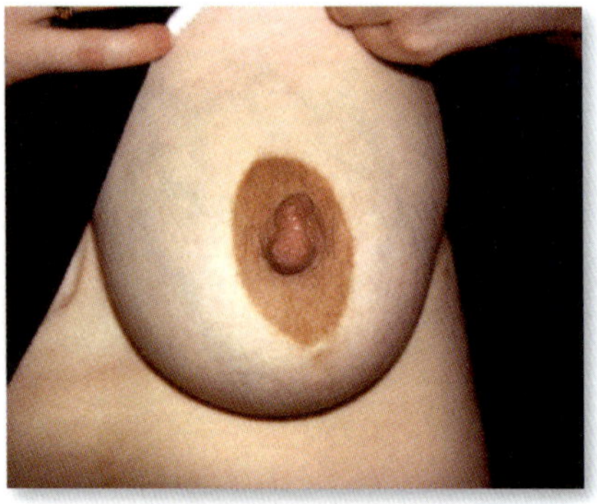

[사진 9-25] 비정상적인 유두 모양

수유상담가는 이 여성의 담당 조산사와 상의하여 아기가 미식 축구공 잡기 자세로 젖을 먹는 것은 할 수가 없지만 요람식 자세로는 모유수유를 잘할 수 있을 것이라고 산모와 조산사 모두를 안심시켰다. 그 자세(요람식 자세)는 유두의 가장 넓은 부위가 아기 입의 양쪽 가장자리에 넓게 위치하게 된다. 비록 아기는 작게 태어났지만 수유 자세를 잘 잡아 주었을 때 아기는 엄마의 유두에 문제를 일으키지 않고 수유를 잘할 수 있었다.

이와 비슷한 수유 자세 잡기는 두 개의 유두를 가진 여성([사진 9-26])으로 하여금 두 개의 유두를 아기의 입 속에 편하게 넣을 수 있게 한다. 두 개의 유두 구멍에서 모두 모유가 떨어지는 것을 보여 준다.

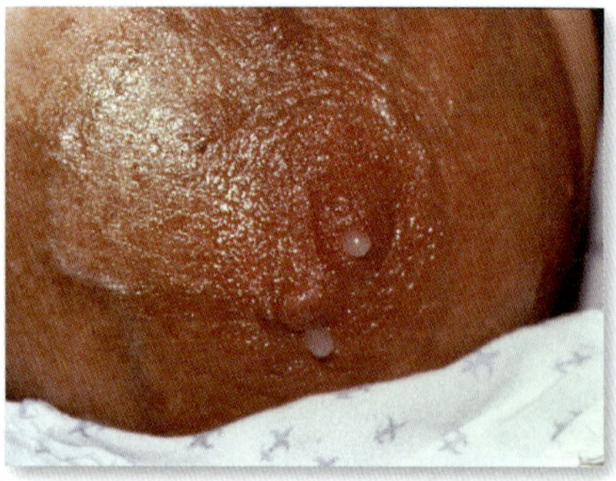

[사진 9-26] 이중유두
-양쪽에서 젖이 흘러나오고 있음

피어싱을 한 유두(Pierced Nipples)

[사진 9-27]은 수유를 하고 있지 않는 여성의 피어싱 한 유두를 보여 준다.

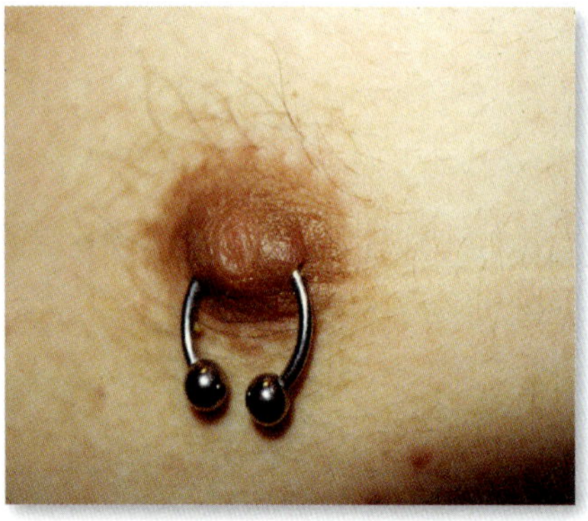

[사진 9-27] 유두 링

아마도 피어싱 아티스트의 기술이 피어싱이 수유에 미치는 효과에 영향을 미치는 요인이 될 수 있다. 링이나 단추처럼 생긴 보석의 크기가 결정 요인일 가능성이 있다. 링이나 단추처럼 생긴 보석은 질식의 위험이 있으므로 수유를 하는 동안에는 제거되어야 한다.

Garbin(2009)은 호주의 서부에 있는 대학의 수유클리닉에서 도움을 청하는 3명의 여성이 자신들의 아기들이 피어싱을 한 유방에서 젖을 먹고 난 후에 불안정해졌다고 보고하였다. 초음파 검사에서 중요한 유관이 막힌 것이 확인되었다. 아기나 유축기를 이용한 유축에서 많은 양의 모유를 가슴에 영향을 줄 만큼 제거하지 못했다.

영향을 받은 가슴으로 공급되는 혈류의 감소도 관찰되었다. 저자들은 유두 피어싱이 수유를 힘들게 할 수 있는 것으로 결론을 내렸다. 이러한 경우에는 한쪽 유방만으로 모유수유를 하는 것이 제안될 수 있다.

BWC는 오래전에 유두 링을 하고 모유수유를 했었던 여성 2명을 상담하였다. 한 여성은 3개월 동안 관찰되었는데, 그 아기는 완전히 모유수유만 했고 잘 성장하였다. 그녀는 유두 동통이나 유선염의 어려움이 없었다. 또 다른 여성은 두 차례 피어싱을 한 적이 있는 오른쪽 유두에 약간의 문제가 있었다. 피어싱을 처음에 했을 때 감염이 있었고, 링을 제거해야만 하였다. 그 유두는 흉터 조직이 더 많아 보였고, 아기는 반대쪽 유방을 더 선호하였다.

[사진 9-28]은 링이 제거된 후에도 완전하게 치유되지 않은(새살이 돋아나지 않은) 피어싱 한 유두를 보여 준다.

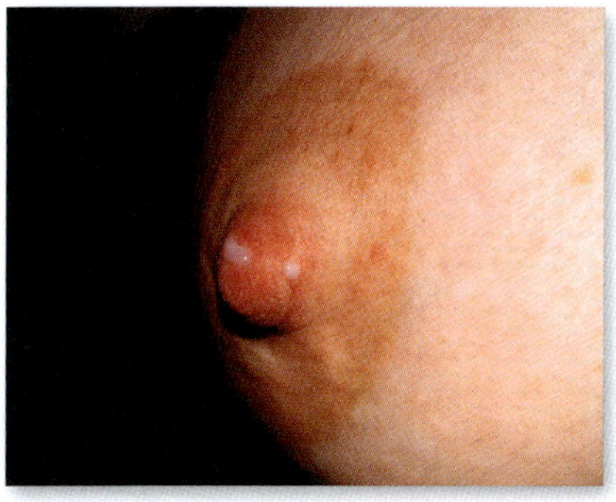

[사진 9-28] 출산 후 9개월 차에 유두 링 구멍에서 새어 나오는 젖

유두 축의 절개된 부위를 통해서 젖이 새어 나오고 있다. 이 사진은 아기가 9개월이 되었을 때 찍은 것이다. 지저분한 것을 제외하고는 절개 부위로부터 새어 나오는 젖은 문제를 일으키지는 않았다.

2년 동안 모유수유를 한 KH의 고객은 피어싱을 한 부위에 유두 통증을 호소하였다. 이 여성은 그 통증이 신경손상으로 인한 것으로 간주하였다.

함몰유두(Inverted Nipples)

[사진 9-29]는 쉬고 있는 상태의 유두를 보여 준다. [사진 9-30]은 [사진 9-29]의 유두를 손으로 눌렀을 때를 보여 준다.

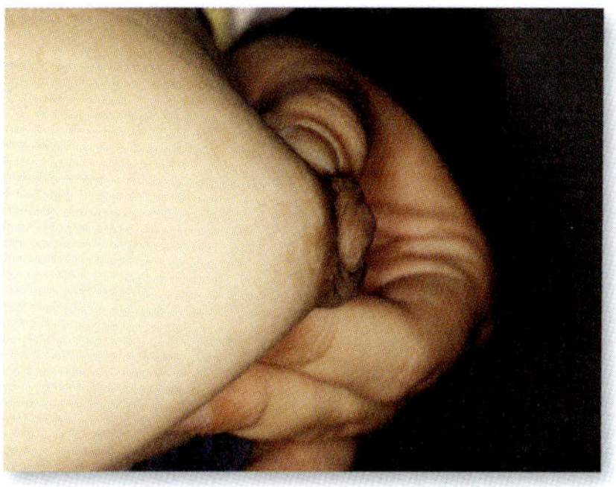

[사진 9-29] 가만히 있을 때 도치된(뒤집어진) 함몰유두 -원래 유두는 나와 있어야 하는 건데 뒤집어진 거니까 들어간 상태, 즉 함몰된 상태

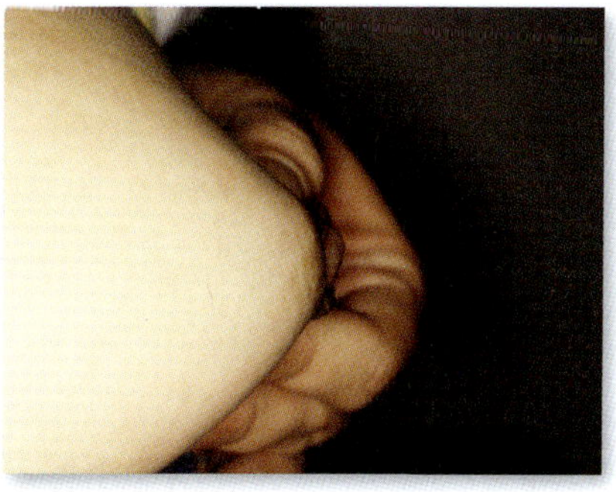

[사진 9-30] 유륜을 눌러 줄 때 나오는 함몰유두

이 산모의 아기는 유방을 물리려고 할 때마다 울었다. 양쪽 유두의 함몰을 확인함으로써 아기가 젖 물기를 어려워했던 이유를 산모에게 설명할 수가 있었다. 유두가 좀 더 늘어날 때까지 아기의 모유수유를 도와주기 위해서 임시적인 방법으로 유두 보호기를 사용할 것을 추천하였다.

그 외 비정상적인 발현의 확인(Identifying Other Unusual Presentations)

[사진 9-31]의 산모는 청소년 시절에 심장수술을 받아야 했다.

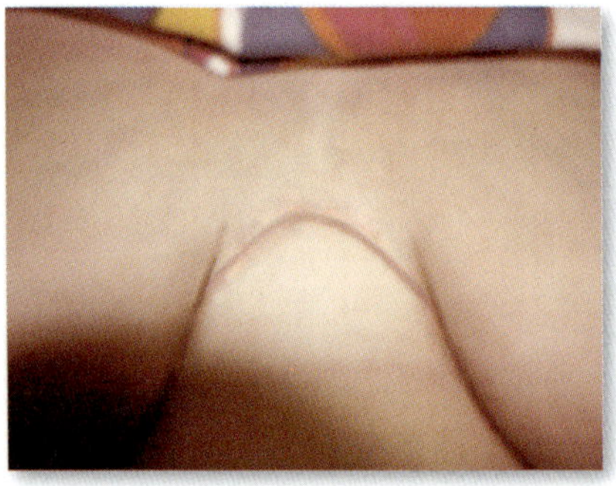

[사진 9-31] 양쪽 유방 사이에 생긴 개방성 심장수술로 인한 상처

첫아기를 출산하고 나서 젖 공급이 적은 것을 경험하였다. 이러한 상황을 설명할 수 있는 다른 요인들이 없었기 때문에 수유상담가는 흉벽이 포함된 침습성 수술이 완전한 수유 능력을 방해했을 것으로 추측하였다.

조산아로 태어난 아기였을 때 기흉에 대한 집중 치료에 의해서 생긴 유방기형을 가진 여성들에 대한 보고서가 있다. 소녀들이 비정상적인 유방 발달로 인한 심리적 고통을 받지 않도록 하고, 이들이 나중에 모유수유를 하기 위한 선택권을 보호하기 위해서 신생아 전문의들이 여성인 영아의 유방 조직으로부터 떨어진 곳에 흉관을 삽입하도록 권고된다(Lawrence & Lawrence, 2016). 폐에 있는 공기를 빼내기 위한 피부 절개는 유두 4~5cm 아래에 위치할 수 있으며, 흉관은 5번째와 6번째 늑골의 사이 공간을 통해서 삽입된다(Rainer, 2003).

[사진 9-32]의 젊은 엄마는 첫아기를 막 출산하였다.

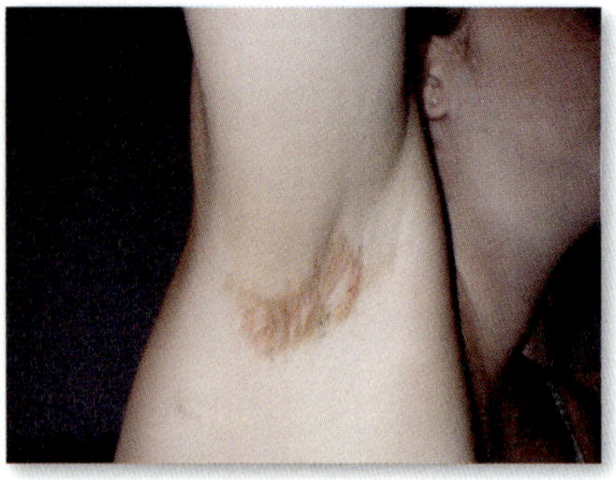

[사진 9-32] 겨드랑이 상처

이 산모는 9년 전에 '한선염(hidradenitis-땀샘의 염증)'이라고 불리는 병으로 치료를 받았다. 그녀의 겨드랑이 림프절의 일부는 외과적 수술로 제거되었다. BWC는 이 산모가 겨드랑이 부위의 스펜스 꼬리에 있는 상처의 흉터로 인해서 모유 배출에 어려움이 있을 수도 있다고 걱정하였다. 출산 직후 기간에 이 산모는 수술 상처의 조금 아랫부분에 있는 유관이 막혔다고 불평하였다. BWC는 유방을 부드럽게 하기 위해서 수유 자세를 세심하게 살피고, 모유수유를 자주 할 것을 제안하고, 그 부위의 부종을 제거하기 위해서 냉찜질을 할 것을 권했다. 막힌 유관은 해결이 되었고, 산모는 계속해서 모유수유를 할 수 있게 되었다. 산후에 겨드랑이 부분의 유방에 울혈이 있는 여성이 한선염으로 오진을 받았던 사례가 있었다(Silverberg, 2003).

[사진 9-33]은 갑상선 수술로 인한 흉터를 보여 준다.

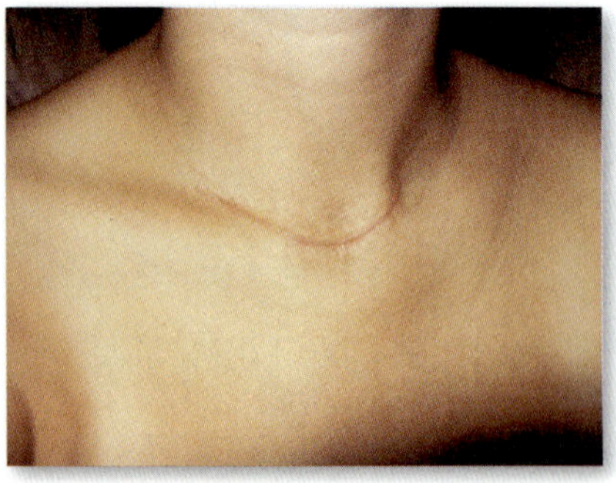

[사진 9-33] 갑상선 수술로 인한 상처

갑상선 질환의 이전 병력이 비정상적인 사춘기의 유방 발달의 원인인 것으로 나타났고, 동물연구에서도 수

유 감소와 연관되어 있었다. 일반적으로 갑상선 질환을 앓고 있는 여성들은 의료적으로 관찰되고, 갑상선 호르몬을 대체할 약을 처방받는다. 만약에 갑상선 기능이 정상인 경우에는, 갑상선 질환이 청소년기 유방 발달에 영향을 미친 것이 아니라면 수유에 영향을 주어서는 안 된다. 수유상담가는 항상 상처에 대해서 질문해야 하고, 산모의 건강 병력에 대해서 주의 깊게 논의해야 한다. 추가적인 선별검사를 받을 수 있도록 1차 건강관리 전문가에게 보내는 것이 적합할 수 있다.

[사진 9-34]는 가슴에 새겨진 문신을 보여 준다.

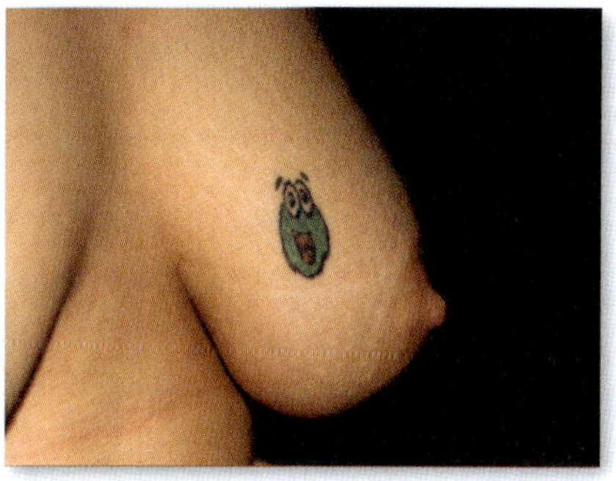

[사진 9-34] 타투(문신)

문신은 피부 표면에 새긴 것이므로 모유수유에 영향을 미치지는 않는다. 문신과 피어싱 기관은 규제가 될 수도 있고 되지 않을 수도 있다. 한번 사용하고 버리는 기구와 염색약 통을 사용하지 않는다면, 다양한 혈액에 관련된 질병에 걸릴 위험이 있다.

[사진 9-35]와 [사진 9-36]은 출산한 지 며칠이 지난 두 여성의 부어오른 발과 발목을 보여 준다.

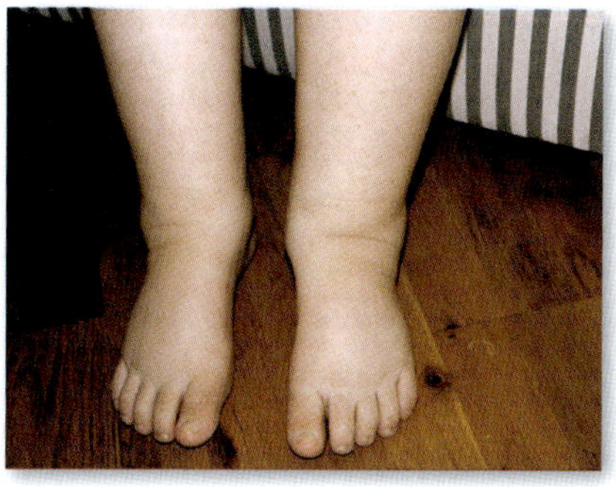

[사진 9-35] 출산 후 첫 주 동안 부어오른 발목

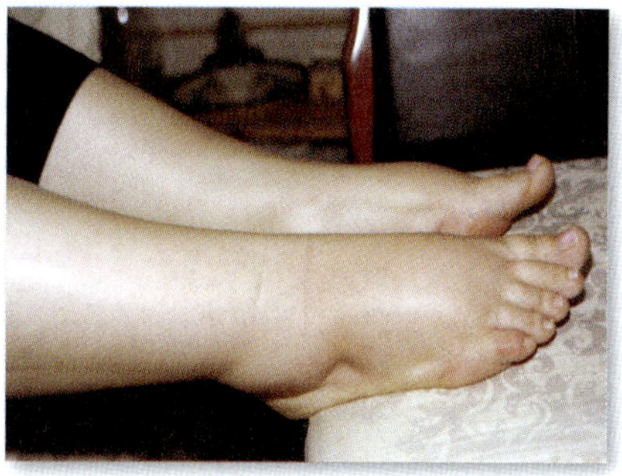

[사진 9-36] 부어오른 발

이 두 여성은 모두 울혈의 단계가 없었고, 낮은 모유 공급으로 인해서 수유상담가의 도움을 구했다.

일부 수유상담가들은 산모들이 팔다리에 심각한 부종이 있는 경우에는 유즙 생성 2단계가 지연되는 것을 종종 관찰하였다. Hall(2002)은 고혈압이 산후 첫 주에 젖을 끊게 되는 위험인자로 확인되었다. Nommsen-Rivers(2010)는 비만(체질량 지수)을 제외한 모델에서 산후 부종이 지연되는 유즙 생성의 중요한 요인이라고 확인하였다. 임상의는 팔다리에 말초 부종이 있는 여성들은 유즙 생성이 지연될 수 있으므로 세심하게 관찰되어야 한다.

BWC는 팔다리가 급격하게 부종이 있던 산모들은 (혈압 상승과 관련없이) 그들의 부종이 감소하는 것과 반대로 모유 생산은 증가하는 것을 발견하였다. 산모들이 계속해서 자신의 가슴을 자극한다면, 그들의 손과 발 그리고 발목이 정상적인 크기로 돌아감에 따라서 모유가 조금씩 점진적으로 느는 것으로 보인다.

[사진 9-35]의 산모는 출산한 지 7일 되었다. 그녀의 가슴은 축 늘어져 있었고 아기는 계속해서 몸무게가 줄고 있었다. 이 산모는 출산 직전에 임신성 고혈압(PIH)으로 진단을 받았다. 팔다리에 부종이 생겼으며, 수유상담가에게 머리가 아프다고 호소하였다. 수유상담가는 즉시 산부인과 의사에게 이 모든 증상을 보고하도록 조언하였으며, 소아과 의사와 연락하여 아기의 상태를 안정시키기 위해서 분유 섭취가 시작되었음을 알려 주었다.

[사진 9-36]에 있는 여성도 고혈압은 없었지만 심한 부종을 겪고 있었다. 다리의 위치를 높게 유지하는 것이 부종을 줄이는 데 도움이 될 수 있다.

비정상적인 유방이나 유두를 가진 산모에 대한 상담(Counseling the Mother with Unusual Breasts or Nipples)

건강관리에서 일반적으로 사용되는 일부 용어들은 여성들이 취약한 상태에 있을 때에 내면화된다. 예를 들면, 35세가 넘어서 처음 임신한 산부를 '노산'이라고 부르고, 자궁경부를 설명하기 위해서 '자궁경부무력증'이라는 단어를 사용하고, 진통 중에 '진행 실패'라는 단어를 사용한다. 임상에서 일하는 수유상담가는 실제 임상에서 접하게 되는 다양한 개인의 신체적 특성을 이해하고, 유방과 유두의 다양한 모양이 수유에 미치는 영향을 설명할 때는 공손한 용어를 사용해야 한다. 산모에게 모유수유 문제에 대해서 이야기할 때 사용하는 전문용어에 대해서 생각하고, 이에 대해서 더욱 신중할 수 있는 방법을 고려하는 것이 항상 유용하다.

참 ◇ 고 ◇ 문 ◇ 헌

Acarturk S, Gencel E, Tuncer I. An uncommon complication of secondary augmentation mammoplasty: bilaterally massive engorgement of breasts after pregnancy attributable to post-infection and blockage of mammary ducts. *Aesthetic Plastic Surgery* 2005; 29(4):274-279.

Adler D, Rebner M, Pennes D. Accessory breast tissue in the axilla: mammographic appearance. *Radiology* 1987; 163(3):709-711.

Asci A, Durmaz E, Erkekoglu P, et al. Urinary zearalenone levels in girls with premature thelarche and idiopathic central precocious puberty. *Minerva Pediatrics* 2014; 66(6):571-578.

Balcar V, Silinova-Malkova E, Matys Z. Soft tissue radiography of the female breast and pelvic pneumoperitoneum in the Stein-Leventhal Syndrome. *Acta Radiologica Diagnosis* 1972; 12(3):353-362.

Bandera EV, Chandran U, Buckley B, et al. Urinary mycoestrogens, body size and breast development in New Jersey girls. *Science of the Total Environment* 2011; 409(24):5221-5227.

Brown SL, Pennello G, Berg WA, et al. Silicone gel breast implant rupture, extracapsular silicone, and health status in a population of women. *Journal of Rheumatology* 2001; 28(5):996-1003.

Brzozowski D, Niessen M, Evans HB, et al. Breastfeeding after inferior pedicle reduction mammaplasty. *Plastic Reconstructive Surgery* 2000; 105(2):530-534.

Caouette-Leberge L, Borsuk D. Congenital anomalies of the breast. *Seminars in Plastic Surgery* 2013; 27(1):36-41.

Cherchel A, Azzam C, DeMey A. Breastfeeding after vertical reduction mammaplasty using a superior pedicle. *Journal of Plastic Reconstructive Aesthetic Surgery* 2007; 60(5):465-470.

Cox D, Kent J, Casey R, et al. Breast growth and the urinary excretion of lactose during human pregnancy and early lactation: endocrine relationships. *Experimental Physiology* 1999; 84(2):421-434.

Cruz NI, Korchin L. Lactational performance after breast reduction with different pedicles. *Plastic Reconstructive Surgery* 2007; 120(1):35-40.

Davis A, Kulig J. Adolescent breast disorders. *Adolescent Health Update: A Clinical Guide for Pediatricians*. American Academy of Pediatrics, Section on Adolescent Health 1996; 9(1):1-8.

Diamanti-Kandarakist E, Bourguignon JP, Giudice LC, et al. Endocrine-disrupting chemicals: an Endocrine Society scientific statement. *Endocrine Review* 2009; 30(4):293-342.

Engstrom JL, Meier PP, Jegier B, et al. Comparison of milk output from the right and left breasts during simultaneous pumping in mothers of very low birthweight infants. *Breastfeeding Medicine* 2007; 2(2):83-91.

Fetherston C. Mastitis and implants. *Lactnet*, April 15, 2001.

Fisher MM, Eugster EA. What is in our environment that affects puberty? *Reproductive Toxicology* 2014; 44:7-14.

Galli-Tsinopoulou A, Stergidou D. Polythelia: a simple atavistic remnant or a suspicious clinical sign for investigation? *Pediatric Endocrinology Review* 2014; 11(3):290-297.

Garbin CP, Deacon JP, Rowan MK, et al. Association of nipple piercing with abnormal milk production and breastfeeding. *Journal of the American Medical Association* 2009; 301(24):2550-2551.

Geddes DT. Gross Anatomy of the Human Breast, in *Hale & Hartmann's Textbook of Human Lactation*, Amarillo, TX: Hale Publishing, 2007; p. 27.

Grimshaw EC, Cohen PR. Supernumerary nipple and seminoma: case report and review of polythelia and genitourinary cancers. *Dermatology Online Journal* 2013; 19(1):4.

Grossl N. Supernumerary breast tissue: historical perspectives and clinical features. *Southern Medical Journal* 2000; 93(1):29-32.

Guillette EA, Conard C, Lares F, et al. Altered breast development in young girls from an agricultural environment. *Environmental Health Perspective* 2006; 114(3):471-475.

Hagerty R, Hagerty R. Reduction mammoplasty: central cone technique for maximal preservation of vascular and nerve supply. *Southern Medical Journal* 1989; 82(2):183-185.

Hall R, Mercer A, Teasley S, et al. A breast-feeding assessment score to evaluate the risk for cessation of breast-feeding by 7 to 10 days of age. *Journal of Pediatrics* 2002; 141(5):659-664.

Henley DV, Lipson N, Korach KS, et al. Prepubertal gynecomastia linked to lavender and tea tree oils. *New England Jounal of Medicine* 2007; 356(5):479-485.

Higgins S, Huffy B. Pregnancy and lactation after breast-conserving therapy for early stage breast cancer. *Cancer* 1994; 73(8):2175-2180.

Hollinrake E, Abreu A, Maifeld M, et al. Increased risk of depressive disorders in women with polycystic ovary syndrome. *Fertility and Sterility* 2007; 87(6):1369-1376.

Huggins K, Petok E, Mireles O. Markers of lactation insufficiency: a study of 34 mothers, in K Auerbach, (ed). *Current Issues in Clinical Lactation* 2000, Sudbury, MA: Jones and Bartlett, 2000; pp. 25-35.

Hurst N. Lactation after augmentation mammoplasty. *Obstetrics and Gynecology* 1996; 87(1):30-34.

Ingram J, Woolridge M, Greenwood R. Breastfeeding: it is worth trying with the second baby. *Lancet* 2001; 358(9286):986-987.

Kakagia D, Tripsiannis G, Tsoutsos D. Breastfeeding after reduction mammaplasty: a comparison of 3 techniques. *Annals of Plastic Surgery* 2005; 55(4):343-345.

Lawrence RA, Lawrence RM. *Breastfeeding: A Guide for the Medical Profession* (8th ed). Philadelphia: PA: Elsevier, 2016; p. 38-40.

Lyon VB. Congenital melanocytic nevi. *Pediatric Clinics of North America* 2010; 57(5):1155-1176.

Marasco L, Marmet C, Shell E. Polycystic ovary syndrome: a

connection to insufficient milk supply? *Journal of Human Lactation* 2000; 16(2):143–148.

Marshall D, Callan P, Nicholson W. Breastfeeding after reduction mammaplasty. *British Journal of Plastic Surgery* 1994; 47(3):167–169.

Mobeen H, Afzal N, Kashif M. Polycystic ovary syndrome may be an autoimmune disorder. *Scientifica (Cairo)* 2016; 407135.

Murase M, Mizuno K, Nishida Y, et al. Comparison of creamatocrit and protein concentration in each mammary lobe of the same breast: does the milk composition of each mammary lobe differ in the same breast? *Breastfeeding Medicine* 2009; 4(4):189–195.

Neifert M, Seacat J, Jobe W. Lactation failure due to insufficient glandular development of the breast. *Pediatrics* 1985; 76(5):823–827.

Neifert M, DeMarzo S, Seacat J, et al. The influence of breast surgery, breast appearance, and pregnancy induced breast changes on lactation sufficiency as measured by infant weight gain. *Birth* 1990; 17(1):31–38.

Nommsen–Rivers LA, Chantry CJ, Peerson JM, et al. Delayed onset of lactogenesis among first–time mothers is related to maternal obesity and factors associated with ineffective breastfeeding. *American Journal of Clinical Nutrition* 2010; 92(3):574–584.

Nommsen–Rivers LA, Dolan LM, Huang B. Timing of stage II lactogenesis is predicted by antenatal metabolic health in a cohort of primiparas. *Breastfeeding Medicine* 2012; 7(1):43–49.

Palomba S, Santagni S, Falbo A, et al. Complications and challenges associated with polycystic ovary syndrome: current perspectives. *International Journal of Womens Health* 2015; 7:745–763.

Pringle P, Stanhope R, Hindmarsh P, et al. Abnormal pubertal development in primary hypothyroidism. *Clinical Endocrinology* 1988; 28(5):479–486.

Rainer C, Gardetto A, Fruhwirth M, et al. Breast deformity in adolescence as a result of pneumothorax drainage during neonatal intensive care. *Pediatrics* 2003; 111(1):80–85.

Ramsay D, Kent JC, Hartmann RA, et al. Anatomy of the lactating human breast redefined with ultrasound imaging. *Journal of Anatomy* 2005; 206(6):525–534.

Roberts CL, Ampt AJ, Algert CS, et al. Reduced breast milk feeding subsequent to cosmetic breast augmentation surgery. *Medical Journal of Australia* 2015; 202(6):324–328.

Schlenz I, Kuzbari R, Holle J. The sensitivity of the nipple–areola complex: an anatomic study. *Plastic Reconstructive Surgery* 2000; 105(3):905–909.

Sharma Y, Bajpai A, Mittal S, et al. Ovarian cysts in young girls with hypothyroidism: follow–up and effect of treatment. *Journal of Pediatric Endocrinolog and Metabolism* 2006; 19(7):895–900.

Silverberg M, Rahman M. Axillary breast tissue mistaken for suppurative hidradenitis: an avoidable error. *Journal of Emergency Medicine* 2003; 25(1):51–55.

US Food and Drug Administration (FDA). Risks of breast implants. www.fda.gov/MedicalDevices/ProductsandMedicalProcedures/ImplantsandProsthetics/Breastimplants. 2013. Accessed Aug. 2016.

West D. *Defining Your Own Success: Breastfeeding After Breast Reduction Surgery*. Schaumburg, IL: La Leche League International, 2001.

Vanky E, Isaksen H, Moen MH, et al. Breastfeeding in polycystic ovary syndrome. *Acta Obstetrica Gynecologica Scandinavica* 2008; 87(5):531–535.

Vanky E, Nordskar JJ, Leithe H, et al. Breast size increment during pregnancy and breastfeeding in mothers with polycystic ovary syndrome: a follow–up study of a randomised controlled trial on metformin versus placebo. *BJOG International Journal of Obstetrics and Gynecology* 2012; 119(11):1403–1409.

Vazirinejad R, Darakhshan S, Esmaeili A, et al. The effect of maternal breast variation on neonatal weight gain in the first 7 days of life. *International Breastfeeding Journal* 2009; 4:13.

Yikilmaz SR, Wilson–Clay B. Successful breastfeeding outcome of a woman with a nevus of the nipple: a case study. *Journal of Human Lactation* 2016; 32(2):361–363.

CHAPTER 10

해부학적인 다양성

(Anatomic Variability)

유방, 유두 그리고 아기의 크기와 모습이 모두 다르다. 크기의 모든 범위가 완전하게 설명되지는 않았지만, 대부분의 경우 모유수유에 있어서 정상적인 해부학적 다양성이 수용된다. 그러나 극단적인 해부학적 변화는 모유수유의 평가와 관리에 있어서 충분하게 이해되지 않은 이슈일 수 있다(Vazirinejad, 2009). 산모와 아기 사이에서 '적절한' 것과 관련된 문제에서 아기의 힘, 아기의 신체 크기 그리고 체력이 부족한 경우에는, 특히 모유수유의 초기에 상당한 장애물이 될 수 있다. 이러한 경우의 수유 관리는 주로 아기의 섭취량을 보호하고(충분히 먹었는지), 모유의 공급을 보호하고, 최종적으로는 모유수유의 능숙함으로 인해서 유방을 보호하는 것으로 구성된다.

양자 평가(Dyadic Assessment)

두 사람이 관련된 활동을 평가하는 것은 각 개인을 살피는 것과 이 파트너들이 어떻게 밀접한 관계를 가지는지를 조사할 필요가 있다. 아기의 체중, 신체의 크기, 근육 긴장도, 성숙도, 구강 구조 그리고 신체적인 조건이 모유수유를 하는 능력에 영향을 미친다. 이러한 사건은 산모의 유방 구조에 문제가 있을 때 더 중요해진다. 예를 들면, 왕성한 만기 출산한 아기는 엄마의 유두 직경이 크고 울혈이 있는 비탄력적인 유방에서도 젖을 물 수가 있다. 37주에 태어나고 짧은 설소대를 가지고 있는 아기는 출산 시 외상에서 회복 중이라도 이러한 유방에서 젖을 물 수가 없게 된다.

경험이 많은 수유상담가는 수유 중재 계획을 세우는 데 있어서 크기와 잘 맞는지의 적합성과 같은 두 가지 이슈를 평가한다. 세심한 평가는 기구와 대안적 수유 선택에 대한 결정에 영향을 미친다.

커다란 유방을 가진 산모를 위한 관리 제안(Management Suggestions for the Mother with Large Breasts)

거대 유방(큰 유방)을 가지고 있는 여성들은 신체상 문제, 그리고 작은 유방을 가진 여성들보다 피부 압력(터치)에 덜 민감한 유두와 유륜을 가지고 있을 수 있다(Longo, 2014). 이들은 가슴의 크기가 신체적 불편함을 만들어서 삶의 질에 영향을 주고(Kerrigan, 2001), 수유에 영향을 미친다(Cruz, 2007). 임신과 수유로 인해서 유방과 유두가 변화된다(Park, 2014). 출산 후에 빨기로 인해서 자극이 되면 유방 조직도 성장한다(Cox, 1999). 임신 및 수유와 관련된 유방의 변화는 모유수유를 원하는데 커다란 유방을 가지고 있는 여성들의 걱정을 증가시켜 줄 수 있다(Hoover, 2008).

[사진 10-1]의 산모는 큰 유방을 가지고 있어서 자신의 아기를 쉽게 볼 수가 없다.

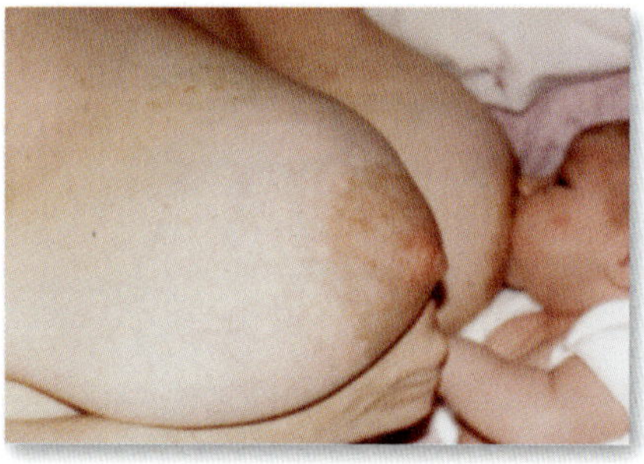

[사진 10-1] 큰 유방

이 여성은 특히 짧은 팔로 인해서, 모유수유를 하기 위해서 자신과 아기에게 편안한 자세를 잡는 것이 어려울 수 있다는 것을 알았다. 어떤 엄마는 자신의 유두를 쉽게 보거나 느끼지 못한다. 엄마가 거울을 통해서 자신의 유방을 보는 것은 아기에게 젖을 물리기 전에 유두의 위치를 확인할 수 있게 도와준다. 처음으로 엄마가 된 산모들에게 이렇게 하면 어두운 공간에서조차도 아기에게 젖 물리기를 하는 것이 곧 익숙해질 것임을 알려 주어 안심시켜 준다.

옆으로 누워서 먹이는 자세는 엄마의 손이 자유로워져서 엄마가 유방의 모양을 잡아 줄 수 있고, 그것은 엄마의 가슴이 아기의 코를 막을 경우에 자유로워진 손으로 아기의 기도를 유지할 수 있게 한다. 산모는 단단한 표면을 사용하여 유방과 아기의 무게를 지탱할 수도 있다([사진 6-21] 참고). 병원에 있는 동안에는 산모가 아기를 침대에 붙어 있는 식탁에 올리는 방법을 시도해 볼 수 있다. 특히 아기가 작거나 호흡기에 문제가 있다면 유방의 무게가 신생아의 흉부에 가해지지 않도록 하는 것이 중요하다.

아기가 성장함에 따라서 산모들은 더 이상 자신의 유방 무게를 들고 있지 않아도 된다. 만약에 산모들이 추가적으로 가슴을 지원할 필요가 있다면 수유 브라를 착용하면 된다. 사용하고 있던 낡은 브래지어에 유두와 유륜을 노출시킬 수 있을 만큼 큰 원을 오려 내어 수유 브라를 만드는 여성들도 있다. (그 구멍은 아기들이 얼굴을 엄마의 가슴에 대었을 때 천이 아닌 엄마의 피부를 느낄 수 있을 만큼 커야 한다.) 어떤 엄마는 자신의 가슴을 지탱하기 위해 천으로 된 끈을 목에 둘러서 슬링을 만들기도 한다. 작은 베개나 수건을 돌돌 말아서 유방 밑에 받칠 수도 있다.

공공장소에서 젖을 먹이는 것은 신체 노출을 줄이기를 원하는 유방이 큰 산모들에게는 어려울 수 있다. 어떤 산모들은 아기가 젖을 물 수 있도록 구멍을 낸 셔츠를 안에 입고 그 위에 셔츠를 하나 더 입어서 노출을 피한다. 속에 입은 셔츠가 산모의 횡격막 아래까지 와야 한다(몸통을 가려야 한다).

유륜의 크기(Areola Size)

유륜 조직은 일반적으로 탄력적이고 주변 피부보다 더 검게 착색되어 있다. 이러한 피부의 색소침착은 아기가 유두의 위치를 확인할 수 있도록 돕는 시각적 표시를 제공한다. 유륜의 피부에 있는 작은 분비선은 몽고메리 분비선이라고 하는데, 여기서 나는 향기(냄새)로 아기의 관심을 유도한다. 이 몽고메리 분비선은 약 33%의 여성들에게서 작은 젖 방울이 나오기도 한다(Doucet, 2012).

유륜의 크기는 매우 다양하고, 정상적인 크기의 범위가 넓다. Park(2014)은 캘리퍼스(둥근 물체의 직경을 재는 도구)를 사용하여 234명의 한국 여성(468개의 유방)의 유두-유륜 복합체의 크기와 이들의 연령, 출산력, 인종, 그리고 모유수유 경험과의 연관성을 관찰하였다. Park은 아시아 여성들이 백인 여성들보다 유륜의 직경이 더 작았고, 임신과 수유 중에는 유륜이 더 커지는 것을 관찰하였다. Park은 유두-유륜 복합체가 나이가 든 여성에게서 더 크다는 것을 관찰하였는데, 이것은 Brown(1999)도 그렇게 관찰하였고, 몸무게가 증가되면서 유륜도 커지는 것을 발견하였다. 원뿔형 유방의 앞쪽에 위치한 유륜이 비정상적인 유방 발달의 표지가 되는 경우를 제외하고는 유륜의 크기는 모유수유에 영향을 미치지는 않는다([사진 10-20] 참고).

[사진 10-2]~[사진 10-4]는 유륜 크기의 다양성을 보여 준다.

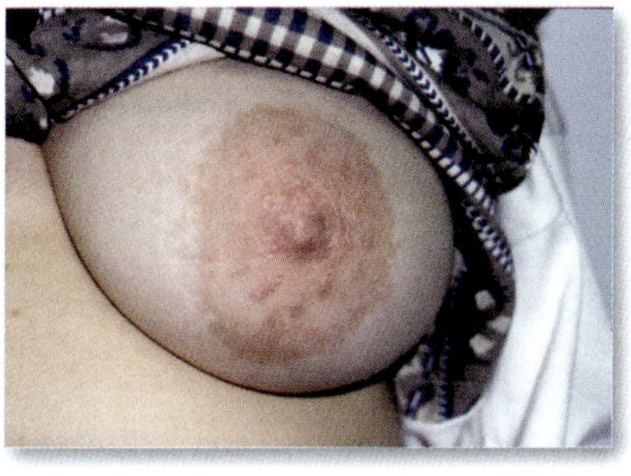

[사진 10-2] 큰 유륜

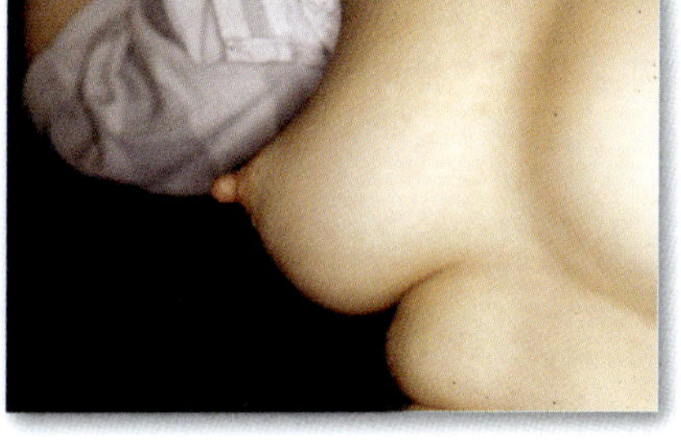

[사진 10-3] 작은 유두와 유륜

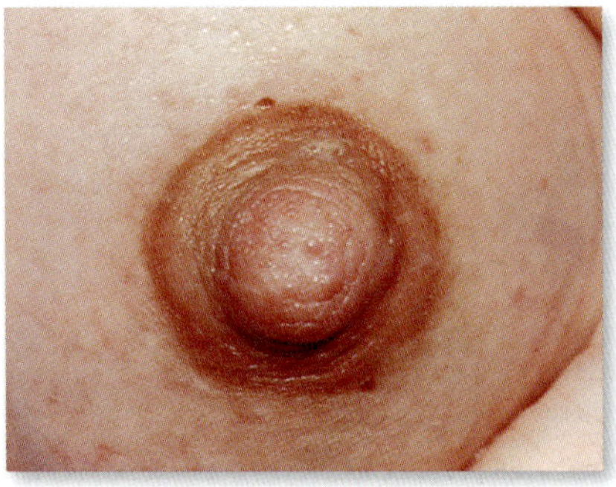

[사진 10-4] 작은 유륜

[사진 10-2]의 여성은 유륜의 둘레가 크다. 그러나 이 여성의 유방은 모든 사분면(4등분을 했을 경우)에 있어서 완전하고 둥근 굴곡을 보인다. 여성의 가슴은 유방 형성 부전이나 어떠한 관 모양의 징후는 없다. 이 여성이 직면하고 있는 것은 유륜 크기와 관련된 것인데, '유륜이 아기의 입 속에 완전하게 들어가도록' 하라는 조언을 해석하는 방법일 것이다. 분명히 이것은 불가능할 것이다.

[사진 10-3]의 산모는 지름이 작은 유두와 유륜을 가지고 있다. 그녀의 유륜 지름은 약 23mm로 미국이나 캐나다의 25센트 동전이나 호주의 1달러 동전, 또는 1유로 동전의 크기이다. 이 산모는 자신의 셋째 아기에게 5년 동안 모유수유를 하고 최근에 젖을 뗐다. 이 산모는 양쪽 유방 상부의 사분면에 둥근 윤곽이 부족하다. 그녀의 성공적인 모유수유의 경험을 고려하면, 그 원인은 유방 형성 부전증보다는 최근까지 젖을 먹였던 것 때문일 가능성이 더 크다. 그녀의 가슴이 '오므라든' 모양을 하고 있는 것은 젖떼기 후에 일반적으로 나타나는 유선 조직의 위축인 것일 수도 있다. 유방의 모양은 지방 조직이 재생산됨에 따라서 윤곽이 더 둥글게 되는 것이 일반적인데, 특히 젊은 여성의 경우에 더욱 그렇다.

유두 크기의 변화(Nipple Size Variations)

"조직에 접근 가능하기 위해서는 유두가 아기의 입 속으로 들어가기에 너무 커서는 안 되며, 입 안으로 들어온 조직은 잇몸을 통과할 수 있어야 한다"(Gunther, 1955). 만약에 유두의 지름이 너무 크면, 작은 아기는 젖을 무는 데 어려움을 겪을 수 있다.

유방과 유륜의 크기와 함께, 유두의 크기도 임신 초기에서 중기 동안 커진다(Cox, 1999; Rohn, 1989). Park(2014)은 유두의 넓이와 길이가 임신 초기에서부터 말기까지 증가되는 것을 관찰하였고, 오른쪽 유두의 지름이 일반적으로 왼쪽보다 더 크다는 것을 확인한 이전의 연구결과에 동의하였다(Thanaboonyawat, 2013).

BWC와 KH는 출산 후 첫 주 동안에 유두의 지름이 커졌던 여성들을 관찰했는데, 그들을 몇 주 후에 다시 보았을 때 더욱 정상적인 유두의 크기를 관찰할 수 있었다. 유두의 부종은 유방의 울혈과 동시에 발생할 수 있다. 초기 산욕기에서 발생하는 조직의 부종이나 높은 호르몬 수치가 유두의 크기에 영향을 미칠 수 있다.

Ziemer(1993)는 출산 후 첫 2주가 지나지 않은 20명의 여성으로 구성된 집단에서 유두의 지름이 다양했음을 설명하였다. 이 연구에서 평균 유두 지름은 16mm였으며, 미국이나 캐나다의 다임(10센트 동전)이나 유로 1센트 동전보다 약간 작았다. 50명의 여성을 대상으로 한 Ziemer의 1995년 연구에서 유두의 평균 지름은 15mm였다.

Stark(1994)는 합병증 없이 모유수유를 하고 있는 여성 59명으로 구성된 집단에서 유두의 지름을 캘리퍼스를 이용하여 측정했는데, 이 엄마들은 1주에서 36주까지 단계적으로 측정하였다. 그녀는 유두 크기를 다음과 같이 분류하였다.

- 작음: 기저부가 12mm미만(14%)
- 평균: 기저부가 12~15mm(62%)
- 큼: 기저부가 16~23mm(24%)
- 아주 큼(초대형): 기저부가 23mm이상(0%)

이 그룹에서의 평균 유두 직경은 대략 15mm였다. Stark는 이러한 측정치를 캘리포니아의 엔치노에 있는 수유연구소에서 모유수유에 문제를 가지고 있는 86명의 여성과 비교하였다. 그녀는 이 두 번째 집단의 산모들에게 있어서 크기의 범위와 비율을 다음과 같이 설명하였다.

- 작음: 기저부에서 12mm미만(8%)
- 평균: 기저부에서 12~15mm(47%)
- 큼: 기저부에서 16~23mm(38%)
- 아주 큼(초대형): 기저부에서 23mm초과(7%)

Stark는 "유두 직경이 클수록 여성에게 젖 물리기 문제가 있을 가능성이 더 컸다."고 관찰하였다.

BWC는 엔지니어용 원형 형판(캘리퍼)을 가지고 모유수유를 하는 고객 34명의 유두 기저부 지름을 측정하였다. 왜냐하면 모유수유를 하는 많은 엄마가 오른쪽과 왼쪽의 유두 크기가 다양했기 때문에 68개의 유두는 별도의 측정점으로 기록되었다. 다음과 같은 유두 사이즈와 백분율이 관찰되었다.

- 작음: 기저부에서 12mm미만(3%)
- 중간 크기: 기저부에서 12~15mm(15%)
- 큼: 기저부에서 16~23mm(70%)
- 아주 큼: 기저부에서 23mm초과(12%)

KH는 자를 사용하여 여성 100명의 유두 사이즈를 연속해서 측정하였다. 큰 유두의 크기만을 보고했는데, 평균 지름이 17.5mm였다. 각 범주에 있는 크기와 백분율은 다음과 같다.

- 작음: 기저부에서 12mm미만(14%)
- 중간 크기: 기저부에서 12~15mm(17%)
- 큼: 기저부에서 16~23mm(58%)
- 아주 큼: 기저부에서 23mm초과(11%)

여기에 설명된 유두 측정 연구의 샘플 크기가 작고 측정 도구가 다르지만, 범위에 있어서는 상당한 일치가 있다. 이러한 측정은 Park(2014)이 언급한 것과 같은 인종적 차이를 고려하지 않을 수도 있고, 나이, 출산력, 또는 수유 이력(울혈의 단계를 포함하는)의 증가로 인한 시간 경과에 따른 유두 직경의 변화를 다루지 않을 수도 있다.

이러한 연구들에 있어서 흔히 관찰되는 것은 커다란 유두를 가진 여성들이 모유수유에 더 많은 문제를 가지고 있다는 것이다. 탈수로 인해 병원에 재입원한 18명의 아기들에 대한 한 보고서에서는 '커다란' 유두를 가진 한 엄마를 발견하였다(Caglar, 2006). 유두의 직경이 수유에 미치는 영향은 추가적인 연구가 필요하다.

상대적인 크기를 논하는 것은 어려울 수 있으며, 임상에서 일하고 있는 수유상담가들도 정교한 측정 도구를 구하지 못할 수도 있다. 공통된 항목을 가지고 비교하는 것은 학생들을 가르치거나 산모들을 상담할 때에 유용하게 사용된다. [사진 10-5]에서는 기준이 되는 유두의 크기를 보여 주는 엔지니어들이 사용하는 측정도구를 보여 주는데, 연필에 달린 지우개 크기의 구멍(맨 위쪽 줄), 작은 지름의 유두(두 번째 줄)와 각기 크기가 다른 미국 동전 2개(맨 아래 줄)가 있다.

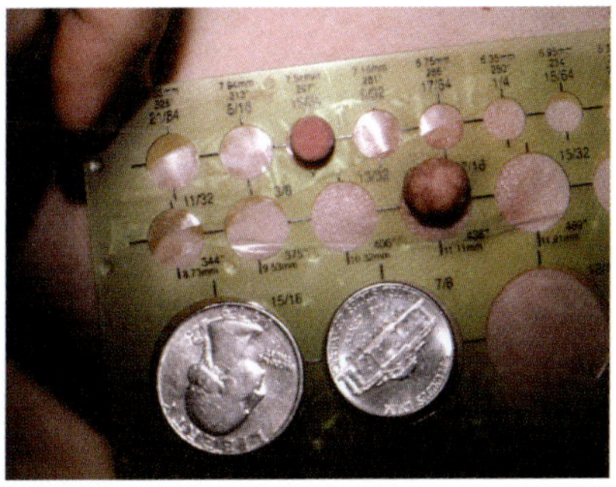

[사진 10-5] 유두 크기 비교를 위한 도구인 엔지니어용 원형 형판

유두 크기: 관리 문제(Nipple Size: Management Issues)

젖꼭지의 크기(지름, 높이 그리고 함몰된 정도)는 아기가 젖을 무는 방법과 모유수유 동안 유두의 조작을 아기가 쉽게 하는 것에 영향을 미치기 때문에 임상적으로 의미가 있다. 혀와 구개의 이상과 함께 젖꼭지 지름의 변화는 신생아가 부적절한 모유수유를 하고 있는 경우라고 볼 수 있다. 다음의 사례는 임상에서 얼마나 크고 긴 젖꼭지가 나타나는지를 보여 준다. 중요한 관리는 문제가 있는 엄마들에게 일시적인 특성에 대해서 교육을 하고, 효과적인 조기 모유 공급을 지원하여 모유수유를 잘하기 위한 방법을 제공하는 것이다.

지름이 큰 유두(Large Diameter Nipples)

[사진 10-6]~[사진 10-8]은 지름이 큰 유두를 가진 산모들을 보여 준다.

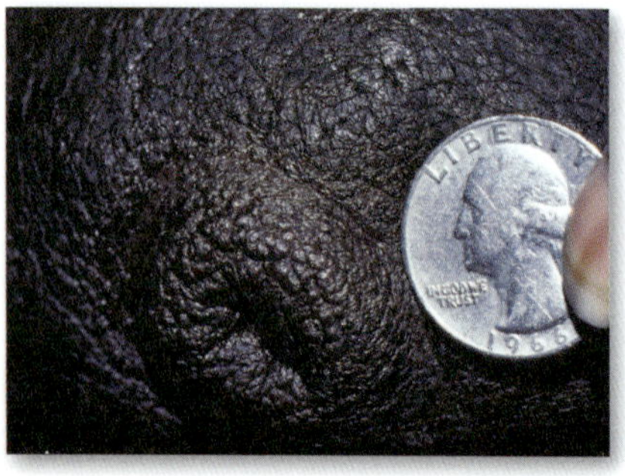

[사진 10-6] 25센트 동전 크기의 유두

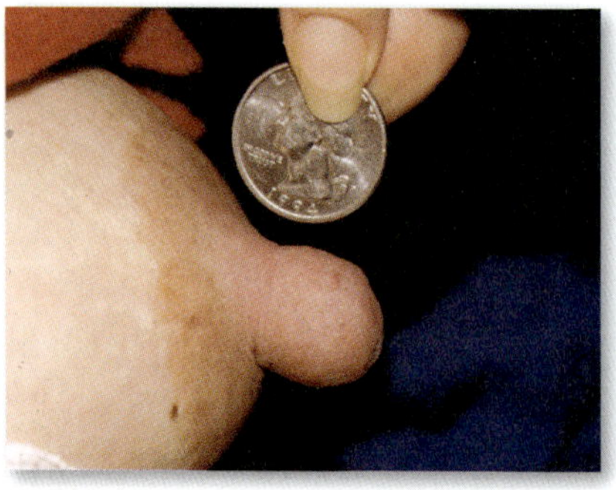

[사진 10-7] 동전 크기 비교-17mm 길이의 유두

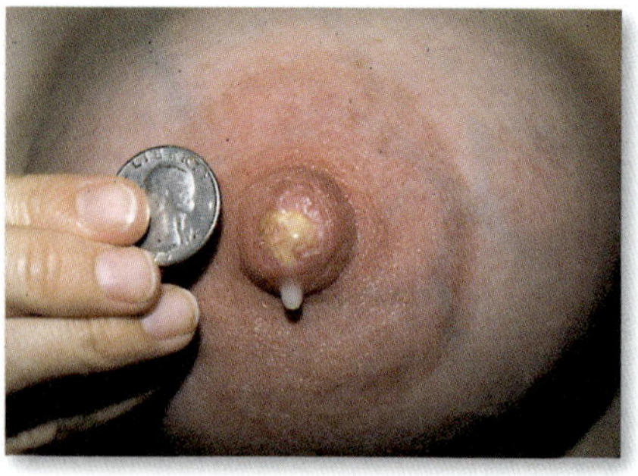

[사진 10-8] 큰 유두-6일 차 감염 증거

[사진 10-6]의 엄마는 출산 2일째 되는 날에 정상적으로 모유수유를 하고 있었다. 3일째 되는 날 가슴에 울혈이 생겼고, 아기는 더 이상 젖을 물 수 없었다. 병원 간호사가 KH에게 엄마의 유두에도 울혈이 생겼다고 보고하였다. 사진은 산모의 울혈이 생긴 유두의 크기를 보여 주고 있는데, 미국의 25센트 동전의 지름과 비교해 보니 비슷하다. 4일째 되는 날 울혈이 해결되었고, 유두 크기도 정상으로 돌아왔으며, 아기는 다시 모유수유를 할 수 있게 되었다. 이러한 경험은 유두에도 울혈이 생길 수 있으며, 이렇게 유두의 직경이 커지면 아기가 엄마 젖 먹기를 시도할 때 어떻게 좌절하는지를 보여 준다. 산후 초기에 유두가 커지는 것을 관찰하고 얼마나 자주 발생하는지(발생 빈도)를 기록하고 그것(유두 울혈)이 해결되는 데 시간이 얼마나 걸리는지 확인하기 위해서는 더 많은 연구가 요구된다.

[사진 10-7]의 산모는 쌍둥이인 자신의 셋째와 넷째 자녀를 모유수유 하고 있다. 그 엄마의 유두를 측면에서 보면 미국의 25센트 동전만큼 둘레가 크고 길다. 이 산모의 크고 긴 유두는 자녀들에게 문제가 되지 않았다. 자녀들 모두 정상적으로 성장하였다. 사진에서조차도 유연하게 보이는 유두 조직을 주목한다. 아마도 유두 조직의 부드러움으로 인해서 아기들이 유두를 쉽게 압축할 수 있었으며, 일반적인 흡인에 의해서도 아기의 혀를 올리고 내리는 것이 가능했을 것이다. 아마도 이 쌍둥이는 이러한 크기의 유두를 쉽게 수용할 만큼 커다란 입을 가지고 있었을지도 모른다.

[사진 10-8]의 여성은 유두에 찰과상이 생겼고, 유선염이 생겼다고 할 수 있는 유륜과 유두에 **홍반**(붉어짐)을 가지고 있다. **황색포도상구균**의 특징인 노랗고 결정화된 삼출물이 유두 표면에서 보이는 것에 주목한다. BWC는 이 여성의 아들들이 태어날 때마다 상담을 했다. 이 엄마는 두 번 다 같은 유형의 유두 손상이 생겼다. 신생아 때에 이 아기들은 엄마에게 유두 통증을 일으키지 않고는 수유를 할 수가 없었다(수유를 할 때마다 유두에 통증이 생겼다). 유두 조직은 경직되고 '고기처럼 두툼했으며' 아기가 압축시키기가 어려웠다. 이 아기들은 출생 시 체중이 7파운드(3,200g) 이상이었지만 유두 주위를 자신의 입술로 밀봉하는 데 어려움을 겪었다.

출산 6주가 되었을 때 이들 쌍둥이는 엄마의 큰 유두를 수용할 수 있을 만큼 충분히 성장하였고, 각각의 아기에게 2년 이상 모유수유를 하였다. 이 사례의 경우에는 '적합성' 문제의 일시적인 특성을 강조한다. 주요 문제는 아기가 젖을 물 수 없는 기간 동안 모유수유를 보존하는 것이다. 이 아기들이 엄마의 유두 크기에 적응할 만큼 성장할 때까지 직접적인 모유수유가 지연될 것이므로 유축기의 깔때기 크기도 세심하게 검토되어야 한다. 만약에 큰 유두를 가지고 있는 엄마가 표준 크기의 깔때기를 사용하여 유축을 하고 있다면 통증을 느낄 수 있고, 유관이 압축되어서 젖의 흐름을 방해할 수 있다 (Geddes, 2007).

긴 유두(Long Nipples)

유두의 길이는 아주 다양하며, 이것은 모유수유 관리에 있어서 검토되지 않은 문제일 수 있다. 눈금이 그어져 있는 자([사진 10-9])나 또는 이상적인 것으로는 캘리퍼가 유두 길이를 측정할 수 있다.

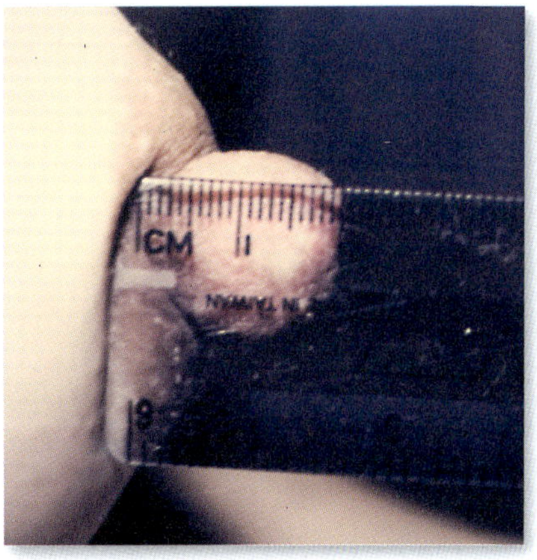

[사진 10-9] 가만히 있을 때 유두 길이가 2cm임

Park(2014)은 한국 여성의 유두 길이(튀어나온 정도)를 측정하였고, 수유 기간과 관련해서 통계적으로 유의미한 차이를 발견하였다. 12개월 이하로 모유수유를 한 엄마의 유두 길이는 4mm이었고, 12개월 이상 모유수유를 한 엄마의 그룹에서는 양쪽의 유두 길이가 6mm로 비교되었다. 빨아서 늘어난 유두가 오래 노출되면 유두가 돌출이 되면서 변화된 것(늘어난 것)이 유지된다. 그리고 이것은 함몰된 유두가 시간이 지나고 계속 사용되면서 개선되는 경향이 있는 것에 대해서 설명할 수 있다.

[사진 10-10]에 있는 초산모는 큰 유두를 가지고 있다(휴식 시에 2cm). 이 여성은 직경이 크고 둥글넓적한 유두를 가지고 있다(기저부는 20.6mm이고, 끝부분은 22.3mm).

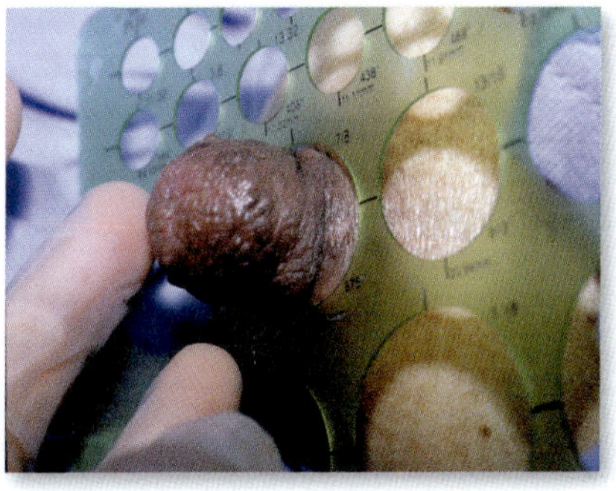

[사진 10-10] 크고 긴 유두(2cm 길이)

[사진 10-11]은 이 산모의 36주 된 쌍둥이 자녀 중 한 명이 생후 6일째 되었을 때 찍은 사진이다.

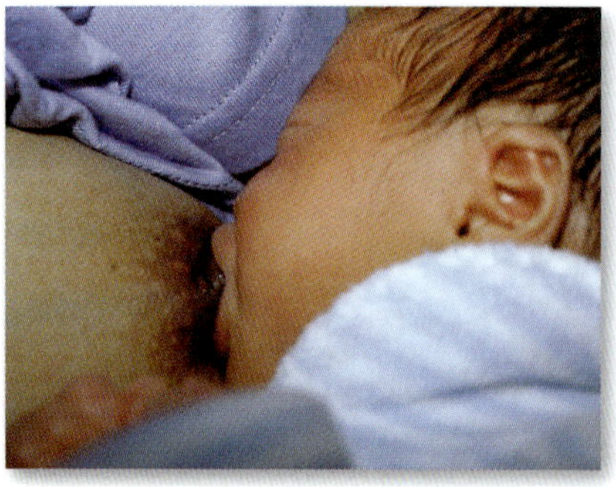

[사진 10-11] 36주 된 쌍둥이는 산모의 크고 긴 유두를 물 수 없음

이들 쌍둥이의 출생 시 체중은 5파운드 2온스(2,337g)이었고, 현재는 출생 시 체중보다 9% 감소된 상태이고, 빌리 루빈 수치가 증가하였다. 이 사진을 찍은 날에는 2일째 대변을 보지 않았다. 이 사진은 둥글넓적한 유두는 아기가 자신의 잇몸 안으로 유두 끝을 가지고 들어갈 수가 없다는 것을 보여 준다.

아기가 모유수유를 하고 있는 것처럼 보이지만, 실제로는 유두의 반만을 입에 물고 잠을 자고 있는 것이다. 젖을 먹이고 시험 체중을 측정한 결과 모유 섭취가 없었던 것으로 나타났다. 다른 쌍둥이 아기도 과도한 체중 감소가 있었고, 비슷하게 젖 물기를 할 수가 없었다. 이 조산된 쌍둥이는 조기 추후 관리 일정도 없이 3일째 되는 날 '온전히 모유수유만 하면서' 병원에서 퇴원하여 집으로 왔다. 그들은 10일 후에 소아과 의사를 만나기로 예정되어 있었다. 다행히도 대변이 안 나오는 것에 대한 부모의 인지와 걱정으로 인해서 산모가 수유상담가에게 전화를 하게 되었다. 이 경우에 있어서는 큰 유두를 가진 엄마, 아기의 조산, 그리고 체중이 작게 나가는 아기들은 세심한 추후 관리가 필요하다는 것을 알려 준다.

쌍둥이 아기가 엄마의 가슴에서 젖 물기를 할 수 없는 것을 관찰한 수유상담가는 엄마의 유축 기법을 평가하였다. 엄마는 병원급 유축기를 빌려서 사용하고 있었다. 그러나 병원급 유축기의 깔때기는 표준 사이즈였고, 엄마의 유두 직경이나 유두의 길이를 수용하기에는 적합하지가 않았다.

길고 늘어나는 유두를 가진 산모의 유축의 결과(Implications of Pumping with Long, Elastic Nipples)

[사진 10-12]의 쌍둥이 엄마는 유축하는 것을 보여 주고 있다.

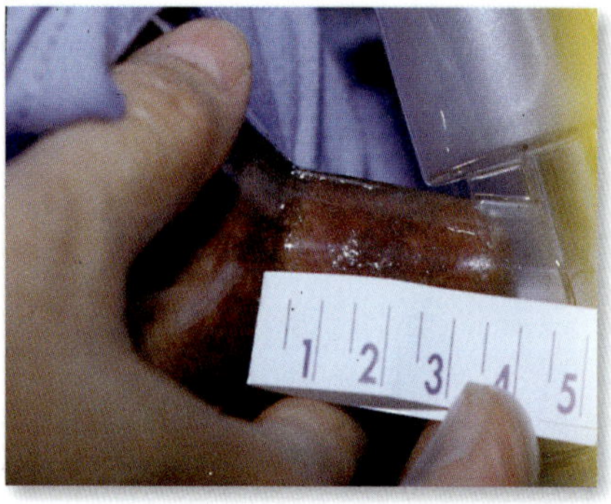

[사진 10-12] 완전히 늘였을 때 길이가 4cm인 유두

유두가 완전하게 늘어난 유두 길이(4cm)를 주목한다. 쌍둥이는 이러한 길이의 유두를 구역질 없이 수용할 수가 없었다. 완전히 늘어난 엄마의 유두는 유축기 깔때기 축의 공간을 완전하게 채웠으며, 유축기에 의해서 형성된 압력에 영향을 미치는 것처럼 보였다. 유축을 하는 동안 젖이 거의 나오지 않았다. BWC는 유축기 회사의 엔지니어에게 전화를 걸어 유두가 깔때기의 축을 완전히 채웠을 때 유축에 미치는 영향에 대해서 논의하였다. 엔지니어는 흡입을 만들기 위해서는 유두와 깔때기의 챔버의 벽과 끝 사이에는 약간의 공간이 있어야 한다고 설명하였다. 공기가 이동할 공간이 없으면 유두 표면에 불충분한 압력이 가해져서 젖이 나오지 않게 된다. 이 같은 경우에 수유상담가는 엄마가 몇 분 동안 유축하는 것을 지켜보는데, 유두가 길어지고 붓게 되면 유축기 깔때기에 어떻게 맞추어지는지를 확인하기 위해서이다. 아기가 직접적으로 모유수유를 할 수 없는 경우에는 유축의 적합성을 관찰하는 것이 중요하다.

이 경우에는, 엄마가 사용하는 유축기에 맞는 더 큰 크기의 깔때기가 없었다. 엄마는 깔때기의 크기가 더 큰 유축기의 키트를 구입할 비용이 없었고, 두 명의 아기가 먹을 수 있는 충분한 젖을 손으로 짜는 것에는 시간과 힘이 없다고 생각하였다. 엄마는 어쩔 수 없이 쌍둥이에게 젖을 떼고 분유를 주었다.

[사진 10-13]에 있는 유두는 유두 끝보다 기저부가 더 좁은 유두를 보여 준다.

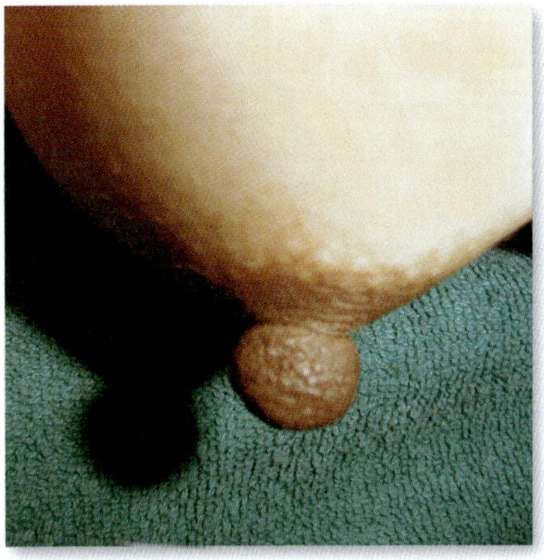

[사진 10-13] '문 손잡이' 모양의 유두-그림자에 주목함

'문의 손잡이' 모양을 하고 있는 이 유두의 그림자를 주목한다. 수유상담가는 원뿔형이나 원통형과 같은 다양한 유두 모양의 변형을 설명하는 용어도 알고 있어야 한다.

[사진 10-14]는 유두 사이즈를 보여 주는데, KH가 측정해 보니 지름이 30mm였다.

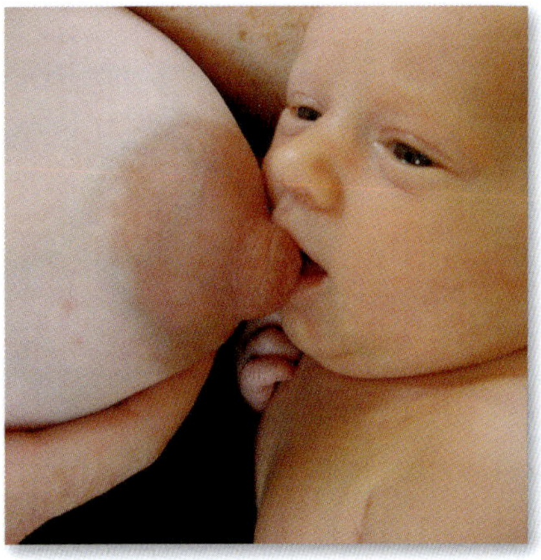

[사진 10-14] 신생아의 입과 유두 크기의 비교

이 유두의 크기와 출생 시 체중이 7파운드 5온스(3,310g)인 생후 2.5주된 쌍둥이의 입 크기와 비교해 본다. 이 여성의 쌍둥이 아기는 체중이 9파운드(4,075g)가 될 때까지 모유수유를 할 수 없었다. 수유상담가는 엄마의 문제에 적합한 상담을 하는 방법을 교육받아야만 한다. 이러한 경우에는 아기들이 성장할 때까지 모유의 섭취와 모유의 공급이 제공되어야 한다.

BWC와 KH는 유두의 크기와 아기의 입 크기가 잘 맞지 않음으로써 초기 모유수유를 할 수 없었던 많은 영아를 대상으로 일해 왔다. 이 아기들 중 많은 아기가 성장하면서 모유수유를 잘하고 있었다.

Sakalidis(2013)는 영아들이 성장하면서 더 효과적으로 모유수유를 하게 된다는 사실을 확인하였다.

장비 선택에 대한 크기 변동의 영향 (Implications of Size Variability on Equipment Choice)

임상 등급의 유축기를 제작하는 회사들은 다양한 유두 사이즈를 수용하는 기구를 만들어서 제공한다. 수유상담가는 엄마들이 올바른 크기의 깔때기를 사용하고 있는지 확인해야 한다.

메델라 주식회사는 이 회사의 유축기 키트에 표준 사이즈의 깔때기인 24mm를 포함해서 제작한다. 또한 21mm, 27mm, 30mm 그리고 36mm의 개인에게 꼭 맞는 깔때기도 판매하여 유축기 키트를 구체적으로 유두 직경에 맞춘다.

Ameda CustomFit Breast Flanges™는 표준 25mm사이즈로 제공이 된다. 별도로 판매되는 다른 옵션의 크기로는 28.5mm, 30.5mm, 32.5mm 그리고 36mm의 깔때기가 있다.

[사진 10-15]와 [사진 10-16]은 너무 작은 깔때기를 사용해서 유축한 결과를 보여 준다.

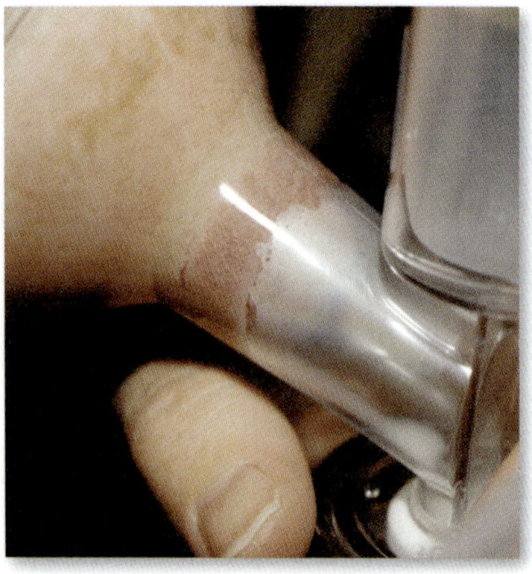

[사진 10-15] 25mm 깔때기에 꽉 끼임

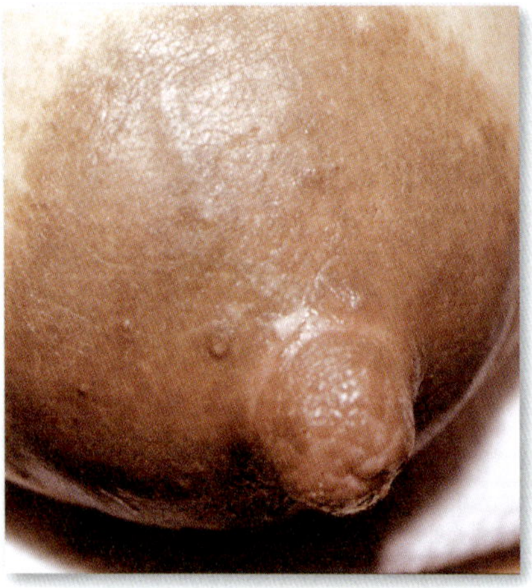

[사진 10-16] 꽉 끼임으로 인해서
유두 기저부가 갈라짐

[사진 10-15]의 엄마는 병원에서 표준 사이즈의 유축기 키트를 받았다. 유두가 깔때기 구멍에 단단히 고정되어 모유가 나오지 않게 조임을 만들어서 모유가 밖으로 나오는 것을 방해하였다. 이 여성의 가슴은 유축을 했는데도 가슴이 커져 있고, 덩어리가 생겨 있었으며, 유축해서 나온 양도 산후 6일째 여성의 모유 양에 비해서 적었다. 수유상담가가 집으로 방문을 했을 때, 유두는 통증이 점점 더 심해지고 있었다.

[사진 10-16]은 유두 기저부가 갈라져서 오픈 된 것이 보이는데, 이것은 크기가 맞지 않는 유축기 깔때기의 마찰 외상에 의한 것이다. 그 아기는 아파서 모유수유를 할 수가 없는 상황이었는데, 맞지 않는 유축기 깔때기의 사용으로 인해서 모유 공급이 줄어들고 있었고, 아기의 성장이 위태로워졌으며, 유선염의 위험이 증가되었다. 이것은 불완전한 평가로 인해 받아들일 수 없는 결과이다.

[사진 10-17]도 깔때기의 사이즈가 부적합함으로써 생긴 결과를 보여 준다.

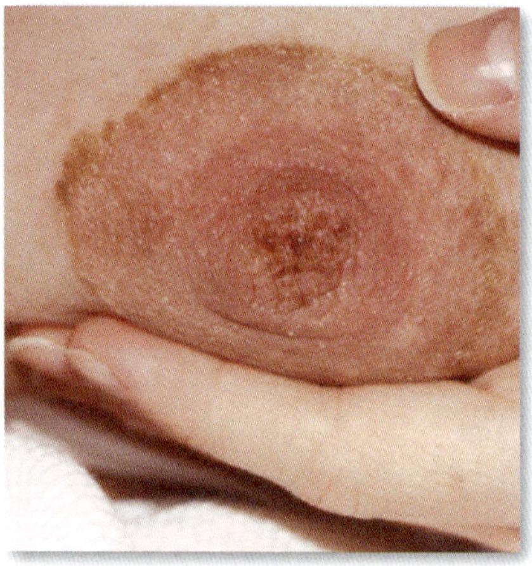

[사진 10-17] 29mm의 유두에 24mm 깔때기 사용

24mm 깔때기를 사용하여 유두 표면에 찰과상이 생긴 것을 보여 주고 있으며, 이 여성의 유두 직경은 쉬고 있을 때 29mm였다. 또한 이전에 유방 수술로 인한 유륜 주변에 흉터가 보인다. 흉터는 수유상담가가 신속하게 병력을 물어봐야 하고, 유방에서의 모유 생산과 모유 방출이 손상될 수 있음을 고려해야 한다. 수유상담가는 이러한 상황에서 유축을 하는 전체 과정을 신중하게 관찰하는 것이 바람직할 것이다.

유축에 대한 인간 유두의 다양한 반응을 조사하기 위해서는 더 많은 연구가 필요하다. 유축을 하는 동안 유두가 자주 부풀어 오른 것처럼 보인다. 원형 템플릿을 이용하여 유축을 하기 전과 후를 재어 보면 유두 크기가 3~4mm 증가할 수 있다.

[사진 10-18]과 [사진 10-19]는 이러한 현상을 그래픽으로 보여 준다.

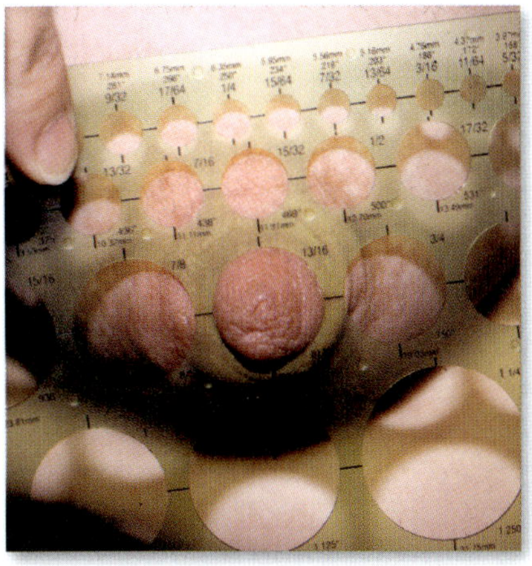

[사진 10-18] 유축 전 유두 크기가 20.64mm임

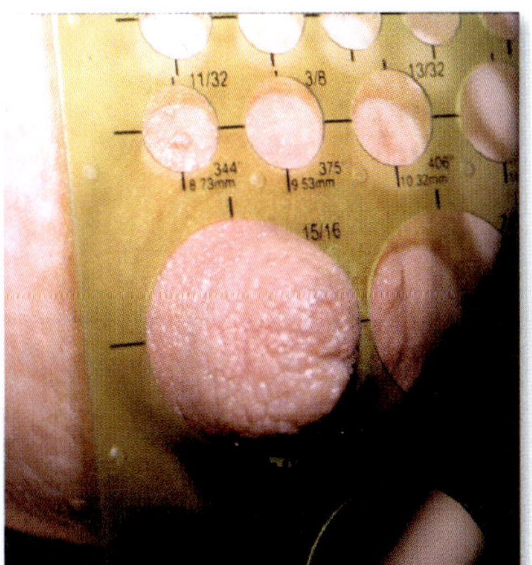

[사진 10-19] 유축 후 유두 크기가 23.81mm로 부풀어 오름

이 산모의 유축 전 유두 사이즈는 20.64mm였다. 유축 후에는 유두가 부어서 23.81mm로 증가하였다. 동전으로 비교해 보면 이 산모의 유두는 미국 5센트 동전에서 25센트 동전의 크기로 증가한 것이다. 따라서 산모의 유두 직경이 20mm이거나 그 이상일 때, 유축을 할 필요가 있다면 크기가 조금 더 큰 깔때기를 사용해야 한다.

Meier(2004)도 조산아를 위해서 온전히 유축만 하는 여성들로 구성된 그룹에서 깔때기의 적합성을 조사했으며, 대부분의 산모에게 더 큰 유축기의 깔때기가 필요했음을 관찰하였다. Meier는 "이 연구의 대상이었던 35명의 산모들 중 약 절반이 유축을 하는 동안에 통증이 없는 최적의 유두, 유륜의 움직임을 만들기 위해서는 27mm나 30mm(메델라 제품)의 깔때기를 초기부터 필요로 했다."고 진술하였다. 수유가 진행됨에 따라 이 여성들의 77%, 즉 2/3가 조금 넘는 여성들이 결국에는 자신들에게 크기가 큰 깔때기가 필요하다는 것을 발견하였다.

[사진 10-20]은 PCOS(다낭성 난소 증후군)가 있는 여성을 보여 준다(9장에서 PCOS를 다시 검토한다).

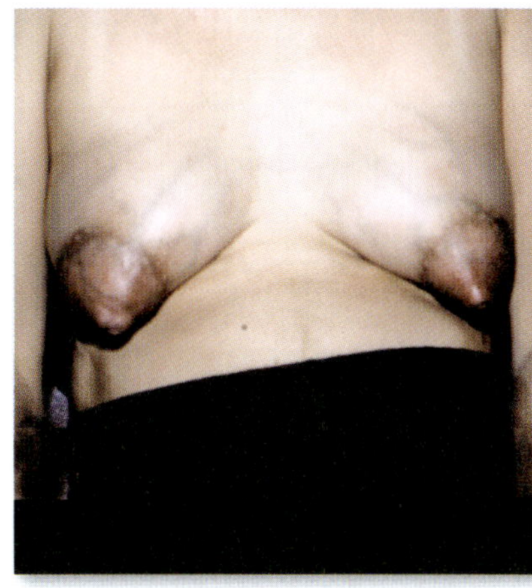

[사진 10-20] PCOS가 있는 여성

이 여성은 가슴 사이의 간격이 넓고 원뿔형의 저형성된 유방을 가지고 있으며, 유두의 직경이 매우 크다. [사진 10-21]에서는 30mm의 플라스틱 깔때기를 가지고 유축을 하고 있는 것을 보여 준다.

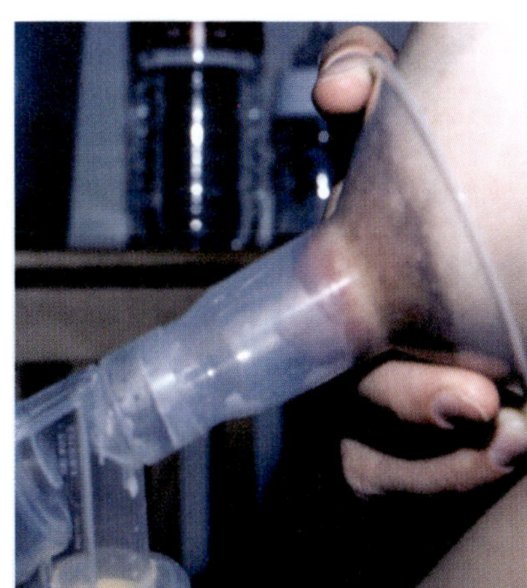

[사진 10-21] 큰 깔때기가 달린 유축기로 유축을 하고 있는 PCOS가 있는 여성

이 여성의 깔때기는 큰 사이즈였는데도 유두가 깔때기에 꽉 찼다. 유두의 기저부 주변에 공간이 있어야만

한다. 이 여성은 36mm의 깔때기를 사용해야 유두에 적합하다.

공갈 젖꼭지와 젖병 젖꼭지의 다양성 (Variability in Pacifiers and Teats)

공갈 젖꼭지, 유두 보호기 그리고 젖병의 젖꼭지는 다양한 크기가 있다. 일부 크기와 모양은 특정 치료목적을 달성하는 데 유용할 수 있다. 예를 들면, 영아에게 비영양적 빨기의 기회를 제공하는 것은 아기의 약한 구강 근육을 운동시킬 수 있다.

젖병의 젖꼭지도 다양한 크기와 모양이 있다. 이러한 크기의 요인들이 젖이 흐르는 속도와 영아의 삼킴에 영향을 미친다(Matthew, 1990). 또한 젖병 젖꼭지는 다양한 재질로 만들어지며, 그중 일부는 영아가 화학적 섭취에 노출될 수 있다. 젖병 젖꼭지와 유두 보호기를 사용할 때는 가장 효과적인 것을 선택해야 하는데, 치료목적으로 사용할 때에는 너무 긴 젖꼭지가 구역질 반사를 일으키지 않아야 하며, 흐름이 너무 빨라서 아기를 어쩔 줄 모르게 하는 것은 사용하지 않아야 한다. 밑면이 넓은 젖꼭지는 밀봉을 하는 능력이 약한 아기에게는 스트레스를 줄 수 있다. 밑면이 좁은 젖꼭지에서 밑면이 넓은 젖꼭지로 옮기는 것은 젖병 수유를 하는 아기가 모유수유를 하는 것으로 옮기는 데 도움이 될 수 있다. 그러나 젖병의 젖꼭지를 선택하는 데 있어서 우리의 관행에 정보를 제공하는 연구가 전혀 없다. 더 많은 연구가 필요하다.

참 ◦ 고 ◦ 문 ◦ 헌

Brown T, Ringrose C, Hyland R, et al. A method of assessing female breast morphometry and its clinical application. *British Journal of Plastic Surgery* 1999; 52(5):355–359.

Caglar MK, Ozer I, Altugan FS. Risk factors for excessive weight loss and hypernatremia in exclusively breastfed infants. *Brazilian Journal of Medical and Biological Research* 2006; 39(4):539–544.

Cox D, Kent J, Casey T, et al. Breast growth and the urinary excretion of lactose during human pregnancy and early lactation: endocrine relationships. *Experimental Physiology* 1999; 84(2):421–434.

Cruz NI, Korchin L. Lactation performance after breast reduction with different pedicles. *Plastic Reconstructive Surgery* 2007; 120(1): 35–40.

Doucet S, Soussignan R, Sagor P, et al. An overlooked aspect of the human breast: areolar glands in relation with breastfeeding pattern, neonatal weight gain, and the dynamics of lactation. *Early Human Development* 2012; 88:119–128.

Geddes DT. Gross Anatomy of the Human Breast, in *Hale & Hartmann's Textbook of Human Lactation*. Amarillo, TX: Hale Publishing, 2007; p. 29.

Gunther M. Instinct and the nursing couple. *Lancet* March 15, 1955; 576–578.

Hoover KL. Maternal obesity: problems of breastfeeding with large breasts. *Women's Health Report*: a dietetic practice group of the American Dietetic Association 2008; 6:10.

Kerrigan C, Collins E, Striplin D, et al. The health burden of breast hypertrophy. *Plastic Reconstructive Surgery* 2001; 108(6):1591–1599.

Longo B, Campanale A, Santanelli di Pompeo F. Nipple–areola complex cutaneous sensitivity: a systematic approach to classification and breast volume. *Journal of Plastic and Reconstructive Aesthetic Surgery* 2014; 67(12):1630–1636.

Matthew OP. Determinants of milk flow through nipple

units. Role of hole size and nipple thickness. *American Journal of Diseases of Children* 1990; 144(2):222–224.

Meier P, Motyhowski J, Zuleger J. Chosing a correctly–fitted breastshield for milk expression. *Medela Messenger* 2004; 21(1):8–9.

Park IY, Kim MR, Jo HH, et al. Association of the nipple–areola complexes with age, parity, and breastfeeding in Korean premenopausal women. *Journal of Human Lactation* 2014; 30(4):474–479.

Rohn R. Nipple (papilla) development in girls: III. the effect of pregnancy. *Journal of Adolescent Health Care* 1989; 19(1):39–40.

Sakalidis VS, Kent JC, Garbin CP, et al. Longitudinal changes in suck–swallow–breathe, oxygen saturation, and heart rate patterns in term breastfeeding infants. *Journal of Human Lactation* 2013; 29(2):236–245.

Stark Y. Human Nipples: Function and Anatomical Variations in Relationship to Breastfeeding. Master's Thesis. Pasadena, CA: Pacific Oaks College, 1994.

Thanaboonyawat I, Chanprapaph P, Lattalapkul J, et al. Pilot study of normal development of nipples during pregnancy. *Journal of Human Lactation* 2013; 29(4):480–483.

Vazirinejad R, Darakhshan S, Esmaeili A, et al. The effect of breast variations on neonatal weight gain in the first 7 days of life. *International Breastfeeding Journal* 2009; 4:13.

Ziemer M, Pigeon J. Skin changes and pain in the nipple during the 1st week of lactation. *Journal of Obstetric, Gynecologic, and Neonatal Nursing* 1993; 22(3):247–256.

Ziemer M, Cooper D, Pigeon J. Evaluation of a dressing to reduce nipple pain and improve nipple skin condition in breastfeeding women. *Nursing Research* 1995; 44(6):347–351.

CHAPTER 11

유방의 울혈, 젖 양 과다 그리고 유선염

(Engorgement, Oversupply, and Mastitis)

산후 첫 몇 주 동안 양쪽 유방에 나타나는 꽉 찬 것 같은 느낌은 정상적인 일이다. Newton(1951), Lawrence와 Lawrence(2016)는 이 시기에 유방의 충만감 징후를 어느 정도 보이지 못하는 것은(유방의 실패), 수유가 어려울 것이라는 지표가 되고 그러한 원인에 대해서 조사가 이루어져야 한다. 또 다른 측면에서 극심하고 완화되지 않고 계속되는 유방의 울혈은 유선염이나 유방 농양을 포함한 다양한 정도의 염증성 질환의 표시이다.

출산 후 초기 울혈(Early Postpartum Engorgement)

태반이 나오고 나면 엄마의 호르몬은 변화된다. 72시간이 지나면 유방은 혈관분포가 증가하고, 젖이 차기 시작하면서 부풀어 오른다. 이것은 정상적이고 생리적인 과정이지만, 과도한 부종이 발생하고 젖의 흐름이 막히면 통증이 발생한다. 유방이 아프고 단단해지고 압통이 있을 수도 있다. 유륜 조직이 부어올라서 유두가 납작해져서, 어떤 아기들은 젖 물기가 어려워질 수도 있다. 병리적인 울혈이 생길 수도 있는데, 이것은 엄마 젖을 아기가 물 수가 없어서 엄마의 유방에서 초유와 젖을 비워내지 못해서이다. 유방 조직이 부어올라서 피부가 움푹 들어간 것처럼 보이기도 한다.

Fetherston(2001)은 울혈(또는 그 외 젖 정체 기간)이 있는 동안 발생하는 염증 과정에 대해서 설명하였다. 젖의 흐름이 막힐 때마다 정상적으로 단단하게 밀폐가 되어 있는 유관 속의 세포들 사이로 새어 나오기 시작한다. 모유와 혈액의 단백질 성분이 이러한 세포 사이의 공간으로 새어 들어가기 시작한다. 새어 나온 물질, 특히 모유에 함유된 **전 염증성 사이토카인**은 숙주 방어 기전을 자극하여 유방이 붉어지거나 통증과 같은 국소적 변화를 가져오고 열이나 몸이 아픈 몸살 같은 전신적인 증상을 나타낸다. 이러한 증상은 실제로 유방의 감염 여부와는 상관없이 발생할 수 있다.

초기 유방 울혈의 패턴(Patterns of Early Breast Engorgement)

Moon(1989)은 유방 울혈과 밀접한 관계가 있는 다양한 변수를 확인하였다.

- 모유수유 시작의 지연
- 가끔씩 하는 수유
- 수유 시간의 제한
- 많은 양의 모유가 늦게 분비되기 시작할 때
- 보충 수유(유축을 하지 않고)

출산 후 초기 유방 울혈의 패턴을 조사한 서술적 연구가 거의 없다. Hill(1994)과 Humenick(1994)은 산후 유방 울혈의 네 가지 뚜렷한 패턴을 관찰하였다.

- 일부 산모들은 아주 단단하고 약간의 압통이 있는 유방을 **한차례** 경험한 후에 증상이 감소하였다.
- 일부 산모들은 증상이 감소하기 전에 **여러 번의** 울혈을 심하게 겪었다.
- 일부 산모들은 2주 또는 그 이상 **지속되는 극심한 울혈**을 겪는다.
- 일부 산모들은 **약간의 유방 변화**만을 겪는다.

Hill과 Humenick은 모든 엄마가 같은 유형의 유방 울혈을 경험하는 것은 아니라고 결론을 내렸다. 이렇게 뚜렷한 네 가지 패턴만 나타나는 것이 아니라, 마찬가지로 시간에 따라서 울혈의 정점도 다양한 차이가 있는 것을 알 수 있었다. 어떤 엄마들은 산후 2일째에 울혈이 나타났다. 다른 사람들은 9일째에서 14일째 사이에 유방 울혈이 피크였다. 첫 2주 동안 어떤 여성들은 단 하루만 경미한 압통과 함께 유방이 단단해지는 것을 경험하였고, 다른 사람은 9일 동안 아주 단단하고 압통이 심한 유방 울혈을 경험하였다. 수유상담가는 유방에 대해서 오직

한 가지 울혈 패턴만 설명하는 것은 피해야 한다. 그렇지 않으면 다양한 울혈을 경험하는 엄마들은 걱정을 할 수 있다.

초기 울혈의 모유수유 결과와 패턴 (Breastfeeding Outcome and Patterns of Early Engorgement)

Hill과 Humenick은 출산 후 여성의 유방 울혈의 패턴을 평가하는 데 있어서 어느 정도의 예측 가치가 있다고 주장한다. 그들은 유용하게 사용되는 울혈의 자가-보고 척도(통증 척도와 유사하다)를 제안하였다. 여성들에게 울혈의 정도에 대해서 질문을 하면서 유방의 변화가 전혀 없을 때를 1이라고 하고 부종과 불편감이 가장 심할 때를 6이라고 표현하기로 했다. 이러한 정보를 수집하는 것은 엄마에게 전화나 전자 매체를 통해서 말할 때 도움이 되는 선별도구이다.

Hill과 Humenick의 연구에서 심오하고 지속적인 울혈이 있는 여성들은 모유 과다 공급과 관련된 문제의 위험이 더 큰 것으로 나타났다. 이와 비슷하게 낮은 수준의 울혈을 보고한 여성들은 낮은 모유 공급에 관련된 우려를 더 많이 했다. 전자(모유 과다 공급)는 모유수유에 대한 경험에서 더 많이 불편해하고 좌절감을 느꼈다. 후자는 젖 공급이 부족하다는 것을 진짜로 인식하고 그로 인해서 이른 젖떼기의 높은 확률을 보여 주었다.

Hill(1994)은 울혈을 예견하는 데는 출산경력보다는 이전의 모유수유가 더 중요한 변수가 되는 것을 관찰하였다. "출산의 방법과 상관없이 처음으로 모유수유를 경험하는 산모들보다 두 번째로 모유수유를 하는 엄마들이 출산 후 더 빨리, 그리고 더 심한 유방 울혈을 겪는 것으로 보였다."

병리학적인 울혈(Pathologic Engorgement)

[사진 11-1]의 산모는 출산 후 3일째이다.

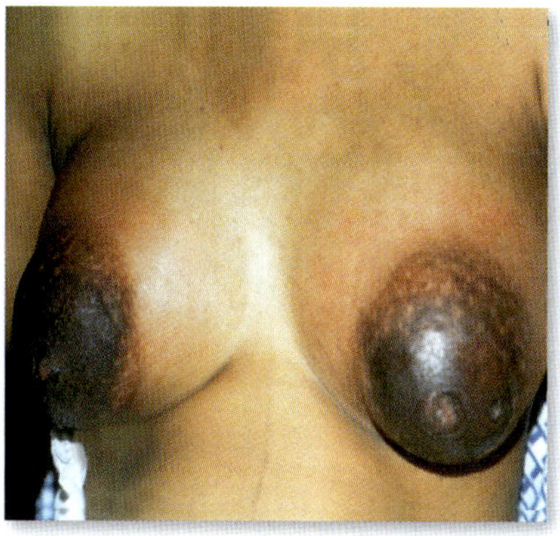

[사진 11-1] 3일 차 유방 울혈

이 여성은 모유가 나오지 않는(막혀서) 병리학적인 유방 울혈을 경험하고 있다. 그녀의 유방과 유륜이 너무 부어서 아기가 젖을 물 수가 없다. 아기가 엄마의 유방 조직을 충분히 끌어당겨 물 수 있게 붓기를 먼저 감소시켜야 한다.

산모들에게 유방에서 젖을 짜지 않도록 주의를 주었는데, 이것은 그렇게 하는 것이 유방 울혈을 더 오래 가게 할 것이라는 우려 때문이었다. 그러나 손을 사용해서 젖을 짜내거나 유축기를 이용하여 젖을 짜내는 것은 중요하다(Mannel, 2014). 어떤 수유상담가는 유방을 완전히 부드럽게 하면 극심한 유방 울혈을 해결할 수 있다는 것을 관찰하였다(van Veldhuizen-Staas, 2007). 다른 여성들은 아기가 젖 물기를 할 수 있도록 젖꼭지 주위를 부드럽게 하기 위해서 젖을 짜내는 것을 계속하였다.

[사진 11-2]는 산후 8일째의 여성을 보여 준다. 수유상담가는 그녀에게 편안해지는 방법을 제안하였고, 유방의 충만감은 결국에는 해결될 것이라고 설명하였다.

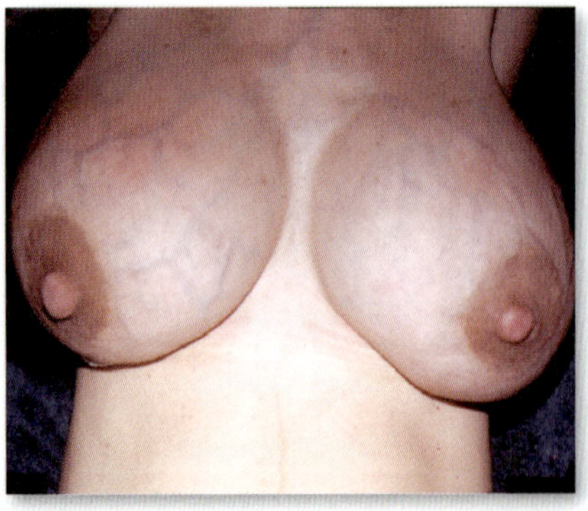

[사진 11-2] 8일 차 유방 울혈

[사진 11-3]의 여성은 산후 6일째에 유방에 울혈이 생겼다.

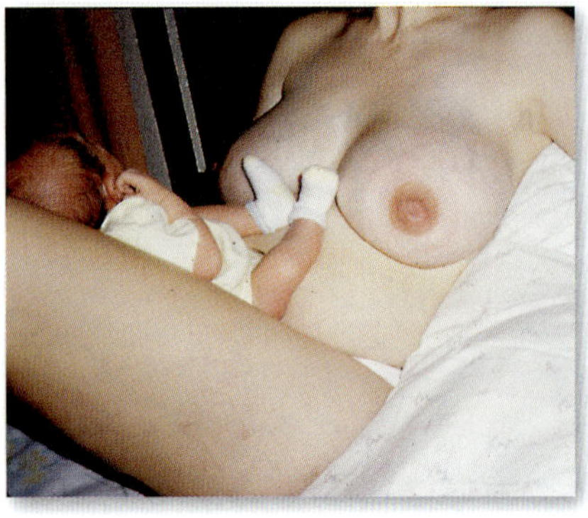

[사진 11-3] 6일 차 유방 울혈

그녀의 유두는 커지고 움푹 들어갔으며, 아기가 엄마의 가슴에서 젖을 물지를 못했다. 병원급 전기 자동 유축기와 손을 이용한 젖 짜기를 통해서 가슴을 부드럽게 하는 데 도움이 되었다. 10장에서 말한 것과 같이 유두에도 울혈이 생겼으며, 주의 깊은 유두 직경의 평가는 매우 중요하다. 유축기 깔때기의 사이즈가 적당하지 않다면 엄마의 유방에서 젖을 배출하는 능력을 제한할 수 있다.

울혈의 관리(Management of Engorgement)

유방 울혈에 대해서 효과적인 중재를 확립하기 위한 증거가 거의 발견되지 않았다(Mangesi, 2016). 규칙적으로 유방을 비우는 것, 아기가 효과적으로 잘 먹는 것, 출생 후 즉시 젖을 물리는 것이 첫 번째 방어선이다. 이 시기에 초유와 모유를 제거하지 못하는 것은 유방 건강과 모유 생산의 유지에 영향을 미친다. 오래 지속되고 계속되는 유방 울혈은 산모에게 고통스러운 경험뿐만 아니라 모유 생산이 줄어들 수 있다.

코크란 리뷰(Mangesi, 2016)는 유방 울혈을 완화시키는 방법을 비교했는데, 여기에는 침술과 지압요법, 양배추 잎 사용하기, 꽈샤(Gua Sha-긁는 치료방법; 괄사라고 한다), 옥시토신을 뿌리는 약물요법, 그리고 초음파가 포함된다. 연구 설계의 문제, 표본의 크기가 작고, 편향의 위험으로 인해서 조사된 연구 결과는 해석하기가 어렵다. 다양한 치료법의 효과를 평가하기 위해서는 더 많은 연구가 필요하다. 사실상 모든 모유수유를 하는 여성들이 어느 정도의 울혈을 경험한다는 것을 고려하면 이 현상(유방 울혈이 나타나는 현상)이 왜 집중적인 연구가 거의 이루어지지 않았는지 이해할 수가 없다.

실무 지침에 필요한 증거들이 부족하기 때문에 임상의들은 유방 울혈을 관리할 때 경험이나 산모들의 피드백에 의존하는 경향이 있다(Lawrence & Lawrence, 2016; Mannel, 2014). 차가운 것은 부종을 줄이고 혈관계를 줄어들게 한다. 많은 산모가 차가운 팩이나 냉장고에 있던 양배추 잎을 사용했을 때 통증이 줄어들었다고 보고하였다. 뜨거운 물로 샤워를 하면서 손으로 젖을 짜낸다면 아기들이 젖을 물 수 있을 만큼 유방을 부드럽게 해 주기도 한다. 어떤 산모들은 따뜻한 물이 담긴 대야에 부어 있는 유방을 담그고 있으면 증상이 완화되는 것을 발견하기도 한다.

유방 마사지(Breast Massage)

어떤 나라에서는 모유수유를 하는 산모들이 유방 울혈을 완화시키고 막힌 유관을 해결하기 위해서 유방 마사지 치료를 받는다(Witt, 2012; Zhao, 2014). 거기에는 제안된 다양한 마사지 기법이 있다. Amir(2014)는 윤활제를 바른 손가락을 이용하여 막힌 부위를 부드럽게 마사지하면서 유두 쪽으로 이동하는 것을 권했다. 또는 부어 있는 가슴에서 체액의 배출을 액와 림프절 방향으로 이동시켜서 부종을 완화할 수 있다. 이 방법은 여성을 등을 바닥에 대고 눕게 한 다음에 유륜에서 액와 방향으로 피부를 손으로 톡톡 두드리거나 쓰다듬는다.

Witt(2016)는 유방 마사지의 효과를 조사하였으며, 유방에 울혈이 있는 여성의 집단에서 통증 수준이 감소하는 것을 보고하였다. 이 연구에서 엄마들은 마사지 경험이 도움된다는 것을 발견했지만, 표본의 크기가 작아서 이러한 기술의 상대적인 효능과 관련된 어떠한 결론도 도출될 수 없으며, 위약 효과도 배제될 수 없다.

역압력 연화법 / 유륜 마사지(Reverse Pressure Softening/Areolar Massage)

마사지 기법은 유륜의 울혈을 관리하기 위해서도 유용할 수 있다. Miller(2004)와 Cotterman(2004)은 Cotterman이 '역압력 연화법(Reverse Pressure Softening: RPS)'이라고 이름 붙인 비슷한 기법에 대해서 묘사하였다. 두 가지 기법 모두 일시적으로 유두와 유륜의 부종을 완화시켜서 아기가 젖을 잘 물 수 있게 그 부위를 부드럽게 해 주고, 모유가 잘 흐를 수 있게 해 주는 것으로 보인다.

수유상담가나 산모는 자신의 손가락이나 엄지손가락을 유두의 기저부에 놓고 유방조직 쪽으로 살짝 누른 다음 1분간 잡고 있는다. RPS가 효과적이라면 유두의 신장성(탄력성)이 증가되고, 아기가 유방 조직을 더 많이 아기의 입 안으로 끌어당겨 아기가 엄마의 유방을 다 비울 수 있게 된다. 만약에 아기가 젖 물기가 안 된다면 유축을 할 수 있다. 그러나 유축으로 인해서 과도하게 세포의 간질액을 유두와 유륜 쪽을 끌어당기기 때문에 산모는 유방이 부드러워질 때까지 몇 분 동안 유축을 하고 1분 동안은 역압력 연화법으로 유두를 부드럽게 해 주는 것을 교대로 해야 할 수도 있다.

[사진 11-4](Colette Acker, BS, IBCLC가 사진 제공)는 역압력 연화법을 수행하고 있는 산모를 보여 준다.

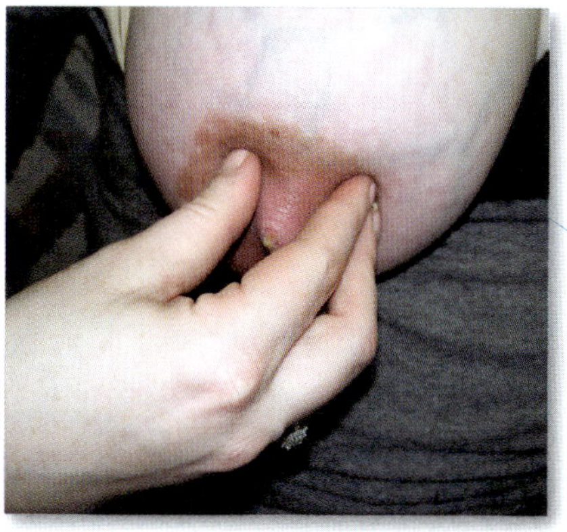

[사진 11-4] 역압을 사용한 유방을 부드럽게 만드는 기법

BWC는 심한 울혈을 겪고 있는 첫아기를 낳은 산모를 만났는데, 그녀는 자신의 오른쪽 유방에서 젖이 전혀 나오지 않고 있었다. BWC는 산모에게 처방받은 이부프로펜을 복용하고 이 약물의 항염증성 효과와 통증완화 효과가 나타날 때까지 15분을 기다리라고 말했다. 이때 BWC는 역압력 연화법을 시행하였다. 그러고 나서(역압력 연화법을 시행하고 나서) 산모는 울혈이 심했던 유방에서 18cc의 젖을 유축해 냈다. 모유의 흐름은 유축을 한 지 몇 분이 지나자 멈추었고, 역압력 연화법을 반복할 필요가 있어서 다시 시행을 하고 10cc의 젖을 더 유축할 수 있었다.

그러고 나서 울혈이 있는 유두에 유두 보호기를 대고 조금 부드러워진 유방에서 아기가 젖을 무는 것을 도와주었다. 아기가 빠는 것으로 자극을 하자 젖 사출이 시작되었다(다른 쪽 유방에서 관찰됨). 아기가 유두 보호기를 댄 유방에서 12cc의 모유를 섭취한 것이 체중으로 확인되었다. 그러고는 아기는 먹기를 멈추었고, 산모는 15cc의 모유를 더 유축할 수 있었다. 총 55cc의 모유가 제거됨으로써 이 여성의 통증은 확실히 완화되었다. 산모는 2시간 간격으로 이 과정을 반복하고, 퇴원 후에 복용하도록 처방된 이부프로펜을 계속해서 복용하라고 지시받았다.

다음 날 이 산모는 이전에 불편했던 유방에서 90cc의 젖을 유축할 수 있었다. 아기는 유두 보호기를 가지고 좀 더 지속적으로 젖 물기를 할 수 있었다. 며칠이 지나서 유방이 부드러워지자 아기는 유두 보호기 없이 젖을 물 수가 있었다.

부적절한 울혈 관리의 위험(The Risks of Inadequate Management of Engorgement)

[사진 11-5]는 오랫동안 지속되고 있는 울혈에 대한 부적절한 관리의 위험을 보여 준다.

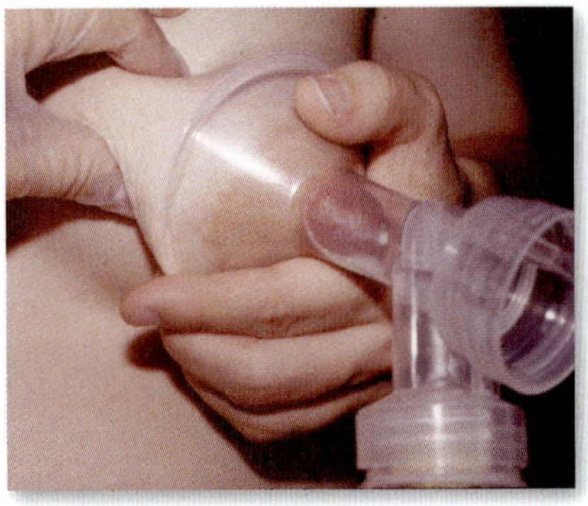

[사진 11-5] 젖의 공급이 줄어들고 있는 12일 차 탄력이 없는 유방

산후 12일째인데도 비정상적으로 축 처진 유방을 가지고 있다. 손으로 유축을 하거나 유축기를 이용한 유축에서 가끔씩 젖이 나오곤 했고, 체중을 측정했을 때(먹기 전과 먹고 나서) 확실하게 아기가 젖을 먹지 못했다. 그 아기는 출생 시 체중을 아직 회복하지 못했다. 산모는 가슴이 조이고, 유방에 젖이 가득 차서 통증이 심했던 특정적인 단계가 있었다고 설명하였다. 젖을 비워 내는 것이 울혈을 악화시킬 것이라고 믿은 산모는 유방에서 젖을 비워 내지 않았다. 엄마가 아기에게 젖을 자주 물리려고 시도했지만, 단단한 엄마의 가슴에서 아기는 젖을 물지 않았고 젖을 물리려고 하면 거의 잠이 들었다. 젖이 규칙적으로 비워지지 않았기 때문에 젖 생산이 줄어들기 시작하였다. 그녀의 12일째의 이러한 상황은 아기가 한번도 젖을 물지를 않아서 젖이 마른 여성과 비슷하다. 이 여성은 적극적인 식이요법과 유축 그리고 유즙 분비 촉진제(최유제)를 사용했음에도 불구하고 완전하게 모유 공급을 회복하지는 못했다.

피부의 패임(뽀 드랑쥬)[Skin Pitting (Peau d'orange)]

[사진 11-6]과 [사진 11-7]은 울혈이 있는 두 여성의 유방 피부가 움푹 들어가 있는 것을 보여 준다(Lawrence & Lawrence, 2016).

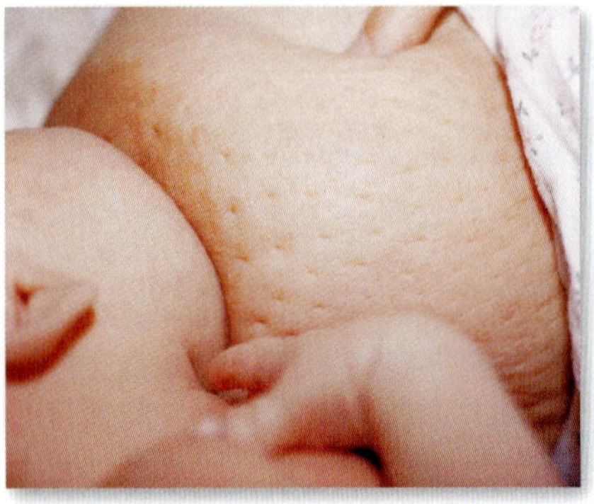

[사진 11-6] 오렌지 껍질 피부 - 뽀 드랑쥬

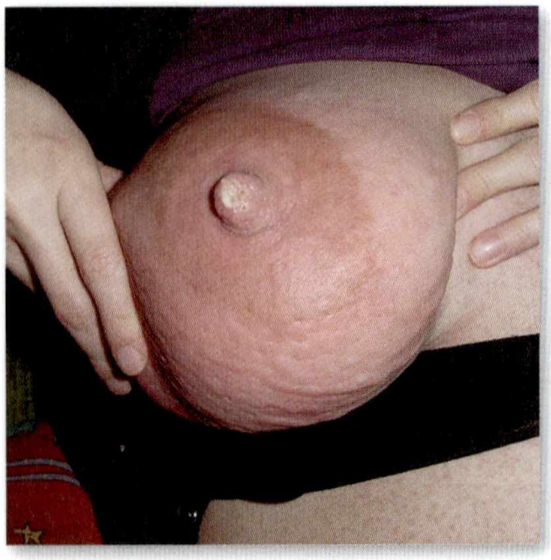

[사진 11-7] 감염된 유두, 유방염, 오렌지 껍질 피부 -뽀 드랑쥬

이렇게 움푹 들어가 있는 모습을 '**뽀 드랑쥬**(peau d'orange-오렌지 껍질과 같은 피부)'라고 말한다. 이것은 심한 울혈이나 유선염을 겪는 동안에 발생하는데, 염증

성 유방암의 중요한 증상이다. 브래지어의 솔기에 의해서 유방에 생긴 자국은 높은 수준의 부종을 의미할 수 있다.

모유 과다 공급(Milk Oversupply)

일부 산모들은 다른 산모들보다 더 많은 젖을 생산하는 것처럼 보이기는 하는데, 이것은 공급 부족과 마찬가지로 많은 잠재적인 어려움을 만든다(Wilson-Clay, 2006). 쌍둥이가 아닌 외둥이의 경우 체중이 증가하면서도 너무 많은 모유의 양으로 인해서 힘들어할 수 있다. 그런 아기는 사레가 들리고, 젖을 밀어내며, 잦은 수유를 하고, 배앓이를 하고, 자주 칭얼거리고, 수분이 많은 묽은 대변을 볼 수 있다. 아기의 이런 부정적인 피드백에 혼란스러워진 산모는 아기가 배가 고프거나 자신이 먹는 음식 중 무언가에 알레르기가 있는 것으로 결론을 내릴 수 있다. 어떤 산모들은 이러한 아기의 행동을 해결하려는 노력으로 아주 오랜 기간 특정 음식을 피한다. 아기의 이러한 혐오스러운 행동은 수유 거부로까지 확대될 수 있다.

Livingstone(1996)은 모유의 과다 공급을 **산모와 아기의 유즙 분비 과다 증후군**이라고 설명하고, 모유의 생산 속도가 시간당 60cc가 넘는 것으로 특징지었다. 엄마와 아기 둘 다에 중점을 두는 것을 이해하는 것이 중요하다. 산모는 젖 정체로 인한 문제가 증가하는데, 예를 들면 막힌 유관, 유선염, 유방 농양이 있다. 젖의 흐름이 빠르기 때문에 아기들은 꿀꺽꿀꺽 급하게 먹는데 이로 인해서 일부 아기들은 소화기 질환(만성적으로 모유가 흡입될 경우에는 호흡기 문제까지도)에 걸릴 수 있다. 아기는 위식도 역류성 질환(gastroesophageal reflux disease: GERD)으로 오진할 수 있는 증상이 나타날 수 있으며, 그래서 불필요한 약물을 처방받을 수 있다. 엄마와 아기는 즐겁게 수유를 할 기회를 빼앗기게 되며, 이러한 것들은 대인관계에 영향을 미친다.

엄마가 직장이나 학교로 돌아갈 계획이 아니라면, 관리 계획은 분유의 비율을 줄이는 데에 중점을 두어야 한다. 특히 이전에 아기가 보채는 것을 배고픔의 징후로 해석한 경우에 모유 과다 공급이 문제인 것이 명확하지 않을 수 있기 때문에 숙련된 상담이 요구된다. 따라서 어떤 엄마들은 젖을 줄이라는 수유상담가의 조언을 신뢰하기 어려워한다. 체중을 검사하는 것은 이러한 상황에서 상담을 하는 데 큰 도움이 될 수 있다. 정밀 체중계로 측정을 해 보면 아기들이 실제로 아주 짧은 시간 모유수유를 하는데도 많은 양의 모유를 섭취하는 것으로 드러나는 경우가 많다. 이러한 정보는 산모들로 하여금 자신의 아기가 너무 적은 모유가 아니라 너무 많은 모유에 대해서 불평하고 있는 것임을 알게 하는 데 도움이 된다.

모유의 과다 공급에 대한 관리 (Management of Milk Oversupply)

누가 봐도 과다 공급되는 모유는 조심스럽게 관리하는 것이 중요하다. 오랫동안 지속되는 울혈 단계를 겪고 있는 일부 여성들은 적극적인 중재가 필요도 없이 자신들의 모유 공급이 점차 정상적으로 변하는 것을 알 수 있다. 너무 일찍 공격적으로 젖을 줄이기 시작하는 것은 장기적으로는 모유 생산을 위험하게 만들 수 있다. 직장이나 학교로 돌아갈 계획을 가지고 있는 젖이 많은 여성은 어느 정도의 많은 젖을 유지하기를 원할 수도 있다. 풍부한 젖의 공급은 많은 직장 여성들이 경험하는 스트레스와 피로로 인한 모유 공급의 감소로부터 보호하는 울타리 역할을 할 수 있다. 편안한 방법은 모유수유를 하기 전에 손이나 유축기를 이용하여 유방이 부드럽게 될 때까지 유축한 다음에 아기에게 물리면 아기가 엄마 젖을 더 쉽게 물 수가 있다고 조언한다. 짧게 짜내는 것은 아기가 꿀꺽꿀꺽 급하게 먹는 것과 소화 스트레스를 일으키는 젖 사출을 감소시킨다. 엄마들은 이렇게 얻은 남은 모유를 나중에 아기에게 먹이기 위해서 냉동시키거나 지역사회의 모유 은행에 기증할 수 있다.

유즙 분비 과잉증(hypergalactia)은 젖의 생산이 과다한 것으로 정의된다(Eglash, 2014). 유즙 분비 과잉증은 젖이 끊임없이 새어 나오고, 유방이 불편하며, 아기에게 수유를 한 후에도 많은 양의 젖을 쉽게 짜낼 수 있는 능력으로 나타난다(아기가 정상적으로 자라고 있다고 가정하고). 만약에 이러한 상태가 지속된다면 **프로락틴 분비 종양**(prolactinoma–뇌하수체 종양)에 대한 평가를 받아야 한다. 과다한 젖 양의 공급은 갑상선기능저하증과 갑상선기능항진증과도 연관된다(Lawrence & Lawrence, 2016). 그러나 젖의 과다 공급은 특이할 수 있으며, 모든 수유와 함께 나타나는 것은 아니다.

모유 공급을 줄이는 방법(Methods to Down-regulate Milk Supply)

과다 공급되는 모유의 양을 줄이기 위한 하나의 방법은 유방 사용 패턴을 바꾸는 것이다. 한번 수유할 때마다 양쪽을 먹이는 대신에, 몇 시간에 걸친 수유 시간 동안 한쪽의 유방만을 사용한다. 이렇게 하는 것을 '**블록 수유**(block feeding)'라고 부른다. 이러한 블록 수유는 조심스럽게 사용되어야 하고, 주의 깊게 살펴보지 않는다면 울혈 단계 동안에는 사용되지 않는다. 젖의 과다 공급 때문에 일어난 문제라고 명백히 알려지기 전에 너무 일찍 블록 수유를 시작한다면, 블록 수유가 모유 공급을 적게 만들게 할 수 있다.

많은 여성이 블록 수유를 시작한 지 며칠 이내에 젖 공급이 줄었다는 것을 알아차린다. 드라마틱하게 젖 공급이 많은 일부 여성들은, 젖 생산을 충분히 줄이기 위해서는 3, 4, 5시간, 길게는 6시간 동안 같은 쪽 유방에서 모유수유를 해야 한다. 먹이지 않은 쪽의 유방에서 과도한 압력이 느껴진다면 손이나 유축기를 이용한 유축으로 어느 정도 완화될 수 있지만, 사용하지 않은 유방을 완전히 비워서는 안 된다. 결국에는 여성의 몸이 적은 양의 모유를 생산하게 될 것이다.

블록 수유에 적응이 되면, van Veldhuizen–Staas(2007)는 유축기를 이용하여 울혈이 있는 양쪽의 유방에서 젖을 완전히 비우고 나서 아기에게 모유수유를 하는 방법을 제안하였다. 그렇게 하면 아기는 '비워진' 유방에서 크림이 풍부한 모유를 섭취하게 된다. 그런 후에 하루를 여러 블록의 시간으로 나누고, 한 블록의 시간 동안에는 아기가 무제한으로 수유를 하지만 한쪽 유방에서만 수유를 한다. 한 블록의 지속시간은 4, 6, 8시간에서 12시간까지도 서서히 증가시킬 수 있다. 일부 엄마들은 처음에는 단 한 번 완전하게 유방을 비우는 것을 필요로 하기도 한다. 다른 엄마는 '모유 호수(milk lakes–젖이 호수처럼 고여 있는 것을 의미)'를 해결하기 위해서 가끔씩 비워 내는 것을 반복하기도 한다. 그러나 과도한 자극은 피해야만 한다.

젖이 과다 공급되는 산모들은 젖 양을 줄이는 기간 동안 아기의 행동을 해석하기 위한 도움이 필요할 수 있다. 한 블록에서 처음 수유할 때 엄마의 가슴에서 젖을 꿀꺽꿀꺽 먹는 데는 몇 분밖에 걸리지 않는다. 수유상담가는 산모가 이것이 아기에게는 완전한 식사가 아닌 첫 '코스'로 보도록 가르친다. 수유상담가는 아기가 엄마의 유방에서 너무 오랫동안 머무르기를 바라지는 않는다고 산모를 안심시킨다. 아기는 크림이 든 후유를 먹기 위해서 한 블록의 시간 동안 같은 유방으로 여러 번 자유롭게 돌아온다.

전유와 후유 사이의 균형이 적절하게 맞추어지면 아기가 묽고 대변을 볼 때 소리가 많이 나는 것이 줄어드는 경향이 있다. 아기의 대변 농도가 진해지는 것은 모유의 공급이 조절되고 있다는 첫 번째 적응 표시이다. 젖 공급이 정상화되면 아기가 젖을 먹을 때 좀 더 차분해지고 엄마와 아기는 좀 더 즐겁게 즐기면서 수유를 할 수 있고, 저녁에 생기는 산통이 줄어들 것이다. 어떤 때는 아기가 양쪽 유방을 다 원하기도 하지만, 수유상담가는 산모에게 아기가 처음 먹을 때 먹이던 유방을 완전하게 부드럽게 만든 후에 반대쪽 유방을 먹이도록 조언해야 한다.

모유의 과다 공급에 대한 약학적 관리 (Pharmacologic Management of Milk Oversupply)

블록 수유와 그 외 행동 중재(예를 들면, 과도한 유축을 피하는 것)에 반응하지 않는 모유의 과다 공급을 관리하기 위해서 의료적으로 감독되는 약리학적 치료가 요구되기도 한다.

슈도에페드린 60mg을 복용하는 것은 모유 생산의 24%를 감소시킨다(Aljazaf, 2003). Eglash(2014)는 30mg부터 복용을 시작하고 산모의 과민성이나 불면증 증상이 있는지 관찰하도록 제안한다. 만약에 산모에게 아무런 부작용이 없다면 60mg을 하루에 두 번(12시간마다) 복용하는 것을 3일 동안 시행한다.

에스트로겐은 여성의 모유 생산을 줄이는 것으로 관찰되었다(King, 2007). 일부 의사들은 젖 양이 아주 많은 여성에게 젖을 줄이기 위해서 경구용 에스트로겐(복합 경구용 피임약)을 4일에서 7일 동안 하루에 한 번씩 복용할 것을 권했다(Eglash, 2014; Jain, 2001; Lawrence & Lawrence, 2016). 이러한 약물을 복용하는 여성은 복용을 한 후에 질 출혈을 경험할 수도 있는데, 이는 모유 수유의 피임효과를 방해한다. 여성들에게 예방적인 피임 조치를 취하도록 안내해야 한다. 에스트로겐 호르몬 요법은 혈액에 응고 장애가 있는 사람에게는 권장되지 않으며, 움직이지 못하는 사람에게도 적합하지 않다. 이러한 방법을 사용하는 사람들은 많은 관리가 필요하며, 출산 후 첫 3~4주 동안에는 사용되지 않는다(Eglash, 2014; Jain, 2001). BWC는 모든 다른 조치가 실패했을 때 에스트로겐 요법이 효과적이었던 여성들을 관리해 왔다.

빠른 모유 사출 반사(Rapid Milk Ejection Reflex)

젖 사출 반사는 유두의 자극, 아기에 대한 생각, 또는 아기의 냄새에 의해서 촉발될 수 있다. 어떤 여성은 비정상적으로 강한 젖 사출 반사가 나타나기도 한다. 이러한 현상은 때때로 모유의 과다 공급과 함께 나타난다(그러나 별개로도 나타난다).

[사진 11-8]은 엄마의 유두에서 젖이 찍 나오는 것을 보여 준다.

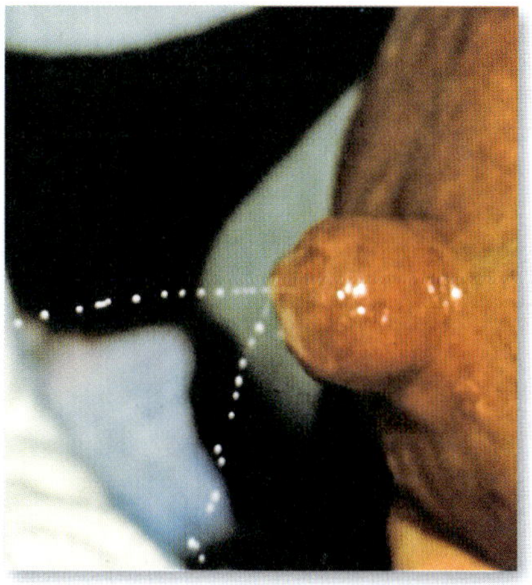

[사진 11-8] 젖 사출 반사 동안의 모유 분출

빠른 젖 사출 반사는 아기가 젖을 먹다가 질식할 수도 있고, 엄마의 가슴을 밀어내며, 꿀꺽꿀꺽 먹어서 배앓이 증상의 원인이 될 수 있다. 일부 아기들은 지속적인 빠른 젖 사출 반사에 노출되어서 매우 스트레스를 받거나 젖을 먹는 것을 두려워하기도 한다. 이렇게 젖 공급 과잉이 되면 엄마는 아기의 반응을 잘못 해석할 수 있다. 아기가 실제로는 강한 젖 사출 반사로 인해서 압도당하는 것에 대해서 호소하고 있을 때, 엄마는 아기가 충분히 모유를 먹지 못해서 보챈다고 생각하게 된다.

많은 여성은 유두에 가해지는 압력이 모유 사출을 중지시킨다는 사실을 알지 못한다. 엄마는 자신의 손이나 손끝을 이용하여 유두에 직접적으로 압력을 가할 수 있으며, 수유 사이에 새어 나오는 젖을 억제하기 위해서 사용할 수 있는 패드와 장치들이 있다. 수유상담가는 여성들이 젖이 새어 나오는 것을 표현하는 것에 대한 우려를 최소화해서 들으면 안 된다. Cooke(2003)은 젖떼기의 중요한 예측 변수를 연구했는데, 모유 누출이 첫 3개월 동안 젖을 떼고자 하는 여성들의 결정적인 이유였다.

특별한 수유 자세를 선택하는 것은 아기가 강한 젖 사출 반사에 대처하는 데 도움이 될 수 있다. 일부 엄마들은 [사진 11-9]에서처럼 뒤로 반쯤 누운 자세를 취하고, 아기를 자신의 몸 위에 올린다.

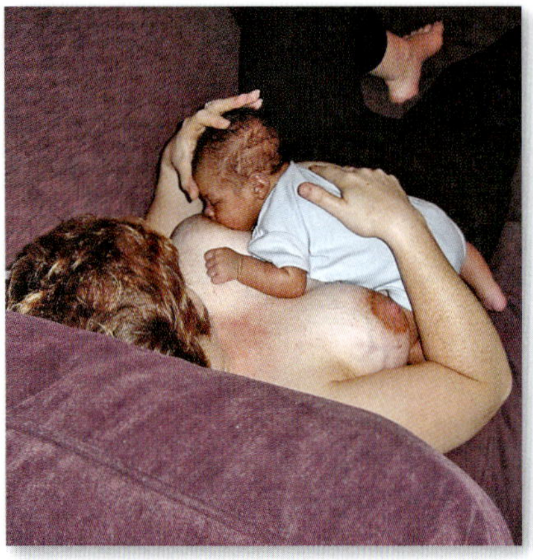

[사진 11-9] 모유 과다 공급에 대처하기 위한 엎드린 자세

어떤 아기들은 반쯤 엎드린 자세로 엄마 젖을 먹을 때 좀 더 잘 대처한다([사진 6-1]). 다른 아기들은 옆으로 누워서 먹거나([사진 6-15]) 또는 세워 앉아서 먹일 때([사진 6-19]) 더 잘 대처하기도 한다.

강한 젖 사출 반사가 있는 산모들은 아기에게 젖을 물리려고 가슴으로 데리고 오기 전에 젖 사출을 손으로 자극하기를 원할 수도 있다. 젖이 분출되는 것을 수건으로 막고, 잠시 기다렸다가 아기에게 젖을 물릴 수 있다. 가끔 유두 보호기를 수유가 시작되기 전에 잠깐 동안 사용하기도 한다.

유두 보호기는 아기가 질식하지 않도록 모유가 분출되어 나오는 것을 차단하는 장벽 같은 역할을 한다(Wilson-Clay, 2006). 젖이 분출되는 힘이 줄어들면 엄마는 유두 보호기를 제거하고, 아기는 유두 보호기 없이 수유를 끝내게 된다. 유두 보호기는 아기가 젖병에서 나오는 일관적이거나 조절 가능한 젖의 흐름을 선호해서 엄마의 젖을 거부할 경우에 유용하게 사용된다.

막힌 유관(Plugged ducts)

막힌 유관은 젖 정체의 범위를 따라서 악화시키는 문제를 나타낸다. 일반적으로 산모는 자신의 한쪽 유방의 한 부위에서 부드러우면서도 덩어리진 것이 느껴진다고 이야기할 것이다. 이때는 열은 없다. 산모는 그 부드러운 덩어리가 유두 상처와 함께 시작되었다고 기억할 수 있다. 유두 표면에 눈에 보이는 갈라짐이 있거나 또는 하얀 점(물집)이 있을 수 있다. 만약에 관이 막힌 경우에는 그 구멍으로부터 나왔던 유관의 안에 있던 모유가 나오지 못함으로써 매우 고통스러운 울혈이 생길 것이다. 수유상담가는 증상을 완화시키기 위해서, 관을 막히게 하는 요인들을 찾아내기 위해서 노력한다. 증상 완화는 일반적으로 산후 초기에 유방 울혈을 관리하기 위해서 사용하는 방법이 권장되며, 갈라진 유두를 치료하고 물집을 제거하는 것으로 구성된다. 산모는 재발을 막는 방법을 배우도록 도와주는 것이 중요하다. 여기에는 다음과 같은 것들이 포함된다. 수유 자세와 젖 물리기를 재검토하고, 아기가 짧은 설소대가 있는지 평가하고, 충분한 휴식과 좋은 영양 섭취를 권장하는 것, 너무 꽉 조이는 브래지어와 몸에 딱 맞는 옷을 피하고, 자동차의 안전벨트를 조절하고, 격렬한 상체 운동을 할 때 유방을 적당하게 지지해 주는 것 등이다(8장 참고).

유선염이란(What is Mastitis)

유선염의 정의에 대해서는 논란이 있다. 어떤 교과서에서는 유선염을 유방의 감염 과정으로 좁게 정의하고, 다른 교과서에서는 1차적 염증성 과정이라고 본다. 새로운 연구에서는 유방에도 내장처럼 생물군계가 있으며, 이러한 생물군계가 여러 다른 지역의 여성들 사이에서 상당히 일관성이 있다고 제안한다(du Toit, 2016).

Jimenez(2015)는 유선염의 증상 여부에 관계없이 여성들에게서 모유를 모아서 메타 유전자분석을 했다. DNA테스트 결과 박테리아, 곰팡이균, 바이러스 그리고 프로토조아를 포함한 복잡한 미생물군집을 밝혀냈다. 유선염이 있는 산모의 모유는 건강한 산모의 모유와는 달랐으며, 병원균이 과잉 성장한 것이 보였다. 따라서 유선염은 장내 세균 불균형, 즉 생물군계의 불균형으로 인해서 일반적으로 존재하는 병원균이 다른 유기체들을 압도하는 것일 수 있다. 그것은 유방에서 배출을 용이하게 하고, 휴식, 영양 그리고 아마도 프로바이오틱스를 통해서 산모의 면역체계를 강화시켜서 항생제의 필요성을 제거할 수도 있다(항생제가 필요 없게 한다). 그러나 유선염의 치료에 있어서 프로바이오틱스의 역할을 입증하기 위해서는 더 많은 연구를 필요로 한다(Amir, 2016). Kvist(2016)는 논평에서 "수유 중에 유방에 생기는 유선염이 자연적으로 해결되고 있다는 증거들이 나오기 시작하고 있다."라고 말했다.

황색포도상구균은 유방 감염의 가장 일반적인 원인인 것으로 알려졌으며(Lawrence & Lawrence, 2016), Jimenez(2015)는 황색포도상구균이 유선염을 겪고 있는 산모들에게 있어서 지배적인 미생물 군집이라는 것을 발견하였다. 그러나 황색포도상구균은 유선염의 증상이 없는 여성들의 모유에서도 발견되었다(Kvist, 2008).

분자 미생물 검출 기법을 사용하여 **젖 버섯 연쇄상 구균**을 포함하여 유방에 감염을 일으키는 새로운 유기체가 확인되었다(Tena, 2016). **표피포도상구균** 같이 이전에 해가 없다고 여겨졌던 유기체들이 유선염이 있는 여성의 모유로부터 검출되었다(Delgado, 2009) . **표피포도상구균**은 광범위한 항생제에 대해서 내성을 가지고 있는 유기체이다. 그것은 바이오 필름을 만드는 능력이 뛰어나 치료를 어렵게 한다. **표피포도상구균**은 인간의 의학과 수의학 모두에 있어서 만성적인 무증상 유선염의 주된 원인으로 떠오르고 있다(Arroyo, 2010). 잠재적으로 치명적일 수 있는, 유방 감염에 대한 것을 포함하여 새로운 유기체에 대한 발견은 만성적이고 다시 재발하는 유선염을 설명할 수 있고, 일부 유선염에 걸린 여성들이 일반적인 항생제 치료에 실패하는 이유를 설명할 수 있다.

증상이 없는 유선염(Subclinical Mastitis)

증상이 없는 유선염은 낙농 업계에 잘 알려져 있는 질환이다. 명백한 증상 없이 발생하는 동안, 수유 초기에 젖 분비가 손상을 입을 수 있다. 여성의 무증상 유선염은 문서로 기록되어 있다. 이 질환은 '유선 조직에 염증 증상이 없고', 수유 실패와 연결되어 있으며, 초기 영아기에 성장이 저조하며, 엄마에게서 아기로 전염이 되는 HIV의 위험이 증가한다고 설명하고 있다(Aryeetey, 2008). 무증상 유선염은 모유수유가 완전히 **확립이 된** 상태에서는 모유 섭취를 감소시키지 않을 수 있다(Aryeetey, 2009).

무증상 유선염은 모유 정체에 의해서 촉발되는 염증성 숙주 반응과 관련이 있다. 젖 정체는 많은 이유가 있는데, 수유 빈도가 낮거나 비효과적인 수유 그리고 불완전한 유방 비움을 포함한다.

무증상 유선염은 이러한 여성들에게서 발견될 수 있는데, 이것은 임신 중이나, 초유 시기, 울혈이 되었을 때, 젖떼기 시에 특정 화학적 표지와 유사한 수치가 증가하면서 (특히, 나트륨과 염화물) 발생한다(Rand, 2001). 이러한 화학적 변화는 열과 같은 일반적이고 전형적인 유선염의 증상이 없이 유선에서 진짜로 유선염인 것과 같은 과정을 보여 준다. 연구가들은 어린아이들의 장에서 염증 자극을 유발하는 모유의 화학적 변화도 확인하였다. 이러한 변화는 아기의 장내 투과성에 영향을 미쳐서 유아 감염의 위험성을 증가시킨다(Hansen, 2004).

무증상 유선염이나 낮은 정도의 만성적인 유선염을

가지고 있는 HIV에 감염된 산모들의 연구에서 그들의 모유에는 고농도의 면역학적 요소와 나트륨 및 칼륨의 수치가 증가하고 있는 것을 확인하였다(Kasonka, 2006; Semba, 1999). 이러한 모유의 변화는 더 높은 HIV의 양과 산모에게서 아이로 전염되는 확률이 더 높은 것과 관련이 있었다.

임산부와 출산 후의 여성을 항바이러스제로 치료함으로써 전이를 감소시키는 데 많은 진전이 있었지만 산모가 HIV양성일 때 모유수유를 하는 것의 안전성에 대해서는 여전히 논란이 지속되고 있다. 이것을 제외하고는 만약에 산모가 건강하다면 모유수유를 하지 않는 것이 더 위험이 클 수 있다. 만약에 산모가 유선염을 가지고 있다면(무증상 유선염 포함) 산모가 항생제 치료를 받고 난 후에도 모유에 포함된 HIV의 양이 여전히 높을 수 있으므로 영아의 안전이 위험할 수 있다(Nussenblatt, 2006).

Arsenault(2010)는 무증상 유선염이 HIV에 감염이 된 여성들에게는 '흔하다'고 설명하였다. 무작위, 위약 대조 임상 시험에 따르면 복합 비타민, 비타민 A 그리고 베타카로틴 등의 보충제를 섭취하는 것이 이러한 인구 집단에 있어서 무증상 유선염의 위험을 높인다고 보고하였다.

산후 건강관리 개선, 특히 모성의 감염 관리가 무증상 유선염의 유행에 미치는 영향은 조사될 필요가 있다. 분명한 것은 무증상 유선염의 실제 발병률을 완전하게 확인하기 위해서는 더 많은 연구가 필요하다는 것이다. 건강관리 전문가들은 무증상 유선염을 가진 산모들을 도울 수 있는 방법을 알아내야 하는데, 그들은 증상(젖이 잘 분비되지 않는 것과 낮은 정도의 유방 통증)이 간과되거나 묵살되는 경우가 많다.

유선염을 앓는 동안의 이른 젖떼기(조기 이유), 낮은 모유 공급 그리고 HIV의 수직 전이 위험의 증가(Early Weaning, Low Milk Supply, and Increased Risk of Vertical Transmission of HIV During Mastitis)

유선염은 조기 젖떼기의 연구에서 자주 인용되는 원인이다(Crepinsek, 2012; Fetherston, 1998). 수유 중의 유선염은 모유 공급 감소의 주된 원인이기도 하다. 또한 Michie(2003)는 "유선염은 모유의 세포 구성이 변하고, 유방 자체 내의 국소 방어를 변경함으로써 감염의 수직 전파를 촉진하는 강력한 위험요인"이라고 설명하였다. 유선염을 앓는 동안에는 바이러스 입자를 아기에게 더 쉽게 운반하는 특정 세포가 모유에서 발견될 수 있다. 이러한 사실은 HIV전파에 영향을 미치며, 모유를 통해서 엄마에게서 아기에로 수직전파되는 위험이 높아질 수 있다(Hansen, 2004).

Fetherston(2006)은 유방의 삼투성이 증가되고, 모유 합성의 감소, 그리고 유방과 전신의 증상이 악화됨에 따라서 면역 성분의 농축이 일어나는 것에 대해서 묘사한다. 이러한 변화는 지금의 이론으로는 완전하게 설명되지는 않지만, 일시적인 것으로 보인다. 놀랍게도 인간의 유방은 유선염의 증상이 해결되면 일주일 이내에 완전히 회복되는 것으로 보인다. 농양 현상에 대해서는 같은 말을 할 수 없으며, 유선염보다 더 해롭다.

유선염의 증상과 발병률(Symptoms and Incidence of Mastitis)

유선염에 대한 표준적인 정의가 부족하기는 하지만, 그 상태의 임상 지표로 받아들여지는 다양한 증상이 발생한다. 다음과 같은 것을 포함하는데 가슴 통증, 가슴에 덩어리가 있거나 붉게 변하는 것 그리고 불쾌감 등이다. 열은 있을 수도 있고 없을 수도 있다(Amir, 1999). 산모는 인플루엔자 같은 증상을 경험하기도 하고, 일상생활을 중단해야 할 수도 있다. 유선염의 증상은 나타나는 범위가 넓다. 국소적 증상과 전신 증상이 함께 나타나는데, 비감염성 염증 과정(울혈과 같은)과 무증상 유선염, 염증성 과정과 유방 농양이 포함된다(Amir, 2007; Cullinane, 2015; Michie, 2003; Sun, 2014).

유선염의 발병률을 확인하는 것은 어렵다. 이용 가능한 연구는 그 정의, 방법론, 진단 그리고 기간에 있어서 차이가 크다. 대부분의 연구는 산욕 초기 몇 주의 유선염이 가장 흔한 시기에 초점을 맞춘다. Foxman(2002)은 전향적 연구에서는 모유수유를 하는 9.5%의 여성들이 산후 첫 12주 동안 수유 중 유선염이 있었다고 보고하였다. Amir(2007)는 두 개의 연구에서 확보한 자료에서 17%의 유선염을 발견하였는데, 대부분의 유선염이 출산 첫 4주 이내에 발생하였다. 보다 최근에 전향적 코호트 연구에서 Cullinane(2015)은 참가자의 20%에서 유선염을 확인하였다.

Riordan(1990)과 Fetherston(1998)은 긴 기간에 걸쳐서 발병률을 조사한 별개의 연구에서 훨씬 더 높은 유선염의 발병률을 확인하였다. Riordan은 많은 여성이 스스로 치료를 하기 때문에 유선염의 실제 발병률이 덜 보고되고 덜 평가되고 있다고 추측하였다. Riordan(1990)은 첫 몇 달에만 초점을 두는 연구가 아니라 수유 기간 전체에 걸쳐서 여성들에 대한 후향적 연구를 수행하였고, 유선염의 발생률이 높게는 33%나 되는 것을 발견하였다. 그녀의 연구에 참여한 어떤 여성은 60개월 동안 수유를 했다. 유선염의 발생빈도는 수유 초기에 가장 높기는 했지만, 1/3의 여성은 6개월에도 유선염이 발병했다고 기억하였다. 1년 후에 4번째의 유선염이 발병하기도 했다. Riordan(1990)의 연구에 참여한 산모들은 유선염 발병의 위험을 높인다고 자신들이 생각하는 요인들을 열거하였다.

- 피로
- 스트레스
- 막힌 유관
- 수유 횟수의 변화
- 유방의 울혈/젖의 정체
- 다른 가족 구성원의 감염
- 유방에 외상

Fetherston(1998)은 호주 여성들로 구성된 집단에 있어서 유선염의 발생과 관련된 예측 요인들을 전향적으로 확인하고자 했다. 그녀는 첫 3개월 내에 27%의 유선염 발병률이 발견되었고, 수유 중 유선염의 정의를 "유방 조직의 염증…… [유방 조직의 염증]은 유방의 다른 조직이나 구조에 영향을 미치는 것"으로 정의를 내리자고 제안을 했다. Fetherston은 증상은 개인마다 많이 다르며, 유선염이 생긴 원인이 감염인지 아닌지 하고는 상관없이 심신을 약화시킨다는 것을 발견하였다. 그녀는 위험요인들을 공통된 주제로 묶어서 유선염이 생길 것이라고 예측할 수 있는 다섯 가지의 요인을 확인하였다.

- 막힌 유관
- 스트레스
- 젖 물기의 어려움
- 몸을 꽉 조이는 브래지어
- 수유 동안에 생기는 유두 통증

산모의 스트레스는 초산모에게 있어서 유선염이 잘 생기는 원인에 대한 예측 인자는 아니지만, 경산모에게는 예측 인자가 된다(Fetherston, 2001). 아마도 더 많이 돌봐야 할 자녀가 있는 여성은 더 많이 피곤하고 더 많은 스트레스를 받기 때문일 것이다. 이전에 유선염을 앓은 적이 있다면 재발의 위험도 있는 것으로 보인다(Mediano, 2014). 아마도 유선염은 유방의 내부 변화나 또는 막힌 유관이 있던 자리에 상처 조직을 형성(젖소에 발생하는 것과 같은)할 수 있다. 해부학적 이상이 일부 여성들에게 유선염의 발생을 증가시키는 원인이 되는 것을 가능하게 한다. 여기에는 다음과 같은 것들이 포함된다. 이전에 수술로 인해서 유관이 막힌 경우, 낭종, 종양, 이전에 화상이나 부상으로 인한 상처 등이다.

Foxman(2002)은 미국의 많은 여성으로 이루어진 대규모 집단에서 Fetherston이 발견한 것과 비슷한 유선염의 위험요인을 확인하였다.

- 이전에 유선염을 앓았던 병력
- 유방과 유두의 통증
- 유두의 갈라짐

Cullinane(2015)은 다음과 같은 요인을 식별하여 예상하였다.

- 유두 손상
- 유두 보호기 사용
- 모유의 과다 공급
- 유두나 모유 속에 **황색포도상구균**이 있을 때

모유의 과다 공급과 유선염 위험의 관련성(The Link Between Milk Oversupply and Risk of Mastitis)

Fetherston(2001)은 유선염에 관련된 메커니즘에 대한 분석에서 수유 중인 여성의 가슴이 자연적인 흐름의 메커니즘에 저항해서 젖의 흐름을 막는 것으로 관찰되었다. 그녀는 더 나아가 자주 유방을 비워 주는 것이 유방 내의 압력을 완화시키고 염증성 증상을 감소시킬 수 있다고 추측하였다.

Vogel(1999)은 유선염은 "모유가 충분하다는 표식일 수 있다."는 결론을 내렸다. 모유 생산 속도가 너무 높고 만성적인 유방의 울혈이 젖 정체에 기여를 할 때 유방에서 젖이 흐르는 기전은 방해를 받을 수 있다(Amir, 2000; Cullinane, 2015). BWC와 KH 둘 다 자신들이 돌보고 있는 산모들 중에서 많은 양의 젖이 나오는 산모들은 막힌 유관이나 유선염의 에피소드가 더 많았고, 젖을 줄이기 위한 도움을 자주 필요로 했음을 관찰하였다.

갈라진 유두와 유선염의 관련성(The Link Between Cracked Nipples and Mastitis)

갈라진 유두와 유선염은 관련이 있다(Amir, 2007; Cullinane, 2015; Fetherston, 2001). 병원 같은 환경에서 유두가 갈라지면, **병원에서 감염된**(병원에서 얻은) 유기체가 유방으로 타고 올라가서 감염의 원인이 된다. 젖 정체가 흔하게 발생하고 사출 반사가 잘되지 않는 울혈의 단계 동안에 갈라진 유두를 통해서 유방의 박테리아 번식이 발생하여 여성들이 특히 취약해진다. 유방을 보호하기 위해서 젖이 흘러나오는 기전은 모유수유가 완전히 확립이 되었을 때는 기능하지 않을 수도 있다 Livingstone(1999)도 갈라지고 감염된 유두와 유선염의 강한 연관성을 관찰하였다.

유두의 갈라진 틈으로 들어온 병원균이 유관을 타고 올라가서 유방의 감염을 일으킨다는 Livingstone의 가설이 초음파 연구를 통해서 지지되었다. Ramsay(2004)는 "모유는 유두 가까이에 있는 더 큰 유관에 저장되지 않고 더 작은 수집관과 미세관으로 다시 흘러들어 가지만, 이러한 현상들은 우리가 관찰했던 도관 내의 에코제닉 지방 구상체의 흐름이 역전되는 것이다."라는 것을 관찰하였다. 따라서 유두 피부 표면에 상처를 가지고 있는 여성은 열려 있는 유관(유두 구멍)을 통해서 감염이 침투하는 것을 예방하기 위해서 세심하게 관리되어야 한다.

수유 중 유선염의 다른 위험 인자들(Other Risk Factors for Lactation Mastitis)

유선염에 대한 문헌은 일반적이지 않은 위험요인에 대

한 언급도 포함한다. 수유상담가가 산모를 평가할 때 가끔 이러한 문제가 관련성이 있을 수 있음을 고려하는 것이 중요하다.

- 산모의 건강이 좋지 않을 때, 특히 빈혈의 병력이 있을 때(Minchin, 1998)
- 비효과적인 유방 유축에 의존할 때
- 심한 운동이나 외상으로 인해서 유방에 부상을 입었을 때(Fetherston, 1997)
- 유방에 있는 구조적인 이상: 유관 이상, 이전의 유방 수술의 병력, 유방암, 낭종, 농양(Dahlbeck, 1995; Meguid, 1995; Olsen, 1990)
- 유두 보호기를 사용하거나/또는 깨끗하지 않은 유두 보호기의 사용(Cullinane, 2015; Fetherston, 1998; Noble, 1997)
- 흡연(Furlong, 1994)
- 산모의 IgA면역 결핍(Fetherston, 2001)

코에 있는 **황색포도상구균**은 침습성 **황색포도상구균** 질환의 위험요인이다(Peacock, 2003). Amir(2006)는 유선염이 있는 산모의 영아들이 훨씬 더 많이 코 속에 **황색포도상구균**을 보균하고 있는 것을 발견하였다.

영아가 병원 환경에서 세균에 감염된 경우에는, 아기의 입이 엄마의 유두에 접촉이 되는 수유할 때마다 세균 노출을 잠재적으로 재도입한다. 포도상구균의 감염은 아기의 기저귀 부위에 농양으로 나타날 수도 있다(Fortunov, 2006). 오픈 되어 있는 유두 상처에 세균 감염이 생기면 유선염의 발병을 일으킬 수 있으므로 아기의 기저귀를 갈아 준 다음에는 산모의 손을 깨끗이 하고 유두를 깨끗이 하는 것은 유선염을 예방하는 데 매우 중요한 처치이다.

국소에 바르는 소독약인 겐티아나 바이올렛(Saji, 1995)과 항생제는 **포도상구균**의 치료와 예방을 위해서 사용되지만 갈라져서 균이 침투하기 쉬운 유두를 관리하기 위한 최선의 방법으로는 부족하다.

유선염의 관리(Management of Mastitis)

이상적으로는 모유수유에 의해서 모유의 흐름을 유지하는 것이 유선염의 관리에 있어서 중요하다. 세계보건기구(The World Health Organization: WHO, 2000)에서는 산모가 유선염에 걸렸을 때, 건강한 만삭아 아기는 모유수유를 계속할 수 있다고 말한다. 유선염 치료에 사용되는 대부분의 항생제는 모유수유를 계속할 수 있다.

전 세계적으로 여성들은 유선염을 치료하기 위해서 항생제를 기본적으로 처방받는다(Amir, 2000; Kvist, 2016). 그러나 코크란 리뷰(Jahanfar, 2013)에서는 "수유 중 유선염의 항생제 치료 효과를 확인하거나 반박하기에 충분한 증거가 없다."는 결론을 내렸다.

유선염을 관리하기 위한 모유수유의사회의 프로토콜(Amir, 2014)은 증상이 있은 후 첫 24시간 동안에는 모유의 제거와 같은 보수적인 조치를 사용하도록 제안하였다. 만약에 산모가 아주 많이 아프거나 증상이 좋아지지 않는다면 항생제가 처방되어야 한다. 항생제 치료를 시작하고 나서 48시간 내에 전혀 증상이 좋아지지 않는 경우에는 이 여성에게 항생제에 내성이 있는 포도상구균(메티실린 내성 **황색포도상구균**-methicillin-resistant S. aureus)이 있지는 않은지 확실히 하기 위해서 세균 배양이 수행되어야 한다. 이러한 여성을 도와주기 위해서는 휴식, 양질의 영양 섭취, 그리고 부종을 줄이기 위한 냉팩을 포함한다.

사람의 모유에서 분리된 유산균을 사용한 새로운 유선염에 대한 치료법이 연구되고 있다(Arroyo, 2010). 프로바이오틱스 요법들은 많은 건강한 내장과 마찬가지로 건강한 유방에는 미생물군이 균형을 이루고 있다는 이론에 근거를 두고 있다. 이러한 모델에서는 주로 **포도상구균**과 **연쇄상구균**인 특정한 박테리아 종의 농도가 정상보다 높아서 관을 폐쇄하고 염증을 일으킨다. 큰 실험을 통해서 확정되지는 않았지만, **락토바실러스 퍼멘텀**을 사용한 프로바이오틱요법이 항생제요법의 대안적 치료법(Arroyo, 2010)으로 입증될지도 모른다. 모유수유가 고통스러운 148명의 여성들을 대상으로 한 무작위 이중 맹검 연구에서 Maldonado-Lobon(2015)은 프로바이오틱스요법으로 치료를 받은 여성들의 모유에 포함된 **포도상구균**의 양이 통제집단에 비해서 현저하게 감소되었음을 확인하였다. 유방 통증 점수는 프로바이오틱을 사용한 그룹에서 현저한 차이가 있음이 발견되었다.

의학적으로 연약하거나 조산아에게 주기 위해서 유축을 하는 산모들이 유선염에 걸렸을 때에는 유선염의 증상이 해결될 때까지는 유축한 모유를 버려야 한다(Behari, 2004; Neifert, 1999). 때때로 아기들은 유선염이 있는 유방을 거절할 수 있는데, 이것은 유선염이 있는 유방에 있는 모유에 나트륨과 염화물의 수치가 높아서 모유에서 짠맛이 느껴지기 때문이다. 이러한 수유 거부가 발생하는 경우에는 산모는 건강한 유방으로 수유를 하고, 유선염이 있는 유방에서는 유축기나 손을 사용해서 젖을 비워 내야 한다.

모유 배양(Milk Cultures)

유방 감염을 명확하게 진단하기 위한 하나의 방법으로 유축된 모유에 포함된 박테리아의 수를 조사하는 연구가 진행되었다(Osterman, 2000; Thomsen, 1983). 그러나 Fetherston은 소를 대상으로 한 과학에서 차용된 이러한 기법은 인간의 유선염을 진단하는 데 한계가 있다고 지적한다. 인간의 유방은 소의 젖과는 구조가 다른데, 젖소는 모든 유방의 엽이 공통의 저장고로 배출되는 구조를 가지고 있다. Love(2000)는 인간 유방의 상태는 "유방이 아닌 6~9개의 관 시스템"을 고려하는 것이 해부학적으로 더 정확하다고 진술하고 있다.

이러한 각각의 유관 시스템은 서로 분리되어 있기 때문에 연구가들은 박테리아 실험을 할 때 혼란스러운 결과를 얻을 수 있다고 추측한다. 감염된 유관으로부터 모유를 모으지 않는 한, 다른 건강한 모유들과 섞일 수 있어서 건강한 유관에서 나온 모유가 감염된 유관에서 나온 세균 군집을 희석할 수 있다. 따라서 세균의 군집 수는 정확한 정보를 제공하지 않을 수 있다. 실제로 세균 군집의 수를 측정하는 방법은 배양 결과를 확보하기 위해서 걸리는 비용과 시간으로 인해서 거의 사용되지 않는다. 그러나 모유를 배양하는 것은 유방에서 자라고 있는 병원균의 유형을 확인하는 데 유용하다. 그것은 적절한 항생제요법의 선택에 도움을 준다.

일부 의사들은 항생제의 선택을 돕기 위해서 산모의 모유나 아기의 코와 목의 배양균을 확보한다(Wust, 1995). 이러한 배양검사는 여성이 항생제를 사용한 표준적인 치료법에 반응하지 않을 때 일반적으로 수행된다.

유선염의 모습(Images of Mastitis)

[사진 11-10]에 있는 여성의 왼쪽 유방은 산후 4일째에 염증이 생겼다.

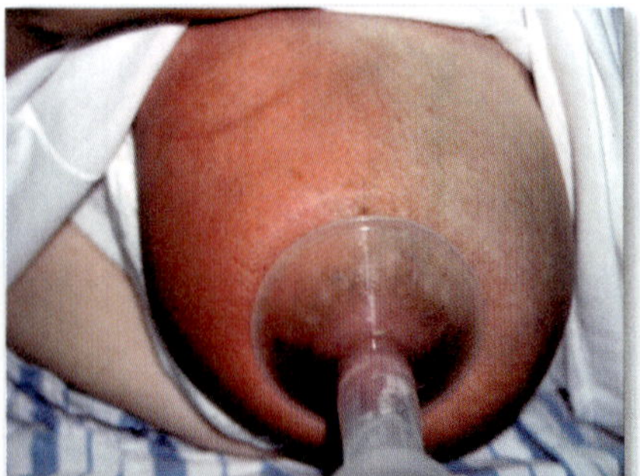

[사진 11-10] 출산 4일째에 생긴 유방 염증

그녀는 수유상담가에게 전화를 걸어서 유방이 너무 고통스럽게 뜨겁고 부풀어 올랐다고 불평을 했다. 수유상담가가 방문을 했을 때 그녀는 유두에서 흉벽까지 4시에서 12시 방향으로 확장된 **홍반**(붉어짐)을 관찰하였다. 젖의 흐름이 차단되었고 모유수유는 시도할 때마다 너무 고통스러웠다. 이 여성은 머리가 아프고 전신이 아팠지만 열은 없었다. 그러나 그녀는 아세트아미노펜(타이레놀)을 복용하고 있었고, 그것이 열성 증상을 가리고 있었을지도 모른다.

[사진 11-11]에 있는 여성도 아세트아미노펜을 복용하고 있었는데 열은 없었다. 유선염은 일반적으로는 한쪽 유방에만 발생하지만 양쪽 모두 유선염이 발생할 수도 있다([사진 11-11]과 [사진 11-12]). 양쪽 유방에 병리적인 울혈이 비슷하게 나타날 수 있지만, 유선염이 양쪽 유방에 발생할 때는 연쇄상구균의 감염을 의심해야 한다.

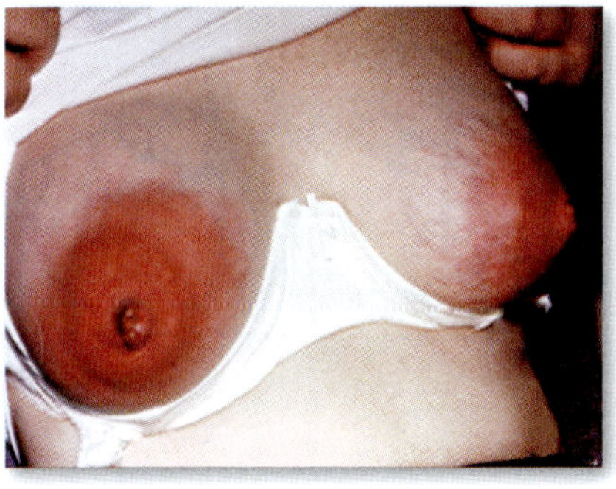

[사진 11-11] 양쪽 유방의 유방(선)염

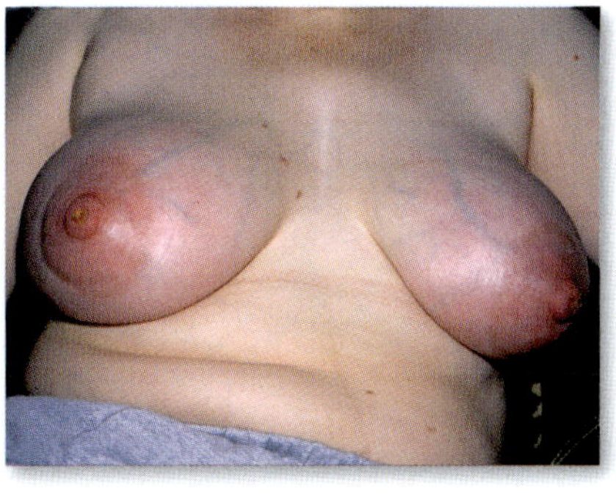

[사진 11-12] 출산 11일째에 생긴 양쪽 유방의 유방(선)염

Amir(1999)는 응급실에서 유선염 치료를 받은 여성들에 대한 감사를 수행했는데, 이 여성들 중 거의 40%에서는 열이 없는 것을 발견하였다. 오직 27%의 여성들만이 열이 38.5도C(101°F)이거나 그 이상이었다. Amir는 일부 여성들이 해열제를 복용함으로써 열이 가려졌고, "유선염이 있는 여성이 38.5도의 열이 있다는 증거는 다시 조사될 필요가 있다."고 언급하였다.

유선염이 있으면서 열이 나지 않는 여성들에게는 증상을 바꿀 수 있는 약물을 복용하고 있는지에 대해서 물어봐야 한다. 다른 임상실험에서는 열이 없는 유선염과 농양을 관찰한 사람들도 있다. 어떤 사람은 경험하고 있는 질병의 종류와 관계없이 감염의 과정으로 늦게 열이 날 수도 있다. 따라서 유방의 통증은 열이 없는 상태라도 유선염의 진단 지표로 고려되어야 한다.

칸디다 알비칸스(Candida Albicans)

유방에 통증을 일으키는 곰팡이 감염의 역할은 아직 충분하게 밝혀지지 않았다(Amir, 2013). Jimenez(2015)는 DNA를 이용해서 인간의 모유에 포함되어 있는 곰팡이균 종을 발견하였다. 그러나 이러한 분석은 조사 대상이었던 여성들의 모유 샘플 어디에서도 칸디다 알비칸스를 발견하지 못했고, 이것은 유방에 '이스트 감염'으로 고통을 받고 있는 증상적으로 진단을 받은 여성들의 모유에서조차도 칸디다 알비칸스를 발견할 수 없었다.

2차 칸디다 감염은 항생제 치료 후에 나타나거나 엄마들이 곰팡이균의 포자의 감염에 노출되어서, 또는 아기의 입 안에 생기는 아구창에 의해, 그리고 곰팡이균에 의한 기저귀 발진이 있을 때 생길 수 있다. 유두가 칸디다에 의해 국소 감염이 원인이 되어 통증을 일으키는데, 이것은 신경 자극이 원인이 되어서 그럴 수 있다. 이것은 아마도 방사되고 유방 내에서도 감지되는 고통(깊은 유방 통증)을 설명해 주는 것일지도 모른다.

이스트균의 포자는 낭을 형성하고 있어서 피부는 다치게 하지 않고 씻어 낼 수 있다. 유두 표면에서 이스트균이 과도하게 많이 성장을 하면 유두 표면을 손상시킬 수 있는데, 만약에 아기가 아구창을 가지고 있거나 기저귀 발진이 있다면 매 수유 후에 유두를 깨끗한 물로 닦아 줌으로써 예방할 수 있다. 손 씻기와 공갈 젖꼭지의 세척, 유두 보호기 그리고 유축기 부품들의 세척을 강조해야 한다. 수유상담가는 여성들에게 나타날 수 있는 국소 곰팡이 감염에 대한 치료법을 확인하고 얻는 데 도움이 되는 예상 지침을 제공한다.

BWC와 KH는 만성적인 유두/유방의 통증을 가지고 있는 여성을 만났다. 그들은 '저항성 이스트 감염'을 가지고 있었고, 거의 공포감에 가까운 두려움을 가지고 있었다. 이들 중 일부는 자신이 곰팡이 감염이라고 확신하는 증상에 대해서 자가 치료를 몇 주간 지속하였다. 그들은 그들의 환경에서 '곰팡이'를 박멸하기 위한 시도로 그들의 식단을 과감하게 수정하고 추가적인 세탁과 집안일을 지나치게 한다. 많은 여성은 강력한 항진균제를 반복적으로 사용하는데도 불구하고 증상은 아주 조금만 나아졌다. 수유상담가는 그들이 곰팡이균에 감염되지 않았을 가능성에 대해서도 찾아보고, 그들의 가슴 통증에 대한 다른 설명도 고려해야 한다. 박테리아가 지나치게 많이 생기는 여성들은 가슴 깊은 곳에서의 통증을 이야기하며 유두와 모유에서 박테리아가 많이 발견되고, 비록 유두 표면에 병적인 감염이 생기는 것이 일반적이기는 하지만, 국소적 약물을 가지고 적절하게 치료되어야 한다(Shirtliff, 2009). (8장 참조)

유방 농양(Breast Abscess)

수유 중의 유선염은 심각한 스펙트럼을 따라서 발생한다. 어떠한 단계에서도 증상 해결에 실패를 하면 더욱 심각한 질병으로 진행될 수 있다. 치료가 지연되거나 부적절한 치료는 유방 농양의 발달을 초래할 수 있고, 이것은 일반적으로 내부 파열이나 패혈증의 위험으로 인해서 수술적 응급상황으로 고려된다.

유방 농양은 감염된 물질(고름)로 가득 차 있는 낭종이다. [유선의 **낭종**(galactocele)은 감염되지 않은 모유로 가득 차 있는 낭종이다.] 유방 농양의 발생률은 미국을 포함한 일부 국가에서는 11%로 높다(Foxman, 2002; Kataria, 2013). 발생률은 나라마다 매우 다른 것으로 보이며, 산모에게 제공되는 서비스의 질, 병원의 감염관리 정책, 수유관리가 능숙하게 제공되는 정도와 관련이 있을 수 있다. Amir(2004)는 호주에서의 유방 농양 발생률은 약 3%에서 나타난다고 인용하였다. 스웨덴의 연구에서 Kvist(2005)는 1987부터 2000년까지 모든 단일아 출생에 대한 자료를 조사했는데 유방 농양의 발생률이 0.1%인 것으로 확인되었다.

유방 농양은 초산모인 경우에 흔하며, 30세 이상의 여성과 임신 41주 이후에 출산한 여성에게 더 흔하게 발생한다(Kvist, 2005; Ulitzsch, 2004). Bharat(2009)는 흡연하는 여성과 비만 여성들 사이에서 농양 발생률이 더 높다고 보고하고 있다. 종기의 85%는 수유 초기에 발생하고, 일반적으로 첫 3개월 동안에 발생한다. 가장 흔하고 일반적인 균은 **포도상구균**이지만, 일부 나라에서는 메티실린 내성 **황색포도상구균**(MRSA)이 유방 농양이 있는 산모들에게서 점점 더 많이 증가되고 있는 것이 관찰되고 있다(Sun, 2014). 장티푸스가 흔한 나라에서는 유방 농양의 원인이 되며, 장티푸스는 모유로 분비되기 때문에 걱정된다(Kataria, 2013).

이것은 염증성이나 유선염의 감염을 치료하는 동안에 갑작스럽게 젖떼기를 하거나, 유방 감염을 치료하기 위한 선택으로 항생제 치료를 했는데 잘못되었을 경우, 필요한 항생제 치료가 지연되었거나, 또는 항생제의 전체 치료과정이 완전하지 않을 때에 유방의 농양 발생 위험이 증가한다.

농양의 유형(Types of Abscesses)

농양은 유두 근처 유방의 표면 가까이에 발생할 수 있다(**유륜하 농양**). 이 농양들은 종종 종기처럼 '무르익고', 적출하기가 쉽고 예후가 좋다. **유관 내 단일로 있는 농양**은 유방 조직 속 깊숙한 곳의 한곳의 장소에 위치하며 감염 물질로 나타난다. 유방 농양의 65%는 다실성(유관의 여러 곳에)으로 나타나며 재발률이 높다(Olsen, 1990).

[사진 11-13]의 여성은 출산 후 6주째이다.

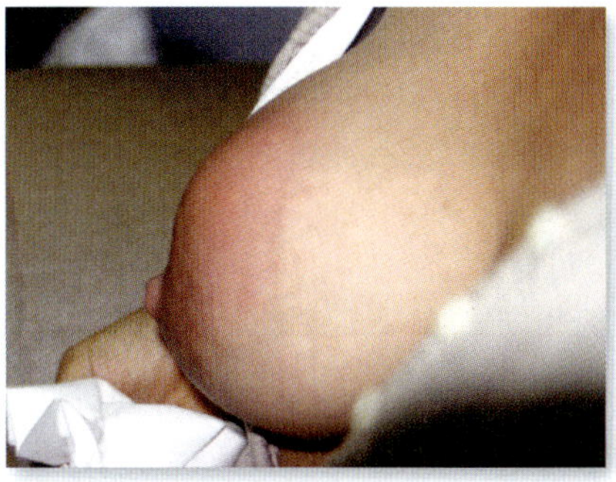

[사진 11-13] 유두의 경화와 함께 악화되는 농양

측면에서 보면 유두가 단단해져 있는 것(안으로 당겨 들어가서)을 관찰할 수 있다. 유방 조직이 단단해지는 것은 유방 농양(그리고 유방암)의 중요한 증상이며 의사에게 보고되어야 한다.

유방 농양의 감지와 치료(Detecting and Treating Breast Abscesses)

유선염이 해결되지 않고, 유방의 한 부위가 눈으로 보기에도 분명하게 붉어져 보이고 단단한 것이 점점 더 커진다면 농양으로 의심된다. 초음파 검사는 농양인지 또는 유선 낭종(젖이 고여 있는 것)을 형성하고 있는 것인지를 구분하는 유용한 도구이며(Christensen, 2005), 해당 부위를 명확하게 분명하게 보여 주고 외과 의사가 감염된 모든 주머니를 제거하기 위한 지침이 된다(Sun, 2014; Ulitzsch, 2004). 항생제는 유방 농양을 제거한 후에는 일반적으로 처방된다.

어떤 유방의 농양은 초음파를 보면서 바늘로 흡인을 하여 치료되기도 한다. 이러한 방법은 회복기간이 짧고 미용 효과가 더 좋은, 침습성이 적고 더 보수적인 치료법으로 여겨진다(Sun, 2014). 만약에 바늘로 흡인하는 것이 실패하고, 유선염이 재발된다면, 농양을 절개하고 배농시켜야 한다. 외과 의사는 유방을 절개하고 농양주머니를 열어서 감염된 액체를 배출시킨다. 상처 관리가 종종 고통스럽고 치유는 느리다. 두 가지 유형의 수술에서 모두 감염된 액체가 흘러나올 수 있도록 드레인(고무로 된 배출이 잘되게 도와주는 것)이나 션트를 설치할 수 있다(Karstrup, 1990). ([사진 11-15], [사진 11-18], [사진 11-20] 참조)

최근에 기술되는 전략은 농양 가까이에 있는 유륜 주변에 작은 절개를 만들고, 고무 튜브를 넣고 봉합선으로 고정시키는 방법을 포함하고 있다. 튜브는 음압병에 연결하여 계속해서 감염된 액체가 흘러나오도록 하고 초음파로 고여 있는 것이 안 보일 때까지 그대로 둔다. Wei(2016)는 이러한 치료를 받은 30명의 산모들의 결과를 전통적인 절개와 배농 시술을 받은 32명의 산모들과 비교했다. 새로운 방법으로 치료를 받은 산모들은 통증이 더 적었으며, 더 빠른 치유를 보였고, 모유수유를 지속할 가능성이 더 많다고 보고하였다. 농양이 재발되지 않았고, 아기에게도 감염되지 않았다.

코크란 리뷰(Irusen, 2015)는 유방 농양에 대한 치료의 효과를 평가하려고 시도하였다. 치유에 대한 다양한 정의, 결과에 대한 불완전한 보고, 그리고 저조한 연구 설계로 인해서 결론을 내리는 것이 어려웠다. 여성들은 바늘로 흡인을 하는 것을 더 만족스러워 했고, 이러한 방법이 실패를 해서 유방 농양을 경험하고도 그로 인해서 젖떼기를 하는 여성들의 수가 더 적었다. 그러나 검토자들은 바늘로 흡인을 한 여성들 중 일부가 실패를 하고 농양이 재발했음을 관찰하였다. 검토한 연구에서 절개와 배농의 방법으로 치료한 모든 유방 농양은 치유되었으나 치유 기간이 더 오래 걸렸다.

바늘 흡인이나 절개 수술 후에 항생제가 처방되는 경우, 적절한 약물요법이 선택될 수 있기 위해서는 특정한 감염원을 확인하기 위해서 균 배양 검사와 민감성 검사가 중요하다. 코크란 리뷰 검토자(Irusen, 2015)들은 절개나 배농 시술을 받은 후에 항생제요법을 받았거나 받지 않은 여성들의 결과를 비교한 연구는 단 하나뿐인 것을 확인하였다. 그룹 간 결과의 차이는 관찰되지 않았다. 연구 결과의 부족과 연구 설계의 다름으로 인해서, 현재로서 결론 내릴 수 있는 것은 임상관행에 지침을 제공하기 위해서는 더 나은 설계를 가진 더 많은 연구가 필요하다는 것이다.

유방 농양 수술 후의 수유 관리(Post-Surgical Lactation Management of A Breast Abscess)

수유를 하고 있는 유방에서 낭종이나 농양을 제거하기 위해서 절개와 배농 방법이 사용된 경우에는 회복이 느릴 수 있다. 치유가 되기까지는 4~6주 정도가 걸리는데 이것은 흔히 있는 일이다. 절개된 상처는 열어 두어야 배농이 잘되고 안에서부터 새살이 적절하게 차오를 수 있다. 만약에 바깥 쪽(피부)의 상처가 너무 빨리 치유되면, 피부 아래에 누공이 형성되어 더 많은 상처 조직이 형성되는 추가적인 합병증을 초래할 수 있다.

상처를 열린 상태로 두면 안에서부터 치유가 일어나는 동안에 열린 상처로 모유가 새어 나오게 된다. 모유가 흘러서 지저분하지만 이로울 수 있다. 모유에는 인간의 성장인자, 항염증인자, 그리고 상처를 씻어서 감염을 예방하게 도와주는 또 다른 면역인자가 포함되어 있다. 그러나 상처가 열려 있는 것을 보는 여성이나 가족들에게는 걱정을 하게 만든다. 모유가 새는 것은 젖 사출 반사를 여성이 느낄 때는 더 확실히 눈에 띌 수 있다. 열려 있는 상처에 깨끗한 일회용 기저귀를 올려놓고 있으면 새어 나오는 모유를 받아서 심지에 있는 습기가 피부에 닿지 않게 할 수 있다. 피부를 건조하게 유지를 하면 피부의 짓무름과 피부 손상을 예방하는 데 도움이 된다.

유방 농양이 있는 여성들에 대한 짧은 사례연구(Brief Case Studies of Women with Breast Abscesses)

[사진 11-14]의 여성은 왼쪽 유방의 11시 방향에 곪아가고 있는 (마지막 단계인) 피부 바로 밑에 있는 농양을 가지고 있다.

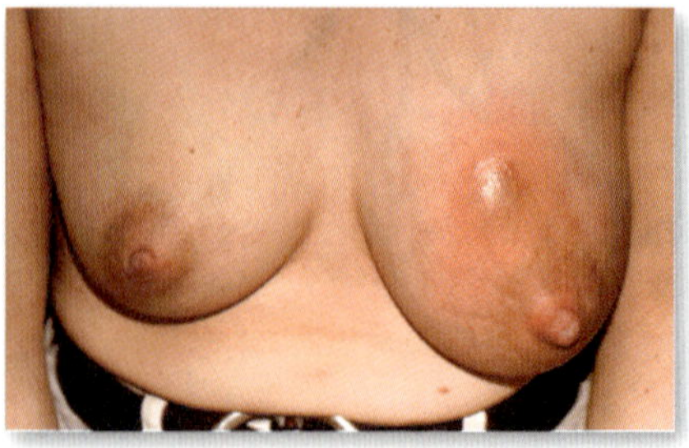

[사진 11-14] 악화되는 농양

그녀는 막힌 유관이라고 생각하고 3주 반 동안 자가 치료를 하고 있었다. 그녀는 전화로 주치의와 상의하고 있었지만 열이 있다는 사실을 보고하지 않았기 때문에 직원들은 농양을 의심하지 않았다. 그녀는 수유상담가에게 상담을 요청하였고, 수유상담가는 즉시 그녀의 상황을 의사에게 보고하였다. 의사는 그날 여성을 검사하였고, 커다란 농양에 대한 절개와 배농 시술을 하기 위해서 입원시켰다.

산후 3주에 [사진 11-15]에 있는 산모는 그녀의 오른쪽 유방의 3시 방향에서 유륜하 농양을 발견하였다.

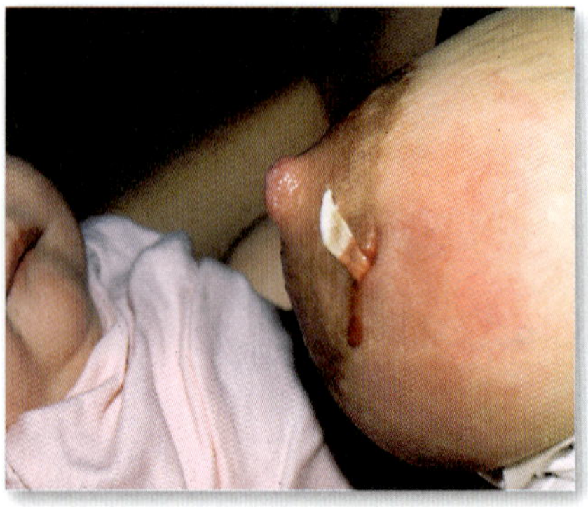

[사진 11-15] 윅(심지)이 삽입된 유륜하 농양

이 여성은 젖 양 과다 공급의 문제와 울혈을 겪고 있었으며, 2주 말까지 유선염의 증상이 있었다. 그녀는 병원 응급실에 가기 전에 의료적 치료를 받는 것을 한 주 더 미루었다. 호두 크기의 유방에 있는 덩어리는 농양으로 확인이 되었고 절개를 하고 배농을 시작하였다. 산모는 수술 후 1주일이 지났고(출산 후 한 달째), 상처에 요오드 심지를 넣어서 모유와 감염된 체액의 배농을 가능하게 하고, 상처 표면이 치유되기 전에 닫히는 것을 예방하고, 안으로부터 새살이 완전하게 차오르는 것을 도와주게 하였다. 상처로부터는 피와 모유가 흘러나왔다. 일반적으로 산모는 상처에 드레싱을 대었지만, 큰 드레싱이 수유를 하는 동안 아기를 산만하게 하는 것처럼 보였다. 산모는 수유를 하는 동안 작은 소독된 거즈를 상처에 대고 손으로 잡는 법을 배웠다([사진 11-16]).

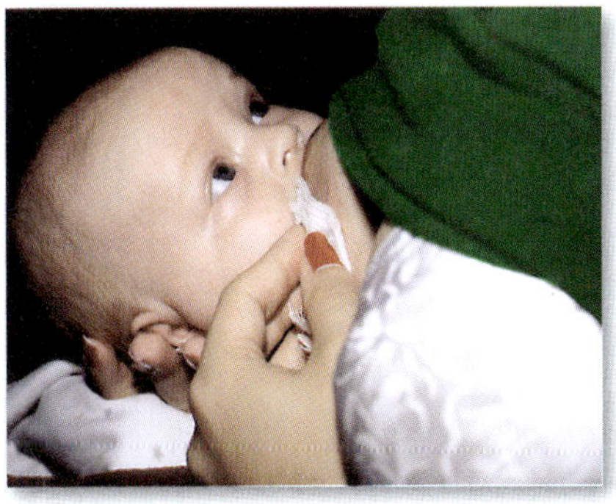

[사진 11-16] 배농되는 농양 상처 위로 패드를 대고 있음

산모는 의사로부터 영향을 받은 유방은 유축을 해서 모유를 버리라는 조언을 들었다. 농양이 있는 위치 때문에 유축기의 깔때기가 상처를 문지르지 않도록 놓는 것이 어려웠다. 게다가 산모는 아기가 빠는 것이 유방을 더 성공적으로 부드럽게 한다는 것을 발견하였다.

어떤 산모들은 직접 먹이는 것이 너무 고통스러워서 유축하는 것을 더 선호할 수도 있지만, 이 산모는 직접 먹이는 것을 더 좋아하였다. 아프거나 조산아인 경우에는 유방 농양이 있는 산모의 모유에 포함되어 있는 높은 수치의 병원균에 노출되어 병에 걸릴 수 있으므로 이러한 아기는 질병에 대한 의료적인 관찰이 요구된다. 이 아기는 영향을 받은 유방에서 모유수유를 했음에도 어떠한 부작용도 겪지 않았다.

수유의 관점에서 보면 모유수유와 유축을 용이하게 하기 위해서는 수술 절개를 할 때 유두에서 가능한 한 멀리 있어야 한다. 절개를 방사형으로 하면 유관을 가로지르는 것이 아니고 유관의 방향을 따라서 절개를 함으로써 유관 시스템을 덜 손상시키고 유축을 더 쉽게 할 수 있을 것이다.

[사진 11-17]은 출산 후 7주가 된 동일한 산모의 유방을 보여 준다.

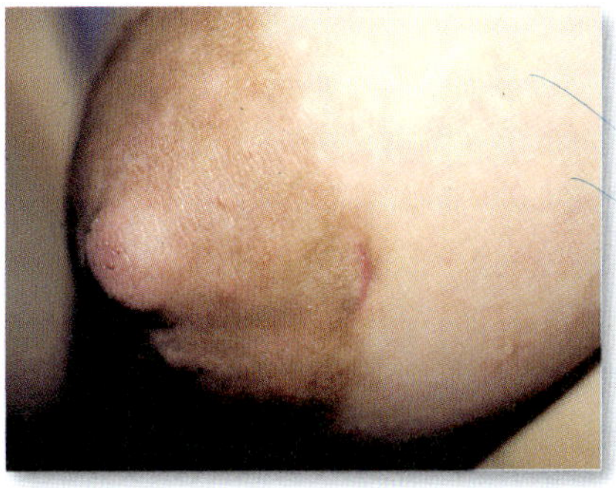

[사진 11-17] 치유된 유륜하 농양

상처는 닫혔고, 산모는 별 탈 없이 계속해서 모유수유를 했다.

경피 배액술을 사용해서 조기 치료를 받은 MRSA-관련 농양에 대한 사례연구(Case Study of MRSA-related Abscess Treated Initially with Percutaneous Drainage)

[사진 11-18]은 첫 아이에게 모유수유를 하고 있는 36세의 여성을 보여 주고 있다.

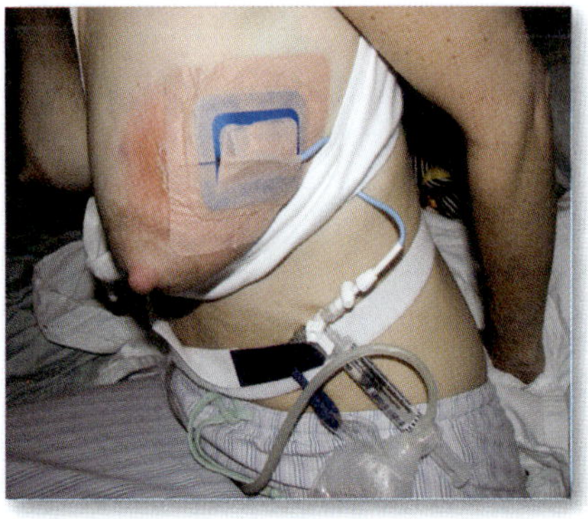

[사진 11-18] MRSA-관련 농양에 대한 경피 배농

그녀는 건강한 남자 아기를 38주에 출산하였다. 양쪽 유두는 병원에서부터 갈라지기 시작하였다. 하이드로겔

드레싱과 라놀린 크림으로 치료를 했지만 유두를 치료하는 데는 실패했고, 유두의 갈라짐은 7주 동안 지속되었고, 증상이 지속되는 동안 전화로 관리되고 보고되었다.

이 산모의 왼쪽 유방은 오른쪽보다 3배 더 많은 모유가 분비되었고, 아마도 유방의 울혈이 저조한 젖의 배출에 기여를 했을 것이다. 유두의 치유를 막고 있었던 병원균이 유방의 내부로 들어갈 수 있는 충분한 기회가 있었다.

출산 후 4주째에 이 산모는 왼쪽 유방의 유관이 막힌 것을 경험했는데, 역시 열은 없었다. 그녀는 검사 없이 의사에게 전화를 걸어서 7일간 먹을 세팔렉신(500mg을 하루에 2회 복용)을 처방받았다. 아기에게 산통 증상이 나타나서 산모는 5일째 되는 날에 약을 중단하였다. 2주 후에 같은 유방에서 증상이 재발하였다. 비록 산모는 열은 여전히 없었고, 자신의 산과 전문의로부터 직접적인 평가를 받기를 원했지만, 하루에 4번, 한번에 250mg의 디클록사실린을 복용하도록 처방을 받았고 증상은 해결되지 않았다.

모유수유의사회의 프로토콜 4: 유선염(Amir, 2014)은 디클록사실린을 하루에 4번 500mg씩 복용하도록 하기 때문에 첫 번째와 두 번째 모두 항생제의 복용량이 부적절하였다. 불완전하고 지연되는 부적절한 항생제요법은 유방 농양의 위험 증가와 관련이 있다. 이 산모는 첫아기이고, 나이가 30세 이상이고, 치유되지 않은 유두 통증이 있었다. 이 모든 것이 유방 농양의 위험요인이다.

7주가 되었을 때, 왼쪽 유방의 바깥쪽 사분면 상단에 약 3시 방향으로 붉게 부어오른 부분이 생겼다. 방사선사는 초음파 검사를 통하여 농양 덩어리를 발견하였고, 흡인 기법을 수행하였다. 체액의 균 배양검사에서 메티실린 내성 **황색포도상구균**(MRSA)이 자라고 있었다. 균 배양 검사를 한 보고서에 따르면 의사는 절개와 배농을 실시하고, 정맥 내 반코마이신 치료를 하기 위해서 산모를 즉시 병원에 입원을 시켰다. [사진 11-18]에서 보듯이 농양에서부터 분비물을 계속해서 배출하기 위해서 경피배액관이 삽입되었다.

집으로 돌아간 산모는 응급으로 젖떼는 것을 상의하기 위해 수유상담가와의 상담을 요청하였고, 상담이 제공되었다. 그러나 며칠 내에 아기가 분유를 받아들이는 데 어려움이 있다는 사실이 분명해졌다. 산모는 완전하게 젖을 떼는 것은 안 하기로 결정하였다. 농양이 있는 유방은 점진적으로 젖을 뗐고, 영향을 받지 않은 유방으로 계속해서 수유를 했다.

이 사례(Wilson-Clay, 2008)는 산모나 아기가 MRSA에 감염되었을 경우에, 특히 치유되지 않는 갈라진 유두의 결과로 얼마나 심각한 감염이 발생할 수 있는지를 보여 준다. 지속되는 낮은 정도의 유두와 유방의 통증이 주된 증상이었지만 열은 없었기 때문에 그녀의 건강관리 전문가들은 상태의 심각성을 인지하지 못했다. 약물 내성 병원균이 점점 더 확산되고 증가됨에 따라 치유되지 않는 갈라진 유두와 그 외 지속되는 유방 증상을 가진 여성들에게 있어서는 시기적절한 평가가 요구된다.

모유수유를 하는 산모의 다실(다세포)성 유방 농양에 대한 사례연구(Case Study of Multilocular Breast Abscesses in a Breastfeeding Mother)

[사진 11-19]에 있는 26세의 초산모는 절개 수술 후의 치유 단계에서 두 개의 농양을 보여 주고 있다.

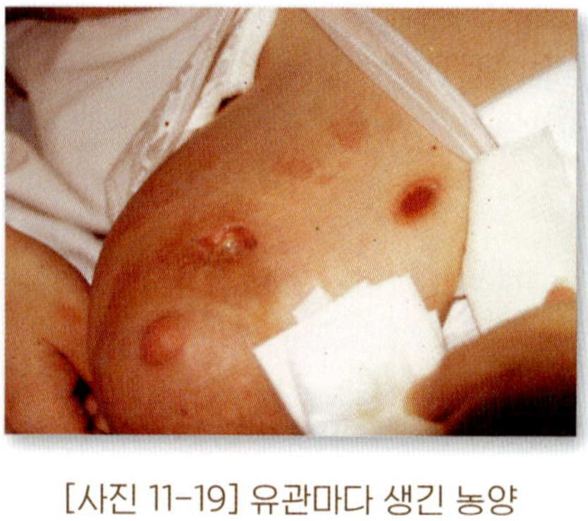

[사진 11-19] 유관마다 생긴 농양

산모는 산후 21일째에 그녀의 의사를 방문하여 오른쪽 유방의 유륜 가장자리 위 12시 방향에 생긴 완두콩 크기의 덩어리에 대해서 보고하였다. 산모는 열은 없었지만 그 부위는 불편했다. 의사는 그 부위에 따뜻한 팩을 하고 좀 더 자주 모유수유를 할 것을 권했다. 산모는 산후 2주만에 대학원에 복학을 했고, 그 결과 스트레스와 피로가 증가되었다. 산모는 엄청난 양의 모유가 나오고 있었고, 울혈 단계가 길어지고 있었다. 그녀의 아기는 유방 울혈을 예방할 수 있을 만큼 충분한 양의 모유를 제거할 수 없었고, 그녀의 바쁜 학교 일정은 유축을 하기에 적합한 시간을 방해하였다.

같은 주의 금요일이 되었을 때, 이 산모는 자신의 의사에게 전화를 해서 유방에 있는 덩어리가 달걀만 하게 자랐다고 보고하였다. 이 여성은 여전히 열이 없다고 보고하였다. 그러나 덩어리는 커지고 있었다. 산모는 즉시 외과 의사에게 보내졌다. 초음파를 사용한 검사에서 의사는 유륜하에 농양이 있는 것을 발견하였고, 압력을 줄이고 약물 민감성을 확인하기 위한 균배양검사를 위해서 흡인을 했다. 산모가 열이 없었다고 말했을 때, 의사는 자신이 유방 농양을 치료한 여성들 중 약 25%에서 열이 없었다고 말했다.

미세 바늘 흡인뿐만 아니라, 경구용 항생제도 이 산모의 농양을 해결하지 못했다. 2일 후에 절개와 배농이 수행되었다. 여러 개의 유선 소포에 농양이 있는 것이 발견되었다. 고름이 든 물질이 배액관을 통해서 제거되었다. 그 산모는 유방의 울혈을 완화시키기 위해서 수술 후 자신의 유방에서 유축을 했고, 자신의 정서적-신체적 외상의 결과로 젖을 떼기로 결정하였다.

유축하면서 천천히 젖떼기(Slow Weaning on a Breast Pump)

수유상담가는 치유되고 있는 유방이 추가적인 울혈로 인한 스트레스를 받지 않도록 보호하기 위해서 서서히 젖을 떼는 계획을 고안하였다. 산모는 유축기를 이용하여 젖을 비워 냈고, 매번 유축할 때마다 유축하는 시간을 점차적으로 줄였으며, 유축을 하는 횟수도 천천히 줄여 나갔다.

예를 들어, 첫째 날 산모는 수유를 한 번 줄였다. 규칙적인 수유 시간은 모두 쉬고 12분 동안만 유축을 했다. 산모는 젖 생산량이 줄어들어서 가슴이 편안함을 느낄 때까지 며칠 동안 이 스케줄을 따라야 한다. 그런 다음 모유 생산이 안정화될 때까지 이러한 수준을 유지하면서 각 세션에서 유축 시간을 10분으로 줄였다. 다음에는 유축 세션의 스케줄을 중단하였다. 그녀는 모유 생산이 중단될 때까지 유축 시간을 줄이는 것과 전체 횟수를 줄이는 것을 반복하면서 이러한 방법을 지속했다. 산모는 젖떼기가 진행되는 동안 불편함을 느낄 때마다 유축기를 짧게 사용해서 쌓여 있는 모유의 압력을 완화시키도록 교육을 받았다. 왜냐하면 그녀는 농양과 젖 양 과다 문제의 병력을 가지고 있었기 때문에 산모를 보호하기 위해서 아주 천천히 조심스럽게 젖떼기를 할 필요가 있었다. (아기는 분유를 사용할 필요가 있을 때까지 유축된 모유를 젖병으로 수유했다.)

그녀의 유방이 천천히 치유됨에 따라서 수유상담가는 이 산모에게 스포츠 브래지어를 사용하여 소독된 드레싱이 제자리에 고정되어 유지될 수 있도록 하기를 권고했다. 그런 스포츠 브래지어를 하거나 긴 천으로 유방을 가볍게 묶어서 고정시킴으로써 유방의 움직임이 치유되고 있는 절개 부위에 스트레스를 주는 것을 예방한다. 부드러운 면-라이크라 재질의 브래지어나 면으로 된 천이 유방을 지지하는 동시에 유방이 '숨을 쉴 수 있게' 한다.

농양 치료를 받은 지 6개월 후에, 이 산모는 유방의 또 다른 덩어리를 발견하고 유방외과 의사를 다시 찾아갔다. 초음파 검사에서 그것은 균이 없는 모유로 가득 찬 낭종인 유선 낭종이 감지되었다. 외과 의사는 절개 부위의 위쪽을 다시 열어서 낭종을 제거하였다.

유방 낭종 수술 후 수유(Subsequent Lactation Following Surgery for Breast Abscess)

[사진 11-19]에 있는 산모는 첫아기가 11개월 되었을 때 다시 임신을 하게 되었다. 그녀가 수술을 받은 가슴은 아직도 치유되고 있는 것처럼 보였는데, 임신 기간 내내 늘어지고 압통이 있는 오래된 절개 상처 부위는 붉은 켈로이드 흉터가 있다. 아기는 원래 있던 엄마의 유방 농양이 치료된 후 20개월이 지나서 출산 예정일에 태어났다. 그녀는 다시 많은 젖이 나오기 시작했다. 이 산모는 휴식을 취하고, 과도한 피로와 울혈을 조심하도록 상담을 받았다.

산모의 유두는 다시 갈라지기 시작했고, 이전에 농양이 있던 곳과는 다른 부위이지만 오른쪽 유방에 막힌 유관이 생겼다고 보고하였다. 유방외과 의사는 즉시 산모에게 예방적 항생제를 처방하였다. 유방에 덩어리는 계속 남아 있었다. 산모는 열은 없었고, 오른쪽 유방의 압통이 점점 심해졌고, 특히 예전에 있던 상처 부위가 심했다. 외과 의사는 또 다른 유선 낭종을 발견하였다. 그러나 외과 의사는 그 낭종이 더 커지지 않기 때문에 어떤 즉각적인 조치나 외과적인 중재가 필요하지 않다고 말했다. 유선 낭종은 빠르게 자라지 않고, 통증이 없으며, 수유를 방해하지 않는다면 그대로 두는 경우가 많다.

이 사례연구 속 산모는 다음 6개월이 될 때까지 4차례의 유선염을 경험하였다. 각 유방마다 2번씩이다. 산모가 자신의 6개월 된 아기에게 고형식을 먹이기 시작했을 때, 이 여성이 가지고 있는 많은 젖 공급 문제가 해결되기 시작하였다. 젖 공급이 줄어들자 아기는 엄마의 가슴에서 편안하게 있으면서 모유를 먹을 수 있었다. 산모는 더 이상 유방 감염을 경험하지 않고 아기가 거의 2세가 될 때까지 모유수유를 했다.

이 산모의 셋째 아기가 태어났을 때, 외과 의사는 약물의 건조 효과가 산모의 젖 공급을 줄이는 것을 돕고 유선염을 예방하는 데 도움이 되는지 알아보기 위해서 울혈 단계 동안에 베나드릴(항히스타민제)을 예방적으로 사용해 볼 것을 제안하였다. 산모는 이 약을 자기 전에 먹으라는 지시를 받았다. 이유는 아기가 밤에는 4~5시간 이상 잠을 잤고 엄마의 유방은 아침에 울혈이 생겨서 고통스러운 경우가 많았기 때문이다. 경구용 베나드릴은 이 산모의 수유 초기에 모유의 과다 공급을 조금 억제하는 데 효과가 있어 보였고, 이 여성에게 유선염이 생기지 않았다. 그러나 베나드릴은 산모를 졸려 하게 했고, 첫 출산을 한 산모들에게는 이상적이지는 않다.

농양 배농관(Abscess Drainage Tubes)

[사진 11-20]은 다른 형태의 배농 시스템(작은 튜브)을 보여 준다.

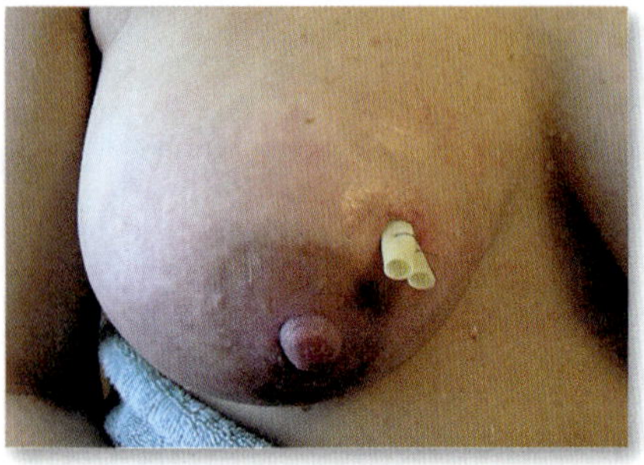

[사진 11-20] 농양 배농관

쌍둥이를 모유수유 하고 있는 이 여성은 유방에 생긴 농양에서 액체를 흘러나오게 하기 위해서 이러한 튜브를 사용하고 있었다. 이 산모는 최근에 파트 타임으로 하는 일터로 복귀했었다. 이 산모는 피로와 불완전한 유방 비우기가 나중에 생긴 농양으로 인한 유선염의 원인이라고 생각하였다. 처음에는 배농관이 3개 있었는데 하나가 빠져 나왔다.

모유 속의 덩어리(Clumps in the Milk)

젖소의 경우에는, 눈에 보이는 우유의 변화가 종종 유선염의 발생을 나타낸다. 우유 속의 세포 잔해(고름)인

엉기거나 덩어리지는 것은 동물들에게 있어서는 초기 질병의 단계이므로 낙농업자에게는 경계의 표시이다(Milner, 1996). 소의 감염된 우유에는 높은 양의 유리지방산이 포함되어 있는 것으로 나타났고, 이것은 자발적이고 유도된 지방 분해(the breakdown of fat)에 취약하다는 것을 시사한다. 여성의 모유에 있는 덩어리는 인간에게 있어서도 유사한 메커니즘이 있음을 나타내는 증거이거나, 또는 응고를 유발하는 물질인 섬유소(피브린)를 생산하는 포도상구균의 미생물에 의해서 만들어지는 단백질인 응고 효소의 활동결과이다(Hale, 2013).

일부 여성들은 유선염을 앓는 동안 유축한 모유에 엉긴 물질의 입자가 포함되어 있다고 보고한다. 이 산모는 출산 후 3주에 유선염을 앓고 있는 유방에서 유축한 모유를 차 여과기에 부어 보았다([사진 11-21]). 덩어리진 것이 분명하게 보인다.

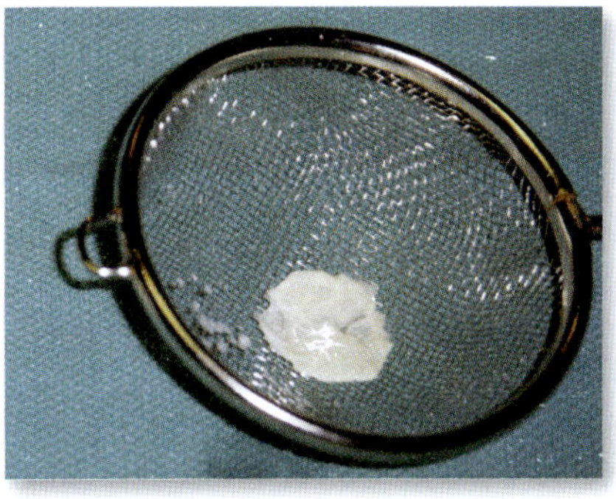

[사진 11-21] 유방(선)염을 앓고 있는 동안의 덩어리진 모유

Amir(2014)는 아기의 입이 고름이 든 액체나 감염된 조직에 직접 닿지 않는다면, 산모가 유방 농양으로 치료를 받는 동안에도 아기에게 계속해서 모유수유를 할 수 있다고 말한다. 그러나 MRSA와 관련된 우려로 인해서, 유방 농양인 경우에는 더 많은 주의가 요구된다. Behari(2004)는 MRSA에 감염된 모유가 특수 관리 병동에 있는 아기들의 질병률과 사망률(morbidity and mortality) 증가의 원인이 된다고 보고하였다. 따라서 유선염이 있는 곳의 유방에서 나온 젖은 아기가 의학적으로 약해져 있는 경우에는 버린다(Neifert, 1999). 영향을 받지 않은 유방에서 나온 젖은 아기에게 먹이기에 안전하다.

[사진 11-16]에 있는 여성은 치유되고 있는 유방 농양을 가지고 있고 자신의 아기에게 모유수유를 하고 있다. 산모는 경구용 항생제를 처방받아서 먹고 있다. 산모는 절개된 농양의 드레인을 통해서 장액성 액체가 흘러나오고, 피와 가끔씩은 젖도 흘러나왔다. 산모는 아기를 배농이 되고 있는 상처로부터 살짝 '세워 안은' 수유 자세를 하고 있으며, 흘러나오는 액체를 흡수시키기 위해서 소독된 거즈를 상처에 올려놓고 손으로 잡고 있다.

MRSA에 감염된 산모에 대한 사례연구 (Case Study of a Mother with MRSA)

출산한 지 4주 된 초산모가 그녀의 첫아기에게 완전히 모유수유만을 하고 있었는데, 그녀의 오른쪽 가슴에 덩어리가 생겨서 의료적인 치료를 받으려고 상담을 요청하였다. 이러한 사례를 보고할 때는 그녀의 증상, 치료, 회복 기간 등의 진행을 설명하기 위해서 일기를 쓰는 방법이 사용된다.

9월 3일(수유상담가가 처음 방문하기 2일 전). 그 여성의 유방외과 의사가 낭종에 있는 액체를 빼내기 위해서 오전 9시에 바늘 흡인을 했다. 오후 중반쯤 되자 산모는 시술을 받은 유방에서 날카로운 쏘는 듯한 통증을 경험하였다. 유방은 부어오르기 시작하였고, 아기는 그쪽 유방을 거부하였다. 늦은 오후가 되자 산모는 통증을 관리하기 위해서 이부프로펜을 복용하기 시작하였다. 산모는 유방의 충만감을 완화시키기 위해서 유축을 시작하였고, 모유에는 피가 섞여 나왔다. 한밤중이 되자 아프기 시작하였다. 그녀는 춥고 떨리고 화씨 103.5도(약 39.7℃)의 열이 나기 시작하였다. 산모의 주치의와 연락을 하고, 남편을 24시간 하는 약국으로 보내서 아침 5시경에 디클록사실린을 사용한 치료를 시작하였다. 산모는 유축한 모유가 노란색으로 변한 것을 알 수 있었다.

9월 5일. 산모는 바늘 흡인 시술 2일 후에 수유상담가에게 전화를 걸어서 자신의 오른쪽 유두 앞면에 생기기 시작한 물집에 대해서 걱정하였다. 산모는 수유상담가에게 자신의 오른쪽 유방이 가득 차고 단단한 것이 남아 있다고 말했다. 산모는 자신의 아기에게 젖을 물릴 수도 없고, 더 이상 모유도 나오지 않았다. 산모는 40시간 동안 항생제를 복용하고 있었지만 아주 경미한 증상의 개선만이 있을 뿐이었다.

수유상담가는 산모의 상태를 평가하기 위해서 집으로 방문을 했다. 그 산모의 오른쪽 유방 전체가 붉고 뜨거웠으며([사진 11-22]), 항생제 치료를 했음에도 불구하고 체온이 화씨 102도였다.

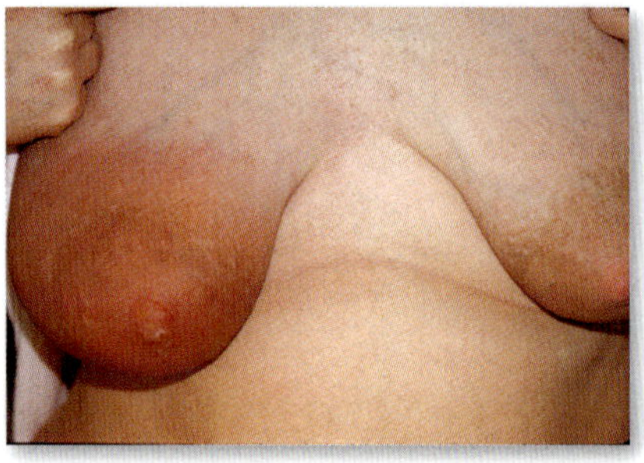

[사진 11-22] MRSA 유방감염에 대한 사례보고

산모는 오른쪽 유방에서 유축을 2시간 동안 했지만 오직 2온스(57g)의 젖만 유축할 수 있었다. 유축은 유방의 흉벽 쪽으로는 조금 부드러워졌지만 유륜 주위는 전혀 부드러워지지 않았다. 유축을 하는 동안 젖이 사출되지 않고 오히려 방울방울 떨어졌으며, 이는 모유의 흐름이 막혔음을 의미했다. 모유는 밝은 노란색([사진 11-23])이었다. 수유상담가는 유륜하 농양의 가능성에 대해서 걱정하였다.

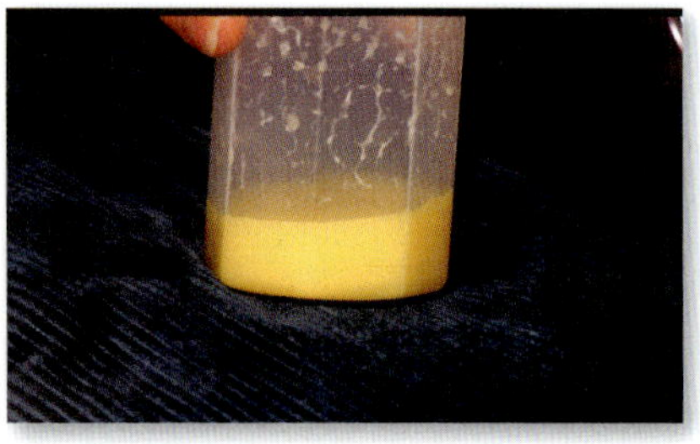

[사진 11-23] MRSA 감염 동안 유축된 황색의 모유

수유상담가는 산모에게 의사에게 즉시 전화해서 증상에 대해서 보고하라고 재촉하였다.

9월 6일. 그다음 날이 휴일이었기 때문에 산모는 자신의 주치의를 방해하지 않기로 결정하였다. 산모는 밤동안에 자신의 유방을 부드럽게 하기 위해서 계속 노력했지만, 오른쪽 유방에서는 1온스(28g)만을 추가적으로 유축할 수 있었다. 수유상담가는 추후 관리를 위해서 산모에게 전화를 걸었다. 산모의 체온은 여전히 높았다. 수유상담가는 산모가 주치의에게 전화를 하지 않은 것을 알게 되었고, 수유상담가 자신이 생각하기에는 산모의 상태가 응급상황이라고 설명하였다. 산모는 동의를 하고 자신의 의사에게 전화를 걸었고, 의사는 즉시 평가를 받아야 한다고 주장하였다. 검사 결과, 산모는 즉시 병원에 입원을 하고 정맥 내 주사로 레바퀸(레보플록사신)을 사용한 치료를 받았다. 아기는 엄마와 함께 병원에 있는 것이 허락되었다.

9월 7일. 초음파 검사를 통해서 농양이 없는 것이 확인되었고 봉와직염(소엽간 결합조직의 유선염)인 것으로 드러났다. 산모는 영향을 받은 유방에서 오렌지색 모유를 유축하고 있었다([사진 11-24]).

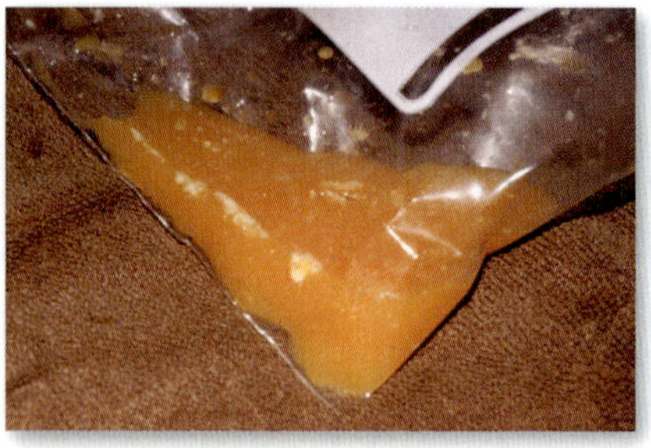

[사진 11-24] MRSA 감염 동안 유축된 오렌지색의 모유

9월 9일. 정맥 내 주사로 항생제를 시작한 지 3일이 지났는데도, 이 산모에게는 여전히 열이 있었고 상태가 나아지지 않았다. 아기는 엄마가 사용하는 레보플록사신에 장기적으로 노출되는 것이 우려되어서 가족은 의사로부터 산모의 모유를 아기에게 주는 것을 중단하라는 권고를 받았다.

9월 10일. 감염 7일째, 균 배양 검사를 통해서 유방 감염의 원인균이 메티실린 내성 **황색포도상구균**인 것이 밝혀졌다. 정맥 내 주사로 반코마이신이 즉시 주입되었다. 이 항생제요법 치료가 시작된 후에 산모는 서서히 나아지기 시작하였다.

9월 13일. 반코마이신요법으로 치료를 시작한 지 3일 만에 산모는 영향을 받지 않은 유방으로 다시 모유수유를 시작하였다. 산모는 3시간 간격으로 유축을 해서 위기를 넘겼고, 젖 공급을 유지할 수 있었다. 산모는 24시간 동안 거의 24온스 가까이 유축을 할 수 있었다. 영향을 받은 유방에서 유축한 모유에는 큰 동전만한 찌꺼기 덩어리들이 있었고, 이 모유는 폐기되었다. 일주일 동안 입원한 후에 정맥 내 반코마이신 치료는 계속하면서 집으로 퇴원하였다.

9월 15일. 수유상담가는 사진을 찍기 위해서 집으로 방문을 했다. 유방은 처음 방문했을 때보다 더 염증이 있는 것처럼 보였다([사진 11-25]).

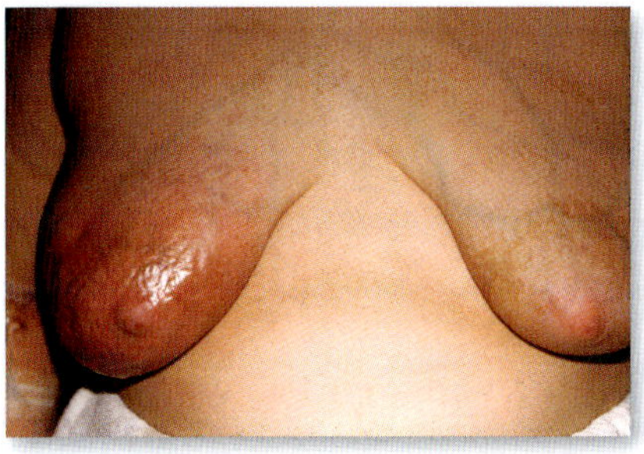

[사진 11-25] MRSA 감염은 결합 조직과 피부를 손상시킴

산모는 붉은색의 모유를 유축하고 있었다([사진 11-26]).

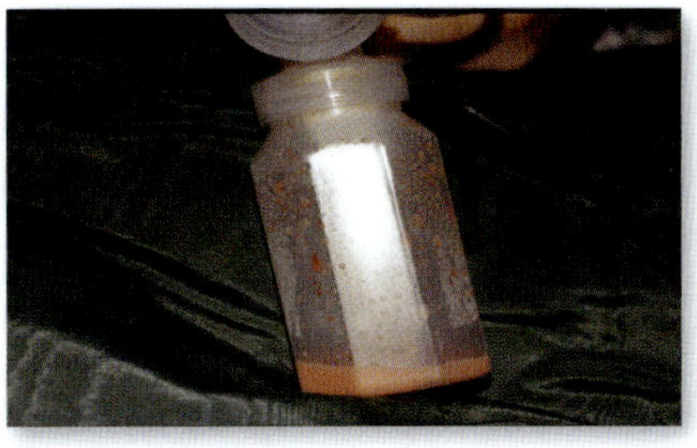

[사진 11-26] MRSA 감염 동안 유축된 붉은 모유

감염으로 결합 조직이 파괴된 유방의 부위가 [사진 11-27]에서 분명하게 나타나며, 처음에 바늘 흡인을 한 부위의 손상된 피부를 통해서 모유가 새어 나오는 것을 볼 수 있었다.

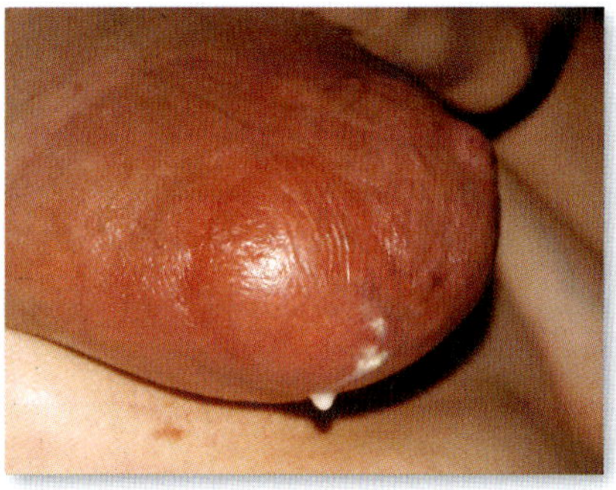

[사진 11-27] 상처 난 피부를 통해서 새는 젖

산모는 유축을 하거나 젖 사출 반사가 있을 때 이 부위에서 새어 나오는 모유를 흡수시키기 위해서 일회용 기저귀를 피부에 대고 있었다.

[사진 11-28]은 응고된 모유가 유방(aspirayion)의 흡인 부위에 생긴 구멍을 통해서 빠져나오고 있는 것을 보여 준다.

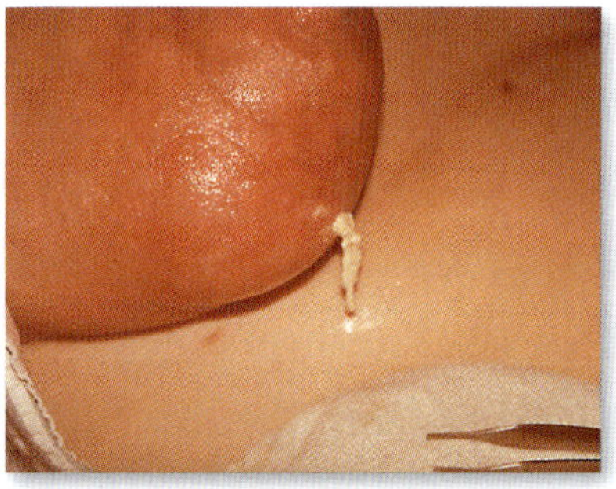

[사진 11-28] 흡인으로 검사를 했던 원래의 자리에서 나오는 응고된 젖

이 여성이 유축한 모유에는 아직도 응고된 물질 덩어리들이 포함되어 있었다([사진 11-29]).

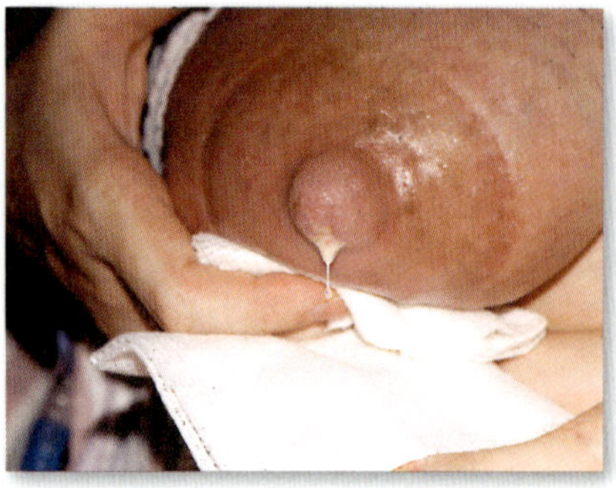

[사진 11-29] 응고된 젖이 관찰됨

10월 5일. 거의 한 달 후에 정맥 내 항생제요법은 끝이 났다. 산모는 이 기간 동안 유선염이 있는 유방에서 유축을 한 젖은 버리고 있었다. 그 후 몇 주 동안 산모는 치유되고 있는 유방에서 계속해서 유축을 하고, 유축된 모유를 젖병을 사용하여 아기에게 수유를 했다.

10월 20일. [사진 11-30]은 산모가 영향을 받지 않은 쪽의 유방으로 아기에게 모유수유를 하고 있는 것을 보여 준다.

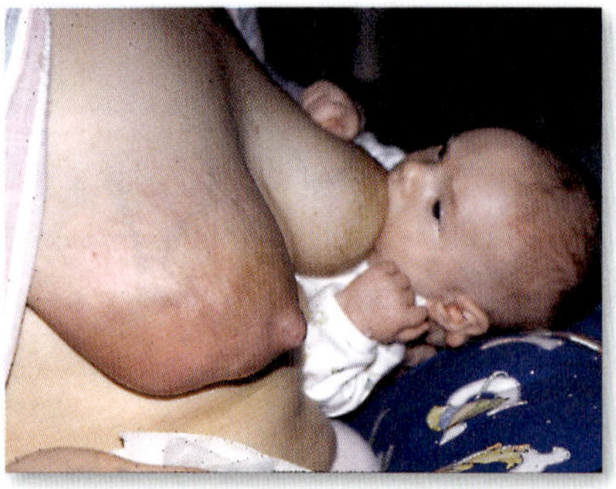

[사진 11-30] 영향을 받지 않은 유방으로 모유수유를 함

처음 수유상담가의 상담을 받은 밤부터 25일 동안 약간의 분유를 보충받았으나 왼쪽 유방에서는 모유수유를 계속하고 있었다. 시간이 지남에 따라서 왼쪽 유방에서의 젖 공급이 증가하였다. 한 달 안에 아기의 모유 요구는 건강한 유방에서 완전하게 충족되었다.

[사진 11-31]의 상처에서는 아직도 모유가 새어 나오고 있지만 유선염이 있던 유방의 외형은 많이 개선되었다.

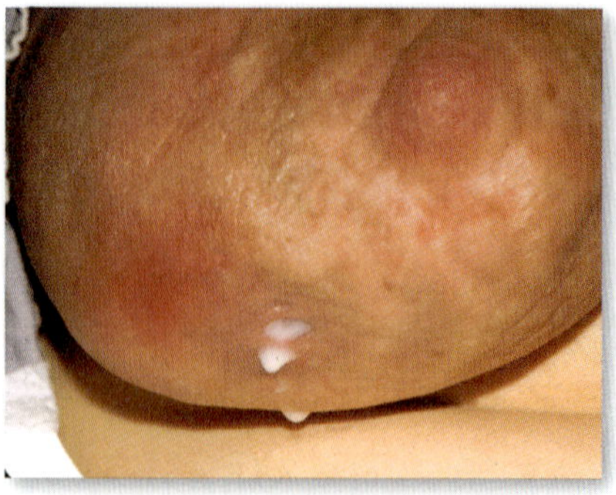

[사진 11-31] 치유되고 있는 상처에서
젖이 계속 새어 나오고 있음

이 무렵 아기가 유선염이 있던 유방에서 모유수유를 다시 시작했고 어떠한 부작용도 관찰되지 않았다.

11월 12일. 산모는 마지막으로 의사를 방문하였다. 오른쪽 유방의 손상된 피부는 아물었고, 더 이상 상처에서 모유가 새어 나오지 않았다. 한 달 후에 이 산모는 직장으로 복귀하였다.

[사진 11-32]는 아기의 첫 생일이 되기 얼마 전에 완전하게 치유된 유방을 보여 준다.

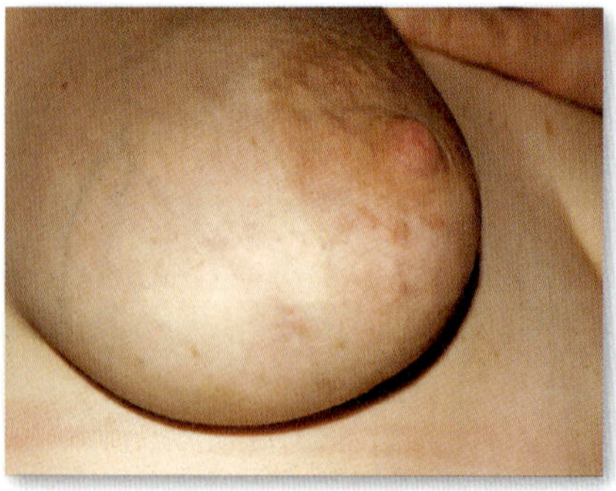

[사진 11-32] 1년 뒤에 치유된 유방

이 산모는 아기에게 2년 반 동안 모유수유를 했고, 다음 임신의 중간쯤에 젖을 뗐다.

이 산모는 어디서 이러한 악성 감염에 걸렸을까? MRSA는 병원에 입원해 있었을 때 갈라진 유두를 통해서 감염될 수 있다. Saiman(2003)은 출산 23일 후에 MRSA로 피부와 연 조직에 감염된 8명의 출산 후 여성들의 사례에 대해서 기술하였다. 이 사례에서는 병원균이 흡인 시술을 받았을 때 여성의 유방으로 들어왔을 수도 있다. 이 여성의 남편은 의사였다. 또한 자신도 모르게 옷이나 피부에 묻은 균을 집으로 가져왔을 가능성도 있다(Merlin, 2009).

추후 관리는 수유상담가의 관리계획에서 중요한 부분이다. 이 사례는 면밀한 추후 관리를 도표처럼 보여주는 현명함을 보인다. 다행스럽게도 수유상담가는 이 산모의 상태가 악화되고 있음을 인식하고 있었다. 수유상담가는 끈기 있게 산모의 위태로운 상황을 산모의 의사에게 보고할 것을 권했다.

때때로 수유상담가는 즉시 의학적 조치가 필요한 상황에 직면한다. 이러한 경우에 수유상담가는 건강관리 전문가에게 전화나 전자방식으로 연락해서 지침을 제공받아야 한다. 이 사례 역시 복잡한 감염의 완전한 증상 해결을 위하여 때때로 치료에 필요한 기간에 대해서 기록한다. 그러한 경험은 모든 가족에게는 충격적이다. 수유상담가는 이 기간 동안 중요한 정서적 지원을 제공한다. 익명으로 기부된 사례를 공유함으로써 가족은 이러한 종류의 일이 다른 여성들에게도 발생하며 결국에는 해결된다는 사실을 알고 안심할 수 있다.

바이러스성 유선염(Viral Mastitis)

MRSA관련 유선염과 유방 농양의 발병률이 증가하고 있지만(Berens, 2010), 유방과 유두에 나타나는 심각한 염증이 모두 세균 감염에 의한 것은 아니다. 유방에 바이러스성 헤르페스 감염이 발생할 수 있으며, 세균이나 곰팡이 균에 의한 유방 감염과 비슷할 수 있다(8장, [사진 8-33] 참조).

비 수유 여성의 유선염(Mastitis in Non-lactating Women)

드물기는 하지만, 유선염은 임신한 여성에게서도 발생할 수 있으며, 농양 형성을 포함하기도 한다(Malik, 2015). 가능한 원인으로는 다음과 같은 것을 포함한다. 외상(신체 학대), 유두에 부식성 화학물질의 도포(갈라짐의 원인이 된다), 결핵, 당뇨, 습진이나 플라그와 같은 피부상태, 염증성 유방암, 젖의 정체(산모가 임신 기간 동안에 특별하게 양이 많은 모유 분비물이 나올 때) 등이다. 유선염은 임신을 하지 않은 여성에게도, 비수유 여성처럼 발생한다(AbdelHadi, 2005). 원인으로는 육아종성 유선염, 유관의 확장, 지방의 괴사, 당뇨병 그리고 유방암이 포함된다.

염증성 유방 질환과 산모의 우울증(Inflammatory Breast Conditions and Maternal Depression)

오랫동안 계속되는 유방 감염으로 고통받고 있는 많은 여성이 어느 정도의 우울증으로 힘들어하고 있는 것으로 보인다. 이러한 산모들은 일반적으로 육체적 뿐만 아니라 정서적으로도 압박감을 느낀다고 보고한다. 어떤 종류의 질병이라도 어느 정도의 우울증을 유발할 수도 있지만, BWC는 유선염이 발생할 때마다 우울증이 일시적으로 발생하는 것에 대한 선행 지침을 일상적으로 제공한다. 이 지침은 회복되기 시작하면 기분이 바로 나아질 것이라는 간단한 안심의 말로 구성될 수 있다. 산모는 그녀가 할 수 있는 한 많이 쉬어야 하고, 영양분이 많은 음식을 섭취하고, 아기와 집안일을 돌보는 사람을 일시적으로 구해야 한다. 가족의 지원이 필요하다. 수유상담가는 우울증이 악화되는 경우에 건강관리 전문가와 이야기하는 것의 중요성에 대해서도 자신의 고객(산모)과 그 가족에게 의논해야 한다.

몸의 염증과 기분에 영향을 미치는 뇌의 변화와의 사이에 연관성이 존재할 수 있다. Kendall-Tackett(2007)는 우울증의 주요 핵심적인 위험요인이 염증인 것을 확인하였다. 염증이 시작되기 전에 사이토카인의 증가는 정상적인 숙주 방어의 일부이다. 그러나 화학적 변화는 스트레스 호르몬인 코르티솔의 분비를 증가시키고, 뇌에 영향을 미친다. Kendall-Tackett는 산후에 생기는 우울증을 예방하기 위해서 건강관리 전문가나 가족은 산모의 스트레스를 줄여 주고, 염증성 유방상태를 세심하게 치료함으로써 모성의 기분을 보호해야 한다고 제안한다.

그 외 유방 통증의 원인들(Other Sources of Breast Pain)

산모가 유방 통증에 대해서 보고하는 것을 평가할 때 다른 조건들은 배제되어야 한다. 수유를 할 때 유방 통증을 겪는 일들이 유두에 혈관 경련(vasospasm)을 경험하는 여성들 사이에서도 관찰된다(Page, 2006). 통증은 가슴 깊숙한 곳에서 뻗어 나오며 감염의 명백한 징후 없이 발생할 수 있다. 이러한 현상은 유두가 하얗게 변하는 것으로 확인할 수 있다. 9장에서 이미 논의된 바와 같이 혈관 경련은 일시적인 방법으로는 따뜻하게 해 주고, 의료적인 치료법으로는 니페디핀요법을 사용하여 치료한다. 유방 밑에 있는 근육이나 조직의 통증은 유선염의 증상과 비슷하다(Lawrence & Lawrence, 2016). 들어올릴 때 조심하는 것과 마사지요법이 통증을 완화시킬 수 있다. 많은 엄마가 아기를 옮길 때 무겁고 탈부착이 가능한 카시트를 이용하는 데, 이러한 행동은 하지 않도록 주의해야 한다.

유방 건강에 대한 지지(Advocacy for Breast Health)

수유상담가들은 유방 통증이 있는 여성들이 적절한 관리를 받고 있는지를 확실히 하기 위해서 추후 관리에 신경을 써야 한다. 건강관리 환경에서 감염 관리를 하려면 손 위생에 신경을 써야 하며, 포도상구균이 표면에서 오랫동안 살아 있다는 사실을 인식해야 한다. 펜, 저울, 클립보드 그리고 그 외 물건을 깨끗이 하는 것은 좋은 관리를 제공하는 데 있어서 중요한 측면이다.

수유상담가는 특히 모유수유의 보호와 증진을 위하여 고객을 위한 적절한 의료 관리를 지지하고 실패하지 않도록 하며, 모성과 아동들의 건강을 위한 정책을 개선시키기 위해서 국가나 지역사회에서 활동을 해야 한다. 그들은 또한 병원에 입원해 있는 기간을 지나 지역사회에서도 모유수유를 하는 여성들에 대한 포괄적인 관리를 지지해야 한다. 여성들이 염증성 유방 질환에 걸릴 가능성이 가장 높은 시기는 병원에서 퇴원한 후이다.

유선염은 통증, 육체적 및 정신적 고통, 산모를 위해서 비용이 많이 들며, 여성과 그 가족 그리고 국가 경제의 중요한 원천이다. 그리고 유선염으로 인한 이른 젖떼기는 영아의 건강을 위험하게 만든다. 유선염을 예방하고 치료하기 위한 방법을 찾기 위한 더 많은 양질의 연구가 필요하다. 수유 중의 염증 관리를 위한 최적의 프로토콜이 건강관리 전문가들 사이에서 더 폭넓게 전파되어야 한다. 심한 유선염을 앓고 있는 산모들의 고통이 더 폭넓게 이해되고 다루어져야 한다. 이러한 문제의 시급성을 알리기 위해서 우리가 생각해 낼 수 있는 최선의 방법은 이러한 고통의 정도를 보여 주는 사진을 공유하는 것이다([사진 11-33] 참고, IBCLC인 Veronica Schaedler가 사진 제공).

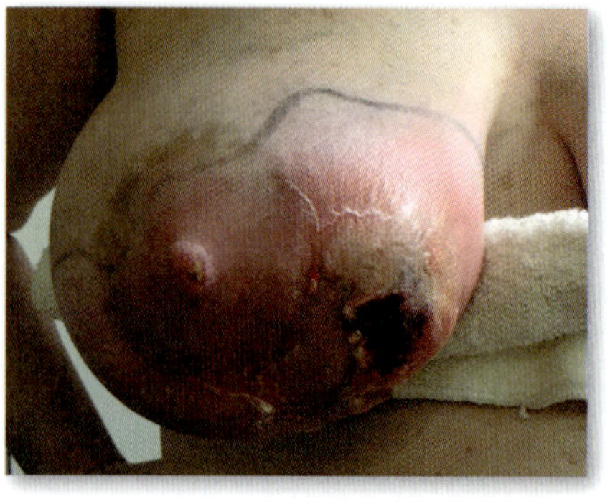

[사진 11-33] 유방 농양의 결과

참 ◇ 고 ◇ 문 ◇ 헌

AbdelHadi MAS, Bukharie HA. Breast infections in non-lactating women. *Journal of Family & Community Medicine* 2005, 12(3):133–137.

Aljazaf K, Hale TW, Ilet KF, et al. Pseudoephedrine: effects on milk production in women and estimation of infant exposure via breast milk. *British Journal of Clinical Pharmacology* 2003; 56(1):18–24.

Amir L, Academy of Breastfeeding Medicine (ABM) Protocol Committee. Protocol #4: Mastitis. *Breastfeeding Medicine* 2014: 9(5):239–243.

Amir L. Mastitis: are we overprescribing antibiotics? *Current Therapeutics* April 2000; 24–28.

Amir LH, Donath SM, Garland SM, et al. Does *Candida* and/or *Staphyococcus* play a role in nipple and breast pain in lactation: A cohort study in Melbourne, Australia. *BMJ Open* 2013; 3:e002351.

Amir LH, Forster DA, Lumley J, et al. A descriptive study of mastitis in Australian breastfeeding women: incidence and determinants. *BMC Public Health* 2007; 7(147):62.

Amir LH, Forster D, McLachlan H, et al. Incidence of breast abscess in lactating women: report from an Australian cohort. *BJOG: International Journal of Obstetrics and Gynaecology* 2004; 111(12):1378–1381.

Amir LH, Garland SM, Lumley J. A case-control study of mastitis: nasal carriage of *Staphylococcus aureus*. *BMC Family Practice* 2006; 7:57.

Amir LH, Griffin L, Cullinane M, et al. Probiotics and mastitis: evidence-based marketing? *International Breastfeeding Journal* 2016; 11:19.

Amir L, Harris H, Andriske L. An audit of mastitis in the emergency department. *Journal of Human Lactation* 1999; 15(3):221–224.

Arroyo R, Martin V, Maldonado A, et al. Treatment of infectious mastitis during lactation: antibiotics versus oral administration of lactobacilli isolated from breast milk. *Clinical Infectious Diseases* 2010; 50(12)1551–1558.

Arsenault JE, Aboud S, Manji KP, et al. Vitamin supplementation increases risk of subclinical mastitis in HIV-infected women. *Journal of Nutrition* 2010; 140(10):1788–1792.

Aryeetey RN, Marquis GS, Brakohiapa L, et al. Subclinical mastitis may not reduce breastmilk intake during established lactation. *Breastfeeding Medicine* 2009; 4(3):161–166.

Aryeetey RN, Marquis GS, Timms L, et al. Subclinical mastitis is common among Ghanaian women lactating 3 to 4 months postpartum. *Journal of Human Lactation* 2008; 24(3):263–267.

Behari P, Englund J, Alcasid G, et al. Transmission of methicillin-resistant *Staphylococcus aureus* to preterm infants through breast milk. *Infection Control and Hospital Epidemiology* 2004; 25(9):778–780.

Berens P, Swaim L, Peterson B. Incidence of methicillin-resistant *Staphylococcus aureus* in postpartum breast abscess. *Breastfeeding Medicine* 2010; 5(3):113–115.

Bharat A, Gao F, AFTRL, et al. Predictors of primary breast abscess and recurrence. *World Journal of Surgery* 2009; 33(12):2582–2586.

Christensen A, Al-Suliman N, Nielsen K, et al. Ultrasound-guided drainage of breast abscesses: results in 151 patients. *British Journal of Radiology* 2005; 78(927):186–188.

Cooke M, Sheehan A, Schmied V. A description of the relationship between breastfeeding experiences, breastfeeding satisfaction, and weaning in the first 3 months after birth. *Journal of Human Lactation* 2003; 19(2):145–156.

Cotterman KJ. Reverse pressure softening: a simple tool to prepare areola for easier latching during engorgement. *Journal of Human Lactation* 2004; 20(2):227–237.

Crepinsek MA, Crowe L, Michener K, et al. Interventions for preventing mastitis after childbirth. *Cochrane Database System Review* 2012; Oct. 17; 10:CD007239.

Cullinane M, Amir LH, Donath S, et al. Determinants of mastitis in women in the CASTLE study: a cohort study. *BMC Family Practice* 2015; 16:181.

Dahlbeck S, Donnelly J, Theriault R. Differentiating inflammatory breast cancer from acute mastitis. *American Family Physician* 1995; 52(3):929–934.

Delgado S, Arroyo R, Jimenez E, et al. *Staphylococcus epidermidis* strains isolated from breast milk of women suffering from infectious mastitis: potential virulence traits and resistance to antibiotics. *BMC Microbiology* 2009; 9:82. www.biomedcentral.com.

du Toit E. Human breast milk microbiome core in healthy women from Europe, Asia and Africa. 18th International Society for Research in Human Milk and Lactation (ISRHML). *Breastfeeding Medicine* 2016; 11(2): A-3-A-75.

Eglash A. Treatment of maternal hypergalactia. *Breastfeeding Medicine* 2014; 9(9):423–425.

Fetherston C. Management of lactation mastitis in a Western Australian cohort. *Breastfeeding Review* 1997; 5(2):13–19.

Fetherston C. Risk factors for lactation mastitis. *Journal of Human Lactation* 1998; 14(2):101–109.

Fetherston C. Mastitis in lactating women: physiology or pathology? *Breastfeeding Review* 2001; 9(1):5–12.

Fetherston CM, Lai CT, Hartmann PE. Relationships between symptoms and changes in breast physiology during lactation mastitis. *Breastfeeding Medicine* 2006; 1(3):136–145.

Fortunov RM, Hulten KG, Hammerman WA, et al. Community-acquired *Staphylococcus aureus* infections in term and near-term previously healthy neonates. *Pediatrics* 2006; 118(3):874–881.

Foxman B, D'Arcy H, Gillespie B, et al. Lactation mastitis: occurrence and medical management among 946 breastfeeding women in the United States. *American Journal of Epidemiology* 2002; 155(2):103–114.

Furlong A, al-Nakib L, Knox W, et al. Periductal inflammation and cigarette smoke. *Journal of the American College of Surgeons* 1994; 179(4):417–420.

Hale T. Personal communication, 2013.

Hansen L. *Immunobiology of Human Milk*. Amarillo, Texas: Pharmasoft Publishing, 2004; pp. 196–203.

Hill P, Humenick S. The occurrence of breast engorgement. *Journal of Human Lactation* 1994; 10(2):79–86.

Humenick S, Hill P. Breast engorgement: patterns and selected outcomes. *Journal of Human Lactation* 1994; 10(2):87–93.

Irusen H, Rohwer AC, Steyn DW, et al. Treatments for breast abscesses in breastfeeding women. *Cochrane Database System Review* 2015; Aug.17; (8):CD0104490.

Jain E. Personal correspondence, 2001.

Jahanfar S, Ng CJ, Teng CL. Antibiotics for mastitis in breastfeeding women. *Cochrane Database System Review* 2013; Feb. 28; 2:CD005458.

Jimenez E, Andres J, Manrique M, et al. Metagenomic analysis of milk of healthy and mastitis-suffering women. *Journal of Human Lactation* 2015; 31(3):406–415.

Karstrup S, Nolsoe C, Brabrand K, et al. Ultrasonically guided percutaneous drainage of breast abscesses. *Acta Radiologica* 1990; 31(2):157–159.

Kasonka L, Makasa M, Marshall T, et al. Risk factors for subclinical mastitis among HIV-infected and uninfected women in Lusake, Zambia. *Paediatric Perinatology and Epidemiology* 2006; 20(5):379–391.

Kataria K, Srivastava A, Dhar A. Management of lactational mastitis and breast abscesses: review of current knowledge and practice. *Indian Journal of Surgery* 2013; 75(6):430–435.

Kendall–Tackett K. A new paradigm for depression in new mothers: the central role of inflammation and how breastfeeding and anti–inflammatory treatments protect maternal mental health. *International Breastfeeding Journal* 2007; 2:6.

King J. Contraception and lactation. *Journal of Midwifery and Womens Health* 2007; 52(6):614–620.

Kvist LJ. Diagnostic methods for mastitis in cows are not appropriate for use in humans: commentary. *International Breastfeeding Journal* 2016; 11:2.

Kvist LJ, Larsson BW, Hall–Lord ML, et al. The role of bacteria in lactational mastitis and some considerations of the use of antibiotic treatment. *International Breastfeeding Journal* 2008; 3:6.

Kvist LJ, Rydhstroem H. Factors related to breast abscess after delivery: a population–based study. *British Journal of Obstetrics and Gynecology* 2005; 112(8):1070–1074.

Lawrence RA, Lawrence RM. *Breastfeeding: A Guide for the Medical Profession*, 8th ed. Philadelphia, PA: Elsevier, 2016; pp. 250–253, 565, 567–572.

Livingstone V. Too much of a good thing. Maternal and infant hyperlactation syndromes. *Canadian Family Physician* 1996; 42:89–99.

Livingstone V, Stinger LJ. The treatment of *Staphylococcus aureus* infected sore nipples: a randomized comparative study. *Journal of Human Lactation* 1999; 15(3):241–246.

Love S. *Dr. Susan Love's Breast Book*, 3rd ed. Cambridge, MA: Persues Publishing, 2000; p. 11.

Maldonado–Lobon JA, Diaz–Lopez MA, Carputo R, et al. Lactobacillus fermentum CECT 5716 reduces *Staphylococcus* load in the breastmilk of lactating mothers suffering breast pain: a randomized controlled study. *Breastfeeding Medicine* 2015; 10(9):425–432.

Malik S, Patil VA, Korday CS, et al. Antepartum mastitis: a rare occurrence (Case Report). *Journal of Human Lactation* 2015; 31(3):367–370.

Mangesi L, Zakarija–Grkovic. Treatments for breast engorgement during lactation. *Cochrane Database System Review* 2016; June 28; (6):CD006946.

Mannel R, Dixon I. Overly full breasts (Engorgement). *Journal of Human Lactation* 2014; 30(3):369–370.

Mediano P, Fernandez L, Rodriguez JM, et al. Case–control study of risk factors for infectious mastitis in Spanish breastfeeding women. *BMC Pregnancy & Childbirth* 2014; 14(1):195.

Meguid M, Oler A, Numann P, et al. Pathogenesis–based treatment of recurring subareolar breast abscesses. *Surgery* 1995; 118(4):775–782.

Merlin MA, Wong ML, Pryor PW, et al. Prevalence of methicillin–resistant *Staphylococcus aureus* on the stethoscopes of emergency medical services providers. *Prehospital Emergency Care* 2009; 13(1):71–74.

Michie C, Lockie F, Lynn W. The challenge of mastitis. *Archives of Disease in Childhood* 2003; 88(9):818–821.

Miller V, Riordan J. Treating postpartum breast edema with areolar compression. *Journal of Human Lactation* 2004; 20(2):223–226.

Milner P, Page K, Walton A. Detection of clinical mastitis by changes in electrical conductivity of foremilk before visible changes in milk. *Journal of Dairy Science* 1996; 79(1):83–86.

Minchin M. *Breastfeeding Matters*, 4th ed. Victoria, Australia: Alma Press, 1998; p. 152.

Moon J, Humenick S. Breast engorgement: contributing variables and variables amenable to nursing intervention. *Journal of Obstetric, Gynecologic and Neonatal Nursing* 1989; 18(4):309–315.

Neifert M. Clinical aspects of lactation: promoting breastfeeding success. *Clinics in Perinatology* 1999; 26(2):281–306, v–vi.

Newton M, Newton N. Postpartum engorgement of the breast. *American Journal of Obstetrics & Gynecology* 1951; 61(3):664–667.

Noble R, Bovey A. Therapeutic teat use for babies who breastfeed poorly. *Breastfeeding Review* 1997; 5(2):37–42.

Nussenblatt V, Kumwenda N, Lema V, et al. Effect of antibiotic treatment of subclinical mastitis on human immunodeficiency virus type 1 RNA in human milk. *Journal of Tropical Pediatrics* 2006; 52(5):311–315.

Olsen CG, Gordon RE. Breast disorders in nursing mothers. *American Family Physician* 1990; 41(5):1509–1516.

Osterman K, Rahm U. Lactation mastitis: bacterial cultivation of breast milk, symptoms, treatment, and outcome. *Journal of Human Lactation* 2000; 16(4):297–302.

Page SM, McKenna DS. Vasospasm of the nipple presenting as painful lactation. *Obstetrics and Gynecology* 2006; 108(3 Pt 2):806–808.

Peacock SJ, Justice A, Griffiths D. Determinants of acquisition and carriage of *Staphylococcus aureus* in infancy. *Journal of Clinical Microbiology* 2003; 41(12):5718–5725.

Ramsay D, Kent J, Owens R, et al. Ultrasound imaging of milk ejection in the breast of lactating women. *Pediatrics* 2004; 113(2):361–367.

Rand S, Kolberg A. Neonatal hypernatremic dehydration secondary to lactation failure. *Journal of the American Board of Family Practics* 2001; 14(2):155–158.

Riordan JM, Nichols FH. A descriptive study of lactation mastitis in long–term breastfeeding women. *Journal of Human Lactation* 1990; 6(2):53–58.

Saiman L, O'Keefe M, Graham P, et al. Hospital transmission of community–acquired methicillin–resistant *Staphylococcus aureus* among postpartum women. *Clinical Infectious Diseases* 2003; 37(10):1313–1319.

Saji M, Taguchi S, Uchiyama K, et al. Efficacy of gentian violet in the eradication of methicillin–resistant *Staphylococcus aureus* from skin lesions. *Journal of Hospital Infection* 1995; 31(3):225–228.

Semba R, Newton K, Taha T, et al. Mastitis and immunological factors in breast milk of human imunodeficiency virus–infected women. *Journal of Human Lactation* 1999; 15(4):301–306.

Shirtliff ME, Peters BM, Jabra–Rizk MA. Cross–kingdom interactions: *Candida albicans* and bacteria. *Federation of European Microbiological Societies Microbiology Letter* 2009; 299(1):1–8.

Sun HD, Teng SW, Huang BS, et al. Combination of ultrasound–guided drainage and antibiotics therapy provides a cosmetic advantage for women with methicillin–resistant *Staphyloccus aureus* breast abscess. *Taiwanese Journal of Obstetrics & Gynecology* 2014; 53:115–117.

Tena D, Fernandez C Lopez–Gorrido B, et al, Lactational mastitis caused by *Streptoccus lactarius*. *Diagnosis & Microbiology of Infectious Disease* 2016; 85(4):490–492.

Thomsen A, Hansen K, Moller B. Leukocyte counts and microbiologic cultivation in the diagnosis of puerperal mastitis. *American Journal of Obstetrics and Gynecology* 1983; 146(8):938–941.

Ulitzsch D, Nyman M, Carlson R. Breast abscess in lactating women: US–guided treatment. *Radiology* 2004; 232(3):904–909.

van Veldhuizen–Staas C. Overabundant milk supply: an alternate way to intervene by full drainage and block feeding. *International Breastfeeding Journal* 2007; 2:11.

Vogel A, Hutchison L, Mitchell E. Mastitis in the first year postpartum. *Birth* 1999; 26(4):218–225.

Wei J, Zhang J, Fu D. Negative suction drain through a mini periareolar incision for the treatment of lactational breast abscess shortens hospital stay and increases breastfeeding rates. *Breastfeeding Medicine* 2016; 11(5):259–260.

Wilson–Clay B. Milk Oversupply. *Journal of Human Lactation* 2006; 22(2):218–220.

Wilson–Clay B. Case report of Methicillin–resistant *Staphylococcus aureus* (MRSA) mastitis with abscess formation in a breastfeeding woman. *Journal of Human Lactation* 2008; 25(3):326–329.

Witt A, Bolman M, Kondrashova T, et al. Incorporating Russian massage techniques in a US practice: A review of case studies (poster presentation abstract). *Breastfeeding Medicine* 2012; 7(S1):S12–S13.

Witt A, Bolman M, Kredit, et al. Therapeutic breast massage in lactation for the management of engorgement, plugged ducts, and mastitis. *Journal of Human Lactation* 2016; 32(1):123–131.

World Health Organization (WHO). *Mastitis: causes and management*. Publication numberWHO/FCH/CAH/00.13. Geneva: WHO, 2000.

Wust J, Rutsch M, Stocker S. *Streptococcus pneumoniaeas*: an agent of mastitis (letter). *European Journal of Clinical Microbiology and Infectious Diseases* 1995; 14(2):156–157.

Zhao C, Tang R, Wang J et al. Six–step recanalization manual therapy: a novel method for treating plugged ducts in lactating women. *Journal of Human Lactation* 2014; 30(3):324–330.

CHAPTER

12

유방암: 수유와 관련된 문제

(Breast Cancer: Issues for Lactation)

유방암은 전 세계적으로 두 번째로 많이 발생하는 암이다(Cancer Research UK, 2016). 유방암은 미국 여성의 암 사망의 주요 원인인 폐암에 이어 두 번째이다(American Cancer Society, 2015). 따라서 이 질병의 발생을 예방할 수 있는 요인에 대해서 아주 많은 관심이 있다. Freudenheim(1994)은 **모유를 먹이는 것**이 유방암의 감소와 관련이 있음을 관찰하였다. Martin(2005)은 대규모 암 환자 집단에 대한 메타분석에서 영아에게 모유수유를 한 여성들에 있어서는 폐경 전 유방암 위험이 현저하게 감소된 것을 확인하였다.

출산 경력(아기를 낳은 경험)과 12개월 이상의 모유수유를 했던 경험 둘 다, 유방암 발생의 위험을 감소시키는 것으로 보이고(Zhou, 2015), 특히 BRCA1의 유전자를 가지고 있는 여성(잠복기인 여성)의 돌연변이를 감소시킨다(Kotsopoulos, 2012). 많은 나라에서 연구한 결과를 보면 모유수유를 하는 기간이 길어질수록 유방암의 위험이 감소하는 것을 보여 주고 있다(Collaborative Group on Hormonal Factors in Breast Cancer, 2002).

40년에 걸쳐서 수집된 암 생존자에 대한 자료분석에서 Loof-Johanson(2016)은 "일차 유방암에 걸린 여성들의 총 모유수유 기간이 6개월보다 길고, 한 번 이상 임신을 한 경우에 이들의 생존율이 더 높았다."는 것을 관찰하였다.

12개월씩 모유수유를 할 때마다 유방암 발병률이 4%씩 감소하는 것으로 추정된다(American Cancer Society, 2015). 또한 어린 시절에 암을 앓고 생존한 엄마들에게 있어서 모유수유는 다른 질병에 걸릴 위험을 낮추어 주는 보호 효과를 부여하는 것으로 보인다(Ogg, 2011).

출산과 모유수유가 유방암에 걸릴 위험과 생존에 미치는 영향은 복잡하다. 그러나 마지막 출산과 유방암 진단 사이의 기간은 여성의 예후에 있어서 중요한 결정 요인인 것으로 보인다(Sun, 2016). 첫아기를 출산한 후 첫 3~4년 내에 유방암의 위험이 일시적으로 증가한다는 증거가 있다(Helawa, 2002). 이러한 일시적인 위험 증가 기간이 지나면, 출산을 한 여성이 유방암에 걸릴 위험은 출산을 한 번도 하지 않은 여성이 유방암에 걸릴 확률보다 낮다. 유방암 진단과 근접하여 발생하는 모유수유 기간은 (출산과 관련해서) 생존율이 낮은 것과 연관이 되고, 진단 후 모유수유 기간이 길면 생존율이 높은 것과 관련이 있다(Loof-Johanson, 2016).

모유수유 중인 여성의 진단 지연의 위험 (Risk of Delayed Diagnosis in Breastfeeding Women)

건강관리 전문가들은 여성들이 임신과 수유로 인해서 좀 산만해져서, 비수유 여성들의 유방암의 증상에 대해서 즉각적인 평가를 유도했음에도 불구하고 묵살하거나 무시했을 수도 있다. 유방암 오진은 미국에서는 빈번한 의료 소송의 원인이다. 개인적으로 일하고 있는 수유상담가들은 의심스러운 유방 증상을 가지고 있는 여성들을 만날 수 있다(Petok, 1995). 수유상담가는 이상이 있는 유방 증상을 알고 있어야 하며, 이상이 발견되면 즉각적인 의료 평가를 받을 수 있도록 의료 관리 제공자에게 보내져야 한다.

유방암의 유형(Types of Breast Cancer)

유방암은 뚜렷한 하나의 질병은 아닌 것으로 보인다. 유방암은 21개 이상의 하위 유형이 포함될 수 있다. 이것은 유전적인 요인 그리고 특정 호르몬 수용체와 인간 표피 성장인자의 개별적인 수치 간의 상호작용에 따라서 다를 수 있다(American Cancer Society, 2015). 치료에 대한 반응과 개인적인 결과는 유방암의 유형에 따라서 큰 차이가 있을 수 있다. 유전자 발현 프로파일링 기술이 발전함에 따라 이러한 차이를 고려한 개별화된 치료를 실시하기 위한 치료법이 점점 더 많이 고안되고 있다.

유관에 생기는 내피암(ductal carcinoma in situ: DCIS)

은 유방의 유관에 비정상적인 세포들이 생기지만 퍼지지 않는 비침습성 질환이다. DCIS는 침습성 암으로 진행될 수도 있고 진행되지 않을 수도 있다. DCIS는 일반적으로 수술요법으로 치료되지만 때때로 방사선요법과 호르몬요법으로 치료된다(American Cancer Society, 2015). **소엽에 생기는 상피 내암**(lobular carcinoma in situ: LCIS)은 유방의 소엽에서 자라는 비정상적인 세포의 과잉 성장이다.

침습성 유방암은 다른 조직을 뚫고 들어가서 침투한다. 예후는 암이 원래의 종양 부위에서 얼마나 멀리까지 퍼졌는지에 의해서 강하게 결정된다. 임상적으로 이것을 TNM분류라고 한다: 종양만 있는 것, 림프절(림프절까지 퍼진 것), 전이(멀리 있는 장기까지 퍼진 것)[Tumor, Nodes(the spread to the lymph nodes), and Metastases(the spread to distant organs)]. 어디까지 퍼졌는지가 결정되면(TNM) 이제는 단계(기수-스테이징)라고 불리는 추가적인 분류법이 배정된다. 0기는 암이 제자리에 있음을 의미하고, 4기는 가장 많이 진행된 질환이다.

염증성 유방암(Inflammatory Breast Cancer)

염증성 유방암(IBC)은 높은 사망률을 가지고 있는 공격적인 형태의 침습성 암이다. 이 암은 드문 형태의 유방암이기는 하지만(전체 유방암 환자의 1~5%), 유방암으로 사망하는 환자의 10%를 차지한다(National Cancer Institute, 2013). 조기 진단이 매우 중요하다. 그러나 염증성 유방암은 유선염과 중요한 증상들을 공유하기 때문에(증상이 비슷하기 때문에) 진단이 지연될 수 있다.

염증성 유방암에 걸린 여성은 일반적으로 전신에는 열이 없는 반면에, 유방이 따뜻하고 붉고 무거우며 부종이 있고 종종 뽀 드랑쥬(peau d'orange-오렌지 껍질 같이 울퉁불퉁)라고 불리우는 피부 변화가 있고 모낭이 깊게 패여 보이는 경우가 있다. 붉은색의 부위는 일반적으로 넓어서 유방 전체를 덮는 경우도 자주 있다. 유두는 편평하고 깊숙이 들어간 상태로(수축된) 나타난다. 유두에서는 액체가 스며 나와서 유두 피부가 딱딱해질 수 있다(Dahlbeck, 1995). 염증성 유방암은 유방조영술로 감지하기 어려울 수 있다. 가는 바늘이나 조직검사에 의해서 악성세포검사를 하고, 진단을 확인할 수 있다. 덩어리가 없는 경우에 피부조직검사가 요구된다.

아프리카계 미국 여성들에게 염증성 유방암 발병률이 높다(Cristofanilli, 2003).

유방암의 적기와 경고 표시[Red Flags(위험 신호를 나타내는) and Warning Signs for Breast Cancer]

- 유방의 피부색 변화, 열은 없는데 유방이 붉은색일 때(Cristofanilli, 2003; Dahlbeck, 1995).
- 피부 촉감의 변화, 오렌지 껍질 모양으로 울퉁불퉁(peau d'orange), [사진 11-6]과 [사진 11-7], 부종, 단단해짐, [사진 12-9]
- 지나치게 커진 모낭 구멍([사진 11-6])(Kelly, 2013).
- 덩어리, 특히 고정되고 불규칙한 모양의 덩어리
- 투명하거나 혈액이 섞인 유두 분비물이 저절로 많이 분비될 때(일반적으로 한쪽에서만 분비)
- 일반적인 치료를 하는데도 동일한 부위에 반복적으로 발생하는 유선염(즉, 적절한 약물과 관리를 했는데도)

임신과 수유 기간 동안에 생긴 유방암(Breast Cancer During Pregnancy and Lactation)

요즘에는 많은 여성이 임신을 미루기 때문에 유방암 치료를 받은 후에 임신을 하는 경우가 더 흔하다. 이 여성들 중 일부는 재발하기도 한다. 어떤 여성들은 임신 중이나 수유 중에 1차 진단을 받기도 한다. 이 인구집단에서 진단과 치료가 늦어지는 이유는 복잡하며, 인식 부족, 건강관리 전문가의 주의 산만, 그리고 심리적 부정이 있다. 텍사스주 휴스턴에 있는 앤더슨 메디컬 센터에 근무하는 의학 박사 연구원들에 따르면 전형적인 염증성 유방암의 증상이 있는 많은 여성이 자신들의 가족 주치의를 만나서 수유 중의 유선염으로 오진을 하고 치료를 하기 때문이다(Kelly, 2013).

수유 중에 유선염을 고려해 보는 것이 합리적이기는 하지만, 염증성 유방암을 연구하는 연구가들은 처음 사용한 항생제 치료에서 호전되지 않았을 때 두 번, 세 번 더 같은 치료를 하는 것은 합리적이지 않다고 말한다. 대신에 덩어리가 있는지 확인하기 위해서 초음파를 사용하고, 유방에서는 조직검사를 해야 한다. 과잉 진료는 바람직하지 않지만, 염증성 유방암인 경우에 치료가 지연되면 생존 예후가 좋지 않다. 임상에서 BWC는 4건의 염증성 유방암을 경험하였다.

산전관리에서도 일련의 유방검사를 포함해야 하며, 여성들은 수유 중에도 매달 유방자가검사를 해야 한다. 모유수유 중에 울퉁불퉁한 덩어리가 있는 것처럼 느껴지는 것은 정상이며, 막힌 유관과 유선염이 흔하게 발생한다. 그러나 유방 조직 주위에 있는 것과는 다른, 분리된 덩어리는 유방암의 징후일 수 있다(Lind, 2004). 유방검사는 자신의 유방에 생기는 변화에 친숙하게 느끼게 하고, 정상적인 치료로 해결되지 않았거나, 유방의 같은 부위에 지속적으로 나타나는 덩어리를 알아차리게 한다. 의사는 그러한 덩어리를 평가해야 한다.

진단검사와 수유(Diagnostic Tests and Lactation)

유방조영술은 임신과 수유 중인 여성이 이유(젖떼기)를 하지 않고도 할 수 있는 진단검사이기는 하지만, 임신과 수유 중 유방의 밀도로 인해 설명하기가 어렵다. 유관을 세척하는 것은 유방 조직에 비침습성 접근을 달성하기 위한 기법이다. 이러한 기법에는 유관에 관을 삽입하는 방법과 유관내시경술이 포함된다. 유관을 세척하고 유방암과 암 발병 전 변화가 있는지를 검사하기 위해서 씻겨 나온 붉은 조직을 검사한다(Love, 1996). 그러나 유관세척 기법이 수유 기간 동안 진단적으로 유용한지의 여부는 알려져 있지 않다.

초음파([사진 12-1])는 임신과 수유 중에 사용할 수 있는 안전한 진단 기법이다. 초음파검사는 낭종성(액체로 가득 찬) 덩어리와 고형 덩어리를 구분하는 데 있어서 고통이 없고 유용하다(Freund, 2000; Lind, 2004).

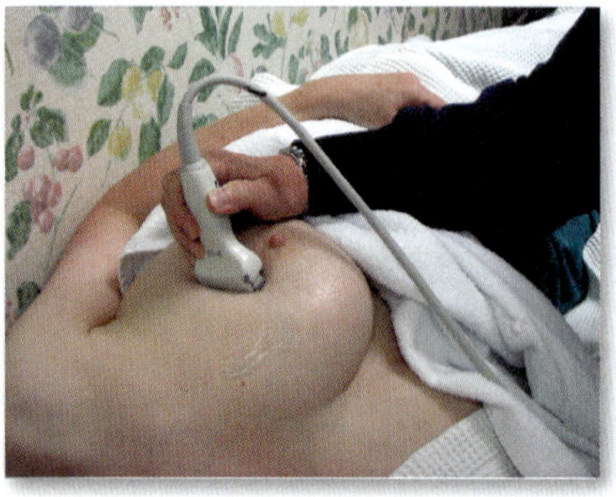

[사진 12-1] 유방 초음파 촬영(검사)

유방 낭종은 수유 기간 동안에 유방에 생길 수 있는 낭종의 한 형태이다. 낭종에서 나오는 물질은 모유이다. 농양은 낭종 병변의 또 다른 유형이며, 이것을 뽑아내면 화농성 물질(고름)이 포함되어 나온다. 바늘을 가지고 하는 생검은 초음파로 확인된 덩어리로부터 뽑아낸 세포를 가지고 검사를 할 수 있다(11장 참고).

종양은 단단한 (낭종보다는) 덩어리이다. 어떤 종류의 종양(예를 들면, 섬유성 낭포 같은)은 양성이다. 유방의 조직검사는 덩어리의 본질을 확인하고, 암의 가능성을 배제하기 위해 사용되는 가장 정확한 진단 방법이다. 생체조직검사는 수술적인 절차를 포함하기 때문에 가장 침습적인 진단 도구가 되기도 한다. 조직검사는 흔하게 필요로 하지만, 조직의 절개나 제거(Osuch, 1998), 또는 감염 위험 때문에 현재나 미래의 수유에 어느 정도 위험이 있다.

유방암 치료 후의 모유수유(Breastfeeding After Treatment for Breast Cancer)

유방암 치료를 위한 화학요법 중에 모유수유는 중단되는데, 사용되는 약물이 아기에게 해롭기 때문이다. 어떤 여성은 화학적 폐경의 원인이 되는 화학요법의 결과로 불임이 되기도 한다. 다른 여성들은 유방암 치료 후에 임신에 성공하기도 한다. 어떤 사람들은 모유수유를 원할 것이며, 유방암 진단 시기와 관련하여 임신 시기가 고려되어야 한다. 모유수유는 영향을 받지 않은 유방에서 정상적으로 진행된다. 치료된 유방에서는 기능적 모유수유가 가능할 수도 있으나 이것은 유방을 어떻게 치료를 했느냐에 달려 있다. 대부분의 환자에게서 모유 생산량은 현저하게 감소된다(Moran, 2005).

유방을 보호하기 위해서는 유방절제술이 아닌, 종양만 제거하는 종양 절제술 같은 것이 많은 경우에 가능하다. 그러나 방사선 치료와 침습적 수술로 인한 유방 구조의 손상은 모유수유를 할 수 없게 된다. Leal(2013)은 방사선 치료를 받은 후에도 최소 50%의 환자들이 수유를 하지만 그 양은 감소된다고 설명한다. 일부 사례에서는 부분 수유를 하기도 하는데, 그 부분 수유의 결과로 치료된 유방에서도 어느 정도 수유를 할 수 있는 능력을 갖게 되기도 했다(Higgins, 1994).

David(1985)는 "오른쪽 스펜스 꼬리 부위에 구분이 잘되지 않는 침투성 유관암"이 있는 36세 여성의 사례에 대해서 보고하였다. 그 덩어리는 제거되었고, 림프절에는 영향이 없었다. 그녀는 방사선 치료를 받았고 일 년 후에는 임신이 되었다. 그녀의 치료되었던 유방은 임신 기간 동안 치료하지 않았던 왼쪽 유방에 비해서 크게 늘어나지는 않았지만, 출산 후에 치료를 했던 오른쪽 유방에서 젖이 분비되었다. 오른쪽 유방에서 나온 모유는 조금 진했고, 왼쪽 유방에서 나오는 젖 양의 반 정도만 나왔다. Leal(2013)은 방사선이 조사된 모유에 생화학적 변화가 있었음을 보고하였다. 이것의 의미는 이해되지 않는다.

유방암은 액와 유방 조직과 그 외 정상 유방 조직이 아닌 곳에서도 발생할 수 있다는 것에 주목해야 한다(Shukla, 2015). 이러한 조직에 덩어리가 나타나고 덩어리 크기가 증가한다면, 비정상적인 세포가 존재하는지를 결정하기 위해서 미세 바늘 조직(생체)검사와 세포검사를 즉시 실시해야 한다.

종양 절제술(Lumpectomy)

BWC는 유방암으로 종양 절제술을 받은 후에 한쪽 유방으로만 모유수유를 하는 여성을 상담하였다. 아기를 낳은 후에 종양 절제술을 받은 쪽 유방에서도 울혈이 생겼다. 영아는 그쪽에서 저절로 젖이 새어 나오는 것을 관찰할 수 있었다. 이 여성은 그 유방을 자극하지 않기로 결정했기 때문에 울혈이 생겼고, 곧 다시 원래대로 되었다. 이 여성은 자신의 아기에게 영향을 받지 않은 유방으로 별 탈 없이 완전히 모유만을 먹일 수 있었다.

[사진 12-2]는 유방암 진단을 받은 48세의 여성을 보여 준다.

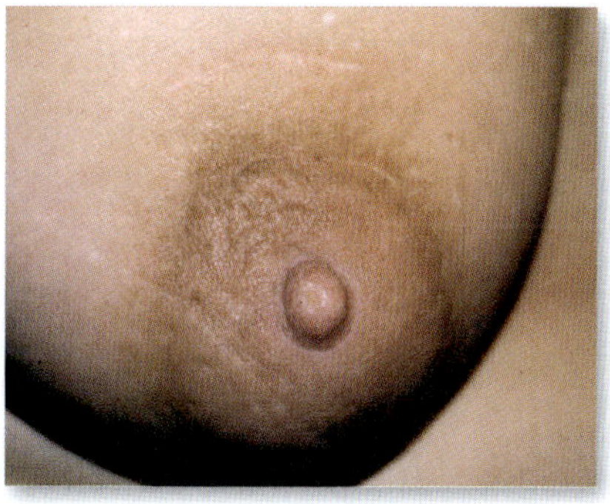

[사진 12-2] 조직검사와 종양 절제술로 인한 절개 상처

이 여성은 몇 년 전에 자신의 아이들에게 모유수유를 했다. 모유수유를 했다는 것이 나중에 유방에 덩어리가 생기는 것에 대한 걱정을 하지 않아도 된다는 것은 아니다. 유륜 가장자리에 희미하게 보이는, 예전에 조직검사

를 했던 희미한 상처가 있었고, 그것은 최근의 종양 절제술을 한 상처와 나란히 평행선을 이루고 있다. 이전에 했던 조직검사에서는 양성 종양을 나타내었다. 앞으로 아기를 임신할 기회가 많이 남아 있는 젊은 여성의 경우라면 원주형 절개보다는 이러한 방사성 절개가 침습성 수술의 영향을 줄일 수 있을 것이다. 이 48세 여성의 경우에 그것은 문제가 되지는 않았다.

[사진 12-3]은 방사선 치료를 받고 있는 동일한 여성을 보여 준다. 피부가 구릿빛으로 보인다. 방사선 치료를 받는 환자들 중 약 90%는 방사선으로 인해서 피부염이 어느 정도 발생하고(Harper, 2004), 그 피부염이 상당히 불편감을 초래하고 일상생활을 제한하게 한다.

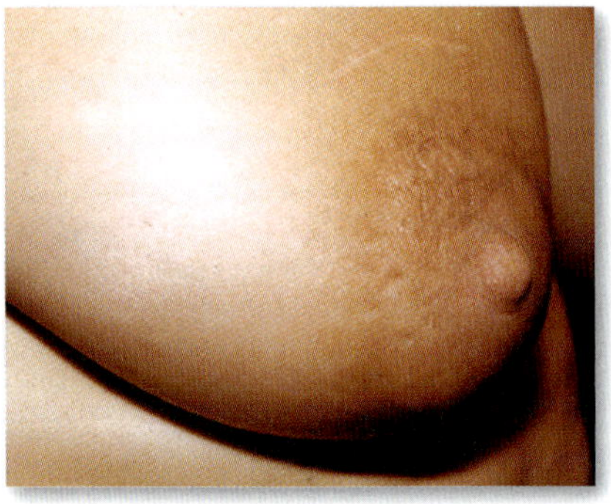

[사진 12-3] 방사선 치료를 받는 동안 구릿빛으로 변한 유방

이전에는, 비누의 건조하게 만드는 효과가 방사성으로 인해서 생긴 피부염을 악화시킬 것이라는 걱정 때문에 방사선에 노출된 피부를 비누와 물로 씻는 것은 권장하지 않았다. 그러나 체계적으로 평가해 보았더니, 비누와 물로 씻은 환자들의 14%에서 피부 박리가 일어났는데 피부를 씻지 않은 환자들에게서는 33%에서 **습한**(촉촉한) **박리**가 생겨났다. Roy(2001)는 씻는 것이 피부의 기저층에서 염증을 일으키는 미생물을 제거함으로써 촉촉한 박리를 줄일 수 있다는 가설을 세웠다. 이 연구는 피부를 씻는 것이 피부에 독성을 높이지 않는다는 결론을 내렸다.

[사진 12-4]는 암이 림프절로 퍼졌는지를 확인하기 위해서 시행된 겨드랑이 조직검사로 인한 상처를 보여 준다.

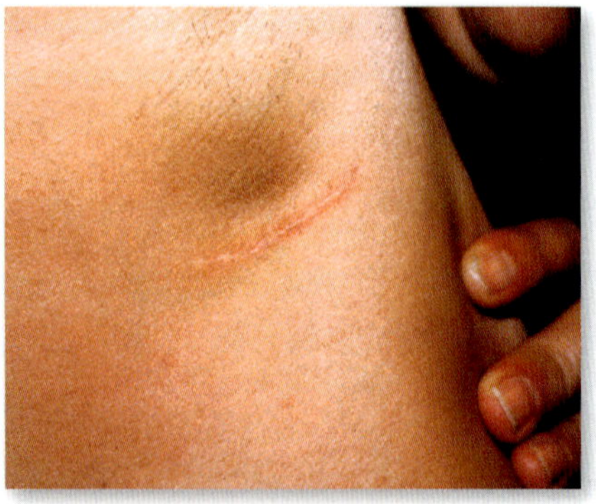

[사진 12-4] 겨드랑이 림프절 조직검사 상처

[사진 12-5]에 있는 여성은 출산 후의 사진인데, 8년 전에 유방암을 치료하기 위해서 종양 절제술, 방사선 치료와 화학요법을 받았다.

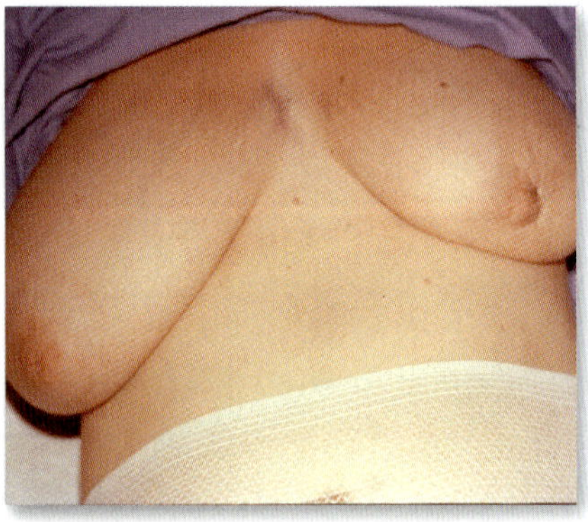

[사진 12-5] 유방 종양 절제술

이 여성의 왼쪽 유방은 임신 동안이나 출산 후에도 유방에 어떠한 변화도 없었다. 이 여성은 오른쪽 유방만을 가지고 모유수유를 하기로 계획을 세웠다. 임신 중에 생긴 유방 발달로 인해서 유방의 크기가 서로 다른 것을 비교해 본다.

유방 절제술을 하고 나서의 모유수유 (Breastfeeding after Mastectomy)

[사진 12-6]은 32세 여성이다.

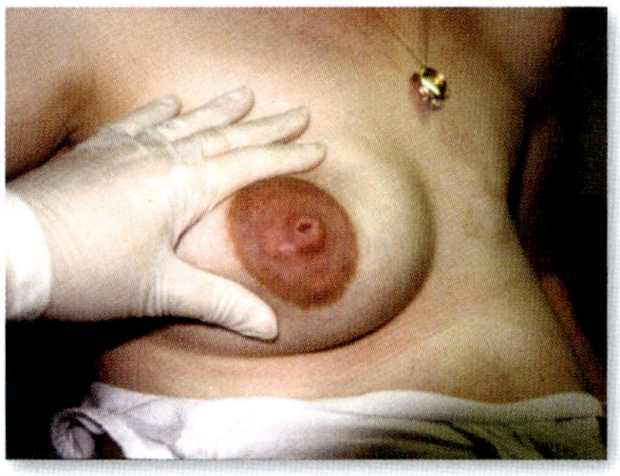

[사진 12-6] 유방 절제술 후 남아 있는 유방의 유두 상처

이 여성이 유방암 진단을 받았을 때 3명의 자녀를 두고 있었다. 여성은 유방암이 있는 쪽 유방은 제거되었고, 화학적 폐경을 겪게 될 것이라는 말을 들었다. 그녀와 가족은 4년 후에 자연적으로 임신이 되었을 때 충격을 받았다. 이 여성은 자신의 수유상담가와 상담을 하면서 암 치료를 받는 동안 "의료적 치료에 의해서 정신적 충격을 받았다."고 설명하였으며, 이 여성은 '의료기관'과의 상호작용하는 것을 꺼렸다. 이 여성은 조산사의 도움을 받아서 집에서 특별한 일이 없이 출산을 했다. 그녀는 2주 후에 남아 있는 한쪽의 유방에 있는 유두가 갈라져서 수유상담가와의 만남을 요청하였다. 그녀의 아기는 잘 자라고 있었고, 상처의 방향으로 판단을 해 보니, 아기는 한 자세로만 수유를 하고 있었고 젖 물리기가 문제인 것으로 보였다.

산모는 상처를 부드럽게 씻고 유두가 치유될 시간을 갖기 위해서 유축을 하도록 교육을 받았다. 조산사는 감염을 예방하기 위하여 바르는 무피로신 연고를 처방하였다. 아기는 엄마의 유두가 치유되는 5일 동안 유축한 젖을 젖병으로 먹었다. 모유수유에 대한 경험이 많았던 산모는 모유수유를 성공할 것이라고 결정을 하고, 그 이후에 나타나는 유방 거부에 대해서는 걱정하지 않았다. 예상했던 대로 아기는 엄마 젖을 쉽게 물었다(젖병에서 모유수유로 옮기는데 아기는 금방 적응되었다). 이 경우의 여성에게는 암 생존자라는 사실이 주의 깊게 관찰되어야 하지만 그것이 지금의 상황과 직접적인 관계는 없었다. 이 여성에게 있어서는 아픈 유두에 대한 일상적인 관리와 정서적인 안심을 주는 말이 더 중요하였다.

[사진 12-7]에 있는 28세의 여성은 유방암으로 인한 유방 절제술 후에 자신의 생후 18일 된 셋째 아기에게 모유수유를 하고 있는 것을 보여 준다.

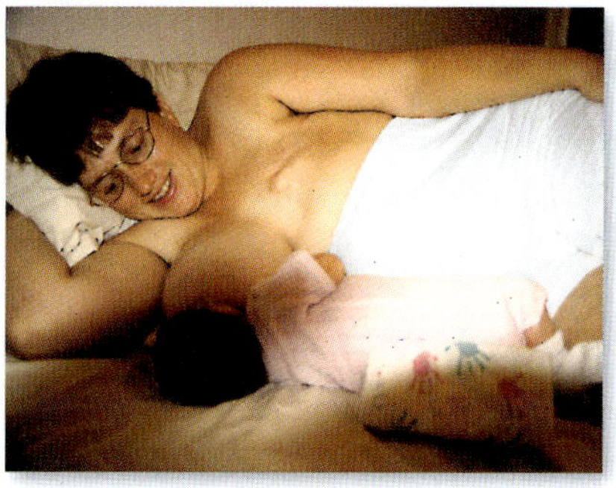

[사진 12-7] 유방 절제술 후 모유수유

그녀의 남편은 지난 여름에 아내의 왼쪽 유방에서 덩어리가 있는 것을 발견하였다. 그녀는 그때 당시에 2세 아들에게 모유수유를 하고 있었다. 그녀는 귀머거리였기 때문에 남편이 BWC에게 전화를 해서 유방에 덩어리가 없어지지 않고 계속 남아 있다고 설명하였다. BWC는 병원에 갈 것을 권했다. 유방외과 의사는 작은 바늘을 이용한 조직검사를 했고, 그 뽑아낸 물질에서 암세포를 발견하였다. 유방외과 의사는 즉시 젖을 끊고 유방과 겨드랑이 림프절을 제거하기 위해서 유방 절제술을 권했다.

BWC는 급하게 젖을 끊는 것을 도와주었고 그 과정을 사진으로 남겼다. [사진 12-8]에서 왼쪽 유방의 8시 방향에 조직검사를 한 흔적이 희미하게 멍 자국으로 보인다.

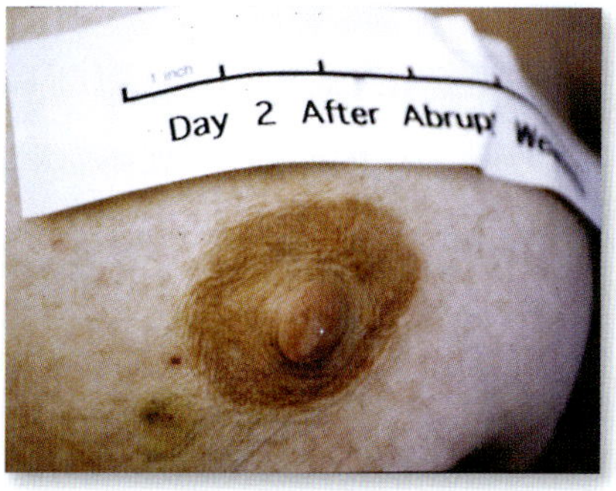

[사진 12-8] 왼쪽 유방의 종양 부위에 바늘 흡인으로 인한 멍

젖떼기 3일째 되는 날([사진 12-9]), 울혈이 줄어들어서 종양이 있는 유방의 아래쪽에 생긴 단단한 덩어리를 인지하는 것이 가능해졌다.

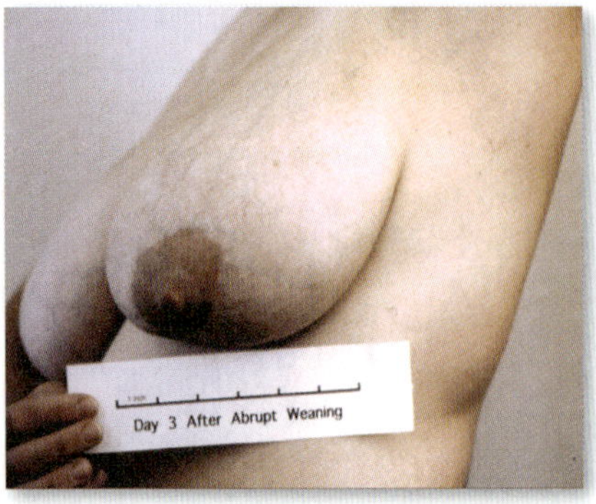

[사진 12-9] 종양 부위 위에 생긴 유방의 경결

유방 절제술 후에 항암요법과 방사선 치료가 이어졌다. 방사선 치료를 받는 동안 이 여성은 임신을 하게 되었고 건강한 딸을 예정일에 출산하였다. 모유수유는 5개월 동안 별 탈 없이 진행되었고, 아기는 한쪽 유방으로만 수유를 하면서도 정상적으로 성장하였다. 이 시기에 여성의 주치의는 혈액에서 종양 표지자가 증가하여 진단 검사를 수행하기 위해서 점진적으로 젖떼기가 진행되었다. 불행하게도 이 사진을 찍고 나서 5년 뒤에 이 젊은 산모는 유방암으로 사망하였다.

유두에 생기는 파제트병의 가능성을 배제하기 위한 조직검사(Biopsy to Rule Out Paget's Disease of the Nipple)

[사진 12-10]~[사진 12-12]는 15개월 동안 아무 문제 없이 첫째 아이에게 모유수유를 한 32세 여성의 유두를 보여 준다. 둘째 아이를 낳은 후, 이 여성의 왼쪽 유두에 무언가가 있었고 5개월 동안 전혀 나아지지 않고 있었다. 수유상담가는 출산 7일째에 왼쪽 유두에서 진물이 나오고 유두 껍질이 딱딱해지는 것을 관찰하였다. 오른쪽 유두도 갈라지고 자극이 되어서 염증이 생겼다.

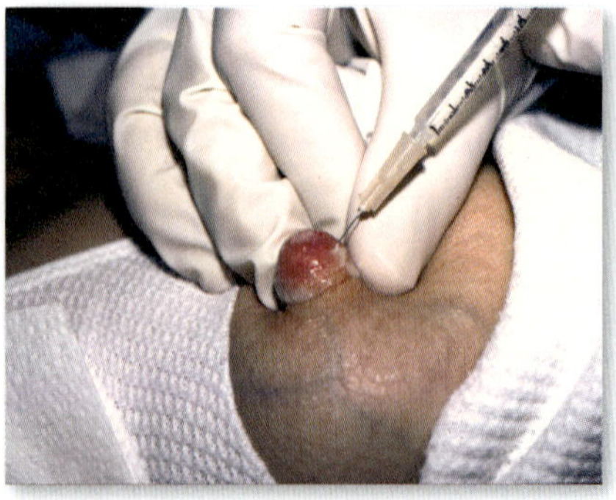

[사진 12-10] 유두 조직검사 전의 리도카인 주입

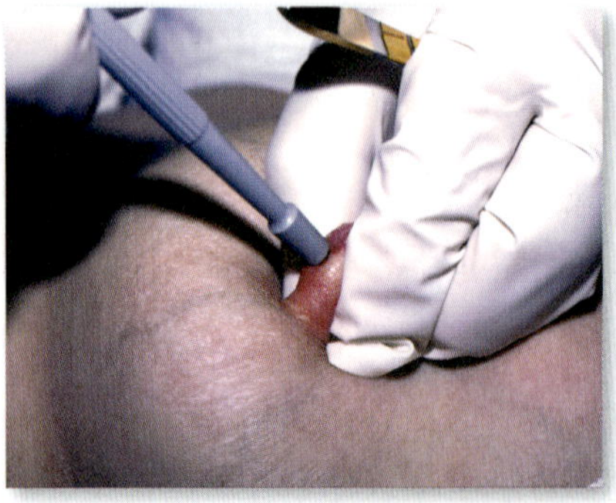

[사진 12-11] 펀치 조직검사 도구

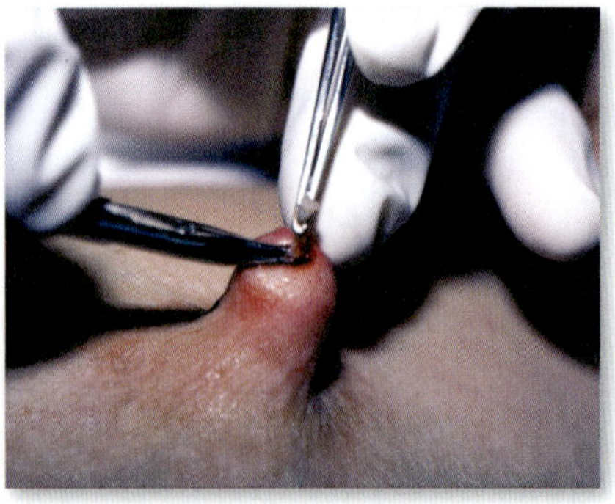

[사진 12-12] 유두의 파제트병 가능성을 배제시키기 위한 핵심 조직검사

수유상담가는 산모의 수유 자세를 조절하였고, 산모가 열감이 있어서 24시간 내에 항생제 치료가 시작되었다. 항생제를 복용한 지 일주일이 지났을 때, 산모는 자신이 생각하기에는 국소 이스트 감염을 의심하였다. 산후 6주쯤 되었을 때, 지속적인 병원 치료 후에 유두가 치유되는 것처럼 보였다. 그러나 아직도 유두에는 약하게 염증이 남아 있어서 산모는 네 명의 피부과 전문의 중

그 첫 번째 선생님을 만났다. 첫 번째 피부과 전문의는 엄마에게 매번 젖을 먹인 후에 하이드로겔 드레싱을 하라고 권했는데, 이것은 즉시 증상을 악화시켰고 특히 왼쪽 유두에 생긴 것은 증상이 더 심해졌다.

다음 달이 지나서, 산모는 3명의 다른 피부과 전문의와 상담을 하고 자신의 산부인과 전문의와 수유상담가와 계속 연락을 했다. 이 엄마는 이스트 감염, 포도상구균 감염, 그리고 접촉성 피부염에 대한 치료를 받았다. 디플루칸(Diflucan−플루코나졸이 들어 있는 항진균제), 로프록스(Loprox), 케토코나졸(Ketoconazole−진균 감염증 치료제), 지스로맥스(Zithromax), 로코이드 연고(Locoid ointment), 엘로콘 크림(Elocon cream), 그리고 바셀린(Vaseline)을 처방받았다. 엄마의 젖과 아기의 입, 코에서 나온 균 배양 검사는 모두 정상균주였다. 3개월 동안 엄마는 완전히 유축만 해서 아기에게 젖병으로 먹였다. 유축을 하는 동안은 좀 나아지는 것 같았으나 완전하게 치유되지는 않았으며, 모유수유를 시작하자마자 악화되었다.

6개월이 되었을 때 왼쪽 유두에 홍반과 부종이 다시 나타났다. 그녀가 상담을 한 마지막 피부과 전문의는 파제트병(유두에 생기는 암의 일종인데, 습진과 비슷하며 이것을 부식성 선종이라고도 한다)을 배제하기 위해서 펀치 생검(조직을 펀치로 떼어서 검사하는 것)을 하도록 조언하였다. [사진 12−10]에서 피부과 전문의는 국소 마취제인 리도카인을 유두에 주입하고 감각이 없게 했다. 주사를 놓기 전에 유두에 바르는 국소 마취 크림을 발랐다.

[사진 12−11]은 검사를 위해서 실험실로 보낼 조직의 중심을 제거하기 위해서 사용된 작은 펀치도구이다([사진 12−12]에서는 그 핵심 조직을 제거하는 모습이다). 그 조직에서는 질병의 증거가 없다는 것을 나타냈다. 사실 접촉이나 자극성 피부염에 대한 결정적인 증거가 없었다. 요컨대 이 여성은 만성적인 유두 자극의 원인에 대해서는 설명할 수 있는 어떤 것도 발견되지 않았다.

피부과 전문의는 조직검사 때 만들어진 상처를 봉합하였다. BWC는 궤맨 상처가 모유수유를 방해할까 봐 걱정을 했다. 그 엄마는 몇 시간 뒤에 BWC에게 전화를 걸어 유축된 젖에 혈액덩어리가 보인다고 말했다. 산모의 유방은 젖이 잘 나오지 않아 울혈된 느낌이 들었다. 유축을 하는 것과는 대조적으로 아기는 엄마 젖을 더 부드럽게 할 수 있었지만, 빳빳한 봉합선의 매듭이 아기가 젖을 빨 때마다 유두에 더 깊은 구멍을 만들었다. 게다가 엄마의 브래지어가 봉합선을 문질렀고, 이것이 상처를 더 자극하였다. 이 엄마는 의사에게 전화를 했고, 의사는 유두에 있는 봉합실을 제거하라고 지시하였다. 의사는 그녀의 유두 구멍에 무피로신을 바르고 거즈로 패킹을 하고 있으라고 조언을 했다. 그러나 24시간 이내에 이 산모의 유방은 밝은 붉은색이 되었다. 그녀는 유선염이 되었고, 먹는 항생제 치료가 시작되었다. 먹는 항생제 치료를 시작하자 별 탈 없이 치료가 진행되었다.

몇몇의 연구에서 만성 염증성 피부질환인 아토피성 피부염의 발달을 논의했는데, 이것은 초항원 활동과 함께 독성을 생산하는 것으로 알려진 포도상구균이 피부에 군집을 만들어서 생기는 것이다. 아마도 이 여성의 상황에서의 초기 증상은 민감화가 먼저 발생했을 것이다. 조직검사 당시에, 이 여성의 결과는 오직 확장된 혈관구조만을 보여 주었고 그것은 매우 일반적인 소견이었다. 그러나 수유상담가는 초항원 활동에 대한 검사가 수행되었는지에 대한 확신이 들지 않았다.

이 여성의 유두는 여전히 취약한 상태로 남아 있었고, 모유수유는 그녀에게는 결코 편안하지는 않았다. BWC는 이 여성과 계속 연락을 주고받았으며, 10년 뒤에 이 여성은 이러한 경험으로 인해서 유방이나 유두에 어떠한 합병증이 없었음을 보고하였다.

모유수유 산모의 유방암 재발에 대한 간단한 사례연구(A Brief Case Study of Breast Cancer Recurrence in a Breastfeeding Mother)

BWC는 누가 봐도 확실히 유선염인 것으로 보이는 사례에 대해서 조언을 구하는 한 여성의 이메일을 받았다. 이 여성은 자신의 사례가 익명으로 공유되는 것을 허락하였다.

"저는 2013년에 침습성 유방암인 HER2+ 진단을 받은 34세 여성입니다. 저는 오른쪽 유방에 종양 절제술과 방사선 치료를 받았습니다. 즉시 치료가 시작되었습니다. 그리고 저는 임신을 했고, 2015년 10월에 건강한 여자 아기를 출산했습니다. 양쪽 유방에서 울혈이 시작되었고 젖이 나오기 시작했습니다. 그러나 오른쪽 유방에서는 한 방울 이상 나오지 않았습니다. 저는 오직 왼쪽 유방에서만 젖을 먹였습니다. 저의 왼쪽 유방은 유선염으로 발전되었고 세파렉스(cephalex) 항생제를 가지고 치료를 했습니다. 일주일 후에 오른쪽 유방이 붓고 단단해졌습니다. 저는 CT검사와 초음파검사를 통해서 오른쪽 유방 조직에 염증이 있는 것을 보았습니다. 저는 지금 클린다마이신(clindamycin)을 일주일째 복용하고 있는데, 오른쪽 유방은 아직도 부어 있고 움푹 들어가 있는 것처럼 보입니다. 유방은 붉고 단단합니다. 모든 것이 시작된 지 4주가 지났습니다. 저는 유선염을 없애기 위해서 모유수유를 전면 중단할 것을 제안받았습니다. 저는 모유수유를 계속하고 싶은데 농양으로 진행될까 봐 두렵습니다. 저는 다시 유방암에 걸린 것이 매우 당황스럽습니다. 당신의 어떠한 조언이라도 감사하겠습니다."

BWC는 온라인 상담은 가장 일반적인 용어로만 제공될 수 있다고 회신을 했고, 산모에게 자신의 의료 제공자들과 계속해서 부지런히 상담을 하도록 조언하였다. 지원이 필요한 경우나 결과를 보고하기 위해서 계속 연락을 하도록 요청하였다.

약 2개월 뒤에 이 산모는 다음과 같은 이메일을 보냈다.

"혈관 내에 주입하는 항생제 치료와 먹는 항생제 치료를 포함한 세 가지 과정의 치료를 받고도 증상은 악화되기만 해서, 저는 마지막으로 조직검사를 받았습니다. 그것은 염증성 유방암의 3단계 중 3등급이었습니다. 지금까지 다른 장기에 퍼진 증거는 없지만, 저의 담당 종양학자나 저는 그것이 얼마나 빨리 퍼지는지를 알기 때문에 아직 암이 퍼지지 않았다는 결과를 믿지 않았습니다. 저는 3주마다 페르트주맵(pertuzemab)과 허셉틴(herceptin)을 사용한 치료와 매주 탁솔(taxol)을 이용한 치료를 시작했습니다. 붉고 부어 있는 것이 아주 많이 가라앉아서, 저는 나아지고 있다는 희망을 가지고 있었습니다. 저는 딸이 8주 되었을 때 젖떼기를 시작했습니다. 제 생각에는 그것이 가장 힘든 일이었고……. 저는 염증성 유방암을 배제하기 위해서 마지막으로 조직검사를 하기 전까지 했던 3차례의 항생제 치료와 4번 응급실에 가고, 외과 의사와 2번 상담을 하고, 3회 초음파 검사를 받았던 것들은 놀랍지도 않습니다. 제가 스스로를 지지하지 않았다면 그것은 1월까지 남아 있었을 것이고 그것은 확실히 다른 장기로 퍼졌을 것입니다. 저는 이런 일들이 일어나고 있는 여성들과 선생님이 만나게 될 것이므로 이것을 선생님과 공유하고 싶습니다."

이 사례는 수유상담가들이 여성들에게 해결되지 않는 유방 문제에 대한 관심을 가지도록 강력하게 권장해야 한다는 것을 보여 준다. 일반적으로 여성의 건강은 많은 나라에서 우선순위로 여겨지지 않으며, 이것은 가장 깊고 심오한 의미에서 여성의 권리이자 인간으로서의 권리 문제이다.

참◦고◦문◦헌

American Cancer Society. *Breast Cancer Facts & Figures. 2015-2016.* Atlanta: American Cancer Society, Inc; 2015.

Cancer Research UK. www.cancerresearchuk.org. Accessed Sept. 2016.

Cristofanilli M, Buzdar A, Hortobagyi G. Update on the management of inflammatory breast cancer. *The Oncologist* 2003; 8(2):141–148.

Collaborative Group on Hormonal Factors in Breast Cancer. Breast cancer and breastfeeding: collaborative re–analysis of individual data from 47 epidemiological studies in 30 countries, including 50,302 women with breast cancer and 96,973 women without the disease. *Lancet* 2002; 360(9328):187–195.

Dahlbeck S, Donnelly J, Theriault R. Differentiating inflammatory breast cancer from acute mastitis. *American Family Physician* 1995; 52(3):929–934.

David F. Lactation following primary radiation therapy for carcinoma of the breast. *International Journal of Radiation Oncology, Biology, Physics* 1985; 11(7):1425.

Freudenheim J, Marshall J, Graham S, et al. Exposure to breastmilk in infancy and the risk of breast cancer. *Epidemiology* 1994; 5(3): 324–331.

Freund K. Rationale and technique of clinical breast examination. *Medscape Women's Health* 2000; 5(6):e2.

Harper J, Franklin L, Jenrette J, et al. Skin toxicity during breast irradiation: pathophysiology and management. *Southern Medical Journal* 2004; 97(10):989–993.

Higgins S, Huffy B. Pregnancy and lactation after breast–conserving therapy for early stage breast cancer. *Cancer* 1994; 73(8):2175–2180.

Kelly JC, Ueno NT. Inflammatory breast cancer: What you should know. *Medscape*. Feb. 1, 2013.

Kotsopoulos J, Lubinski J, Salmena L, et al. Breastfeeding and the risk of cancer in BRCA1 and BRCA2 mutation carriers. *Breast Cancer Research* 2012; 14(2):R42.

Leal SC, Stuart SR, Carvalho H de A. Breast irradiation and lactation: a review. *Expert Review of Anticancer Therapy* 2013; 13(2):159–164.

Lind DS, Smith BL, Souba WW. 5 Breast Complaints. in Souba WW, Fink MP, Jurkovich GJ, et al. *ACS Surgery Online*. New York: WebMD Inc; 2004.

Loof–Johanson M, Brudin L, Sundquist M, et al. Breastfeeding associated with reduced mortality in women with breast cancer. *Breastfeeding Medicine* 2016; 11(6):321–327.

Love S, Barsky S. Breast duct endoscopy to study stages of cancerous breast disease. *Lancet* 1996; 348(9033):997–999.

Martin RM, Middleton N, Gunnell D, et al. Breastfeeding and cancer: the Boyd Orr cohort and a sytematic review with meta–analysis. *Journal of the National Cancer Institute* 2005; 97(19):1446–1457.

Moran MS, Colasanto JM, Haffty BG, et al. Effects of breast–conserving therapy on lactation after pregnancy. *Cancer Journal* 2005; 11(5):399–403.

Ogg SW, Hudson MM, Randolph ME, et al. Protective effects of breastfeeding for mothers surviving childhood cancer. *Journal of Cancer Survivorship* 2011; 5(2):175–181.

Osuch JR, Bonham VL, Morris LL. Primary care guide to managing a breast mass step by step workup. *Medscape Womens Health* 1998; 3(5):4.

Petok E. Breast cancer and breastfeeding: five cases. *Journal of Human Lactation* 1995; 11(3):205–209.

Roy I, Fortin A, Larochelle M. The impact of skin washing with water and soap during breast irradiation: a randomized study. *Radiotherapy & Oncology* 2001; 58(3):333–339.

Shukla S, Sehgal S, Rai P, et al. Carcinoma in ectopic breast: a cytological diagnosis. *Breast Disease* 2015; 35(3):217–219.

Sun X, Nichols HB, Tse CK, et al. Association of parity and time since last birth with breast cancer prognosis by intrinsic subtype. *Cancer Epidemiology, Biomarkers & Prevention* 2016: 25(1):60–67.

Zhou Y, Jingde C, Qun L, et al. Association between breast-feeding and breast cancer risk: evidence from a meta-analysis. *Breastfeeding Medicine* 2015; 10(3):175–182.

CHAPTER

13

쌍둥이, 세 쌍둥이 그리고 나란히 젖 먹이기

(Twins, Triplets, and Tandem Nursing)

쌍둥이 출산율은 지리적 지역에 따라 다르다. Smits(2011)는 1987년에서 2010년 사이에 75개국의 출산 자료를 조사하였고, 아시아와 남아메리카에서는 자연적인 쌍둥이 출산율이 낮음(1,000건의 출생 중 6~9건)을 발견하였다. 아프리카에서 높은 비율이 기록되었는데, 특히 베냉이라는 국가에서 높았다(1,000명당 18명).

미국질병통제예방센터(Hamilton, 2015)에서는 2014년에 기록적인 수의 쌍둥이 출산 숫자(1,000건당 33.9명)를 보고했는데, 이것은 "국가에서 새로운 최고 수치"였다. 이러한 증가는 출산 시 편안한 요법 사용과 나이가 많은 여성의 출산과 관련이 있다. 이와는 대조적으로 미국에서는 세 쌍둥이와 그 이상의 출산율은 감소하였다. 세 쌍둥이 출산율은 20년 만에 가장 낮았으며, 많은 수의 다태아 출산이 영아에게 미치는 부작용의 위험에 대해서 출산 전문가와 부모들의 인식이 높아진 결과로 생각된다.

다태아를 출산한 많은 여성이 모유수유를 하기 원하며, 모유수유의 이점은 다태아에게는 매우 중요할 수 있다(Geraghty, 2004). 건강관리 전문가들은 이러한 목표를 지지해 주어야 한다. 그러나 격려는 현실적이어야 하고 동시에 이러한 인구의 특별한 요구에 맞추어져야 한다. McKenzie(2006)는 다태아를 임신한 여성들이 임신 기간 동안 정보에 입각한 아기의 수유 결정을 내리기 위해서는 일반적으로 이용 가능한 것보다 더 많은 자료가 필요하다는 사실을 이해하고 존중해야 필요성을 확인하였다.

쌍둥이에게 모유수유를 했던 경험에 대한 질적 연구(Cinar, 2013)에서 한 산모 그룹은 모유수유 교육과 지원이 불충분했다고 보고하였으며, 그들 중 2%만이 온전히 모유만 먹이는 것을 할 수 있었다. 그들은 쌍둥이 경험과 더 나은 환자 교육자료(더 많은 사진을 포함하여)에 초점을 맞춘 특수한 산전 교육의 필요성을 확인하였다. 그들은 또한 건강관리 전문가들이 도움이 되지 않는 정보를 주었다고 느낀다. 예를 들면, 건강관리 전문가들은 두 아기를 동시에 모유수유를 하라고 조언하지만 출산 후 초기에 이러한 조언들을 실행 가능한 산모들은 거의 없었다. 그들이 낳은 아기들은 작았고, 도움이 부족했고, 대부분의 산모는 한번에 한 아기에게 모유수유를 하는 것을 선호하였다. 쌍둥이 엄마들 또한 유방 한쪽을 한 아기에게만 먹이도록 배정을 한 조언도 거부했는데, 한쪽의 유방이 더 많은 젖을 생산하는 경우가 많았기 때문에 쌍둥이 엄마들에게는 한 아기당 한쪽 젖만을 주라는 조언을 받아들이지 않았다.

산모들은 새로 태어난 쌍둥이는 작게 태어나고, 덜 성숙하게 태어나기 때문에 효과적으로 수유를 하지 못하는 경우가 많다는 것을 알아야 한다. 쌍둥이는 산모의 유방을 제대로 자극하지 못해서 젖이 충분히 분비되게 하는 것을 지연시킬 수 있다. 이렇게 젖 분비가 늦어지는 동안 아기가 컵이나 숟가락으로 초유를 먹이지 못한다면 받아들일 수 없을 만큼의 체중이 감소될 수 있다. 젖이 늦어지지 않고 분비될 수 있도록 하기 위해서 첫째 날과 둘째 날에 유방 자극을 증가시킬 필요가 있는 경우가 많다. 건강관리 전문가들은 다양한 수준의 기술 중재를 사용하여 다태아와 같이 연약한 영아를 보호하는 방법을 이해하는 것이 중요하다. 전자 저울과 전기를 사용하는 유축기는 효율적이고 효과적이지만, 손을 사용해서 유축을 하고, 그것을 컵을 이용하여 수유를 하고, 그리고 피부 대 피부 접촉을 하고 안는 방법도 처음에 모유수유를 왕성하게 하지 못하는 영아들을 안정시키기 위해서 사용될 수 있다. 건강관리 전문가들은 어떠한 환경에서도 모유수유를 지원할 수 있도록 훈련을 받아야 한다.

다태아 출산과 관련된 영아의 위험 증가 (Increased Infant Risks Associated with Multiple Birth)

다태아를 낳은 산모들은 하나의 아기를 가진 산모들이 겪는 것과 동일한 모유수유 문제에 직면하지만, 이들은 추가적인 문제들을 겪는다. 이러한 문제들 중 주된 문제는 한 명 이상의 영아를 돌보는 데 있어서 들어가는 시간 투입, 그리고 그들에게 수유 문제가 발생할 때마다 이를 관리하기 위해서 필요한 지속적인 수유 지원의 부족이다.

Damato(2005)는 조기에 수유를 중단하는 다태아의 모유수유와 관련된 특수한 문제들을 확인하였다. 이러한 문제에는 불충분한 모유 공급에 대한 걱정, 유축을 하는 것에 대한 부담감, 일반적인 산모의 피로가 포함되어 있다. 영아의 행동과 관련한 문제에는 아기의 졸림, 약한 젖 빨기, 젖 먹는 것에 관심 부족, 저조한 영아의 체중 증가 등이 포함된다.

쌍둥이 산모들이 조기 모유수유를 중단하는 것과 관련된 또 다른 위험요인에는 23세 미만, 첫 출산, 흡연자, 교육 수준이 낮은 산모들이 포함된다(Ostlund, 2010).

2명 또는 그 이상의 아기를 가족으로 받아들여서 통합시키는 문제로 힘들어하는 산모들은 자신들이 이 아기들에게 한 명의 아기를 키우는 것만큼의 관심과 양육을 제공할 수 있을 것인지에 대한 걱정을 자주 표현한다. 사실, 연구는 다태아의 수가 많을수록 특히 이러한 걱정에 타당성이 있음을 시사한다. Feldman(2005)은 영아 발달 평가에서 생후 6개월, 12개월 그리고 24개월에 세 쌍둥이 아기는 하나의 아기나 쌍둥이보다 더 낮은 점수를 받았음을 보고하였다. 세 쌍둥이 중 가장 작은 아기는 12개월과 24개월에 자신의 하나로 자란 형제자매들보다 감소된 인지 기술을 보였다.

출생 시의 의학적 위험 증가, 다태아 출산 상태, 온전히 육아만 하는 제한된 접근성 및 생후 첫 2년 동안 영아의 사회적 참여의 감소는 각각 2세가 되었을 때 더 낮은 인지적 결과를 예측하였다. 다태아 엄마들은 모유수유를 하면서 그 안에 내재된 산모와 아기의 상호작용이 영아의 자극을 증가시키고, 특히 산모와 여자 아기 사이에 유대감과 애착을 증진시키는 방법임을 알게 될 때 안심할 수 있다(Jackson, 2016).

만기 전 출생과 SGA(재태연령에 비해 작은 크기의 아기)에 미치는 영향(The Effect of Preterm Birth and SGA)

조산아는 자주 발생하는 다태아 출산의 합병증이며, 짧은 모유수유 기간과 관련이 있다(Ostlund, 2010). 또한 다태아는 재태연령에 비해서 작은(small for gestational age: SGA) 경향이 있다. Morley(2004)는 분유수유를 하는 아기들에 비해서 모유수유를 하는 SGA아기들의 인지 결과가 개선된 것을 확인하였다. 인지 지연이 더 높기 때문에 (특히 가장 작은 아기들일수록, 특히 여자 아기일수록) 모유수유를 하는 것은 다태아를 보호할 수 있다.

태아의 성장 지연이 있었던 아기인 경우에, 분유 보충으로 인해서 급속히 체중 증가가 발생한다면, 과체중과 대사증후군 같은 성인병의 위험이 높아진다. 인간의 모유는 단백질을 과잉 공급하지 않고(Marsh, 2016), 영아의 체지방량을 증가시키거나 인슐린 저항성을 유발하지 않으면서 특유의 정상 성장을 유지한다(de Zegher, 2013). 쌍둥이의 연구에서 수유 방법과 성장 간의 관계를 평가했는데, 1~3개월 동안 모유수유를 한 영아들이 4~6개월 동안 모유수유를 한 영아들보다 훨씬 더 컸다. 이러한 결과는 생후 4개월 전의 보충 수유는 18개월 되었을 때 체질량 지수의 증가와 관련이 있으며, 모유수유가 어린이들을 비만으로부터 보호해 주는 것으로 나타났다(Temples, 2016).

영아들의 크기와 상태에 따라서, 조산아들은 첫날에 처음으로 엄마의 유방으로 가는 것이 늦어질 수 있다. 그들의 행동 신호는 종종 뚜렷하지가 않아서 엄마들이 아기가 먹을 준비가 되었다는 것을 알아차리기가 어렵다. 특히 방문자들이 많아서 수유 시간을 방해하는 경우에는 너무 적은 일일 수유 횟수를 초래할 수도 있다.

많은 산모는 자신의 새로 태어난 쌍둥이가 수유를 잘 하고 있는지를 정확하게 평가하지 못한다. 병원 직원들은 도움을 주기 위해 시도하는데, 모유를 실제로 먹고 있는 아기들의 입장에서 볼 때 그다지 성공적이지 못한 모유수유를 했는데도 시도한 것만을 가지고 칭찬을 하는 경우가 종종 있다. 따라서 모유수유를 하는 쌍둥이는 조기에 체중 감소가 과도하게 생길 수 있으며, 이에 따라서 퇴원 시에 빌리루빈 수치의 증가와 탈수의 위험이 높아진다. 분유의 보충은 이 시기에 시작되는데, 특히 유방 자극이 불충분해 왔고 산모의 모유 공급이 적을 때 더욱 그렇다.

쌍둥이를 처음으로 출산한 산모들은 자신들이 얼마나 많은 모유를 생산해야 하는지, 또는 아기들이 얼마나 많은 모유를 먹는지 잘 모른다. (5장은 단일아에 있어서 정상적이고 예상되는 모유의 양을 검토한다.) 쌍둥이의 엄마들은 두 배의 모유를 필요로 한다. 24시간마다 약 54온스(1,530g).

산모의 유방은 최적으로 자극되어야 하지만, 작은 쌍둥이들은 이러한 과제를 달성하지 못하는 경우가 종종 있다. 권할 만한 방법으로는 손으로 조기에 유축을 시작하고, 양쪽 유방을 같이 유축하는 전자동 유축기를 일찍부터 사용한다.

유축기를 사용한 유축과 손을 사용한 유축을 함께 사용하는 것은 모유의 양과 칼로리의 가치를 모두 높인다(Morton, 2009, 2012). 만약에 모유가 충분히 공급되고, 아기가 칼로리적으로 부족하지 않다면 직접적으로 모유수유로의 전환이 더 쉽다. 유방 자극을 증진시키기 위해서 유축의 형태를 사용하고 있는 산모들은 유축된 모유를 아기에게 즉시 먹이고, 나중에 사용하기 위해서 얼리지 않도록 권장한다.

다태아 출산과 관련된 산모의 의료적 위험 증가(Increased Maternal Medical Risks Associated with Multiple Births)

단일아와 다태아 임신을 비교한 큰 규모의 후행적 연구에서 다태아를 임신한 산모에게 산모의 건강 문제 합병증 발생률이 더 높다는 것을 확인하였다(Walker, 2004). 이러한 산모의 위험요인에는 심장 문제로 인한 사망, 임신중독증(전자간증), 임신성 당뇨병, 산후 출혈, 장기 입원, 자궁 적출술, 그리고 수혈의 필요성 등의 현저한 증가가 포함된다. 이러한 상태와 사건들 중 어느 것이라도 유즙 생성 2단계의 시작을 지연시키고, 조기 모유 생산에 부정적인 영향을 미칠 수 있다.

다태아를 출산한 산모들은 모유수유를 성공적으로 하거나 유축을 해서 젖 분비를 유지하기 위해서는 추가적인 가족의 지원을 필요로 한다. 다태아 임신인 것을 파트너에게 알렸을 때 파트너의 지지가 부족하면 산모의 불안이 증가되고, 그것이 젖병 수유 결정을 하는 것과 관련되어 있다는 것을 일본의 대규모 연구에서 다태아를 가진 산모가 단일아를 가진 산모들의 통제 그룹과 비교했을 때 더 높은 것을 확인하였다(Yokoyama, 2004). Flidel-Rimon(2006)은 다태아를 가진 산모들은 전적으로 모유수유만 하든지, 또는 부분적으로 모유수유를 하든지 간에 배우자, 가족, 친구, 그리고 의료요원들의 결합된 지지가 요구된다고 문서로 기록하였다.

가족의 강력한 지원으로 네 쌍둥이에게 모유수유를 했던 여성에 대한 사례 보고가 있다(Berlin, 2007). Szucs(2009)는 7개월 동안 엄마 젖으로만 네 쌍둥이에게 수유를 한 첫 사례를 발표하였다. 네 쌍둥이는 직접 엄마 젖에서 수유를 하고 유축한 젖은 젖병으로 수유를 했다. 추가적인 보충은 모유 은행에 기부된 젖을 저온 살균해서 먹였다. 가족과 지역사회에서 이 산모로 하여금 이러한 결과를 달성할 수 있도록 약 200명에 해당하는 사람들의 지속적인 노력이 있었다.

다태아 산모에 대한 산후 관리는 산모가 아프거나, 젖 공급이 충분해지기 전에 회복 기간이 길어지는 경우에는 어떻게 모유수유를 선택(직접 수유 또는 유축)할 것인지에 대한 보호 방법이 포함되어야 한다. 산모의 건강 상태가 나쁘거나, 유방 발달의 부족으로 인해서 산모가 자신의 모유를 완전히 공급하거나 부분적으로 공급하는 것조차도 불가능한 경우에, 수유상담가는 공인된 모유 은행으로부터 기증자의 모유에 대한 정보를 제공할 수 있을 것이다.

기증자의 건강이 확인되지 않고 저온 살균되지 않은 모유를 기증자 간에 직접 만나서 공유하는 것은, 의료적으로 취약하거나 조산아에게는 위험한 일이다. 기증자와 모유를 공유 받는 것(적법한 절차를 밟지 않고 하는 것)은 거대 세포 바이러스(cytomegalovirus: CMV)의 감염 위험이 있고, 부적절한 수집이나 운반에 의한 모유에 미생물 오염, 그리고 소의 우유로 인한 오염의 위험이 포함된다(Keim, 2013, 2015; Stock, 2015).

조산아와 SGA(재태연령에 비해서 작은 영아)에 대한 인공 분유의 위험도 역시 크다. 이러한 위험에는 오염(Song, 2016)과 면역 보호 기능의 부족, 괴사성 장염의 위험이 높고(Muller, 2016), 인식의 부족(Morley, 2004)이 포함된다. 비공식적인 모유의 공유나 분유수유의 위험은 산모들이 자신의 모유 생산이 최적화할 수 있도록 더 잘, 그리고 조기에 지원해야 할 필요성과 산모가 자신의 아기에게 완전하게 모유를 공급할 수 없는 병원에 입원해 있는 아기를 위해서 인증된 모유 은행의 필요성을 강조한다.

미국과 캐나다에서는 비영리 모유 은행인 북아메리카 모유 은행 연합(Human Milk Banking Association of North America: HMBANA)이 등록되어 있고, 은행 멤버의 대표들로 구성되어 있다. 1985년에 설립된 HMBANA는 기증자의 자격요건, 기증자의 스크리닝(질병, 결격사유 등을 찾기 위한 검사) 프로토콜, 저온 살균 정책, 박테리아 품질관리 기준을 수립하기 위한 지침을 개발하였다. 운송 및 추적 메커니즘은 조제실에서 수취인까지 엄격한 통제 시스템으로 모유를 보호하도록 설계되었다.

HMBANA의 지침은 미국 질병통제예방센터, 미국 식품의약국(FDA), 인간 기증자의 조직검사를 위한 미국 혈액은행 연합의 권고사항을 바탕으로 세워졌다. 모유 은행의 윤리 지침은 기증자의 조직을 상업화되는 상품으로 보지 않는 비-영리 모델에 대한 강조를 포함한, 다른 기증된 장기와 조직에 대해서 만들어진 것과 유사한 윤리 지침이 준수된다. HMBANA지침은 www.hmbana.org에서 온라인으로 볼 수 있다.

조산 인구에서 신생아 괴사성 장염 줄이기(Reducing Neonatal Necrotizing Enterocolitis in Preterm Populations)

괴사성 장염(necrotizing enterocolitis: NEC)은 장벽의 안쪽 내막을 파괴하는 엄청난 염증성 질환이다(Luig, 2005). 이 고통스러운 병의 원인은 불분명하지만, 조산아의 75%에서 나타난다. 괴사성 장염은 체중이 1,500g 미만인 영아의 사망 중 상당한 비중을 차지한다. 연구에 따르면 사람의 모유는 조산으로 태어난 영아 인구에서 신생아 괴사성 장염을 감소시키는 것으로 나타났다(Kelley, 2012; Lee, 2012; Lucas, 1990; Muller 2016). 이러한 이슈는 다태아를 가진 산모들에게는 의미가 있는데, 다태아의 영아들 중 대부분은 만기 전에 출생하기 때문이다.

다태아 가족을 위한 자원(Resources for Families of Multiples)

건강관리 전문가들과 다태아를 둔 산모들은 국제 라레체협회(La Leche League International: LLLI), 호주의 모유수유협회(ABA), 미국의 모유수유협회 등으로부터 정보, 책, 유축에 관한 지침서, 손으로 유축하기, 사회적 지원에 관한 지침을 찾을 수 있다. (이러한 단체의 웹 사이트는 참고문헌 목록에서 확인한다.) 미국의 다태아 단체와 세 쌍둥이 단체와 같은 기관은 다태아 가족의 특수한 요구를 지원하기 위해서 설립되었다. 그러한 기관들 중 많은 기관이 전 세계 도시에 현지 지부를 가지고 있다. 인터넷 검색은 부모들이 자신들의 지역사회에 있는 자원을 확인할 수 있는 것을 도울 수 있다.

수유상담가는 부모들과 공유하기 전에, 다태아 모유수유에 대한 문헌을 면밀히 검토해야 한다. 부정확하거나, 비현실적이거나, 부정적인 자료는 모유수유를 저해할 수 있다. 산모를 긍정적인 역할 모델과 접촉하도록 하는 것이 도움을 줄 수 있다. 일부 수유상담가들은 쌍둥이나 더 많은 다태아를 지금 출산한 산모들의 전화를 기꺼이 받을 수 있는 이전 고객들의 전화번호나 이메일 목록을 가지고 있다. 또한 수유상담가는 다태아를 둔 산모들에게 특수한 유형의 지원을 제공할 수 있는 그 외 다른 지역사회의 자원에 대해서도 알고 있다.

동시에 하는 모유수유와 순차적으로 하는 모유수유의 비교(Simultaneous Versus Sequential Breastfeeding)

시간 관리는 한 명 이상의 아기의 출생에 적응하고 있는 가족에게는 매우 중요하다. 쌍둥이에게 동시에 모유수유를 하는 것은 타당한 것처럼 보이지만, 신생아들은 쌍둥이를 출산한 대부분의 산모가 감당할 수 있는 것보다 더 많은 자세에 대한 지원을 필요로 한다. 작고 미성숙하고 약한 영아들은 산모의 유방에서 효과적으로 수유를 하고 적절한 섭취량을 보장하기 위해서 조심스러운 자세 잡기가 요구된다.

순차적으로 먹이는 것(한 번에 한 명의 아기에게 먹이는 것)을 강조하는 것은 적절하며 일시적인 전략이고, 산모가 수유를 하는 동안 도와줄 수 있는 조력자가 없는 경우에는 특히 그러하다. 쌍둥이가 자라고 더 강해지면서, 동시에 수유하는 것이 일반적으로 더 쉬워진다. 특수한 수유 베개는 동시에 모유수유를 하는 것을 도와주기 위해서 개발되었고, 단단한 베개도 도움을 줄 수 있다.

수유상담가는 산모의 조력자(도우미)에게 가치 있고 구체적인 정보를 제공할 수 있다. 아기의 수유 자세를 어떻게 도와줄 것인지, 수유 베개를 어떻게 배열할 것인지, 수유에 필요한 도구들을 세척하는 방법 등이다. 수유상담가는 산모의 휴식을 권장하고, 출산 후 초기에 가족, 이웃, 그리고 친구들의 도움을 받아들이는 것을 권장해야 한다.

쌍둥이 모유수유 모습(Images of Breastfeeding Twins)

[사진 13-1]은 **몸무게가 다른**(불일치한) **쌍둥이**를 보여준다.

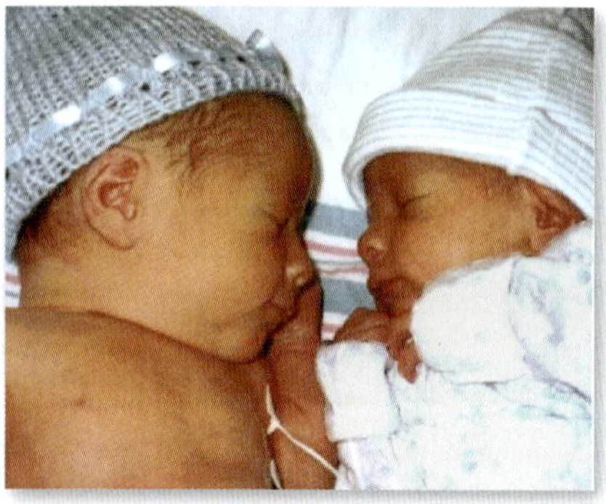

[사진 13-1] 불일치 쌍둥이(크기가 다른 쌍둥이)

이 말은 뚜렷한 신체 크기의 차이(체중에 있어서 10% 이상 차이)를 보여 주는 쌍둥이를 말한다. 쌍둥이 임신 중 약 16%에서 최소 20%의 불일치가 있다. 체중에 있어서 이러한 차이의 원인은 아직 알려져 있지 않지만, 태반으로부터 흘러나오는 혈류의 흐름이 좋지 않은 것과 관련이 있다. 유전적이거나 환경적인 요인도 또한 포함된다.

이러한 불일치한 태아의 성장과 관련된 영아의 사망률 및 질병률 증가에 대한 관련 기사가 출판되었지만, 이러한 임신을 어떻게 최적의 상태로 관리하고 적절한 시기에 출산하는 방법에 대한 정보는 거의 없다(Miller, 2012).

모유수유를 하는 쌍둥이를 관리해 본 경험이 있는 수

유상담가들은 쌍둥이 중 더 큰 아이가 모유수유를 더 잘 하는 것을 관찰할 수 있었다. 이러한 상황에서는 동시에 수유하는 것에 이점이 있는데, 크고 힘이 있는 아기가 모유 배출을 더 효과적으로 자극할 수 있기 때문이다. 그러나 약하고 졸려 하는 쌍둥이는 추가적인 중재가 필요하다(여기에는 산모 자신의 유축한 것으로 보충을 하거나 동시에 수유할 수 있도록 더 안정적인 자세를 지원하는 것들이 포함된다). 각각의 쌍둥이는 각각의 유방으로 젖을 먹을 기회를 가져야 한다. 각각의 쌍둥이에게 유방을 하나씩만 배정하면 약한 쌍둥이는 배정된 유방에 자극을 덜 주어서 아기의 모유 섭취량이 줄어드는 결과를 초래할 수 있다. 산모들은 젖을 먹이는 동안 유방을 바꾸거나, 다음 수유 시에 다른 쪽 유방으로 먹일 수 있다.

쌍둥이는 작은 신체의 크기와 체력 문제로 인해서 종종 짧고 자주 먹이는 것이 요구된다. 수유상담가와 소아과 의사는 쌍둥이가 잘 자라고 있다는 것을 가족이 알 수 있도록 체중을 매주 확인하도록 조정하고, 쌍둥이가 잘 자라고 있지 않은 경우에는 즉시 모유수유를 중지하고(지금 먹이고 있는 수유를 잠시 떼고) 유축된 후유를 이용해서 추가로 아기에게 먹여야 한다(Slusher, 2003). 만약에 부모가 가정에서의 체중 측정을 위해서 정밀 전자 체중계를 대여할 수 있다면, 쌍둥이를 병원으로 데리고 가서 체중을 측정하는 것보다 시간과 스트레스를 줄일 수 있다.

일단 조산된 쌍둥이가 40~42주(태어날 때의 임신 주수가 아니라 임신했을 때부터 지금까지의 주수)에 이르거나 체중이 약 7파운드(3,169g)에 도달하면, 쌍둥이는 일반적으로 엄마 젖을 더 잘 먹게 되고 유축한 모유를 가지고 보충 수유를 하지 않더라도 정상적으로 모유수유를 할 수도 있다.

[사진 13-2]는 동시에 모유수유를 하기 위해서 조산된 신생아 쌍둥이의 수유 자세를 잡는 것이 어렵다는 것을 보여 준다.

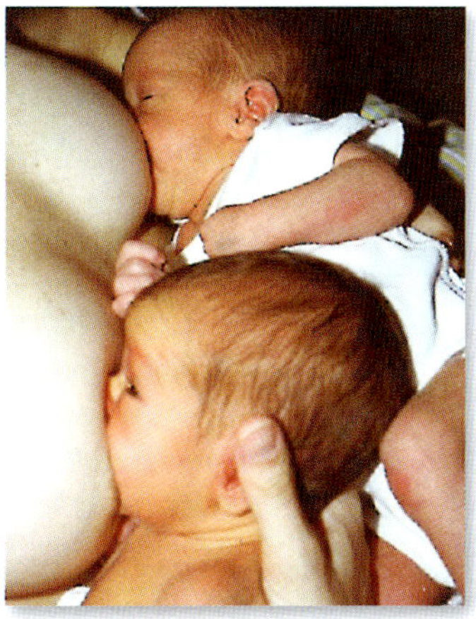

[사진 13-2] 불량한 쌍둥이 수유 자세

그러나 사진 속 쌍둥이 중 누구도 효과적으로 수유를 할 수 있을 만큼 젖을 잘 물지 못했다. 뒤쪽에 있는 쌍둥이는 잠들어 있는 것처럼 보인다. 앞쪽에 있는 쌍둥이의 코는 엄마의 유방에 파묻혔다. 이 사진을 찍은 지 몇 초 뒤에 코가 막힌 쌍둥이는 유방에서 떨어져서 울기 시작하였다. 자세를 다시 잡아 주자([사진 13-3]), 쌍둥이의 모유 섭취가 개선되었다. 수유상담가는 시험 체중을 통해서 이러한 개선을 확인하였다.

[사진 13-3]은 같은 산모가 모유수유 중에 자신의 손을 자유롭게 사용하기 위해서 수유 쿠션 위에 아기를 올려놓고 지지하고 있다.

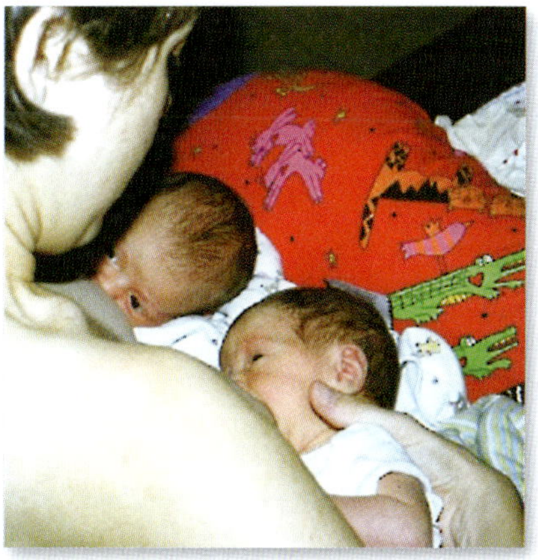

[사진 13-3] 향상된 쌍둥이 수유 자세

그러나 수유 쿠션은, 특히 신생아의 초기 단계에서 자세 잡기를 더 복잡하게 할 수도 있다. 몸집이 작고 약한 아기들은 유방에서부터 떨어지지 않고 좀 더 효과적으로 엄마 젖을 먹기 위해서 자세 지원을 훨씬 더 적극적으로 해 주어야 한다. 수유상담가는 산모에게 자신의 팔이 쉴 수 있게 수유 쿠션 위에 올려서 지지를 하고 그녀의 손과 팔을 아기를 지지하는 데 사용하도록 제안해야 한다. 산모는 아기들의 몸이 안정되게 하기 위해서 자신의 손을 아기의 어깨 뒤쪽에 각각 올리고, 아기들의 턱을 밀어서 엄마의 유방 가까이에 갈 수 있도록 유지시킨다. 이러한 자세는 아기의 기도가 확보되어 숨쉬기가 편안해지고, 산모와 아기가 서로 얼굴을 응시할 수 있다.

[사진 13-4]는 기니에서 태어난 조산된 쌍둥이가 엄마 젖을 먹고 있는 것을 보여 준다(Els van der Wekken, RN, MS, IBCLC 사진 제공).

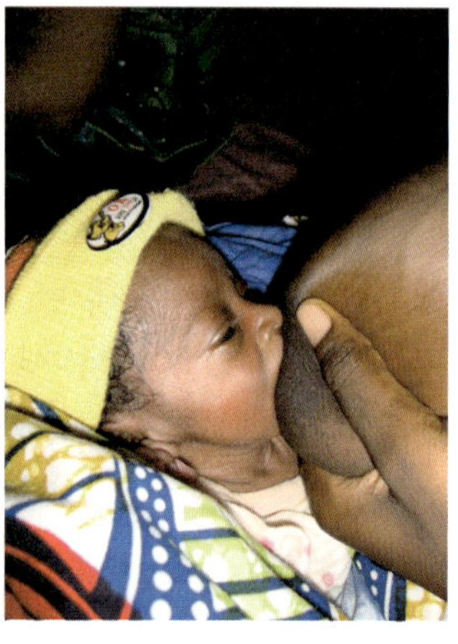

[사진 13-4] 기니인 산모와 만기 전 분만 쌍둥이(1,250g)

이 이란성 쌍둥이는 1,600g과 1,700g의 체중으로 태어났지만, 건강관리 전문가가 아기들을 보살펴 달라고 초대를 받아 그들의 마을을 방문했을 때는 1주일 되었을 때인데 이때 아기들의 체중이 1,000g과 1,100g으로 감소되었다(van der Wekken, 2010). 건강관리 전문가는 산모가 자신의 팔에 안겨 있는 남자 쌍둥이 아기의 입으로 젖을 짜 넣으려고 시도하는 것이 관찰되었다. 여자 쌍둥이 아기는 침대에 누워 있었다. 아기들은 둘 다 매우 차가웠고, 산모는 이 아기들 중 어느 누구도 젖을 물지 못한다고 말했다. 산모는 산전 관리를 받지 못했기 때문에 아기들의 임신 개월 수를 모르고 있었다. 아기들이 따뜻해지도록 잠시 동안 햇빛에 놓아 두었다. 그러고 나서 몇 주 동안 아기들은 집중적인 캥거루 케어와 유축된 모유를 사용한 컵 수유로 안정이 되었다.

이 사진이 찍혔을 때는, 약 1주일 간 컵 수유를 하고 난 후에 남자 아기는 1,250g이었고 젖을 물고 두세 번 빨 수 있었다. 이 산모는 두 시간마다 아기에게 수유를 하라는 지시를 받았고, 손으로 유축할 시간과 컵 수유를 할 시간을 알려 줄 수 있는 작은 자명종 시계를 관리자로부터 받았다. 산모는 기본 위생(손 씻기와 컵 끓이기)을 교육받았다. 두 아기 모두 아구창이 생겨서 니스타틴으로 치료를 받았다. 아기의 엄마는 미코나졸로 치료를 받았다. 남자 쌍둥이 아기는 눈 감염에 대한 치료를 필요로 했다. 쌍둥이는 매주 몸무게 측정을 했고, 첫 2주는 매주 50g만 늘었다. 3주째 몸무게 측정에서 쌍둥이들은 몸무게가 왕성하게 늘기 시작하였다. 5주째 되었을 때 쌍둥이의 몸무게는 2,000g이 되었다. 매주 계속해서 감독을 받은 쌍둥이는 모유수유를 하는 행동이 개선되었음을 보여 주었다. 쌍둥이는 3개월째에 3,000g이 되었고, 예정된 스케줄대로 예방접종을 시작하였다.

[사진 13-4]는 이 쌍둥이의 엄마가 유방 압박을 하고 있는 것을 보여 주고 있는데, 건강관리 전문가들의 말에 의하면 그녀가 봉사하던 마을에서 만난 산모들 사이에서는 일상적으로 실행되는 관행이었다고 한다. 유방을 압박시켜 주는 것은 기니에서 건강한 모유수유 아기의 왕성한 성장에 기여한다는 인상을 받았다. 이러한 관찰 결과는 유방 압박이 산모들에 의해서 수행될 때 지방 함량이 높다는 보고서와 일치한다.

[사진 13-5]~[사진 13-7]은 생후 7일 된 쌍둥이(거의 만삭에 태어난)인데, 다양한 자세로 동시에 수유를 하고 있다.

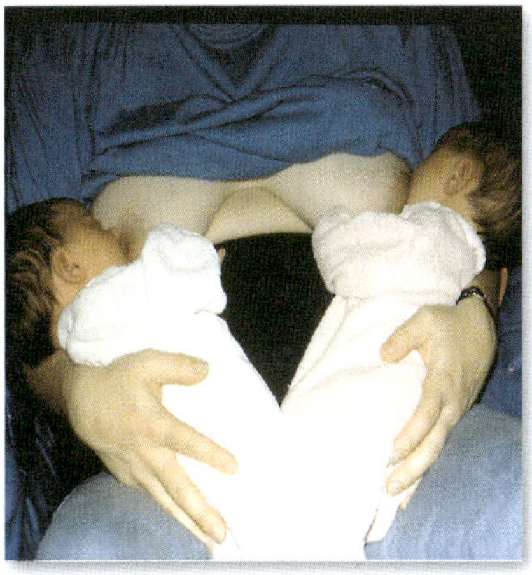

[사진 13-5] 요람 'V' 자세

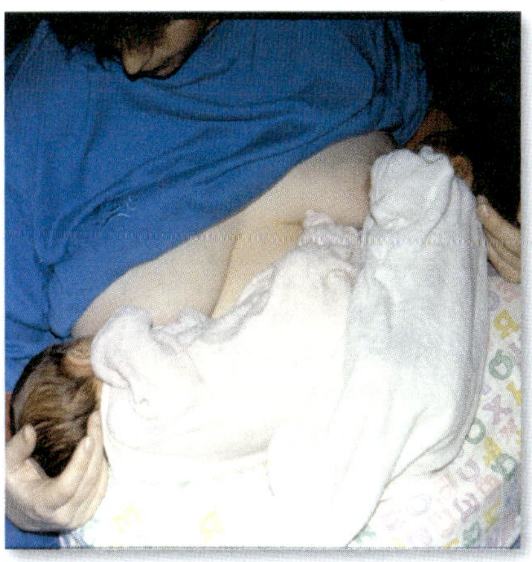

[사진 13-6] 베개 위 요람 자세

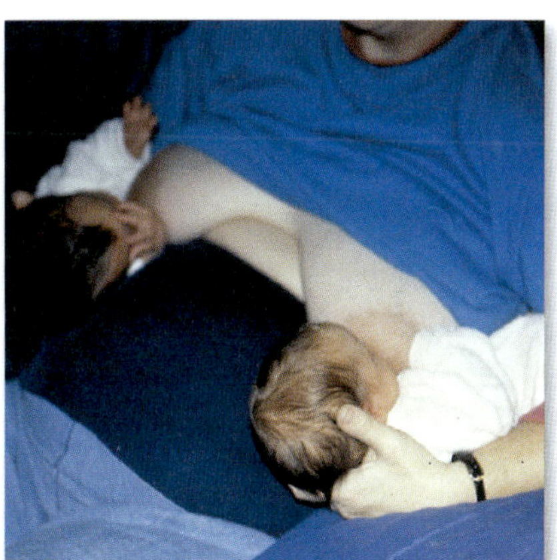

[사진 13-7] 미식 축구공 잡기 (클러치) 자세

이 산모는 자신의 팔을 지지하기 위해서 양쪽 팔꿈치 아래에 베개를 사용하고 있다([사진 13-7]). 쌍둥이의 다리는 'V'자 모양으로 모아져 있고, 산모는 아기의 몸을 안정화시키기 위해서 목과 엉덩이를 지지한다. 제3자의 도움 없이 산모가 아기에게 젖을 물리기는 어렵다. 어떤 산모들은 더 많은 도움을 필요로 하는 아기를 알아채고는 그 아기에게 먼저 젖을 물리는 방식으로 동시 수유를 잘할 수도 있다.

[사진 13-7]에 있는 쌍둥이는 모두 클러치 자세나 미식 축구공 잡기 자세(풋볼 자세)를 하고 있다. 이 산모의 가슴은 그 간격이 넓어서 쌍둥이에게 모유수유를 하기에는 이상적인 모양을 하고 있다. 유방 간의 간격이 넓은 것은 다낭성 난소 증후군(PCOS)일 가능성이 있지만, 그런 상태의 병력이 없으며 두 아기에게 먹일 만큼 충분한 양의 젖이 분비되었다. 산모의 넓은 유방 간의 간격과 유두가 위치한 각도가 아기들을 동시에 수유하는 것을 가능하게 해 준다. 앞에 언급한 것처럼 산모와 아기의 체형이 잘 '맞는' 것은 항상 그런 것은 아니다.

[사진 13-8]에 있는 생후 5개월 된 쌍둥이는 이들이 신생아였을 때보다 엄마의 신체적 지원을 훨씬 더 적게 필요로 한다.

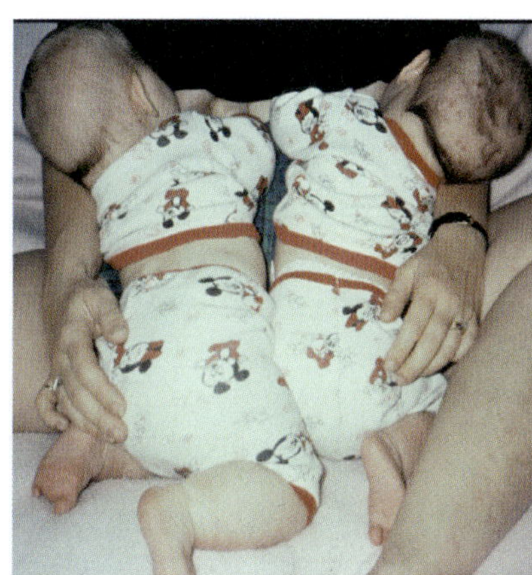

[사진 13-8] 무릎 굽히기
(수두에 걸린 생후 5개월 쌍둥이)

여기에서 보면 이 아기들은 무릎을 꿇은 자세로 유방을 마주 보고 있다. 이 아기들은 자신들의 손을 사용하여 엄마의 유방을 지지하고 있다. 아기들의 엄마는 약간 뒤로 기울인 자세를 하고 두 팔로 아기들을 고정시킨다. 쌍둥이는 자신들의 머리 뒤쪽에 치유되고 있는 상처가 있다. 아기들은 수두에서 회복하고 있는 중이다.

[사진 13-9]에 있는 8개월 된 쌍둥이는 특별하게 만들어진 슬링에 앉아서 모유수유를 하고 있다.

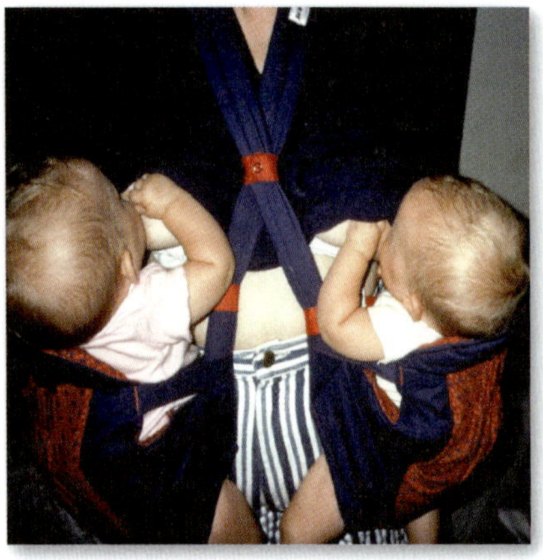

[사진 13-9] 쌍둥이 캐리어-생후 8개월

좀 더 자라고 강해진 이 쌍둥이는 엄마가 움직이고 있더라도, 젖을 잡고 먹는데 엄마의 도움을 필요로 하지 않는다.

[사진 13-10]은 요람식과 미식 축구공 잡기가 결합된 수유 자세의 또 다른 모습을 보여 준다.

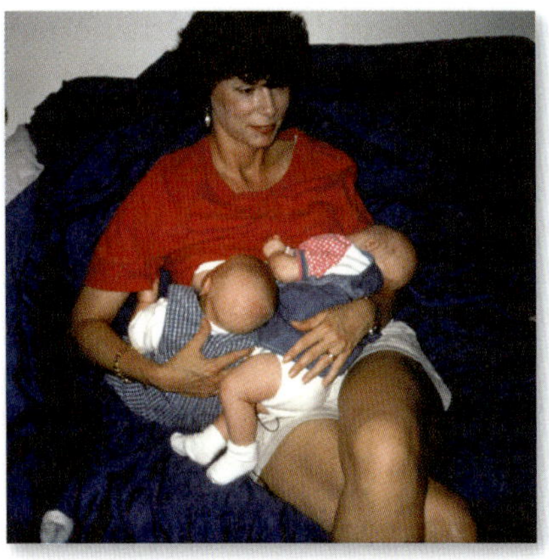

[사진 13-10] 요람식 수유 자세와 미식 축구공 잡기 자세의 결합-생후 3개월

3개월 된 이 쌍둥이는 태어나서부터 완전히 모유수유만 하고 있는데 체중도 잘 증가하고 있다. 이 아기들의 날씬한 엄마는 모유수유를 하는 동안 자신의 체중을 유지하기 위해서 충분한 열량을 얻는 것을 어려워한다.

수유상담가는 다태아 엄마들에게 식이 상담이 필요하다는 것을 발견하였다. 다태아를 돌보는 것은 시간이 많이 걸리기 때문에 식사 준비를 소홀히 할 수 있다. 모유수유를 하는 엄마들, 특히 다태아를 수유하는 엄마들에게는 단백질이 부족할 수 있다. 이러한 것들은 단 음식에 대한 욕구 증가로 나타날 수 있다. 매일 제공되는 음식에 단백질을 추가로 더 공급을 하면 더 안정적인 에너지원을 공급하여 단 음식이나 탄수화물에 대한 갈망을 줄인다.

산모가 적절한 영양소를 섭취할 수 있도록 돕는 전략에는 다음과 같은 것들이 포함된다.

- 임신 기간 동안 음식을 요리해서 얼리기
- 산후 첫 몇 주 동안 친구들과 가족이 연계해서 식사를 가져다주기
- 흔들 의자에 있는 시간을 이용하여 마음속으로 쉬운 메뉴를 생각해 보기
- 파트너에게 쇼핑과 식사 준비에 대한 책임을 맡도록 부탁하기
- 영양이 많은 '핑거 푸드' 를 많이 준비해 놓을 것, 즉 과일, 당근, 요거트, 치즈, 삶은 계란, 냉육 등
- 경제적으로 능력이 된다면, 온라인 식료품점에서 배달을 시키고 식사 배달을 이용하기

쇼핑 품목은 마음속에 미리 계획한 메뉴로 작성하고, 식사 준비는 아기가 조용히 있거나 낮잠을 자는 시간에 조금씩 할 수 있다. 수유상담가들은 산모들에게 잘 상하지 않는 식품을 집이나 자동차에 준비해 놓고 하루 종일 영양가 있는 간식을 먹을 수 있도록 상기시켜 주어야 한다.

휴식을 늘리기 위한 전략(Strategies to Increase Rest)

수유상담가는 다태아를 둔 산모에게 휴식을 취할 수 있는 모든 기회를 활용하도록 상기시킨다. 모유수유를 하는 것도 산모에게는 편안한 휴식이다. [사진 13-11]에 있는 것과 같은 뒤로 기대는 편안한 의자는 생후 13개월 된 쌍둥이의 엄마에게 유용한 도구가 되었다.

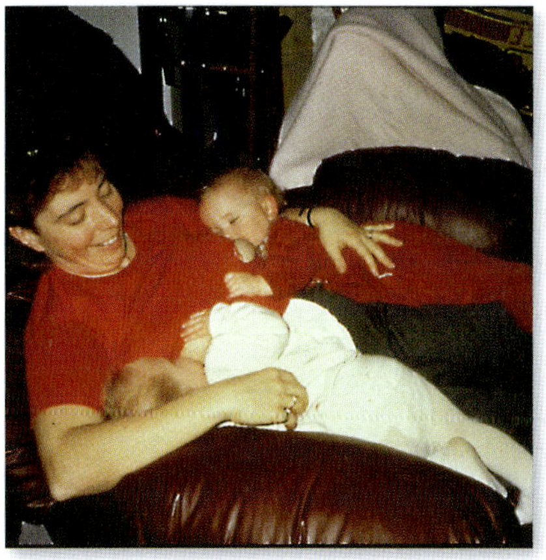

[사진 13-11] 측면을 따라 비스듬히 누운 자세 -13개월

이 엄마는 모유수유를 할 때마다 다리를 올려놓고 휴식을 취했다. 안전한 수면을 지지하는 사람들은 질식의 위험을 높이기 때문에 소파나 안락의자에서 신생아에게 모유수유를 하는 동안 잠드는 것을 피하라고 경고한다.

나이가 더 많은 아기들(Older Babies)

[사진 13-12]에 있는 13개월 된 쌍둥이는 서서 모유수유를 하고 있으며 막 걷기를 배우고 있었다.

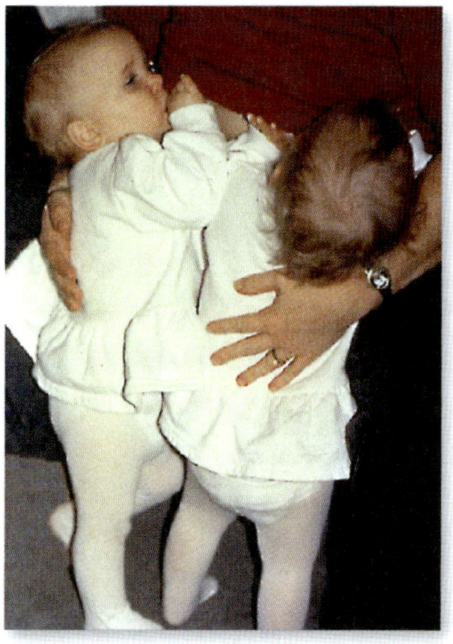

[사진 13-12] 서 있는 쌍둥이, 생후 13개월

유아기에 겪게 되는 전형적인 부딪히기와 멍이 드는 것은 엄마로부터 지속적인 위안을 필요로 하게 만들었다. 짧은 모유수유 시간을 통해서 얻게 되는 쉽고 효과적인 편안함은 이 여성으로 하여금 모유수유 양육의 이점을 높이 평가하는 데 도움이 되었다.

세 쌍둥이 모유수유(Breastfeeding Triplets)

[사진 13-13]은 8개월 된 세 쌍둥이 중에 두 아이가 모유수유를 하는 동안 세 번째 아이가 자신의 순서를 기다리고 있다.

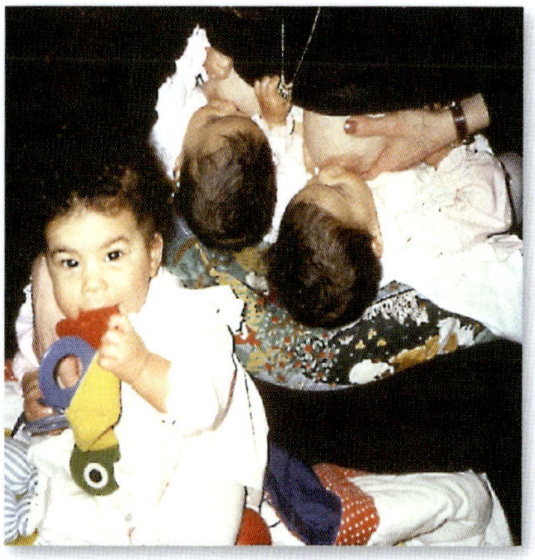

[사진 13-13] 세 쌍둥이-생후 8개월

더 많은 다태아를 출산한 경우에는 보충 수유가 필요

할 수도 있고 필요하지 않을 수도 있다. 세 쌍둥이를 출산한 어떤 여성은 완전히 모유수유만을 하기도 하고 거의 완전한 모유수유만을 할 수 있기도 한다. 처음에는 각각의 아기가 순서대로 수유를 한다. 아기가 자라서 커지고 강해지면서 엄마는 아기 A와 아기 B를 동시에 모유수유를 할 수 있다. 두 명의 아기가 수유를 마치면 아기 C는 양쪽 유방에서 젖을 먹는다. 다음에 수유를 할 때는 아기들의 순서를 바꾸어서, 아기 B와 아기 C가 가득 찬 유방에서 모유수유를 하고, 아기 A는 나중에 양쪽 유방에서 모유수유를 한다. 세 쌍둥이를 위한 대안으로는 각 수유 시에 2명의 아기가 모유수유를 하고 세 번째 아기는 (교대로) 유축된 모유나 분유를 젖병으로 수유하는 것이다.

나란히 젖 먹이기(Tandem Breastfeeding)

대부분의 쌍둥이는 임신 기간 중에 확인이 되지만, 예기치 않게 아기가 나올 수 있다. [사진 13-14]에 있는 여성은 자신이 쌍둥이를 임신한 사실을 몰랐다.

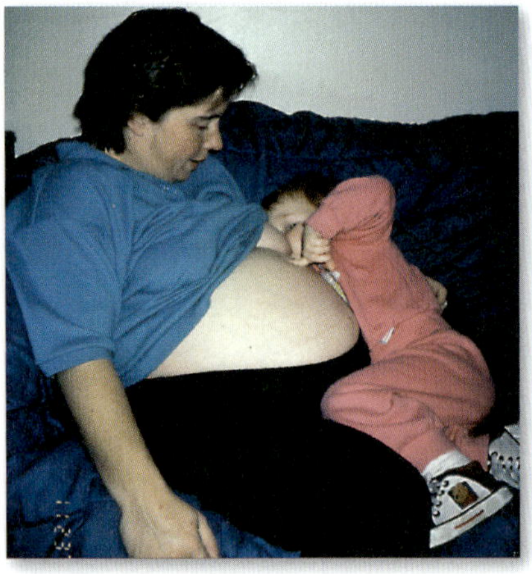

[사진 13-14] 임신 기간 중 모유수유

사진은 2세 아들에게 모유수유를 하고 있는 모습인데, 아기가 낮잠을 자거나 잠자리에 들 때 수유를 했다. 4세 큰딸도 여전히 가끔씩 모유수유를 했다. 산모는 쌍둥이에게도 완전하게 모유수유를 했을 뿐만 아니라 두 명의 큰 아이에게도 위안을 주기 위해서 모유수유를 계속했다.

[사진 13-15]에서는 4세 아이와 16개월 된 아이를 나란히 모유수유를 하고 있는 엄마를 보여 준다.

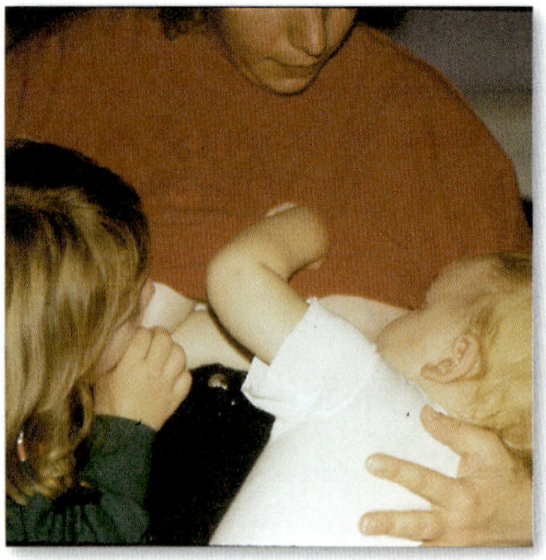

[사진 13-15] 4세와 16개월 자녀를 나란히 모유수유

[사진 13-16]에서는 4세 아이와 19개월 된 아이가 함께 모유수유하고 있는 모습을 보여 준다.

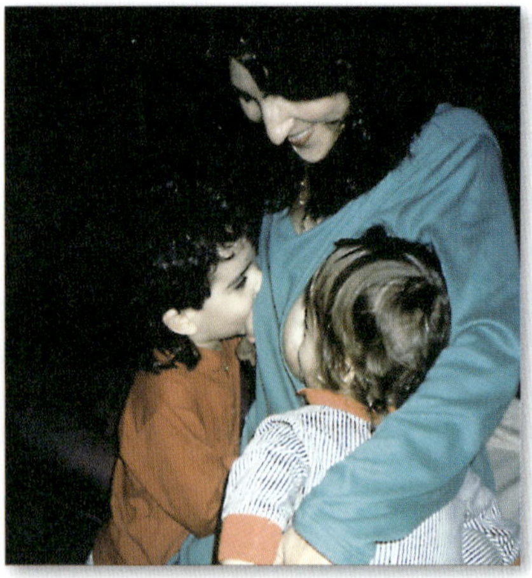

[사진 13-16] 4세와 19개월 자녀를 나란히 모유수유

어떤 산모들은 출산 간격이 가까울 때 아이-주도 젖떼기를 허용하고 친밀감을 촉진하기 위한 방법으로 나란히 젖 먹이기를 선택한다(Hills-Bonczyk, 1994). 그 경험은 모유수유가 제공하는 조용한 순간의 혜택을 누리는 엄마에게는 즐거울 수 있다. 또한 이러한 여성들은 나란히 젖 먹이기가 형제자매 간의 경쟁을 줄이고 자

녀들 간의 평화로운 친밀감을 형성할 수 있는 순간을 제공한다고 느낀다. 그러나 어떤 산모들은 나란히 젖 먹이기가 정서적인 긴장감과 '터치 아웃'을 당한 느낌을 받게 한다고 말한다. 건강관리 전문가나 가족 구성원은 이러한 감정들을 감지하고, 아기에게 젖떼기를 하라고 압박을 하는 경우가 자주 있다. 그러한 조언과 젖떼기 도움이 적절할 수는 있지만, 산모는 모유수유를 계속하기 위한 좀 더 많은 지원과 격려를 필요로 하는 것뿐이다.

나란히 젖 먹이기를 하는 여성은 일반적으로 모유 공급이 왕성해서 두 아이 모두에게 충분한 모유를 제공한다. 큰아이는, 갓난아기가 태어나면서 늘어난 젖 양에 반응을 해서 일시적으로 모유수유를 더 많이 할 수는 있지만, 시간이 지나면서 먹는 강도와 횟수가 줄어들면서 일반적인 패턴으로 돌아온다. 그러나 어떤 경우에는 더 어린 아이의 정상적인 성장을 위해서 충분한 영양 공급을 받도록 보장하는 것이 중요하다.

BWC는 형제자매가 수유를 함으로써 성장 지연을 겪는 3명의 아이를 보았는데, 그들은 큰아이가 놀랍도록 빠르게 유방을 비워서 신생아가 먹을 수 있는 모유가 없어 아기를 위태롭게 했다. 산모들은 신생아 아기가 먼저 모유를 먹는지 확인할 필요가 있다.

그러나 산모가 모유 과다 공급이 되거나 젖 사출이 강력한 경우에는, 큰아이는 때때로 영아가 편안하게 먹을 수 있도록 압력을 어느 정도 줄이는 데 도움을 줄 수 있다. 나란히 젖을 먹이는 산모들은 곧 이러한 활동의 실행계획을 찾아낸다(Flower, 2003).

[사진 13-17]은 2세 여자아이와 거의 5세가 된 아이의 오빠가 이들의 엄마와 함께 있는 모습을 보여 준다.

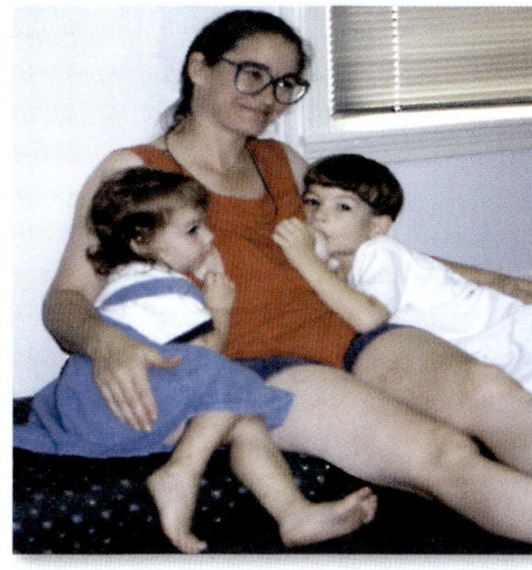

[사진 13-17] 4세와 2세 자녀를 나란히 모유수유

이러한 사진은 종종 큰아이에게 모유수유를 할 때 숨어서 먹이는 문화권에 있는 경우에는 충격적일 수 있다. 그러나 [사진 13-18]에 있는 3세 아이에게 젖을 먹이는 것은 미국에서도 드문 일은 아니다.

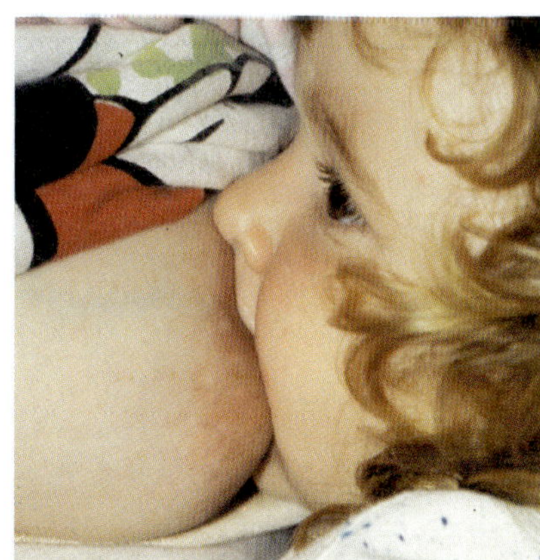

[사진 13-18] 3세 자녀에게 모유수유

건강관리 전문가들은 많은 가족에게 정상적인 경험이 무엇인지(이렇게 나란히 먹이는 것)에 대한 시각적 이미지로 보여 주는 혜택을 가진다(AAP, 2012; Dettwyler, 1995; Sugarman, 1995).

유아기 모유수유와 관련된 법적 문제 (Legal Issues Related to Breastfeeding Past Infancy)

고형식을 먹으면서 모유수유를 계속하는 것은, 특히 스트레스를 받는 환경에서 심각한 전염성 질환의 감소에도 연관되어 있다. 아이가 적절한 고형식을 받아서 먹고 있더라도, 모유수유는 성장에 부정적인 영향을 미치지는 않는다(Prentice, 1991). 미국에 있는 많은 사람은 나란히 젖 먹이기와 고형식을 먹고 있는데도 모유수유를 계속하는 것에 익숙하지가 않다. 수유상담가들은 단지 다 자란 자녀들(어린이)에게 모유수유를 하고 있다는 이유만으로 부적절한 친밀감이나 성적 학대의 혐의를 받는 여성들부터 도움을 요청받을 수 있다.

수유상담가는 의료적 · 인류학적인 자료를 서면 문서로 제공할 수 있고, 유아(걷는 아기)의 수유와 좀 더 자란 자녀에게 모유수유를 하는 것이 정상적인 행동이라는 전문가의 증언을 제공할 수 있다(Corbett, 2001; Wilson–Clay, 1990). 모유수유에 대한 미국 출판협회(Association of American Publishers: AAP)의 정책은 6개월까지는 완전히 모유수유만 해야 하며, "……그다음에는 모유수유와 함께 보충식이 아기에게 소개되어야 하고, 모유수유를 계속하면서 1년 또는 산모와 영아가 서로 원하는 만큼 더 길게 모유수유를 지속한다."라고 명시되어 있다(AAP, 2012).

부모들을 대상으로 하는 몇 권의 책이 유아기의 모유수유에 대해서 다루고 있다. 『젖떼기는 어떻게 이루어지는가(How Weaning Happens)』(Bengson, 1999), 『수유 중인 아기 돌보기(Mothering Your Nursing Toddler)』(Bumgarner, 2000), 『수유 중인 엄마의 젖떼기 안내서(Nursing Mother's Guide to Weaning)』(Huggins, 2007), 『모유수유: 생물문화적인 관점(Breastfeeding: Biocultural Perspectives)』(Stuart–Macadam, Dettwyler 1995)은 포유류 종과 인간 문화 전반에 걸친 젖떼기 관행에 대한 인류학적인 관점을 제공한다.

참 ◇ 고 ◇ 문 ◇ 헌

American Academy of Pediatrics (AAP) Section on Breastfeeding. Breastfeeding and the use of human milk. *Pediatrics* 2012; 129(3): e827–e841.

Australian Breastfeeding Association: www.breastfeeding.asn.au. Accessed Oct. 2016.

Bengson D. *How Weaning Happens*. Schaumburg, IL: La Leche League International; 1999.

Berlin CM. "Exclusive" breastfeeding of quadruplets. *Breastfeeding Medicine* 2007; 2(2):125–126.

Breastfeeding USA. wwww.breastfeedingusa.org. Accessed Oct. 2016.

Bumgarner NJ. *Mothering Your Nursing Toddler*. Schaumburg, IL: La Leche League International; 2000.

Cinar ND, Alvur TM, Kose D, et al. Breastfeeding twins: a qualitative study. *Journal of Health, Population and Nutrition* 2013; Dec 31(4):504–509.

Corbett S. The Breast Offense. *New York Times Magazine*. May 6, 2001.

Damato EG, Dowling DA, Standing TS, et al. Explanation for cessation of breastfeeding in mothers of twins. *Journal of Human Lactation* 2005; 21(3):296–304.

Dettwyler K. A Time to Wean: The hominid blueprint for the natural age of weaning in modern human populations. In P Stuart–Macadam, K Dettwyler (ed). *Breastfeeding: Biocultural Perspectives*. New York: De Gruyter;1995: pp. 65–66.

de Zegher F, Sebastiani G, Diaz M, et al. Breastfeeding vs formula feeding for infants born small for gestational age: divergent effects on fat mass and on circulating IGF–I and high-molecular-weight adiponectin in late infancy. *Journal of Clinical Endocrinology and Metabolism* 2013; 98(3):1242-1247.

Feldman R, Eidelman A. Does a triplet birth pose a special risk for infant development? Assessing cognitive development in relation to intrauterine growth and mother-infant interaction across the first two years. *Pediatrics* 2005; 115(2):443-452.

Flidel-Rimon O, Shinwell ES. Breastfeeding twins and high multiples. *Archives of Diseases in Childhood Fetal and Neonatal Education* 2006; 91(5):F377-380.

Flower H. *Adventures in Tandem Nursing: Breastfeeding During Pregnancy and Beyond.* Shcumburg, IL: La Leche League International; 2003.

Hamilton BE, Martin JA, Osterman MJK, et al. Births: Final data for 2014. *National Vital Statistics Reports* 2015; 64(12):64.

Human Milk Banking Association of North America (HMBANA). www. hmbana.org. Accessed Oct. 2016.

Hills-Bonczyk S, Tromiczsak K, Avery M, et al. Women's experiences with breastfeeding longer than 12 months. *Birth* 1994; 21(4):206-212.

Huggins K, Ziedrich L. *The Nursing Mother's Guide to Weaning*. Boston, MA: Harvard Common Press; 2007.

Jackson DB. The association between breastfeeding duration and attachment: a genetically informed analysis. *Breastfeeding Medicine* 2016; 11(6):297-304.

Kelley L. Increasing the consumption of breast milk in low-birth-weight infants: can it have an impact on necrotizing enterocolitis? *Advanced Neonatal Care* 2012; 12(5):267-272.

Keim SA, Hogan JS, McNamara K, et al. Microbial contamination of human milk purchased via the internet. *Pediatrics* 2013; 132(5):1227-1235.

Keim S, Kulkarni MM, McNamara K, et al. Cow's milk contamination of human milk purchased via the internet. *Pediatrics* 2015; 135(5):e1157-1162.

La Leche League International: www.lalecheleague.org. Accessed Oct. 2016.

Lee HC, Kurtin PS, Wight NE, et al. A quality improvement project to increase breast milk use in very low birth weight infants. *Pediatrics* 2012; 130(6):e1679-1687.

Lucas A, Cole T. Breast milk and neonatal necrotizing enterocolitis. *Lancet* 1990; 336(8730):1519-1523.

Luig M, Lui K; NSW & ACT NICUS Group. Epidemiology of necrotizing enterocolitis-Part I: changing regional trends in extremely preterm infants over 14 years. *Journal of Paediatric Child Health* 2005; 41(4):169-173.

Marsh K, Moller J, Basarir H, et al. The economic impact of lower protein infant formula for the children of overweight and obese mothers. *Nutrients* 2016; 2(8):pii e18.

McKenzie PJ. The seeking of baby-feeding information by Canadian women pregnant with twins. *Midwifery* 2006; 22(3):218-227.

Miller J, Chauhan SP, Abuhamad AZ. Discordant twins: diagnosis, evaluation and management. *American Journal of Obstetrics and Gynecology* 2012; 206(1):10-20.

Morley R, Fewtrell M, Abbott R, et al. Neurodevelopment in children born small for gestational age: a randomized trial of nutrient-enriched versus standard formula and comparison with a reference breastfed group. *Pediatrics* 2004; 113(3):515-521.

Morton J, Hall J, Wong RJ, et al. Combining hand techniques with electric pumping increases milk production in mothers of preterm infants. *Journal of Perinatology* 2009; 29(11):757-764.

Morton J, Wong RJ, Hall J, et al. Combining hand techniques with electric pumping increases the caloric content of milk in mothers of preterm infants. *Journal of Perinatology* 2012; 32(10):791-796.

Muller MJ, Paul T, Seeliger S. Necrotizing enterocolitis in premature infants and newborns. *Journal of Neonatal and Perinatal Medicine* 2016; 9(3):233–242.

Multiples of America. www.multiplesofamerica.org. Accessed Oct. 2016.

Ostlund A, Nordstrom M, Dykes F, et al. Breastfeeding in preterm and term twins–maternal factors associated with early cessation: a population–based study. *Journal of Human Lactation* 2010; 26(3):235–241.

Prentice A. Breastfeeding and the older infant. *Acta Paediatrica Scandia/ Supplement* 1991; 374:78–88.

Slusher T, Hampton R, Bode–Thomas F, et al. Promoting the exclusive feeding of own mother's milk through the use of hindmilk and increased maternal milk volume for hospitalized, low birth weight infants (〈1800 grams) in Nigeria: a feasibility study. *Journal of Human Lactation* 2003; 19(2):191–198.

Smits J, Monden C. Twinning across the developing world. *PLOS One* 2011; 6(9):e25239.

Song X, Shukla S, Lee G, et al. Detection of *Cronobacter* genus in powered infant formula by enzyme–linked immunosorbent assay using anti–*Cronobacter* antibody. *Frontiers in Microbiology* 2016; 7:1124.

Stock K, Griesmaier E, Brunner B, et al. Pasteurization of breastmilk decreases the rate of postnatally acquired cytomegalovirus infections, but shows a nonsignificant trend to an increased rate of necrotizing enterocolitis in very preterm infants–a preliminary study. *Breastfeeding Medicine* 2015; 10(2):113–117.

Sugarman M, Kendall–Tackett K. Weaning ages in a sample of American woman who practice extended breastfeeding. *Clinical Pediatrics* 1995; 34(12):642–647.

Szucs KA, Axline SE, Rosenman MB. Quintuplets and a mother's determination to provide human milk: it takes a village to raise a baby–how about five? *Journal of Human Lactation* 2009; 25(1):79–84.

The Triplet Connection, www.tripletconnection.org. Accessed Oct. 2016.

Temples HS, Willoughby D, Holaday B, et al. Breastfeeding and growth of children in the Peri/postnatal Epigenetic Twins Study (PETS): theoretical epigenetic mechanisms. *Journal of Human Lactation* 2016; 32(3):481–488.

van der Wekken E. Personal communication, 2010.

Walker M, Murphy K, Pan S, et al. Adverse maternal outcomes in multifetal pregnancies. *BJOG: An International Journal of Obstetrics & Gynaecology* 2004; 111(11):1294.

Wilson–Clay B. Extended breastfeeding as a legal issue: an annotated bibliography. *Journal of Human Lactation* 1990; 6(2):68–71.

Yokoyama Y, Ooki S. Breast–feeding and bottle–feeding of twins, triplets and higher order multiple births. *Nippon Koshu Eisei Azsshi* 2004; 51(11):969–974.

CHAPTER

14

대체 수유 방법

(Alternate Feeding Methods)

모유수유는 인간의 영아에게 먹이를 주는 생물학적으로 정상적인 방법이다. 그러나 어떤 아기들은 즉시 모유수유를 할 수 없거나, 또는 아기의 엄마들에게 모유 공급을 늘리게 하는 데 지원이 필요하다. 이러한 상황이 일어나는 동안 세 가지 기본 관리 원칙이 있다.

- 아기에게 수유를 한다-이상적인 것은 인간의 모유이다.
- 유축을 사용하여 모유 공급을 보호한다.
- 유방에 초점을 맞춘다(피부 대 피부 접촉 관리, 유두 보호기, 수유관 장치 등).

아기는 성장하고 에너지를 보호하기 위하여 수유를 해야 한다. 모유수유 능력은 아기가 배가 고프거나 약하다면 향상될 수 없다. 처음에 비정상적인 빨기 행동을 보이는 많은 영아는 줄었던 체중이 회복되고 에너지가 안정화되면 정상적으로 모유수유를 할 수 있다. 만약에 엄마들이 자신의 모유 공급이 부족한 경우에는, 영아를 안정화시키기 위해서 기증된 모유나 분유가 요구될 수도 있다.

대부분의 건강한 산모는 손을 이용한 유축이나 유축기를 이용한 유축으로 정상적인 모유 공급을 가져올 수 있지만, 위기인 경우(젖을 먹이거나 먹을 수가 없는 너무 작은 미숙아이거나 아픈 아기일 경우)에는 모유 유축을 가능한 한 일찍 시작하는 것이 중요하다. 아기와 함께하는 피부 대 피부 접촉은 아기가 엄마의 유방을 향하도록 유지시키고 모유수유를 연습할 기회를 제공한다.

모유를 유축하고 대체 수유를 하는 것은 가족 모두에게 시간이 많이 걸리고 피곤한 일이다. 수유상담가의 서면으로 된 설명서와 추후 관리를 위한 잦은 연락은 좋은 결과를 보장하기 위해서 중요하다. 이러한 경우에 추가적인 노력은 일시적이며 결국에는 모유수유를 정상적으로 할 수 있게 된다.

이 장에서는 현재 사용되고 있는 모유를 유축하기 위한 최선의 방법과 전기 자동 유축기의 종류를 간단히 검토하고, 영아에게 칼로리를 보충하는 사용 가능한 대체 수유 방법에 대해서 설명한다. 한 가지 방법이 다른 어떤 방법보다 우월하다고 입증하는 분명한 증거는 존재하지 않는다. 그러나 어떤 방법은 엄마의 유방에 초점을 맞춘 것을 보호하고 지지하는 것으로 엄마의 유방이나 유방 근처에서 실행될 수 있다.

모든 대체 수유 방법은 아직 완전하게 평가되지 않아서 차이가 있으며, 각 방법마다 위험과 이점이 있다. 그러므로 세심한 개인적인 평가와 어느 정도의 실험은 특정 아기에게 가장 적합한 방법을 결정하는 데 도움이 된다. 유축기와 대체 수유 방법을 선택할 때 가장 고려해야 할 것은 반드시 안전해야 하며, 효율성 그리고 중재에 효과적이어야 한다. 아기에게 수유를 하는 경험은 쉬워야 하며, 그 실행 계획은 엄마가 수행하기에 가능해야 한다. "어떠한 대체 수유 방법이든지 간에 그 목표는 가능한 한 완전하고 직접적인 모유수유로 돌아가는 것이다"(Wight, 2001).

법적·윤리적 문제(Legal and Ethical Concerns)

의료 전문가들은 도구가 포함된 수유 관리 계획을 세울 때마다 발생하는 법적, 윤리적 문제를 이해하는 것이 중요하다. 윤리적 원칙은 도구가 치료 목적에 부합하고, 안전하며, 이익의 동기가 환자의 안녕보다 앞서지 않는 것을 선택할 것을 요구한다. 법적 원칙(일반적으로 상법 법령에 따라 분류)은 제품 책임에 적용된다. 소비자는 모든 중재에서 가능성 있는 부정적인 결과에 대해서 알 권리가 있다. 서명된 동의서, 세심하게 기록된 사례, 그리고 의료과실에 대한 보험이 모두 수유상담가의 실무에 있어서 중요하다(Bornmann, 2013; Brooks, 2013; Hall, 2002).

이용할 수 있는 연구에 근거하여 도구를 권장하는 것이 중요하지만, 이 분야의 연구는 품질이 높지 않고 끊임없이 발전하고 있다는 것을 알아야 한다. 국제인증수유상담가는 다양한 대체 수유 방법이 "모유수유와 거의 비슷하다."라는 근거 없는 주장을 하는 것을 피해야 한다고 한다. 도구를 평가할 때는 광고 자료에서 얻을 수 있는 정보는 피하고, 이상적으로는 업체에서 지원을 받지 않은 동료 간의 연구 중에서 정보를 찾는 것이 가장 좋다.

제품의 법적 책임 보호의 구체적이고 제한적인 특성으로 인해서, 제조업체들은 라벨과 포장지의 설명서에 설명된 것과 다른 방식으로 사용된 경우에는 소비자에게 발생한 손해에 대해서 자신들에게 법적 책임이 없다고 규정하고 있다. 이 문제는 수유상담가가 실행하고 있는 일의 다양성의 측면과 관련이 있다. 예를 들면, 많은 수유상담가는 여성들이 친구가 사용하던 전기 유축기를 빌리는 것이 안전한지를 묻는 질문을 받는다. 그러나 그 유축기가 '단일 사용자 품목'으로 판매되었다면, 수유상담가는 제조사가 의도되거나 보장되지 않는 방식으로 도구를 사용하도록 권장했기 때문에 잠재적으로 법적인 책임을 진다.

전기 유축기(Electric Breast Pumps)

미국에 있는 대다수의 여성은 어느 시점에 전기 유축기를 사용한다(Meier, 2016). 미국 식품의약국(FDA)은 유축기를 포함한 의료 장치의 안전성과 효과에 대하여 감독한다. 소비자는 유축기와 관련된 문제와 사용하다가 생긴 부상에 대하여 fda.gov/Safety/MedWatch(2016)에 보고해야 한다.

보고해야 할 유축기에 관련된 문제에 포함되는 것은 다음과 같다.

- 유축기의 고장이나 올바르게 작동되지 않을 때
- 유축기 사용과 관련된 감염
- 유축기에 존재하는 곰팡이

미국 식품의약국(US FDA, 2016)은 여럿이 사용할 수 있는 유축기와 혼자서만 사용할 수 있는 유축기를 구분하였다. 소비자 등급의 유축기는 혼자서만 사용하는 것으로 되어 있는데, 이것은 유축기의 내부를 깨끗이 청소하고 소독할 수 있는 것을 보장할 방법이 없기 때문이다. 혼자 사용할 수 있는 유축기를 되팔거나 공유하는 것은 제조사의 품질보증서에 위반되는 것이며, 문제가 발생하더라도 사용자는 불만을 제기할 방법이 없다.

여럿이 사용할 수 있는 유축기는 구매보다는 대여로 이용되며 가격이 매우 비싸다. 이러한 유축기는 흡인된 모유가 세척할 수 없고 보이지 않는 경우가 많은 내부 부품과 접촉하지 않도록 막음으로써 오염을 줄이기 위한 다양한 방식으로 만들어진다.

분리 가능한 키트는 여러 사람이 사용할 수 있는 유축기에 포함되어서 판매된다. 그 키트에는 유축기 튜브, 유축기 깔때기, 밸브 그리고 젖병이 포함된다. 튜브는 내부가 젖지 않으면 세척할 필요는 없지만, 이러한 부품들은 모두 소독할 수 있다. 비누와 물을 사용하여 유축기의 외부를 닦아 내는 것은 건강하고 만삭으로 출산한 영아들에 있어서는 적합하다. 유축기의 부품들을 소독하는 것은 병원에 입원해 있는 의료적으로 취약한 영아들에게는 필요하다. NICU에서의 유축기 부품은 깨끗이 세척한 다음에 깨끗한 수건에 엎어 놓고 공기 중에 말린 다음 그 위에 다시 깨끗한 수건을 덮어서 다음 사용 시까지 건조한 상태를 유지한다(Chiu, 2012; D'Amico, 2003)([사진 14-1]). 건조된 유축기 부품들은 크고 깨끗한 플라스틱 백에 보관될 수 있다.

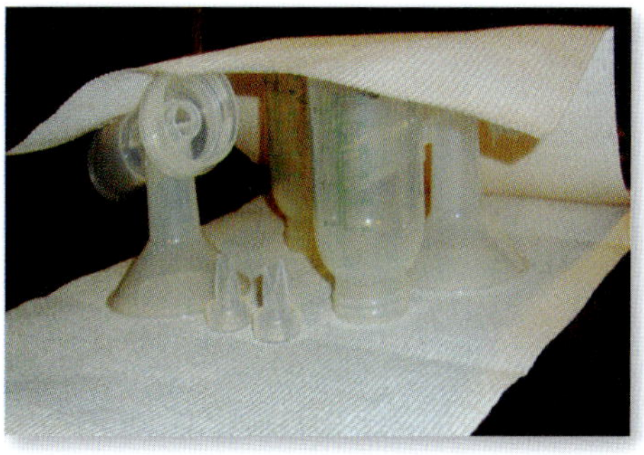

[사진 14-1] 병원에서 유축기 부품을 자연 건조하여 덮어 두기

위험한 미생물은 여러 사람이 사용하는 병원 유축기의 외부에서 자랄 수 있다. 병원은 환자가 사용하고 나면 다음 환자가 사용하기 전에 유축기 외부를 소독해 놓아야 한다. 유축기의 튜브 내에서 자라는 적변세균(serratia marcescens-진한 붉은색의 색소를 생산하는 잡세균의 하나. 동물성, 식물성 식품에 생기는 그람음성의 단간균)과 같은 곰팡이와 병원균에 대한 사례보고가 있다(del Valle, 2014; Faro, 2011). 적변세균(세라티아마르세센스)은 독특한 색깔을 가지고 있는데, 그것은 오염된 표면과 유축한 모유의 색깔을 밝은 핑크색으로 바꾼다. 엄마들은 곰팡이가 피거나 색깔이 변한 튜브를 교환하도록 교육받아야 한다.

혼자서 사용하는 전기 유축기는 흡인된 모유와 습기로 인해서 내부가 오염되어 병원균이 자랄 수 있는 환경을 만들 수 있다(Blenkharn, 1989). 유축기를 분해하지 않고는 내부에 오염이 발생했는지를 확인할 수가 없다. [사진 14-2]는 혼자서 사용하는 유축기이다. 보통은 단단한 플라스틱 판으로 덮여 있고 그 안에 부드러운 플라스틱 가로막으로 되어 있는데 그곳에서 자라고 있는 검은색의 곰팡이를 보여 준다(Debi Wells, IBCLC 사진 제공).

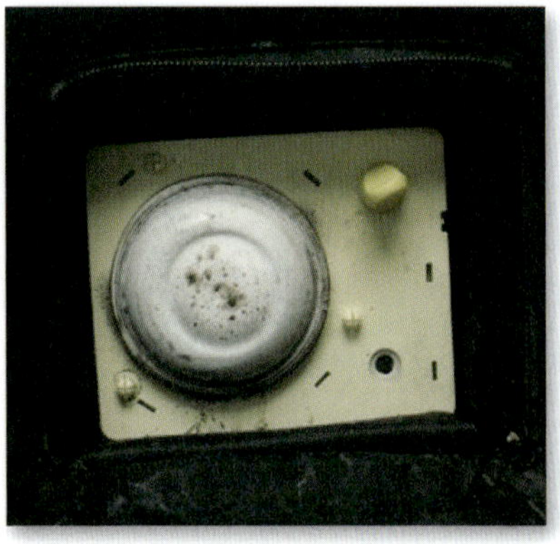

[사진 14-2] 유축기 부품 내부에 자라고 있는 검은색 곰팡이

모유 유축에 대한 연구 결과(Research Findings On Milk Expression)

코크란 리뷰(Becker, 2015)는 유축기를 사용한 유축과 손을 사용한 유축에 있어서 비슷한 수준의 모유 오염과 산모의 유방 및 유두 통증을 보고하였다. 더 많은 양의 모유는 산모가 자신의 유방을 따뜻하게 하고, 마사지를 하고, 몸을 이완시키는 음악을 듣고, 모유수유를 할 수 없는 아기들이 있는 경우에는 가능한 한 일찍 유축을 시작해서 얻을 수 있다.

Kent(2008)는 엄마들에게 모유의 생산 양과 모유의 흐름을 높이기 위해서 유축기의 압력을 가장 편안한 것으로 설정하는 것을 선택하도록 권장하였다. 차가운 것에 대한 스트레스는 유두에 있는 유관을 수축시키는 원인이 되고 젖 사출 반사를 방해한다. 따뜻하게 데워진 유방 덮개(또는 유축기 깔때기)는 산모가 유축을 하는 동안 편안하게 해 주고 모유를 효과적으로 제거(젖이 잘 비워지게)하는 것으로 보인다(Kent, 2011).

12명의 여성으로 구성된 작은 표본 연구에서 초음파 검사를 이용하여 유축을 하는 동안, 또는 모유수유를 하는 동안 젖 사출 반사의 패턴에 대해서 측정을 하고 기록을 하였다(Gardner, 2015). 모유수유를 하는 동안 젖 사출 반사는 조금 일찍 일어났지만, 유축을 하든 모유수유를 하든 개별 엄마들 간의 젖 사출 패턴은 한결같았다. 어려움 없이 모유수유를 하는 엄마들은 유축을 효과적으로 할 수 없다. 그러나 이 연구의 결과는 젖 사출 반사의 특성 이외의 요인들이 유축에 의해서 제거되는 모유의 양을 결정한다는 것을 보여 준다.

병원에 기반을 둔 수유상담가들은 효과적인 유방 자극과 유축의 시작이 오랜 시간 동안 지연이 되면 산모의 모유 생산량이 적을 위험에 처하게 된다는 사실을 반드시 인지해야 한다. Parker(2012, 2015)는 일찍 유축을 시작한 그룹에 있는 여성들이(출산 1시간 이내에 유축을 시작) 더 많은 모유를 만들어 내고 더 빠른 유즙생성 2단계를 경험하는 것을 입증하였다. 어떤 엄마들은 출산 시 외상으로 인해서 유축이나 손으로 유축을 하는 것이 불가능할 수도 있지만, 정상적인 출산의 후유증인 경우에는 즉시 영아에 의한 유방 자극이 포함된다. 이러한 발견은 생물학적 규범을 최대한 모방하는 지혜를 말해 준다. 이용 가능한 경우, 모유 생산을 최대화하도록 설계된 기술을 활용한 가장 질이 좋은 유축기를 사용해야 한다(Ramsay, 2006; Slusher, 2007). Meier (2016)는 유축기 선택을 위한 증거 기반 기준 세트를 제공한다.

영아 수유의 대체 방법을 선택하기 위한 기준(Criteria for Selecting an Alternate Method of Infant Feeding)

다양한 방법으로 영아에게 수유를 하는 것이 가능하기는 하지만, 모든 대체 방법에는 내재하는 위험이 있으며, 유방에서 직접 수유를 하는 것의 모든 이점을 제공하지는 못한다. 기준에는 다음이 포함된다.

- 영아에게 해를 입히지 않는다.
- 영아의 크기, 체력, 신체적 상태 그리고 성숙도와 잘 맞는다.
- 부모의 관리가 쉽다.
- 부모가 도구를 구입할 수 있고 비용을 지불할 수 있는 것을 포함한다.
- 세척하기가 쉽다.
- 수유 문제를 해결하는 데 필요한 기간 동안 적절한 중재이다(장기적인 중재를 유지하는 것은 스트레스를 가장 많이 받는다).
- 아기가 모유수유를 배우는 데 도움을 줄 수 있다.

숟가락을 사용한 조기 보충 수유(Early Supplementation with Spoon Feeding)

때때로 신생아는 짧은 기간 동안 보충이 필요할 수 있는데, 열량 에너지의 '점프 스타트(jump start-다른 차의 배터리에 연결하여 시동을 걸다)'만 있으면 엄마 젖을 물기에 충분할 만큼 깨울 수 있다. 손으로 유축한 초유를 숟가락을 사용하여 아기에게 먹이는 것은 수유를 하지 못하는 신생아에게 즉시 칼로리를 제공하거나 잠든 아기를 깨우는 훌륭한 방법이다(Hoover, 1998). 수유상담가는 모든 엄마에게 손으로 유축하는 방법을 가르쳐야 하며([사진 14-3]), 이것은 비용이 들지 않고 이러한 보충 수유 방법(숟가락으로 수유하기)에 필요한 몇 모금의 모유를 확보하기에 이상적이다.

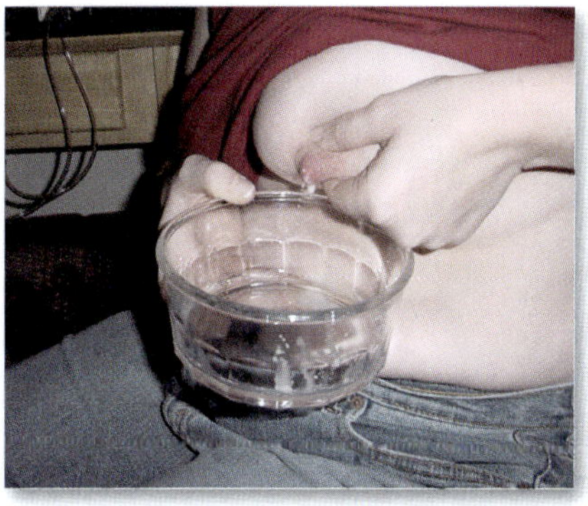

[사진 14-3] 손을 사용한 유축은 중요한 기술임

한번에 약 0.5ml는 신생아가 삼키기에 안전한 양이다(Lawrence & Lawrence, 2016). 숟가락에는 적은 양의 액체(모유)만을 담을 수 있기 때문에 부모들은 아기들이 먹다가 사레들리는 것에 대한 걱정을 덜 할 수 있다. [사진 14-4]의 아기는 유축한 모유 약 0.5ml를 숟가락에 담아서 받아 먹는 것을 보여 준다.

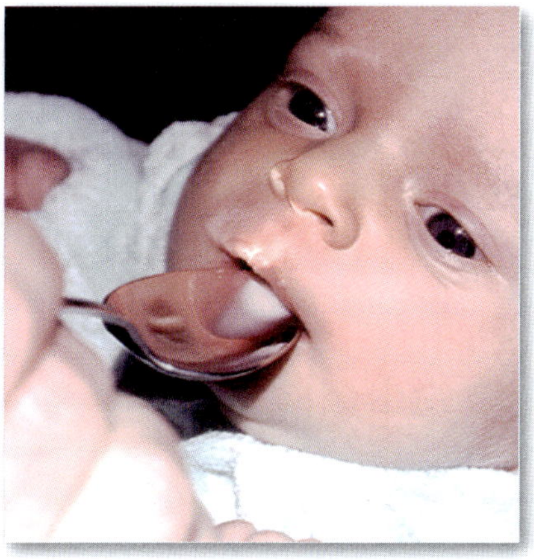

[사진 14-4] 숟가락으로 먹이는 0.6ml의 초유

[사진 14-5]의 아기는 졸려 하고, 황달이 있으며, 생후 10일 되었는데, 엄마 젖을 물지를 못하고 몸무게는 계속 줄어들고 있다. 수유상담가는 유축한 모유를 숟가락을 가지고 어떻게 먹이는지 방법을 보여 주고 있다.

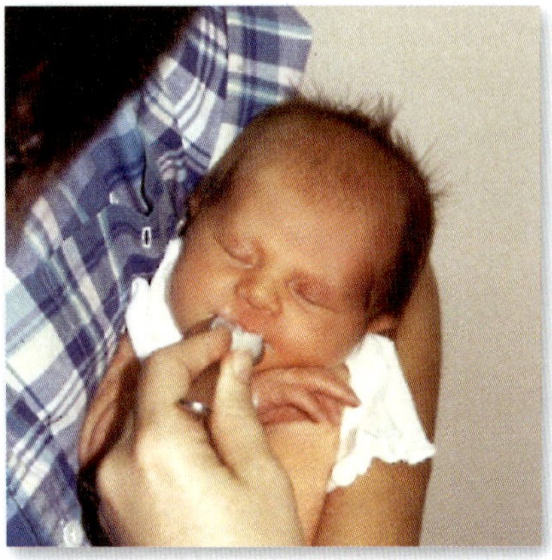

[사진 14-5] 졸음이 오는 아기를 깨우기 위한 숟가락 수유

[사진 14-6]은 [사진 14-5]와 같은 아기인데 몇 번 삼키고 나서 좀 더 초롱초롱한 모습을 보여 준다.

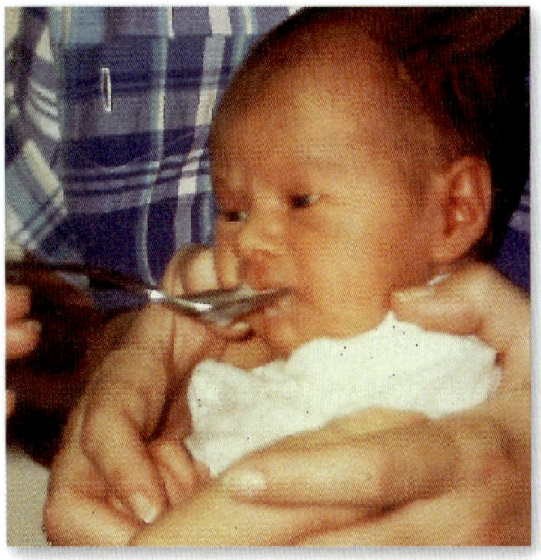

[사진 14-6] 숟가락 수유가 아기를 깨움

숟가락으로 모유를 몇 번 먹인 것이 효과가 있는 것에 주목한다. 이렇게 각성이 된 아기는 엄마 젖을 잘 물 수 있고 모유수유 행동이 개선되었다.

컵 수유(Cup Feeding)

컵 수유는 모유수유를 하지 않는 아기들에게 보충하기 위해서 오랫동안 사용되어 왔다. 비용 문제와 젖병 및 젖꼭지를 쉽게 세척할 수 없는 환경에서의 영아 감염 위험의 증가로 인하여 현시대에서는 컵 수유에 대한 흥미가 되살아났다. 컵 수유에 대한 현재의 관심은 흔히 '유두 혼동'이라고 불리는 것에 대한 우려와 영아를 인공 젖꼭지에 노출시키는 것을 꺼려하는 것에 의해서도 영향을 받는다.

컵 수유에 대한 문헌을 검토해 보면 컵 수유를 하는 영아는 젖병으로 수유를 하는 영아보다 산소 포화도 저하의 위험이 낮다는 연구 결과가 확인된다(Dowling, 2002). 다른 연구에서는(Freer, 1999) 컵 수유를 하는 동안 미숙아의 생리적인 불안정과 산소 포화도 저하에 관하여 설명하였다. Dowling은 컵 수유에 관한 연구에서 보이는 좀 더 나은 산소의 공급은 컵 수유를 하는 동안 적은 섭취량에 의한 것일 수 있다고 제안한다. 컵 수유를 하는 영아들에 있어서 적은 양을 섭취하는 것은 저조한 성장의 위험을 증가시킬 수 있다. Dowling(2002)은 컵 수유를 하는 미숙아 한 그룹에서 컵 수유를 하면서 약 48%의 모유를 흘리는 것으로 보고되었다. 이것은 항상 모유를 먹이는 사람들에게 명확하지는 않았으며, 이것은 영아와 아기들의 턱받이를 시험 체중으로 체크했을 때에만 밝혀졌다. Dowling은 특히 미숙아들에 있어서 섭취와 흘리는 것에 대한 세심한 관찰이 필요하다고 권고하였다.

Dowling(2002)은 컵이나 숟가락으로 할짝할짝 핥아 먹거나 홀짝거리면서 조금씩 먹는 것이 모유수유에 필요한 구강 행동의 발달을 촉진시키는지에 대해서 의문을 가졌다. 빨기 행동 그 자체는 영아의 정상적인 수유 방법일 뿐만 아니라 추가적으로 영아의 상태를 안정화시키는 이점을 제공한다. 그러므로 수유 중에 영아에게 빨기의 기회를 빼앗는 것은 부정적인 결과를 가져올 수 있는데 구강 혐오의 발달 같은 것들이 포함된다.

코크란 리뷰(Flint, 2016)는 모유수유를 할 수 없는 신생아들을 위한 컵 수유의 효과와 다른 보충 방법에 대한 효과를 결정하기 위해서 이용 가능한 무작위 또는 준 무작위 실험을 조사하였다. 검토된 연구에서 대부분의 영아는 미숙아였고, "이 집단에서는 증거가 부족하기 때문에 만기 출산한 영아에게 컵 수유를 하게 하는 것은 권장되지 않는다." 컵 수유는 말기 조산아(예정일보다 조금 일찍 태어난 영아)와 6개월까지의 모유수유 비율에 어느 정도 이익이 있는 것처럼 보인다. 이전의 검토에 따르면 컵 수유를 한 미숙아는 병원에 10일 정도 추가로 더 있었지만, 최근의 연구 검토에서는 컵 수유를 한 임신 연령이 더 높았던 미숙아는 병원에 더 오래 머물러 있지 않았다고 시사했다. 병원에 입원해 있는 기간은 컵 수유보다는 다른 요인에 의해서 영향을 받아서일 것이다. 출생 시 임신 주수, 컵 수유가 시작되었던 시기, 엄마가 방문할 수 있는지 없는지에 대한 것들이 포함된다.

조산아에서 모유수유가 확립되는 동안 젖병을 피하는 전략을 살펴보면, 또 다른 코크란 리뷰(Collins, 2016)는 7가지 전략을 사용했는데 그중에 5가지는 컵 수유 전략을 사용하였다. (한 실험은 수유관 전략을 사용했으며, 또 다른 실험은 새로운 젖꼭지를 사용했다.) 한 컵 수유 연구에서는 높은 수준의 불이행이 있었는데, 이것은 직원이나 부모 모두가 컵 수유 방법에 만족하지 못했음을 시사한다. 나머지 4개의 연구는 이러한 결과를 보고하지 않았다.

메타 분석은 젖병을 피하고 젖병을 사용하지 않는 것은 퇴원 시 모유수유 비율을 증가시키고, 컵 수유가 모유수유의 정도와 기간을 증가시킨다는, 중하 정도되는 품질의 연구 증거를 제공했다. 모유를 보충으로 먹이는 방법에 대한 접근법으로 오직 수유관만을 권하는 것은 증거가 불충분했다. 젖병에 초점을 맞추는 것을 줄이는 것은 산모에게 심리적인 이점을 제공하고 완전 모유수유로 이행하는 것에 초점을 맞추도록 도울 수 있다.

컵 수유에 관한 문헌에는 기법이 중요하다는 것에 동의한다(Howard, 1999; Marinelli, 2001). Thorley(1997)와 Malhotra(1999)는 흡인의 위험에 대한 예를 들면서 '힘으로 먹이기'를 하지 않도록 경고한다.

컵 수유를 하는 동안에는 영아의 머리와 몸통이 [사진 14-7]에서처럼 안정되어 있어야 한다. Lang(1994)은 컵의 가장자리를 영아의 입술에 놓고 영아의 입 속으로 모유를 붓는 것보다는 아기가 조금씩 마시거나 홀짝홀짝 먹는 것을 허용해야 한다고 제안한다. Dowling(2002)은 영아에게 모유를 먹이는 사람은 호흡을 관찰하도록 주의를 주고, 영아가 먹는 것을 조절할 수 있도록 허용하며, 영아가 숨을 쉴 수 있도록 필요할 때에는 잠깐 정지한다. 모유를 먹이는 속도를 조절하면서 영아의 흡입 위험을 감소시킨다.

컵 수유는 교과서로 배우기는 어려운 기술일 수 있다. 일부 수유상담가들은 서로에게 교대로 컵 수유를 하는 방식으로 컵 수유 기법을 연습한다. 컵 수유를 원하는 부모들은 영아에게 안전하게 컵 수유가 시행되고 있는지 확인하기 위해서 컵 수유를 하는 동안 관찰해야 한다. 그 기술을 보고 다시 부모들이 컵 수유를 해 보는 것은 자신감을 증가시킬 수 있다.

특정한 보호적 반사(예를 들면, 기침 같은)는 일부 영아들한테는 미숙할 수 있으며, 이것(미숙한 보호적 반사)은 조용한 흡인(언제 흡인이 되었는지 모르지만 흡인이 있는 상태)의 위험을 높인다(Wolf, 1992). 수유 중에 그러한 행동의 시작을 관찰하고 스트레스 받고 있다는 신호를 확인하는 것은 중요하다. 수유 중에 영아가 영향을 받는다는 것에 대한 평가는 수유 방법을 얼마나 잘 받아들이고 있는지 아닌지에 대한 단서를 제공한다. [사진 14-7]에 있는 영아는 컵 수유를 하는 동안 안정적인 상태 행동을 보여 주고 있다. 눈을 뜨고 있고, 차분한 얼굴의 표정, 그리고 스트레스 신호가 없는 것에 주목한다.

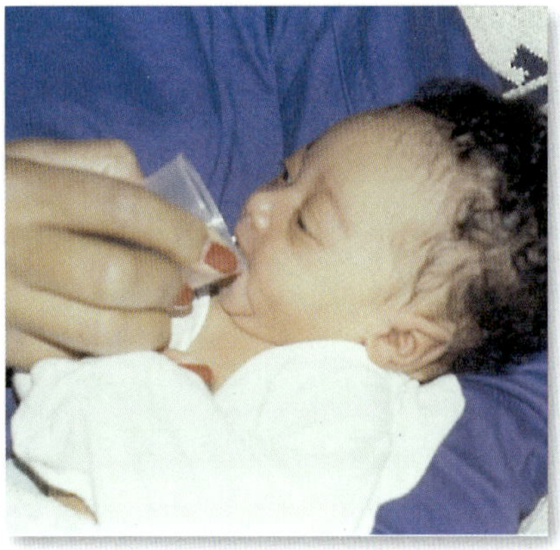

[사진 14-7] 컵 수유

[사진 14-8]에 있는 영아는 팔라다이라는 기구를 이용해서 수유를 하고 있는데, 이것은 아시아 대륙에 있는 인도에서 영아에게 수유를 하기 위해서 가끔씩 사용되곤 했었던 기구이다.

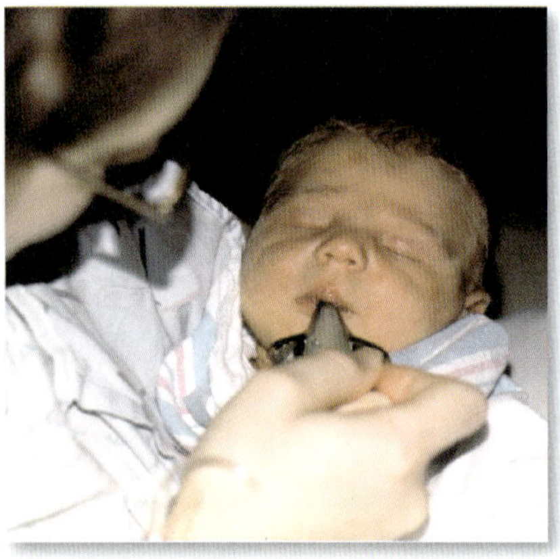

[사진 14-8] 팔라다이를 사용한 수유

[사진 14-8]에 있는 영아는 유축된 모유를 1온스(28g)을 먹었지만, 그 영아는 수유를 하는 동안 눈을 뜨지 않았고 또 엄마와 사회적 교감을 하지 않았다. Malhotra(1999)는 팔라다이를 가지고 먹이면 컵 수유를 하는 것보다 덜 흘리는데, 그것은 팔라다이의 입구가 액체가 흐르는 방향을 더 잘 조절하기 때문일 수 있다고 기록하였다. 그러나 Malhotra는 팔라디아를 가지고 먹이면 영아의 입에 모유를 들이붓는 경향이 있어서 영아의 흡인 위험성을 증가시키는 것을 관찰하였다.

[사진 14-8]에 있는 영아는 빠르게 삼키느라고 지쳤을지도 모른다. 기구가 영아의 입에 들어오는 것을 차단하는 것처럼 보이는 오므린 입술을 볼 수 있다.

손가락 수유(Finger Feeding)

손가락 수유는 모유수유를 하지 않는 아기들을 위한 또 다른 보충 수유 방법이다. 그러나 PubMed를 검색해 보면 이러한 수유 방법의 효능에 대해서 어떠한 출판된 연구도 찾을 수 없었다. 거기에는 손가락 수유가 "모유수유와 더 비슷하다"는 주장을 뒷받침할 만한 어떠한 증거도 없다. 왜냐하면 성인의 손가락은 좁고, 손가락은 엄마 유방의 둥근 부분보다(유륜의 넓은 부분보다) 기저부가 좁은 젖병 꼭지의 직경과 더 비슷하기 때문이다. 심지어 젖병 꼭지보다 더 단단하고, 아기의 입에 집어넣어야(집어넣기보다는 아기의 입 안으로 빨려 들어간다) 한다. 그러므로 손가락 수유는 모유수유와는 현저하게 다르다. 그러나 일부 수유상담가들은 손가락 수유가 아기의 혀가 어떻게 움직이는지에 대한 정보를 제공함으로써 영아들의 빨기 평가를 가능하게 한다고 보고한다.

손가락 수유를 위한 모유는 일반적으로 주사기 안에 채워진다. 유축된 초유나 적은 양의 분유는 실제로 사용되는 젖병에 넣으면 주사기로 젖병의 밑바닥에 닿기가 어렵다. 작은 젖병 또는 '초유를 담는 병'을 선호하게 된다. 큰 젖병은 또한 엄마들에게 자신이 충분한 모유를 만들지 못하고 있다는 생각이 들게 할 수도 있다.

손가락 수유는 특히 평가 단계 동안, 여분의 칼로리를 아기에게 공급하기에 효과적인 단기적인 방법일 수 있다. 손가락 수유를 하는 동안 기술이 중요하다. 먹이는 사람은 손을 깨끗이 씻고 손톱은 짧게 깎아야 한다. 건강관리 전문가는 장갑을 착용해야 한다. 입술 주위를 부드럽게 마사지하는 것은 아기가 스스로 입을 벌리고 손가락을 빨아들이는 것을 도와준다. 손가락 끝을 아기의 입에 넣는데 지문이 있는 쪽이 위로 향하게 하고, 연구개와 경구개의 접합부 근처에 가면 아기의 빨기 반사가 유발된다. 손가락 끝이 연구개와 경구개 접합부 너머로(구강 깊숙한 곳까지) 가면 구역질 반사를 유발할 수 있다. 그것은 유해한 자극이다. 깊게 손가락 끝을 넣는 것은 피해야 한다. 유해한 자극이 반복된다면 수유 거부의 위험이 증가한다.

수유하는 사람은 손가락을 아기의 입 속에 넣을 때 아기의 기분을 고려해서 세심하게 넣어야 한다. 만약에 영아가 입술 근육의 긴장도가 약하고, 기저부가 너무 넓어서 입술 주위를 밀봉할 수 없다면 (유방의 기저부가 너무 넓거나 젖병 젖꼭지의 기저부가 너무 넓은 것들) 손가락의 직경이 작은 것은 아기가 입술을 밀봉하는 것을 더 쉽게 할 수 있다. 짧고 가벼운 압력을 아기의 혀 위에 주면 아기의 혀 중앙에 홈을 형성하는 것을 도와주고, 한번에 삼키는 양을 더 잘 조절할 수 있으며, 안전하게 삼키는 것을 가능하게 도와준다(Wolf, 1992). 손가락의 지문 부(패드)로 구개를 부드럽게 두드리면 아기가 계속해서 빨 수 있도록 자극할 수 있다.

손가락 수유는 모유의 생산량이 증가하고 나면, 숟가락 수유에 비해서 더 빠르게 먹일 수 있다. 그러나 한 개의 주사기로만 먹인다면, 그것은 여전히 느린 수유 방법이 될 수 있으며, 일부 영아(또는 수유를 먹이는 부모)의 경우에는 완전한 수유에 도달하기(충분히 먹기) 전에 지치게 되는 결과를 초래할 수 있다. 주사기를 이용해서 수유를 하는 좀 더 쉬운 방법은 하나의 주사기에 모유를 계속해서 다시 채우는 것보다는 여러 개의 주사기에 필요한 모유를 가득 채워 놓는 것이다. 예를 들면, 10ml씩 6개의 주사기에 모유를 채워 놓으면 아기는 수유하는 동안 60ml를 먹게 되는 것이다.

손가락 수유 실행에 대한 안전성에 관해서는 보고 자료가 존재하지 않는다. 손가락 수유가 수유상담가들에 의해 폭넓게 시행되고 모유수유 교과서에는 자주 언급되지만, 출판된 손가락 수유에 대한 연구는 단 하나밖에 없다. Oddy(2003)는 호주에 있는 병원에서 아기에게 친근한 병원(Baby Friendly Hospital Initiative: BFHI) 프로그램 시행 전후의 모유수유 비율에 대해서 조사하였다. 그 연구에서는 직원들이 인공 젖병 젖꼭지 사용을 중단하고 손가락 수유로 아기에게 보충을 시작하자 퇴원 후 모유수유 비율이 증가된 것이 보고되었다. 그러나 손가락 수유의 구체적인 중재가 아닌, 아기에게 친근한 병원의 또 다른 양상들의 실행이 모유수유 비율을 높이는 것으로 설명할 수 있다. Oddy는 손가락 수유를 하는 동안 영아 호흡의 안정성이나 안전문제에 대해서는 언급을 하지 않았다.

끝이 굽은 주사기나 수유관을 손가락에 붙여서 아기의 입에 넣는 경우에, 먹이는 사람은 모유가 아기의 목으로 찍찍 들어가게 해서는 안 된다. 입증되지 않은 일부 병원에서는 수유관을 손가락에 붙여서 아기의 입에 넣지 않고 주사기에 모유를 가득 채워서 직접 아기의 입으로 집어넣는 병원의 관행에 대해서 보고하고 있다. 주사기와 같이 좁고 끝이 뾰족한 장치를 아기의 입에 직접 넣는 것은 누구에게도(아기에게도, 아기에게 먹이는 사람에게도) 이익이 되지 않는다. 아기가 입을 오므리고 있는 모양은 모유수유를 가능하지 않게 하며 모유를 아기의 입 안으로 찌익 하고 짜 넣으면 아기는 흡인의 위험이 증가한다.

[사진 14-9]는 Monoject 412™라는 끝이 구부러진 주사기가 엄마의 손가락 옆면에 붙여져서 아기의 입 가장자리를 따라서 놓여 있는 모습을 보여 준다.

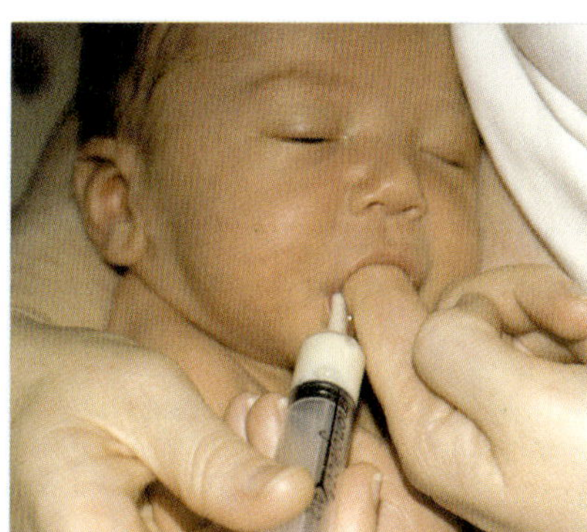

[사진 14-9] 12cc의 끝이 구부러진 Monoject™ 주사기를 사용한 손가락 수유

엄마의 손가락을 넣기 전에 엄마는 아기의 입술을 부드럽게 자극한다. 손가락 수유는 아기의 입 안에서 플라스틱보다는 피부의 감촉을 제공하는데, 이것은 손가락 수유의 추가적인 장점 중의 하나이다. 아기가 손가락을 끌어들여 빨기 시작하면, 엄마는 주사기의 구부러진 끝을 손가락 옆면을 따라서 넣어 주고, 엄마의 손가락에 붙여서 안정시켜 준다. 엄마는 아기가 처음에 한번 삼킬 만큼의 모유를 빨기 전에 아기가 몇 초 동안 그냥 빨도록 허용할 수 있다. 젖의 흐름이 잠시 늦어지는 것은 젖사출 반사가 일어나기 전에 엄마의 가슴에서 빠는 것을 경험하는 것을 흉내 내는 것이다. 따라서 손가락 수유는 모유수유를 하는 동안 젖이 사출되기를 더 잘 참고 기다리는 아기를 도울 수 있는 행동 수정 기법이다.

[사진 14-9]의 엄마는 아기의 빨기에 반응하여 한번에 삼키는 양으로 0.5ml를 분비한다. (0.5ml란 주사기의 검은색 마개 너비의 반 정도이다.) 모유의 운반 속도(삼키는 속도)는 아기의 빨기에 반응하며, 엄마는 아기의 빠는 노력에 보상을 한다(즉, 아기가 빠는 만큼 젖 양이 늘어나며 아기가 먹는 속도도 빨라진다.) 수유상담가는 부모들에게 아기들이 빨고, 삼키고, 숨 쉬는 것에 대한 협응 능력에 대해서 주의 깊게 관찰하라고 교육한다. 이 엄마는 어떻게 유방에 초점을 맞추고 보호하려고 노력하고 있는지의 일부분으로서, 아기를 엄마의 유방에 어떻게 놓았는지, 피부 대 피부 접촉은 어떻게 유지하고 있는지에 주의해서 본다.

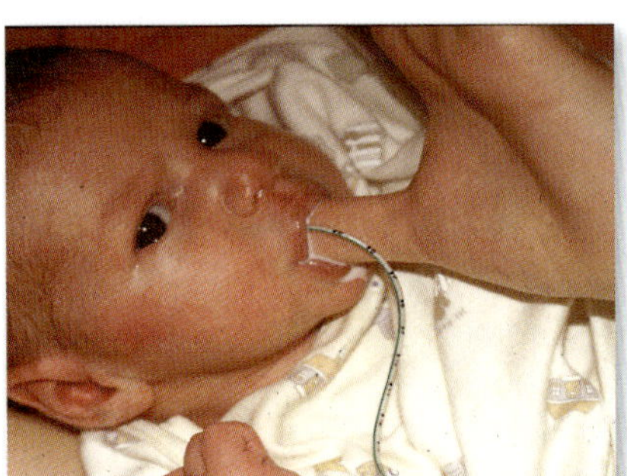

[사진 14-10] 엄지손가락을 따라 설치된 수유관을 사용한 손가락 수유-저조한 입술 밀폐(입술의 약한 밀봉)

[사진 14-10]은 수유관이 수유를 하는 사람의 엄지손가락 옆면을 따라서 아기의 입에 들어가 있는 것을 보여준다.

만약에 어떤 대체 수유 방법이라도 엄마의 유방에서 수유를 하게 되는 것이 목표라면, 수유상담가는 아기가 엄마의 유방에서 직접 모유수유를 할 때 일반적으로 사용되는 턱을 크게 벌리고 입술을 활짝 벌리는 것과 비교해서 손가락 수유는 일반적으로 아기가 입을 좁게 벌리는 자세를 잡는 것에 익숙해지게 한다는 것을 고려해야 한다. 엄지손가락의 넓은 직경은 아기가 입을 좀 더 크게 벌리는 자세에 익숙해지게 하는 유용한 방법이다. 그러나 아기의 입술 주위에 모유가 새는 것을 보면 이 아기의 입술 밀봉이 약하다는 것을 알 수 있다. 이 아기는 걱정스러워 보인다. 손가락에 의해 제공되는 더 좁은 기저부는 이 아기의 입술의 근육 긴장도가 개선될 때까지 더 좋은 선택이 될 수 있다.

[사진 14-11]은 끝이 구부러진 Monoject 412™주사기에 5번 프렌치의 수유관을 붙여서 사용하는 엄마를 보여 준다.

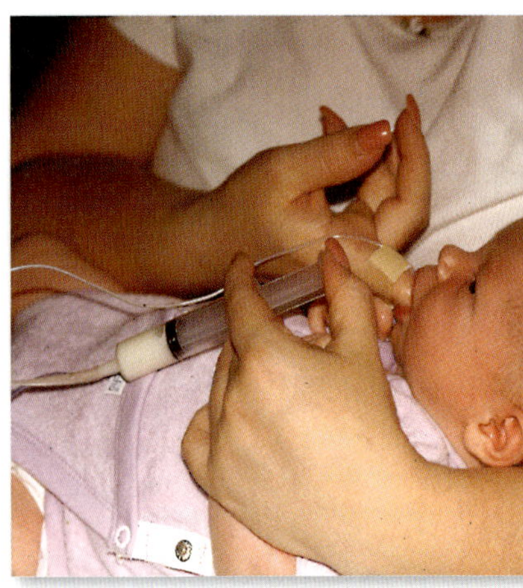

[사진 14-11] 12cc 주사기에 설치된 수유관을 사용한 손가락 수유

튜브를 엄마의 손가락에 붙이는 것은 튜브가 제자리에 있게 해 준다. 아기가 자연스럽게 빠는 것을 멈추었을 때 엄마는 모유가 흐르는 것을 멈추게 한다. 아기가

빨기를 다시 시작하면 엄마는 더 많은 모유를 흐르게 한다. 너무 빨리 삼키는 것은 일부 아기들을 어쩔 줄 모르게 해서 구토의 원인이 될 수 있다. 부모에게 모유수유를 하는 영아의 수유 시간과 비슷하게 손가락 수유를 하도록 권장해야 한다. 직접 수유를 하면 보통은 10분에서 25분 동안 먹는다(L'Esperance, 1985).

[사진 14-12]는 수유상담가가 (라텍스가 아닌) 장갑을 끼고 응급으로 아기에게 보충을 하고 있는 것을 보여준다.

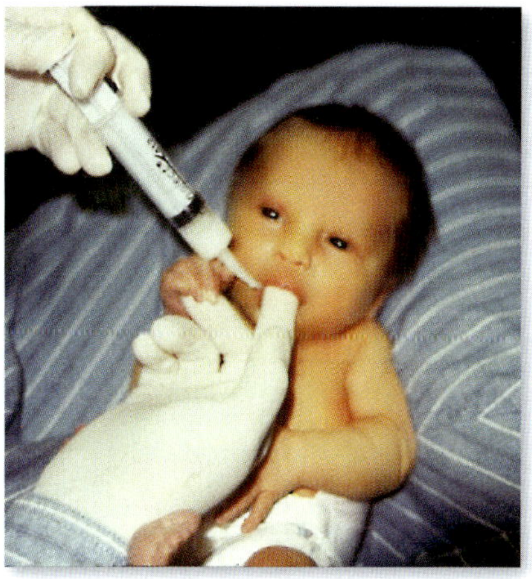

[사진 14-12] 손가락 수유를 하고 있는 영아는 성장장애(성장지연)가 있음

장갑은 손을 깨끗이 닦는 것을 대신하지 않으며, 손 위생은 중요한데, 특히 의학적으로 연약한 아기들에게는 더욱 그렇다. 손톱 밑에 있는 곰팡이와 박테리아는 건강관리 시설에서 전염된 감염과 관련이 있다(Parry 2001). 수유상담가는 아기의 정상적이지 않은 환경에서 병원균에 노출되지 않도록 보호해야 하는 윤리적 의무를 가진다.

[사진 14-12]의 미숙아는 임신 36주에 태어났으며, 수유 클리닉에 왔을 때는 피부의 탄력과 팽압이 부족하였다. 이 영아의 출생 시 체중은 5파운드 2온스(2,320g)이었다. 이 여자 아기는 모유수유가 확립되기 전 36시간 안에 병원에서 퇴원을 했다. 출산 6일째, 엄마는 아기가 대변을 보지 않는다며 걱정하면서 아기를 수유 클리닉에 데리고 왔다. 아기의 체중은 수유상담가가 가지고 있는 전자 저울로 측정을 해 보니 4파운드 8온스(2,037g)이었다. 아기는 출생 시 체중의 8%를 약간 넘게 체중이 감소했고, 무기력해 보였으며, 탈수 증상들을 보이고 있었다.

수유상담가는 전화로 소아과 전문의에게 연락하였다. 소아과 전문의는 수유상담가에게 즉시 영양을 공급하라고 지시하였다. 수유상담가는 유축한 모유를 가지고 아기에게 먹이는 것을 시도하였다. 왜냐하면 그 아기는 졸려 하고 먹는 것을 잘하지 못했기 때문에 엄마의 유방을 자극하지 못해서 아직 엄마의 유방은 유즙 생성 2단계가 나타나지 않았다. 손으로 유축을 하고 전기 유축기를 사용했는데도 한 방울의 모유만 나왔다. 엄마의 허락과 의사의 승인을 받아서 아기에게 분유를 손가락으로 수유하였다. 그 엄마는 같은 날 소아과 전문의의 평가를 받기 위해서 아기를 데리고 갈 준비를 했다.

수유관 장치들(Feeding Tube Devices)

수유관 장치는 이론적으로는 유축된 모유나 분유를 사용하여 아기들이 유방에서 보충 수유하는 것을 가능하게 한다. 이들 장치는 엄마가 입양한 아기에게 유방에서 수유하는 것을 가능하게 하고, 재수유를 가능하게 하고, 젖이 분비되도록 유도하기 위해서 개발되었다(Gribble, 2004). 아기가 엄마의 유방에서 젖 물기를 잘할 수 있을 만큼 충분히 튼튼하고, 정상적으로 빨 수 있는 능력이 있다면 아기에게 꾸준하게 젖의 흐름을 유지하게 해 주면 효과가 좋다. 피부 대 피부 접촉으로 유대감을 가능하게 하고 유방에 초점을 맞춘 수유를 할 수 있게 도와준다.

수유관 장치의 또 다른 이점은 미숙아에게 빨기를 위한 자극제처럼 엄마 젖의 냄새와 맛을 전달해 주는 것이다. Raimbault(2007)는 모유수유를 시도하기 전에 엄마의 젖에 노출시키는 것은 미숙아의 빠는 행동과 모유 섭취에 긍정적인 효과를 가져온다고 보고하였다. 그것은 역시 병원에 입원해 있는 기간을 단축시키는 결과를 가져왔다.

수유관은 영아가 처음에 정상적으로 젖을 빠는 것이 너무 약할 때에는, 젖 공급을 자극하는 것에는 효과가 적다. 약한 아기들 중 많은 아기가 빨대를 빠는 것처럼 수유관 빠는 법을 배움으로써 엄마의 유방으로 가서 적극적으로 젖을 물지를 못한다. 이러한 경우에 엄마는 자신이 적절하게 유방을 자극하는 것을 제공하고 있으며, 그것이 충분한 젖 공급을 할 수 있을 거라고 믿는다. 이런 경우는 드물다. 많은 엄마는 유방에 붙인 수유관 장치에 너무 의존을 하기 때문에 젖 공급을 오히려 잃어버린다. 아기가 약하거나, 아프거나, 미숙아인 경우 수유관 장치를 유방에 하고 아기에게 젖을 먹일 때, 엄마는 문서로 된 최상의 관행에 따라서 손 유축과 유축기를 사용한 유축과 함께 유방 자극을 늘리는 방법을 교육받아야 하며, 영아의 체중을 주의 깊게 관찰해야 한다.

약한 아기들은 수유관을 사용한 수유가 너무 힘이 들어서 진이 빠지게 되는 것을 알게 되고, 그로 인해서 적절한 칼로리 섭취를 못하게 되고, 그 결과 자신들의 문제를 연장시킬 수 있다. 이러한 상황에서는 유축을 권장해서 젖 양을 유지하는 것이 더 많은 이익이 되고, 아기에게 일시적으로 열량을 전달해 줄 수 있는 더 효과적인 다른 방법을 찾는 것이 더 도움이 된다. 수유관 장치를 이용한 수유를 할 때 아기가 수유를 끝내기까지 긴 시간(30분 이상)이 걸리거나, 아기가 수유를 하면서 잠을 자거나, 적절한 몸무게 증가에 실패를 한다면 수유관 장치의 사용을 재고해야 한다. 수유관 수유는 아기가 안정이 되면 다시 시작할 수 있으며, 아기가 완전하게 모유수유로 이행되도록 하는 데 중점을 둔다.

유방에서 수유관 장치를 조절하는 특별한 비법이 사용될 수 있다. 모유가 떨어지는 속도를 증가시키기 위해서 모유가 든 용기를 조금 높이 들어 더 큰 중력을 만들어 낸다. 어떤 엄마들은 젖의 흐름의 속도를 높이기 위해서 젖이 든 용기를 쥐어짜기도 한다. 그러나 특히 영아가 호흡기 질환을 가지고 있다면 빠른 젖의 흐름을 견딜 수 있는지 결정하는 것이 중요하다. 시간 내에 완전하게 수유를 완료해야 하는 수유를 하는 사람의 요구와 가능하면 긍정적이어야 하는 영아의 수유 경험 사이에 주의 깊은 균형이 이루어져야 한다.

[사진 14-13]는 끝이 구부러진 Monoject 412™ 주사기를 가지고 수유관과 비슷한 방식으로 엄마의 유방에서 아기에게 보충 수유하기 위해 사용되고 있는 모습을 보여 준다.

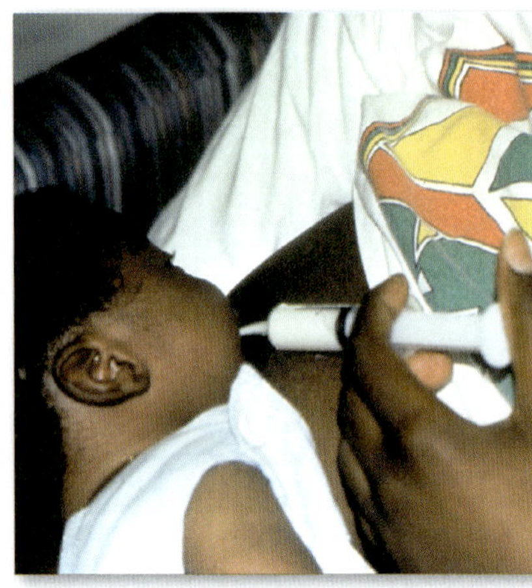

[사진 14-13] 유방에서의 주사기 수유

이 방법은 단기적인 사용에 적합할 수 있으며, 종종 젖병이나, 손가락 수유, 컵 수유 후에 엄마의 유방에서 직접 수유하는 것으로 옮겨 갈 수 있게 돕는다. 엄마는 아기를 유방으로 데리고 와서 젖을 물린 다음, 치과용 주사기의 구부러진 끝을 엄마의 유방에 대고 고정시킨다. 엄마는 주사기의 구부러진 끝을 아기 입의 가장자리로 살짝 집어넣고 젖을 떨어뜨려 아기의 빨기를 유도한다.

많은 환경에 있어서 시중에서 판매되는 수유관 장치에 대한 논쟁은 비용에 관한 것이다. [사진 14-14]는 아기에게 줄 분유 젖병에 5번 프렌치 수유관 넣은 것을 보여 주는데, 이것은 집에서 만든 수유 보충기이다.

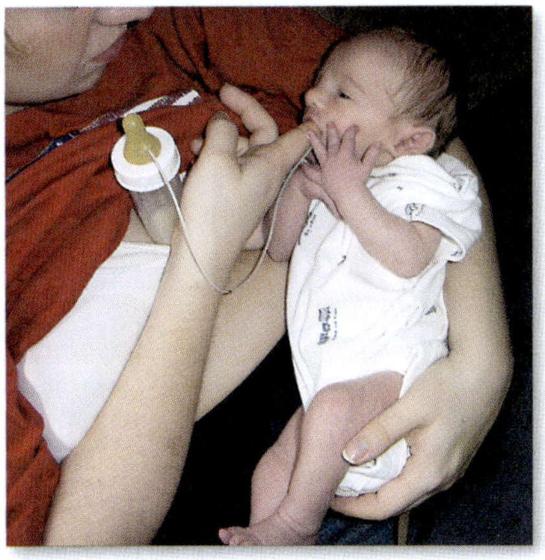

[사진 14-14] 가정에서 만든 수유관 장치

엄마는 자신의 손가락에 튜브를 테이프로 고정하였다. 주사기를 사용한 손가락 수유에서처럼 산모가 주입하는 모유에 대한 반응으로 단순히 삼키는 것이 아니라, 이러한 방식의 손가락 수유에서는 아기가 적극적으로 모유를 빨 필요가 있다. 영아에게 적극적으로 빨 수 있는 기회를 제공하는 것은 아기의 빨기를 강화시킬 수 있다. 일단 영아가 손가락에 부착된 수유관의 느낌에 익숙해지면, 아기가 엄마의 유방에 부착한 수유관으로 옮겨가는 데 더 쉬워진다.

상업적으로 이용 가능한 두 가지 수유 보충 기구는 메델라 회사의 수유 보충기(Supplemental Nursing System: SNS™)와 Lact-Aid™회사의 제품이 있다. 수유 보충기는 의료용으로 분류되기 때문에 일부 국가에서는 보험 계획하에서 변제될 수 있다.

엄마들은 수유관 장치를 사용한 자신들의 경험을 논의할 때 다양한 의견을 보고한다(Borucki, 2005). 그러나 인터뷰한 여성들 사이에서 공통된 의견은 아기들이 모유수유를 하지 못할 때는 대체 수유 방법을 찾는다는 것이다. 이 도구는 다른 대체 수유 방법의 선택을 제공한다.

[사진 14-15]는 건강하고, 만기 출산했으며, 입양한 아기에게 수유 보충기인 SNS™을 가지고 모유수유를 하고 있는 여성을 보여 준다.

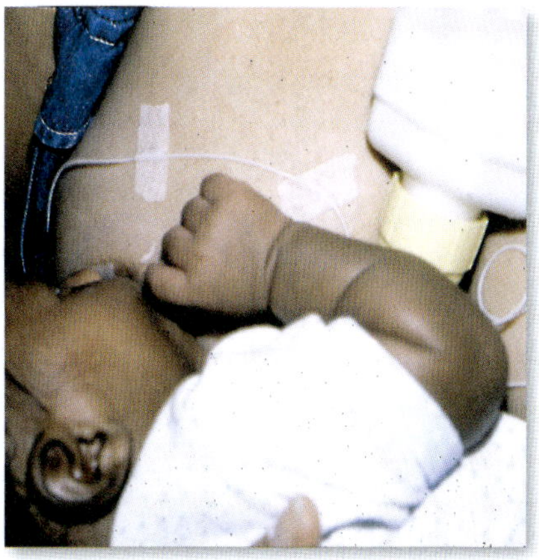

[사진 14-15] SNS™ 수유 보충기를 사용해서 유방에서 수유하는 입양아

그 여성은 15년 전에 수유를 했었고, 새로운 아기에게 재수유를 시도하고 있다. 아기는 수유관 장치를 쉽게 받아들였다. 모유가 최고로 많이 나왔을 때가 하루에 약 6~10온스(170~283ml)의 모유가 분비되었다. 엄마와 아들은 모유수유를 통한 유대감 형성 경험을 즐겼다. 여성은 아들에게 2개월이 될 때까지 계속해서 유방에서 보충을 하고 가끔씩 젖병으로 수유를 했다. 여성이 직장으로 복귀하게 되자 수유관 수유를 중단하고 젖병 수유를 했으며, 유방은 아기에게 편안함을 주기 위해서 제공되었다.

[사진 14-16]에서 수유상담가는 같은 유방에 2개의 수유 보충기(SNS™) 관을 사용하도록 제안했다.

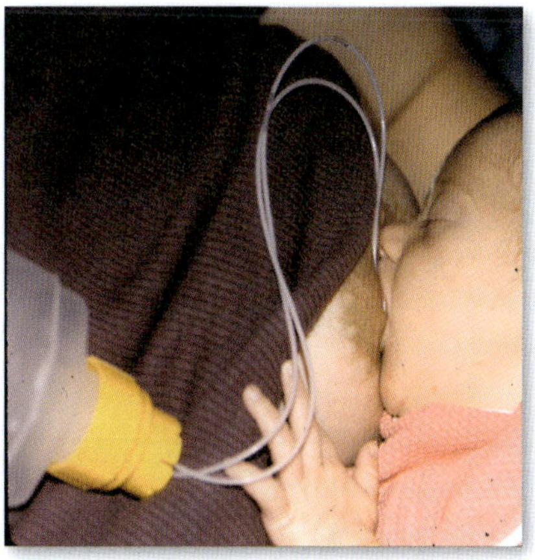

[사진 14-16] 유량률을 높이기 위해서 동일한 유방에 두 개의 관을 사용함

두 개의 튜브가 동시에 열리면 젖이 흐르는 속도가 증가하며, 젖을 먹기 위해서 충분하게 빨아들이는 것이 어려운 아기를 도와줄 수 있다(Kittie Frantz, PNP 아이디어 제공). 아기는 엄마에게서 셋째로 태어났고, 출생 시 재태연령이 37주였다. 아기는 5파운드 10온스(2,551g)로 태어났고, 5주 되었을 때 몸무게는 5파운드 4온스(2,381g)밖에 되지 않았다. 수유상담가는 아기의 약한 빨기를 관찰하였다. 아기는 왕성한 빨기를 계속 유지할 수가 없었고, 수유 보충기(SNS™)를 통해서 수유를 하는 데 오랜 시간이 걸렸으며, 자주 빠는 것을 잊어버렸다. 두 개의 튜브를 사용하여 수유하는 수고를 줄이고, 아기가 짧은 시간 내에 수유를 마치는 것을 도와주었다. 몸무게 증가가 개선되고 아기의 에너지가 향상되자 수유하는 능력이 강해졌다. 이러한 상황에서는 유방이 충분한 자극을 받아서 충분히 젖을 만들어 내고 있다고 가정해서는 안 된다. 젖 공급을 보호하거나 유지하기 위해서는 유축기와 손을 이용한 유축이 필요하다.

[사진 14-17]의 영아는 Lact-Aid™를 사용해서 모유수유를 하고 있는 것을 보여 준다.

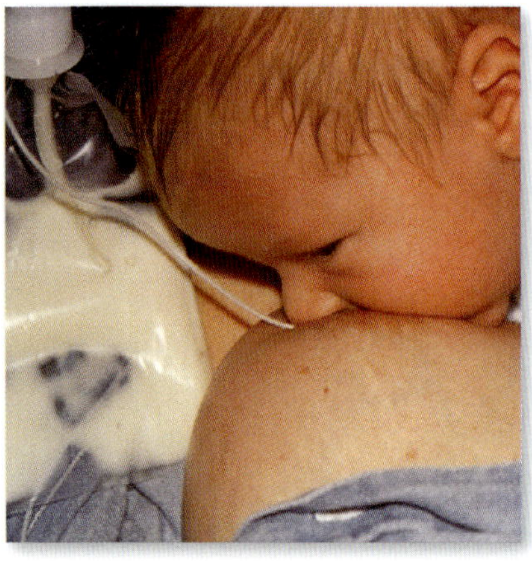

[사진 14-17] Lact-Aid™ 수유 보충기

이 장치는 단단하고 딱딱한 것이 아니고 부드러운 플라스틱 백이 특징이기 때문에 일부 엄마들은 이것을 옷 아래에 착용했을 때 표시가 덜 난다고 느낀다. 그들은 공공장소에서의 모유수유가 조심스러워서 이러한 장치를 선호한다. 그 부드러운 플라스틱 백은 목에 두를 필요가 없고 엄마와 아기 사이에 편안하게 놓을 수 있다. 수유관은 Lact-Aid™의 윗부분에서 나오기 때문에 아기는 중력에 대항하여 모유를 빨아야 한다. 이것(Lact-Aid™)은, 젖병의 맨 아래 바닥까지 튜브가 위치해 있어서 중력에 의해 젖이 떨어져서 흐름을 증가시키는 수유보충기인 SNS™보다 더 빠는 힘을 강화시켜 주게 도와준다. 일부 엄마는 이 두 가지 장치를 모두 사용하거나, 치료 계획에 따라서 SNS™ 에서 Lactaid™로 옮겨서 진행할 수 있다.

[사진 14-15]~[사진 14-17]은 전통적인 방식으로 사용되고 있는 모든 수유관을 보여 준다. 튜브는 아기의 윗입술 아래로 삽입되고 입천장 중앙을 따라 아기의 입으로 들어간다. 어떤 아기들은, 특히 방어적인 감각을 가지고 있는 아기들은 입천장에 있는 튜브의 느낌 때문에 저항을 하며 주의를 산만하게 한다.

[사진 14-18]에 있는 수유관은 반대의 위치에 테이프로 고정되어 있다.

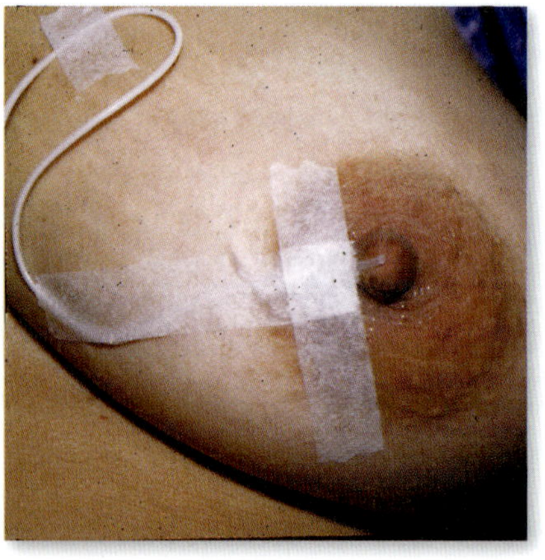

[사진 14-18] 수유관 장치의 역 방향 위치

즉, 튜브가 아랫입술을 가로질러 입으로 들어간다. [사진 14-19]는 집에서 만든 수유관 장치를 가지고 모유수유를 하고 있는 아기를 보여 주는데, 튜브가 입천장이 아닌 혀에 닿아 있는 것이 보인다(Dr. Peter Hartmann's team, University of Western Australia).

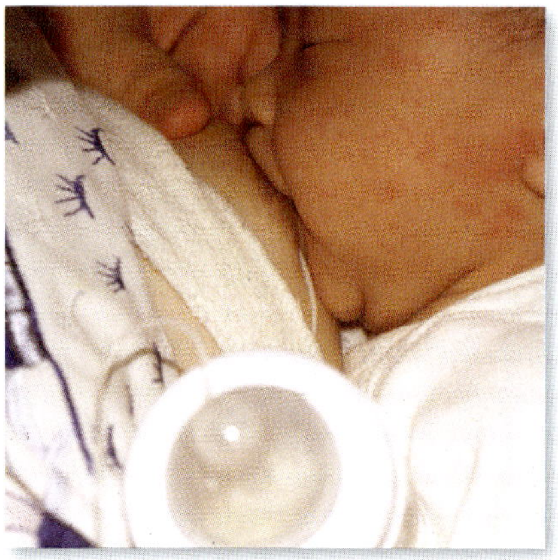

[사진 14-19] 관이 아랫입술과 혀에 접촉한 상태에서의 역방향 위치

비위관 수유(Nasogastric Tube Feeding-코를 통하여 위에 닿게 튜브를 넣어서 하는 수유)

젖을 빨 때 아기가 성숙(성장)해지는 효과 때문에 완전히 모유수유만 하는 것은 미숙아나 의료적으로 취약한 아기들에게 충분한 영양을 제공하지 않을 수 있으며, 아기는 코에서 위로 튜브를 넣어서 보충하는 것을 필요로 할 수 있다. 무작위 전향적 연구에서 출생 시 재태연령이 26주에서 36주에 이르는 132명의 조산아들에게 보충 수유를 하기 위해서 사용된 네 가지 수유 방법에 대해서 비교 연구하였다(Garpiel, 2012). 이 연구에서 비위관 수유와 공갈 젖꼭지를 가지고 수유를 한 조산아들은 컵이나 조산아용 젖병, 또는 특별히 제작된 젖병(Special-Needs® Feeder; Medela)으로 수유를 한 아기들보다 퇴원 시에 모유수유 능력이 훨씬 더 나았다. 그 영아들은 비위관과 공갈 젖꼭지를 가지고 수유를 했고, 젖병 수유를 하는 영아보다 무호흡, 서맥, 산소포화도 저하가 더 적었다(Kelly, 2006).

비위관은 사용한 지 하루만 되어도 세균의 밀도가 높은 것으로 입증되었다(Petersen, 2016). 이러한 오염의 위험은 특히 조산아들과 관련되어 있다. 추가적인 연구는 이러한 비위관 교환을 위한 가장 안전한 관행을 결정할 필요가 있다.

조금 더 자란 아기들은 가끔은 비위관을 통한 수유가 요구될 수도 있다. [사진 14-20]은 영아 보툴리즘에 중독이 된 회복 중에 있는, 3개월 된 아기를 보여 준다. 영아 보툴리즘의 증상은 갑작스럽게 빨기 장애가 나타나며 대변이 나오지 않는 것이다.

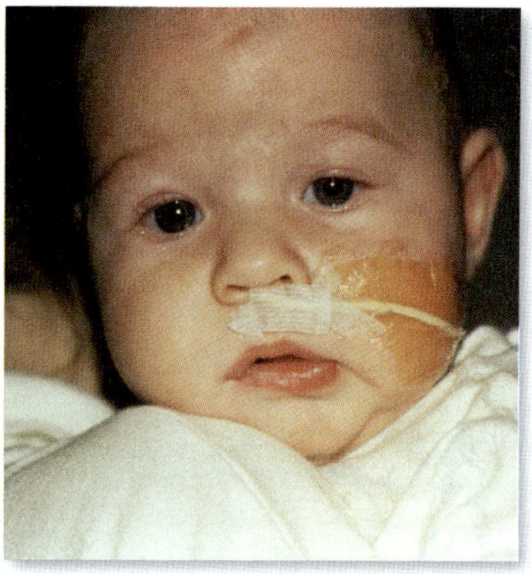

[사진 14-20] 비(코)위관이 삽입된 생후 3개월 이기

비위관 수유나 입을 통한 위장 튜브를 이용하여 수유를 오랫동안 해 왔던 아기들은 튜브 주위의 짓무름이나 입천장(구대)의 변형이나 치조 융선 안쪽에 자극이 있을 수 있다. 이것은 조산을 포함한 기관지 삽관의 요인을 넘어서는 것(기관지 삽관에 의한 것이 아닌)일 수 있다. 그러나 3개월까지 기관지 삽관을 하지 않은 조산아들의 구개는 만삭아들과 다르지 않았다. 기관지 삽관을 했던 영아들은 구개의 뒤쪽으로 더 좁아져 있는 것이 보인다. 이것은 11세가 될 때까지 지속되고 있었으며, 이 시점에서는 사용 가능한 추후 관리 자료가 없었다(Hohoff, 2005).

기관지 삽관을 경험했던 성인들은 종종 목이 아프고 콧구멍이 따갑다고 불평을 한다. 아기도 똑같이 불편할 수 있다. 때때로 이러한 것들은 아기가 입으로 수유를 시작할 때 수유와 관련해서 아기가 방어적인 감각을 가지며 수유 거부의 행동을 할 수 있다(Palmer, 1998).

공갈 젖꼭지(Pacifiers)

모유수유를 지지하는 많은 사람은 공갈 젖꼭지에 대해서 부정적인 관점을 가지고 있다. 그러나 코크란 리뷰는 "모유수유를 하는 건강한 만삭아가 사용하는 공갈 젖꼭지는 출생부터 시작해서 수유가 확립될 때인 4개월이 될 때까지, 완전 모유수유나 부분적인 모유수유를 하는 동안 특별한 영향을 미치지 않았다."라고 말한다(Jaafar, 2016).

공갈 젖꼭지 사용에 대한 일부 관찰 연구에서 보고된 모유수유 기간의 단축과의 관련성은 모유수유의 어려움 또는 젖을 떼고자 하는 의도와 관련된 수많은 복잡한 문제와 연계되어 있다. 공갈 젖꼭지의 남용은 아기의 성장과 젖 공급에 부정적인 영향을 미치며 수유를 지연시킬 수 있다.

그러나 구강으로 수유하는 것이 없는 상태(공갈 젖꼭지 빨기)에서의 빨기는 아기의 호흡을 안정화시키고 산소 공급을 증가시킨다(Dowling, 2002). 그러므로 공갈 젖꼭지는 종종 비위관 수유 시나 위장관 수유 시에 제공된다. 비위관 수유 시에 공갈 젖꼭지를 빨았던 조산아는 비위관 수유를 일찍 중단했으며, 더 나은 체중 증가를 보였고, 더 빨리 병원에서 퇴원하였다(Measel, 1979; Pinelli, 2005).

젖병 수유(Bottle Feeding)

스위스의 한 연구에서는 모유수유를 하고 있는 아기에게 의학적 이유 없이 분유를 보충해 주는 것은 경산모나 초산모 모두에게 모유수유 기간을 현저하게 감소시켰다(Ekstrom, 2003). Tender(2009)는 미국에서 모유수유를 하고 있는 저소득층 산모 150명을 대상으로 설문조사를 실시했는데, 병원에서 신생아용 분유를 젖병으로 제공받고 있는 87%의 영아들은 보충을 할 의료적인 필요가 명확하지 않은 것을 발견하였다. 아기에게 친근한 병원 만들기 10단계에서는 간섭이나 특히 젖병 같은 불필요한 중재를 하지 않고 신생아에게 모유수유를 배울 수 있는 시간을 주자고 제안한다(UNICEF, 1991).

보충 수유에 대해서 명확하게 설명하는 최상의 관례에 대한 연구는 아직 없다(Cloherty, 2005). 아기에게 보충 수유가 의료적으로 필요한 경우에, Wight(2001)은 "젖병 없이 보충 수유를 하는 것의 주요 장점은 대체 수유 방법이 일시적이라는 비언어적 메시지를 부모에게 전달하는 것"이라고 지적한다.

젖병을 사용한 분유수유와 관련된 위험은, 특히 설사의 높은 비율과 관련하여 많은 교과서에서 잘 설명되어 왔다. 유축된 모유를 젖병으로 수유할 때조차도, 중이염의 위험이 증가하고(Boone, 2016), 충치 비율이 높아진다(Avila, 2015). 젖병으로 수유를 하는 엄마들은 종종 아기가 젖병을 다 비우도록 부추겨서 더 많이 먹게 하려고 통제를 더 많이 하는 것 같다. Li(2012)는 젖병으로 모유를 먹는 아기들을 연구했는데 수유 방법(젖병과 엄마 젖에서 직접 수유하는 것을 비교)이 잠재적으로 비만에 영향을 미친다는 결론을 내렸다.

젖병 수유와 관련된 위험 중 일부는 젖병의 디자인과 관련이 있다. Lau(2015)는 조산아를 위해 새로 디자인된 젖병 시스템은 자기 속도에 맞추어서 수유를 할 수 있고, 구강 수유 기술을 향상시키고, 무호흡 발생을 줄인다고 설명했다. Lau는 표준 젖병을 사용할 때 생기는 주된 문제를 확인한다. 기울어진 상태에서 계속 나오기 때문에 아기가 숨을 쉬기 위해서 잠깐 멈추는 것을 어렵게 만든다.

Gribble(2016)은 호주에서의 수유 젖병의 용량 표시 간격이 부정확하다는 것을 발견하였다. 대부분의 부모는 분유 가루에 물을 넣어서 섞을 때 젖병에 표시된 양에 의존을 한다. 부정확하게 젖병에 표시된 용량은, 특히 일회용 젖병의 잘못된 표시 선은 분유를 부정확하게 섞을 위험을 증가시키고, 더 많이 먹게 하거나 더 적게 먹이는 위험을 모두 제기한다. 정직한 계량과 믿을 수 있는 눈금 표시의 중요성은 관습법으로 되어 있고, 대부분의 나라에서는 법으로 규제된다. 젖병에 표시되어 있는 용량 표시의 신뢰성에 대한 불확실성 때문에 수유상담가들은 가루 분유를 표준화된 계량 컵을 사용하여 섞도록 권장해야 한다.

종종 부모들에게 알려지지 않은 위험에도 불구하고, 젖병은 종종 선호되는 수유 방법이다. 어떤 부모는 수유관 장치가 비용이 있고, 익숙하지 않으며, 사용의 어려움으로 인해서 반대한다. 다른 반대 이유로는 자주 모유를 흘리고, 컵이나 숟가락으로 먹이는 것이 시간이 많이 걸리기 때문이다. 손가락 수유는 잘 알려진 기법은 아니다. 어떤 부모는 더 '정상적인' 수유 방법을 선호할 수 있다. 의사들은 다양한 수유 방법에 대한 안전성이나 개발 적합성을 증명하는 연구가 거의 없다는 근거로 대체 수유의 일부 방법에 대해서 반대할 수 있다(Dowling, 2002).

궁극적인 목표는 직접 모유수유를 하는 것을 마음에 두고, 수유상담가는 될 수 있으면 아기가 엄마 젖에서 직접 모유수유를 하는 치료적 중재를 염두에 두고 젖병을 어떻게 사용할 것인가를 고려해야 한다. '유두 혼동'에 관한 부정적인 생각을 깊게 하는 것은 피하는 것이 현명하다. 많은 부모는 이러한 용어('유두 혼동'이라는)에 대해서 듣고 나서, 아기가 젖병 젖꼭지에 노출이 된 후에 모유수유를 시도하는 것은 의미가 없다고 확신을 하게 된다. 모유수유 문제가 복잡할 수 있고, 젖병 수유가 이후의 모유수유를 방해하는지의 여부는 확실하지 않다는 사실을 부모에게 알려서 안심시키는 것이 중요하다(Dowling, 2001; Victoria, 1997). 젖병으로 수유를 했던 많은 아기는 엄마의 젖이 충분히 공급되고, 한번 문제가 해결되고 나면 모유수유를 하는 법을 배운다.

각각의 영아를 하나의 개인으로 평가하고 젖병 수유의 특정 양상으로 인해서 어쩔 줄 모르는(젖병에서 너무 많이 쏟아져서) 영아들을 확인하는 것이 중요하다. 이것은 호흡이나 삼키는 것에 문제가 있는 영아들을 포함한다. 많은 수유상담가는 대체 수유를 하고 있는 동안에 아기를 관찰하는 것은 아기의 특정한 수유 문제의 본질에 대한 귀중한 단서를 제공한다는 것을 알게 된다. 스트레스 신호는 젖병 수유를 하는 동안에 식별할 수 있다.

[사진 14-21]에서 성장장애(FTT)를 가지고 있는 생후 6주 된 영아는 자신이 조절하기에는 너무 빠른 젖병의 흐름 속도로 인해서 힘들어한다. 아기의 이마에 생긴 주름과 감고 있는 눈에 주목한다.

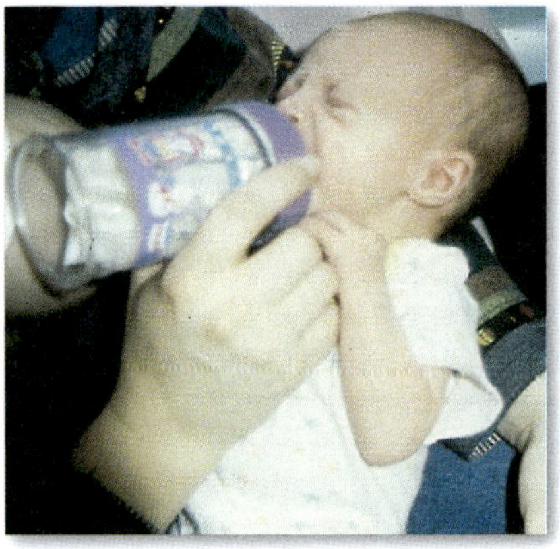

[사진 14-21] 젖병 수유를 하는 동안의 스트레스 신호

[사진 14-22]와 [사진 14-23]에서 보여 주고 있는 영아는 비정상적으로 작은 비강을 가지고 태어났다([사진 3-10] 참조).

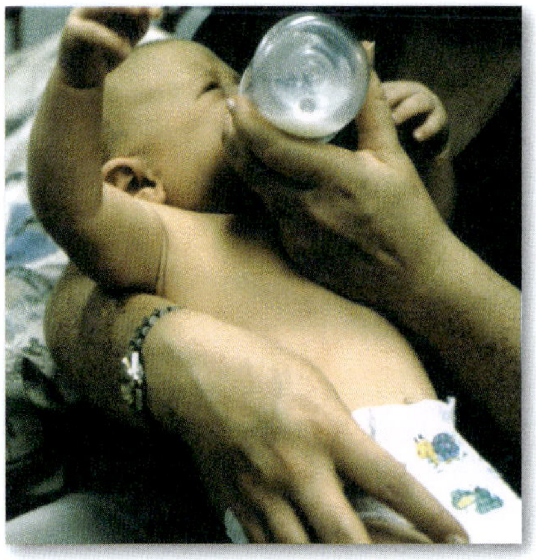

[사진 14-22] 젖병 수유를 하는 동안의 스트레스 신호

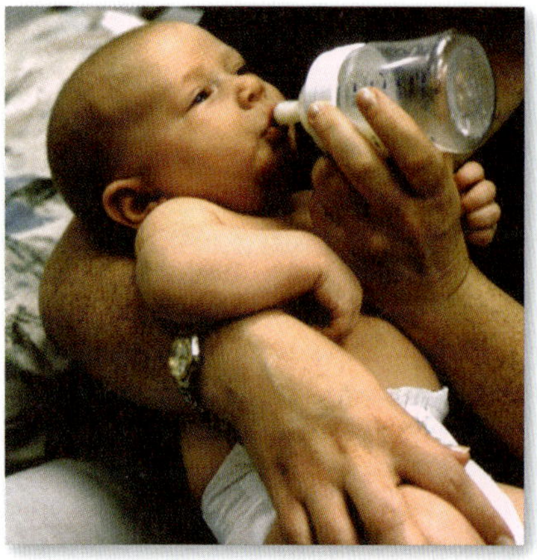

[사진 14-23] 조율기법이 사용되고 있을 때 스트레스가 적음

이 아기는 모유수유를 하거나 젖병 수유를 편안하게 할 수가 없었다. 아기의 입이 가득 차 있을 때, 정상적인 호흡을 유지하기 위해 콧구멍을 통해서 공기를 충분히 끌어들일 수가 없었다. [사진 14-22]는 이 아기의 전형적인 젖병 수유 행동을 보여 준다. 아기는 숨을 참고 있는 동안 모유를 자신이 할 수 있을 만큼 꿀꺽꿀꺽 마셨다. 그러고 나서 안간힘을 다해서 젖병을 밀어내고, 자신의 호흡을 조절하기 위해서 헐떡거렸다. 이렇게 스트레스로 가득 찬 수유는 아기나 수유하는 사람 둘 다에게 생리적이고 정신적인 스트레스를 안겨 준다. 속도 조절 기법([사진 14-23]과 [사진 14-25]에서 보이는 것과 같은)으로 천천히 수유하는 것이 이 아기에게는 도움이 된다.

외부적 조율 기법: 속도조절 수유(External Pacing Techniques: Paced Feeding)

수유를 하는 동안에 호흡곤란으로 힘들어하는 영아들은 스트레스를 나타내는 행동 단서에 의해서 구분될 수 있다. 그런 아기들은 코가 벌렁거리거나, 팔다리가 뻣뻣해지거나, 또는 입 가장자리로 모유를 흘리기 시작할 것이다. 그런 아기들은 눈이 커질 수도 있다. 그런 아기들은 이마를 찡그리거나, 얼굴을 찌푸리거나, 또는 입술 주위의 피부가 파랗게 변할 수 있다. 어떤 영아들은 수유 장치로부터 멀어지려고(수유 장치로부터 벗어나려고) 밀어내면서 안간힘을 쓸 것이다. 다른 증상은, [사진 14-24]에 있는 임신 36주에 태어난 쌍둥이처럼 수유를 끝내고자 하는 시도로 잠이 든 것처럼 보이기도 한다.

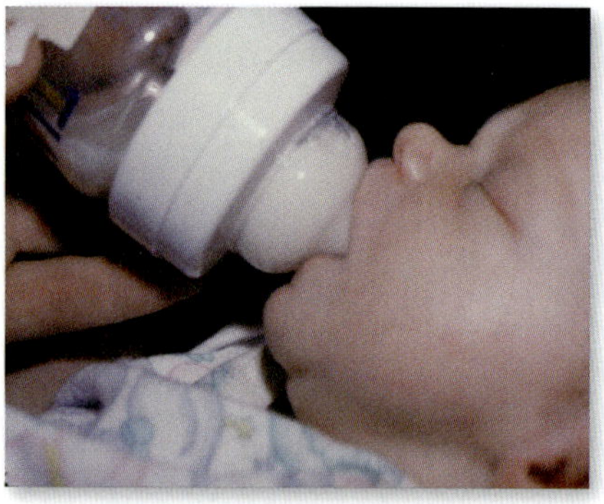

[사진 14-24] 만기 전 분만 쌍둥이를 젖병 수유를 하는 동안 스트레스 신호

특별한 수유 기술이, 수유를 하는 동안 호흡을 유지하기 어려운 아기들을 돕는데 필요하며, 언어병리학자(Speech-Language Pathologists: SLPs)와 작업치료사(Occupational Therapists: OTs)에 의해 권장된다(Alper, 1996; Wolf, 1992). Palmer(1998)는 미성숙하고 면역기능이 제대로 발달하지 못한 영아들에게서 빠는 것과 불규칙한 호흡이 서로 조정이 되지 않는 것을 설명하였다. 그는 미숙아에게 있어서 수유를 더 잘 조정할 수 있도록 촉진하기 위해서, 수유할 때 좀 더 체계적인 속도 조절을 제안하였다. 재태 기간과 상관없이, 영아가 빨고 삼키면서 스스로 호흡을 적절하게 조절하지 못할 때, 수유하는 사람은 아기의 호흡 상태의 안정성을 보장하는 책임을 져야 한다. 이것을 **외부 속도 조절**(external pacing)이라고 한다.

이러한 영아들의 모유수유에서 우리가 알 수 있는 이점은 영아가 수유를 할 때 최대한 자신을 통제할 수 있게 하는 것이다. 외부 속도 조절 기법의 지침서는 수유하는 사람이 영아와 파트너 관계를 맺기 위해 노력하고, 가능하면 더 많은 통제권을 영아에게 돌려주려고 시도하는 것이다(Wilson-Clay, 2005).

외부적 속도 조절 기법을 사용할 때, 수유하는 사람

은 영아가 빨고 삼키는 횟수가 몇 번인지 잘 관찰하고 세어 본다(Law-Morstatt, 2003). 만약에 영아가 3~5번 빨고 한 번 숨 쉬는 것이 자연스럽지 않다면, 수유하는 사람은 아기가 몇 초 동안 호흡을 멈추는 것을 도와주기 위해서 잠시 수유를 중단한다. 부모와 다른 돌보미들은 영아의 운동과 행동 단서들이 호흡을 안정적으로 회복하기 위해서 수유를 잠시 멈출 필요가 있다는 것을 알 수 있게 해 준다는 확실한 믿음을 가르칠 수 있다. 속도 조절 기법은 컵이나 손가락 수유를 포함한 다양한 수유 기법들에 적용될 수 있다.

젖병은 쏟아지지 않고 먹이는 사람이 조절하기가 쉽기 때문에 속도 조절 기법으로 수유하기에 아주 잘 맞는다. 젖병 젖꼭지로부터 나오는 젖의 흐르는 속도는 젖꼭지 재질의 단단함, 젖꼭지 구멍의 개수와 젖병의 모양(Mathew, 1990), 그리고 젖병을 들어 올린 높이에 따라서 달라진다. 수유 전문가나 또는 수유상담가는 아기에게 가장 잘 맞는 것이 무엇인지, 조심스럽게 관찰한 것을 근거로 사이즈의 적합성, 젖꼭지의 모양, 흐르는 속도 등으로 젖꼭지를 선택할 수 있다.

한번 엄마가 속도 조절 기법을 어떻게 사용하는지에 대해서 배우자([사진 14-23]), 작은 콧구멍을 가지고 있는 영아가 이완이 되었다. 그 영아는 숨을 쉬기 위해 더 이상 애쓸 필요가 없어졌기 때문에 젖병 수유하는 것을 즐길 수 있었다.

젖병으로 속도를 조절하는 것은 Law-Morstatt(2003)에 의해서 설명된다. 수유를 하는 사람은 매번 3~4번 아기가 빨고는 젖병을 잠깐 빼서 아기의 윗입술에 살짝 대고 쉬게 한 다음에 다시 빨고 삼킬 준비가 되었음을 보이는 신호를 기다린다. 이 방법은 [사진 14-23]에서 볼 수 있다.

수유상담가들은 임상에서 사용할 때는 젖병이 영아의 입에서 빠지면, 영아들이 젖병이 빠지는 것에 저항하는 것을 관찰하였다. 영아들은 젖병을 잡고 있기 위해서 더 세게 빨고, 그 결과 많은 양의 모유를 삼킬 수 있다. 젖병을 아기의 입에서 직접 빼는 대신에, 어떤 수유상담가는 먼저 젖병의 높이를 낮추고 젖꼭지에서 모유가 흘러나와 젖병으로 다시 들어오게 해서 아기의 입 안에 있는 젖꼭지를 비워 놓는 방법을 사용하여 속도 조절 기법에 적응한다. 아기가 숨을 쉬고 빨기를 다시 시작하면 젖을 먹이는 사람은 젖병을 다시 기울여 젖꼭지로 젖이 흐르도록 한다.

컵 수유에서와 마찬가지로, 젖병 수유를 하는 동안에도 모유의 높이를 영아의 입술 위치와 동일하게 유지하는 것이 중요하다. 아기의 입 안으로 모유를 들이붓는 것은 일반적으로 안전하지 않은 습관이다. '공기를 삼키는 것'에 대한 쓸데없는 걱정으로 인해서, 대부분의 부모는 젖병을 들어 올려서 젖병 젖꼭지에 공기는 없고 거의 모유로 채운다([사진 14-24]에서 보이는 것처럼). 이러한 방식으로 들어 올린 젖병의 각도는 과도한 중력의 영향을 받으면서 젖이 떨어지게 한다. 결과적으로 보면, 젖의 흐름이 너무 빠르면 정상적인 아기들, 즉 만기 출산한 아기들조차도 당황스럽게 한다. 우유를 흘리고 목이 메이는 결과를 가져온다.

단순히 모유가 든 젖병을 수평으로 잡는 것만으로도 모유가 아기 입으로 들어가는 속도를 늦출 것이다. 이렇게 하는 것은 아기에게 수유를 하는 것을 더 편안하게 만들고([사진 14-25]), 불필요하게 아기 입에서 젖꼭지를 뺄 필요가 없어진다.

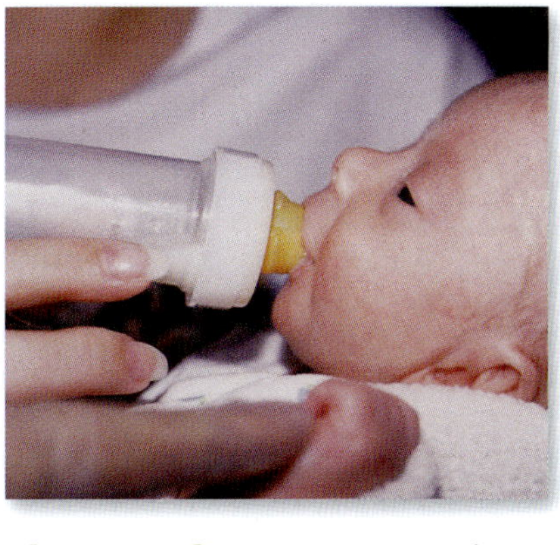

[사진 14-25] 유량률을 줄이기 위해서 젖병을 수평으로 들고 있음

젖병 젖꼭지에 있는 공기는, 아기의 위장으로 들어가 위험을 일으키는 원인이 되는 양은 아니라고 부모들에게 알려서 안심시킨다. 모든 아기는 수유를 하는 동안 공기를 조금 삼킨다. 트림(바람)은 삼킨 공기를 내보내는 것이다. 너무 젖이 빠르게 흐를 때 나타나는 모유 흡인이 아기에게 훨씬 더 불쾌하고 잠재적으로 위험하다.

수유상담가의 목표는 영아가 가능한 한 직접 엄마 젖에서 수유하는 것으로 전환시키는 것이므로 [사진 14-26]에서처럼 모유수유를 하는 자세로 젖병 수유를 하도록 부모들에게 가르치는 것이 유용하다(Peterson, 2010).

젖병 수유를 하면 거절한다. 왜냐하면 모유수유를 하는 아기들은 엄마의 젖을 먹으면서 늘 눈 맞춤을 하고 있었기 때문에 낯선 사람과 얼굴을 맞대고 있는 시선이 스트레스일 수 있다. 수유를 하는 사람은 신뢰가 형성될 때까지 아기에게 눈 맞춤을 강요하지 않는 자세를 하고 수유를 하는 것이 도움이 될 수 있다. [사진 14-27]에서 보이는 것처럼 수유하는 사람은 아기의 얼굴을 쳐다보지 않고 수유를 하는 것이 아기가 더 잘할 수 있다. 아기가 새로운 돌보미에게 적응되어 감에 따라, 더 많이 얼굴을 마주 보는 수유 자세를 다시 시작할 수 있다.

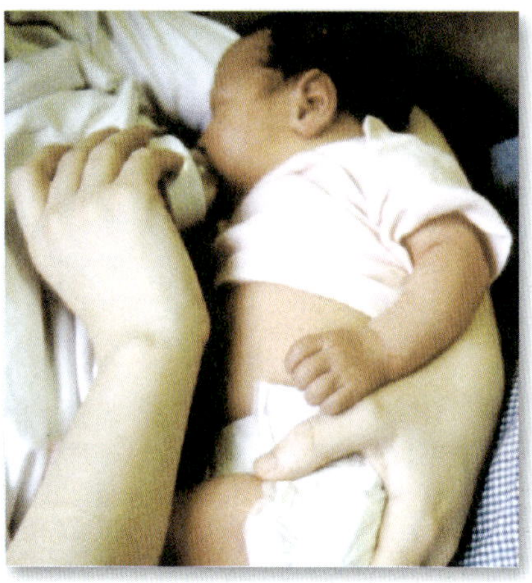

[사진 14-26] 유방에서의 젖병 수유

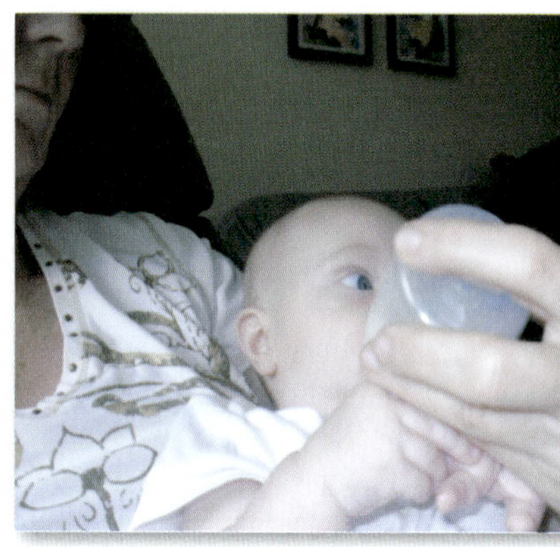

[사진 14-27] 수유자의 몸에서부터 먼 곳을 보면서 젖병 수유를 하는 아기

일부 수유치료사들은 특정 유형의 젖병 젖꼭지가 수유가 약한 아기를 유방에서 직접 수유하는 것으로 바꾸어 주는데 도움이 될 수 있다고 주장한다(Kassing, 2002; Noble, 1997). 그들의 경험에서 BWC와 KH는 실험적인 접근법이 가장 좋다는 것을 발견한다. 어떤 아기들은 입술의 근육 긴장도가 약하고, 기저부가 넓은 젖꼭지는 입술을 밀봉할 수가 없기 때문에 기저부가 좁은 젖꼭지가 필요하다. 어떤 아기들은 젖꼭지가 너무 길면 구역질을 할 것이다. 다른 아기들은 젖꼭지가 너무 짧고 혀를 따라서 나타나는 자기 수용 자극이 충분하지가 않으면 반응하지 않는 것처럼 보인다.

모유수유를 하는 어떤 아기들은 점점 더 자라면서 엄마가 직장으로 복귀하면서 새로운 돌보미가 아기에게

결론(Conclusion)

경험이 많은 수유상담가들 사이에서도 한 가지 대체 수유 방법을 선택하는 것에 대한 이론은 매우 다양할 것이다. 어떠한 방법도 매번 잘된다는 보장은 없으며, 어떤 방법이든 그렇게 먹이는 것이 영아가 계속해서 수유를 하기 위해서 선호하는 방법이 될 가능성이 있다(Wilson-Clay, 1996). 대부분의 경우 그러한 선호는 부드러운 끈기, 인내 그리고 연습으로 바꿀 수 있다. 그러나 유기적으로 기능장애가 있는 수유 문제로 고통을 받는 영아가 항상 있을 것이다. 이러한 영아들은 완전 모유수유 또는 부분적인 모유수유로 쉽게 전환되지 않을 수 있다(Neifert, 1995).

치료의 목적은 환자를 중재하는 중간에 환자에게 목을 매는 것이 아니라 문제를 해결하고 정상적인 경험으로 나아가게 하는 것이다. 어떤 가족들은 대체 수유 방법에 대해서 심리적으로 의존하게 될 것인데, 그것은 그들이 볼 수 있고 측정했던 것들을 신뢰하게 되었기 때문이다. 그러나 정해진 시간에 유축을 하고, 대체 수유 방법을 시행하고, 모유수유 연습은 모유수유를 계속 유지하는 것을 위태롭게 한다(Buckley, 2006). 수유상담가는 상담 기술을 사용하여 영아가 점차 유방에서 직접 수유를 하는 것으로 이행됨에 따라 가족이 갖는 시간 부담이 완화될 수 있다는 것을 이해하도록 도와준다. 이러한 대체 수유에서 직접 수유로의 이행은 추후 관리 시에 외래로 오는 산모나 지역사회에서 일하고 있는 수유상담가에게 위탁이 요구된다. 산모가 퇴원을 했다고 해서 조기에 중재를 포기해서는 안 된다. 적절한 추후 관리는 이료적인 것 이외의 것에서도 정상적으로 이루어져야 하며, 영아가 성공적으로 직접 수유로 이행이 될 때까지 그러한 것으로 간주되어야 한다.

참◦고◦문◦헌

Alper B, Manno C. Dysphagia in infants and children with oral-motor deficits: assessment and management. *Seminars in Speech and Language* 1996; 17(4):283-309.

Avila WM, Pordeus IA, Paiva SM, et al. Breast and bottle feeding as risk factors for dental caries: a systematic review and meta-analysis. *PLOS One* 2015; 10(11):e0142922.

Becker GE, Smith HA, Cooney F. Methods of milk expression for lactating women. *Cochrane Database of Systematic Reviews* 2015; 2:CD006170.

Blenkharn JI. Infection risks from electrically operated breast pumps. *Journal of Hospital Infection* 1989; 13(1):27-31.

Boone KM, Geraghty SR, Keim SA. Feeding at the breast and expressed milk feeding: associations with otitis media and diarrhea in infants. *Journal of Pediatrics* 2016; 174:118-125.

Bornmann PG. A legal primer for lactation consultants. in R Mannel, P Martens, M Walker, *Core Curriculum for Lactation Consultants* 3rd ed. Burlington, MA: Jones and Bartlett Learning. 2013; pp. 218-219, 221-222.

Borucki LC. Breastfeeding mothers' experiences using a supplemental feeding tube device: finding an alternative. *Journal of Human Lactation* 2005; 21(4):429-428.

Brooks L. *Legal and Ethical Issues for the IBCLC*. Burlington, MA: Jones & Bartlett Learning, 2013; pp. 24, 337.

Buckley KM, Charles GE. Benefits and challenges of transitioning preterm infants to at-breast feedings. *International Breastfeeding Journal* 2006; 1:13.

Chiu K. Clinical tips: caring for breast pump parts. *Journal of Clinical Lactation* 2012; 3(1):30-31.

Cloherty M, Alexander J, Holloway I, et al. The cup-versus-bottle debate: a theme from an ethnographic study of the supplementation of breastfed infants in hospital in the United Kingdom. *Journal of Human Lactation* 2005; 21(2):151-162.

Collins CT, Makrides M, Gillis J, et al. Avoidance of bottles during the establishment of breast feeds in preterm infants. *Cochrane Database System Review* 2016; Sept. 30; 9:CD005252.

D'Amico CJ, DiNardo CA, Krystofiak S. Preventing contamination of breast pump kit attachments in the NICU. *Journal of Perinatal and Neonatal Nursing* 2003; 17(2):150-157.

del Valle CA, Salinas ET. Pink breast milk: *Serratia marcescens* colonization. *American Journal of Perinatology*

Reports 2014; 4:e101–e104.

Dowling D, Meier P, DiDiore J, et al. Cup–feeding for preterm infants: mechanics and safety. *Journal of Human Lactation* 2002; 18(1):13–20.

Dowling D, Thanattherakul W. Nipple confusion, alternative feeding methods, and breast–feeding supplementation: state of the science. *Newborn and Infant Nursing Review* 2001; 1(4):217–223.

Ekstrom A, Widstrom AM, Nissen E: Duration of breastfeeding in Swedish primiparous and multiparous women. *Journal of Human Lactation* 2003; 19(2):172–178.

Food and Drug Administration (US FDA). Medical Devices: Breast pumps.www.fda.gov/MedicalDevices. Accessed Oct. 2016.

Faro J, Katz A, Berens P, et al. Premature termination of nursing secondary to *Serratia marcescens* breast pump contamination. *Obstetrics and Gynecology* 2011; 117(2):485–486.

Flint A, New K, Davies M. Cup feeding versus other forms of supplemental enteral feeding for newborn infants unable to fully breast–feed. *Cochrane Database System Review* 2016; Aug. 31; 8:CD005092.

Freer Y. A comparison of breast and cup feeding in preterm infants: effect on physiological parameters. *Journal of Neonatal Nursing* 1999; 5:16–21.

Gardner H, Kent JC, Lai CT, et al. Milk ejection patterns: an intra–individual comparison of breastfeeding and pumping. *BMC Pregnancy & Childbirth* 2015; 15:156.

Garpiel SJ. Premature infant transition to effective breastfeeding: a comparison of four supplemental feeding methods. *Journal of Obstetric Gynecologic & Neonatal Nursing* 2012; 41:S143. doi:10.111/j/1552–6909.2012.01362_35.x

Gribble K. Adoptive breastfeeding beyond infancy. *Leaven*, Oct–Nov. 2004; pp. 99–104.

Gribble K, Berry N, Kerac M, et al. Volume marker inaccuracies: a cross–sectional survey of infant feeding bottles. *Maternal & Child Nutrition* 2016; Oct. 11:1–7 (ePub ahead of print).

Hall JK. *Law & Ethics for Clinicians*. Vega, TX: Jackhal Books. 2002; pp. 179, 275–279.

Hohoff A, Rabe H, Ehmer U, et al. Palatal development of preterm and low birthweight infants compared to term infants–What do we know? Part 3: discussion and conclusion. *Head & Face Medicine* 2005; 1:10.

Hoover K. Supplementation of the newborn by spoon in the first 24 hours. *Journal of Human Lactation* 1998; 14(3):245.

Howard C, de Blieck EA, ten Hoopen CB, et al. Physiologic stability of newborns during cup and bottle–feeding. *Pediatrics* (Supplement) 1999; 104(5):1204–1207.

Jaafar SH, Ho JJ, Jahanfar S, et al. Effect of restricted pacifier use in breastfeeding term infants for increasing duration of breastfeeding. *Cochrane Database System Review* 2016; Aug. 30; 8:CD007202.

Kassing D. Bottle–feeding as a tool to reinforce breastfeeding. *Journal of Human Lactation* 2002; 18(1):56–60.

Kelly BN, Huckabee ML, Jones RD, et al. Nutritive and non–nutritive swallowing apnea duration in term infants: implications for neural control mechanisms. *Respiratory Physiology & Neurobiology* 2006; 154(3):372–378.

Kent JC, Geddes DT, Hepworth AR, et al. Effect of warm breastshields on breast milk pumping. *Journal of Human Lactation* 2011; 27(4):331–338.

Kent JC, Mitoulas LR, Cregan MD, et al. Importance of vacuum for breastmilk expression. *Journal of Human Lactation* 2008; 3(1):11–19.

Lang S, Lawrence CJ, Orme RL. Cup feeding: an alternative method of infant feeding. *Archives of Disease in Childhood* 1994; 71(4):365–369.

Lau C, Fucile S, Schanler RJ. A self-paced oral feeding system that enhances preterm infants' oral feeding skills. *Journal of Neonatal Nursing* 2015; 21(3):121–126.

Law-Morstatt L, Judd D, Sndyer P, et al. Pacing as a treatment technique for transitional sucking patterns. *Journal of Perinatology* 2003; 23(6):483–488.

Lawrence RA, Lawrence RM. *Breastfeeding: A Guide for the Medical Profession* (8th ed). Philadelphia, PA: Elsevier, 2016; p. 236.

L'Esperance C, Frantz K. Time limitation for early breastfeeding. *Journal of Obstetric, Gynecologic, and Neonatal Nursing* 1985; 14(2):114–118.

Li R, Magadia J, Fein SB, et al. Risk of bottle-feeding for rapid weight gain during the first year of life. *Archives of Pediatrics and Adolescent Medicine* 2012; 166(5):431–436.

Malhotra N, Vishwimbaran L, Sundaram KR, et al. A controlled trial of alternative methods of oral feeding in neonates. *Early Human Development* 1999; 54(1):29–38.

Marinelli KA, Burke GS, Dodd VL. A comparison of the safety of cup feedings and bottlefeedings in premature infants whose mothers intend to breastfeed. *Journal of Perinatology* 2001; 21(6):350–355.

Mathew OP. Determinants of milk flow through nipple units: role of hole size and nipple thickness. *American Journal of Diseases of Children* 1990; 144(2):222–224.

Measel C, Anderson G. Non-nutritive sucking during tube feedings: effect on clinical course in premature infants. *Journal of Obstetrical, Gynecologic and Neonatal Nursing* 1979; 8(5):265–272.

Meier PP, Patel AL, Hoban R, et al. Which breast pump for which mother: an evidence-based approach to individualizing breast pump technology. *Journal of Perinatology* 2016; 36(7):493–499.

Neifert M, Lawrence R, Seacat J. Nipple confusion: toward a formal definition. *Journal of Pediatrics* 1995; 126(6):125–129.

Noble R, Bovey A. Therapeutic teat use for babies who breastfeed poorly. *Breastfeeding Review* 1997; 5(2):37–42.

O'Connor NR, Tanabe KO, Siadaty MS, et al. Pacifiers and breast feeding: a systematic review. *Archives of Pediatriac and Adolescent Medicine* 2009; 163(4):378–382.

Oddy W, Glenn K. Implementing the Baby Friendly Hospital Initiative: the role of finger feeding. *Breastfeeding Review* 2003; 11(1):5–9.

Palmer MM. Sensory-Based Oral Feeding Disorders, presentation, Fourth Annual Breastfeeding and the High Risk Neonate Conference, Albuquerque, NM: University of New Mexico, March 6, 1998.

Parker LA, Sullivan S, Krueger C, et al. Effect of early breast milk expression on milk volume and timing of lactogenesis stage II among mothers of very low birth weight infants: a pilot study. *Journal of Perinatology* 2012; 32(3):205–209.

Parker LA, Sullivan S, Krueger C, et al. Association of timing of initiation of breastmilk expression on milk volume and timing of lactogenesis stage II among mothers of very low-birth-weight infants. *Breastfeeding Medicine* 2015; 10(2):84–91.

Parry M, Grant B, Ykna M, et al. *Candida osteomyelitis* and diskitis after spinal surgery: an outbreak that implicates artificial nail use. *Clinical Infectious Diseases* 2001; 32(3):352–357.

Petersen SM, Greisen G, Krogfelt KA. Nasogastric feeding tubes from a neonatal department yield high concentrations of potentially pathogenic bacteria-even 1 day after insertion. *Pediatric Research* 2016; 80(3):395–400.

Peterson A, Harmer M. *Balancing Breast & Bottle: Reaching Your Breastfeeding Goals*. Amarillo, TX:

Hale Publishing, 2010; pp. 61–83.

Pinelli J, Symington A. Non–nutritive sucking for promoting physiologic stability and nutrition in preterm infants. *Cochrane Database System Review* 2005; (4): CD001071.

Raimbault C, Saliba E, Porter RH. The effect of the odour of mother's milk on breastfeeding behavior of premature neonates. *Acta Paediatrica* 2007; 96(3):368–371.

Ramsay DT, Mitoulas LR, Kent JC, et al. Milk flow rates can be used to identify and investigate milk ejection in women expressing breast milk using an electric breast pump. *Breastfeeding Medicine* 2006; 1(1):14–23.

Slusher T, Slusher IL, Biomdo M, et al. Electric breast pump use increases maternal milk volume in African nurseries. *Journal of Tropical Pediatrics* 2007; 53(2):125–130.

Tender JA, Janakiram J, Arce E, et al. Reasons for in–hospital formula supplementation of breastfed infants from low–income families. *Journal of Human Lactation* 2009; 25(1):11–17.

Thorley V. Cup–feeding: problems created by incorrect use. *Journal of Human Lactation* 1997; 13(1):54–55.

Victoria C, Behague D, Barros F, et al. Pacifier use and short breastfeeding duration: cause, consequence, or coincidence? *Pediatrics* 1997; 99(3):445–453.

United Nations Childrens Fund (UNICEF). Baby–Friendly Initiative 1991. unicef.org/programme/breastfeeding/baby.htm#10. Accessed June, 2016.

Wight N. Management of common breastfeeding issues, *Pediatric Clinics of North America, Breastfeeding* 2001, Part II, The Management of Breastfeeding 2001; 48(2):321–344.

Wilson–Clay B. Clinical use of nipple shields. *Journal of Human Lactation* 1996; 12(4):279–285.

Wilson–Clay B. External pacing techniques: protecting respiratory stability during feeding. Independent Study Module, Amarillo, TX: Hale Publishing; 2005.

Wolf L, Glass R. *Feeding and Swallowing Disorders in Infancy*. Tucson, AZ: Therapy Skill Builders, 1992; pp. 108, 115–116.

CHAPTER

15

응급상황에서의 모유수유

(Breastfeeding in Emergencies)

개발도상국에서의 영아 및 어린 아동의 사망 중 약 19%는 적절한 영양 실천으로 예방 가능할 것으로 예측된다(Jones, 2003). 2세 미만의 영아와 아동에 대한 안전한 영양은 주요 자연재해, 분쟁지역 그리고 난민 캠프에서의 어린이 생존에 매우 중요하다. 그러나 모유수유는 인도주의적 위기 동안 악화되는데, 이것은 어린이들이 영양과 면역학적인 보호가 가장 필요로 할 때이기 때문이다(Andersson, 2010).

재난이 닥쳐오기 전(before)에 정책과 프로토콜을 수립하여 응급 구조자, 구호 단체 그리고 정부가 취약한 계층에 있는 사람들을 보호하기 위하여 효과적으로 이동시켜야 한다. 그러나 레바논에 설립된 120만 명의 시리아 난민을 지원하는 135개의 인권단체를 대상으로 조사한 것에 따르면, 영아와 어린아이에 대한 최적의 영양을 지원하기 위한 서면으로 된 정책은 단 8개밖에 없었다(Berbari, 2016). 일부 비정부 조직(NGOs)과 선의를 가진 많은 개인은 비상사태 시에 기부된 유아용 분유의 무차별적인 배분이 널리 퍼져 있는데, 이와 관련된 국제 정책이나 국내정책에 대해서 잘 모르고 있었다.

응급 구조 요원과 구호 종사자들은 산모와 아기가 함께 있도록 해야 한다. 그들은 신생아가 있는 산모가 처음부터 모유수유를 할 계획이 없었을지라도 이 사태가 안정될 때까지는 수유를 시작하고 유지하도록 지원하는 것이 중요하다는 것을 알아야 한다. 훈련된 조력자들은 모유수유 문제를 관리할 수 있어야 하고, 새로 엄마가 된 사람들을 돌보기 위한 지침을 제공하는 매뉴얼을 가지고 있어야 한다(ENN, 2010). 훈련에는 전기 없이 기본적인 기술을 이용하여 젖을 짜내고 먹이는 방법과 깨끗한 물이 부족한 경우가 포함되어야 한다.

구호 요원들은 어떻게 재수유를 할 수 있게 도와주어야 하는지, 어떻게 아기용 분유를 안전하게 준비를 하는지 알아야 하며, 필요할 때, 즉 가장 응급상황에서 어떻게 즉시 모유를 안전하게 공유할 수 있는지를 알아야 한다. 또한 구조 요원들은 젖 분비를 억제하는 여성을 돕는 방법도 알고 있어야 한다.

이전의 재난에서 배운 교훈들은 실천을 지도하는 데 도움이 될 수 있다. 수유상담가는 이러한 정보를 폭넓게 보급하는 데 앞장서야 한다. 흔히 의무로 여겨지는 것은 아니지만, 수유상담가들은 여성과 어린이들을 보호하기 위한 전략으로 모유수유의 중요성을 알려 주기 위해서 지역사회의 일상적인 비상대책 회의에 참여해야 한다(Hargest-Slade, 2015). 또한 수유상담가는 산모와 아기가 위험에 처한 곳이면 어디에서든지 최적의 영양을 위한 최상의 방법에 대한 국제 규약을 알고 있어야 하며 이를 옹호해야 한다.

응급상황 동안에 우선되어야 할 영아의 수유(Infant Feeding Priorities During Emergencies)

Carothers(2014)는 응급상황 시에 영아 수유 지원을 위한 우선사항을 확인했는데, 다음에 간략하게 요약되어 있다.

- 정부를 위한 비상대책계획을 개발하고 조직을 지원하며 이를 실행하기 위한 직원들을 훈련시킨다.
- 모유수유를 하는 여성들을 지원한다.
- 가능하면 재수유하는 것을 권장한다.
- 유모를 구할 수 있는지(옵션) 찾아본다.
- 또래 상담, 건강관리에의 접근성, 엄마와 아기를 함께 있게 하는 구조적 지원을 제공한다.
- 컵을 사용한 분유수유에 대한 안전한 지침을 제공한다.
- 분유의 무분별한 배포와 기부를 금지한다.
- 음식, 물, 연료 그리고 주거지(쉼터)를 사용함에 있어서 임신한 여성과 어린이를 돌보는 모든 사람에게 우선권을 준다.
- 좀 더 자란 아이들에게는 안전한 대체 식품을 보장한다.

영유아 텐트: 영아의 수유 우선사항을 실천하기 위한 전략(Baby Tents: A Strategy to Implement Infant Feeding Priorities)

2010년 아이티에서 발생한 대지진은 약 300만 명의 사람들에게 영향을 미쳤다. 대규모 인도적 지원 노력은 WHO와 유니세프에서 권고되는 적절한 영아 및 유아 수유를 실천하기 위해서 근본적으로는 영아 영양상담소인 영유아 텐트를 설치하였다. 이 영유아 텐트와 그들이 제공하는 서비스는 필리핀에서의 태풍의 여파, 크라이스트 처치, 2011년 뉴질랜드의 지진(Hargest-Slade, 2015), 시리아 전쟁으로 인해서 추방되어서 난민이 된 사람들을 돌보는 난민캠프에 그대로 복제해서 설치되었는데, 이들이 제공하는 서비스는 성공적이었다.

근본적으로 영유아 텐트는 안전을 제공하고, 모유수유를 하는 엄마의 개인적인 공간이며, 모유수유를 하지 않는 아기들이 먹을 분유를 조제해서 안전하게 바로 먹을 수 있도록 제공받는 장소이기도 하다(Ayoya, 2013). 텐트로 오는 산모들은 훈련된 상담가들로부터 지지를 받고, 같은 또래들에게 서로 지지를 받는다. 그 텐트에는 필요한 경우에는 전기가 공급되고 안전한 마시는 물과 음식이 제공된다. 간호사, 사회복지사, 그 외 건강관리 전문가는 임산부와 새로 엄마가 된 여성들에게 영양상담, 기초건강관리와 심리적 지원을 제공한다. 각 텐트에는 보안을 위하여 경비요원이 제공된다.

아이티에서는 산모와 아기 180,499쌍과 임산부 52,503명이 영유아 텐트의 관리를 받기 위해서 등록했다. 6개월 미만의 아기 중 70%에서 완전히 모유수유만을 하고 있었고, 혼합수유를 하고 있는 아기들 중 10%는 완전모유수유로 옮겨 갔다. 모유수유를 할 수 없었던 아기들은 바로 먹을 수 있는 안전한 분유가 제공되었다. 영유아 텐트는 미래에 재난이 온다면 표준 프로토콜로 권장되어야 한다.

손 위생과 소독 프로토콜(Hand Hygiene, and Disinfecting Protocols)

비누와 물을 이용하여 손을 씻으면 설사와 폐렴의 발병률을 50%까지 감소시킨다(Aiello, 2008). 구호 종사자들은 이러한 위생 관행에 대해서 명심해야 한다.

손톱은 짧게 깎아야 한다. 손으로 옮기는 병원균을 줄이기 위한 최상의 실천은 다음을 포함한다. 수돗물, 손톱 밑을 깨끗하게 하기 위하여 손톱 솔을 사용하고, 손가락 끝을 문지르고, 액체로 된 비누를 사용하며 손을 건조시킨다(Friedrich, 2016; Lin, 2003). 알코올이 들어있는 손 세정제인 젤을 사용하면 손으로 병원균을 옮기는 것을 최소화할 수 있다(Lin, 2003).

젖병으로 먹는 아기들의 젖병은 컵보다 씻기가 더 어렵다(Cherian, 1985). Ma(2009)는 오염된 젖병을 소독하는 방법을 조사하였다. 비눗물로 젖병을 씻고 수돗물로 헹구는 것이 병원균을 감소시키는 데 효과적이었다. 차아염소산 용액(표백제) 50ppm에 30분 동안 담가 놓는 것은 끓이는 것과 같은 소독 효과를 내었다. Ma는 "손 씻기와 함께 깨끗한 물을 사용하고, 아기의 분유를 준비할 적절한 보관 용기를 준비하는 것들이 결합된다면, 이렇게 간단하고 돈이 많이 들지 않은 관행들이 개발도상국가의 환경에서 영아의 분유 수유의 미생물학적인 안정성을 향상시킬 수 있을 것"이라는 결론을 내렸다.

Gribble(2011)는 난민이 된 산모들을 돌보는 데 필요한 물자에 대해서 상세하게 정보를 제공하였다. 그녀의 분석은 재난계획에 모유수유에 대한 강한 지원이 포함되어야 하는지에 대한 이유를 분명하게 보여 준다. 모유수유를 하는 엄마들을 위한 응급키트에는 100개의 기저귀(nappies)와 200개의 젖은 기저귀(물티슈)를 포함해야 한다.

이와는 반대로, 엄마가 바로 아기에게 먹일 수 있는 영아용 분유를 사용하는 경우에는 기저귀와 물티슈 외에도 56인분의 액체 분유, 56개의 젖병, 84리터의 물, 그리고 추가적인 저장과 세척 용품을 필요로 할 것이다. 만약에 분유 900g짜리 두 캔이 제공된다면, 그 키트에는 170리터의 먹을 수 있는 물과 냄비, 수유용 컵, 액화 석유 가스 14kg이 같이 제공되어야 하는데, 이것은 분유를 물에 타기 위해서 물을 데우고, 조제에 관련된 도구(젖병이나 수유 컵 등)들을 씻기 위해서 물을 끓여야 할 때 사용하기 위해서이다.

젖을 주는 유모와 모유 공유(Wet Nursing and Milk Sharing)

유모(wet nursing)는 자신의 자녀가 아닌 아기에게 모유수유를 하는 여성을 말한다. 역사적으로 유모는 아기를 낳은 산모가 사망을 했거나 모유수유를 할 수 없을 때 영아의 생존을 보장하기 위해서 신뢰할 수 있는 유일한 방법으로서 선택 또는 필요에 의해서 고용되었다(Fildes, 1986).

영아에게 젖을 주는 유모는 현시대까지 지속되고 있으며, 비상시에 아기의 생명을 구하기 위하여 사용될 수도 있다. Obed(2007)는 나이지리아에서 출산 중 사망한 여성들에게서 태어난 영아들의 사망률을 추적하였다. 지역 관습에 따르면 고아가 된 아기들은 동물의 젖을 먹거나, 고모나 할머니의 젖을 먹었다. 이 연구에서는 태어나서 고아로 있던 아기들의 단 31.3%만이 5세까지 살아 있었다. 생존을 선호하는 요인에는 대리 모유수유가 포함된다. 이상적인 것으로는 젖을 주는 유모는 비밀리에 HIV검사를 받아야 하지만, 긴급상황에서는 기아나 오염된 인공 모유에 의한 영아 사망의 즉각적인 위험에 비해서는 적을 수 있다(ENN, 2010).

유축된 모유의 저온 살균(Pasteurization of Expressed Human Milk)

어떤 여성들은 직접 모유수유를 하는 것보다는 유축해서 젖을 기부하는 것을 선택할 수도 있다. 기증된 모유는 세균과 바이러스로부터 영아를 예방하기 위하여 저온 살균하는데, 예를 들면 HIV나 급성 거대 세포 바이러스(cytomegalovirus: CMV) 감염 등이다(Meier, 2005; Vochem 1998). 기증된 모유를 더 안전하게 하기 위해서 두 가지 유형의 저온 살균법이 이용된다. 고온에서 짧게 저온 살균하는 방법이 있고(Terpstra, 2007), 저온에서 오랜 시간 동안 가열하는 홀더 법이 있다.

젖을 유축해서 기증하려는 엄마는 손을 씻고, 유방을 깨끗이 하고, 가능하면(Ng, 2004) 깨끗한 용기에 젖을 짜야 한다. 냄비에 450cc정도의 물을 넣고 뚜껑을 덮지 않은 유리 용기를 넣고 그 유리 용기에 모유를 넣고 끓인다. 끓이는 것은 플래시 저온 살균법이다(Naicker, 2015). 또 다른 방법은 유축된 모유가 담긴 병을 섭씨 65도의 온도에서 30분 동안 물속에 넣어 둔다(Holder pasteurization). Naicker(2015)는 FoneAstra라는 스마트폰 앱을 소개했는데, 이것은 자원이 제한된 환경에서 모유를 저온 살균하는 방법을 안내하는 앱이다.

재수유(Relactation)

재수유는 이전에 임신을 했거나 아기에게 모유수유를 한 적이 있는 여성의 모유 공급을 다시 재확립하는 과정을 설명하는 용어이다. 응급상황에서는 아이 자신의 엄마, 친척, 또는 자발적인 타인(지원자)이 재수유를 할 수 있다. 재수유는 건강관리 전문가로부터 충분한 지식을 지지받으며 가족이나 또래 집단으로부터 정서적 지원이 있을 때 가장 효과가 있다. 재수유를 하고자 하는 여성은 추가 영양과 적절한 수분 공급을 받아야 하며, 스트레스로부터 보호되어야 한다.

최근에(2개월 이내에) 모유수유를 중단한 산모들은 새로 시작한 빨기에 빨리 적응을 하며 몇 주 이내에 젖 공급이 충분하게 회복된다. Muresan(2011)은 산후 6주에 재수유를 시작했던 산모에 대해서 자세한 설명을 하고 있다. 이 여성은 가슴에 수유 튜브를 붙이고 수유를 하고, 젖을 유축을 하고, 돔페리돈을 복용하고 이러한 과정을 실시하는 동안 분유를 수유 보충기로 수유를 했다. 국제인증수유상담가와 그녀의 가족은 지원을 했다. 한 달이 되었을 때 아기가 완전히 모유수유만을 하고 있었고 정상적으로 성장을 했다(50% 이내-100명의 아기 중에서 50번째).

응급상황이 아닌 경우에는 전기 유축기를 사용해서 유방을 자극하고, 유방에서 수유 보충기를 이용해서 수유하고, 최유제의 도움으로 산모는 재수유를 시도할 수 있지만 응급상황에서는 구할 수가 없다. 이러한 상황에서는 페달로 작동되는 유축기가 도움이 될 수 있다. 만약에 작은 피딩 튜브를 구할 수 있다면 아기는 엄마의 가슴에서 튜브를 통하여 수유 보충기처럼 이용할 수 있다.

재수유를 시도할 때 기구를 사용할 수가 없다면 기본적으로는 아기에게 자주 젖을 물리는 것이다(하루에 최소 10회). 유방 마사지를 하거나 손을 이용한 유축 기법은 유방 자극을 높이기 위해서 사용된다. 엄마와 아기가 직접적인 피부 대 피부 접촉을 할 수 있도록 사생활이 보호되어야 한다. 인공 젖꼭지와 공갈 젖꼭지는 재수유를 시도하는 동안에는 사용을 금지해야 한다. 아기는 컵으로 보충 수유를 해야 한다. 젖 공급이 늘어나는 동안 아기는 기증된 모유나 분유를 사용해서 적절한 양의 수유를 하고 있어야 한다. 보충하는 양은 엄마의 젖 양이 얼마나 빨리 증가하느냐에 따라서 30~50cc씩 점진적으로 줄여야 한다. 이렇게 하는 동안에 아기의 기저귀 숫자와 체중을 모니터해야 한다(King, 1992).

모유 줄이기(Milk Suppression)

어떤 약물 보조제가 갑작스럽게 젖의 분비를 줄이는 것에 도움을 준다는 증거는 약하며, 출산 후 첫 주에 그것을 사용한다면 사용을 안 하는 것보다는 나을 수 있다. 그러나 모든 약은 모두 심각한 부작용을 가지고 있다. 약물을 사용하지 않고 모유를 억제하기 위한 접근법을 비교 공개한 실험은 없다(Oladapo, 2012).

갑자기 젖떼기를 위한 전통적인 비-약물적 방법에 포함되는 것은 다음과 같다(Oladapo, 2012).

- 유방 자극의 중단
- 가슴을 붕대로 감싸기(유방이 흔들리지 않게)
- 수분과 식사 제한
- 재스민 꽃을 적용한다(바른다).
- 얼음팩 사용

젖이 천천히 줄어들어서 적응이 되고 있으면, 예를 들어서 엄마가 유축한 젖을 기증하도록 이야기할 수 있으면, 여성은 젖의 분비가 중단될 때까지 모유 유축 사이의 시간을 조금씩 늘려야 한다.

비상상황에서의 두 가지 유용한 제안(Two Helpful Emergency Suggestions)

King(1992)은 유방에 울혈이 생겼을 때 관리하는 방법으로 따뜻한 유리병이나 병을 진공펌프처럼 사용하는 방법을 알려 준다. 병 입구의 지름이 3cm가 되는 것을 선택한다. 병을 깨끗하게 닦고, 병에 끓인 물을 넣어서 유리가 따뜻해질 때까지 그대로 둔다. (이러한 과정은 병을 소독하고 따뜻하게 데우기도 한다.) 손에 화상을 입는 것을 예방하기 위하여 병을 천으로 싸고 물을 비워낸다. 병의 입구가 시원해지면 더 이상 피부에 화상을 입히지 않을 것이다. 병의 입구에 유두가 들어가게 한다. 공기가 새지 않게 밀폐시키기 위해서 병이 피부에 완전하게 접촉하고 있는지 확인한다. 식고 있는 병이 부드럽게 흡입을 유도해서 젖이 흐르기 시작할 것이다. 젖이 흐르다가 멈추거나 불편한 어떤 증상이 있으면 병을 떼어 낸다. 이러한 과정은 손 유축이 가능할 만큼 부드러워지거나, 아기가 젖을 물 수 있을 만큼 충분히 가슴이 부드러워질 때까지 반복될 수 있다.

Slusher(2003)는 몸무게가 느리게 증가하는 영아를 도와주기 위해서 유축된 후유를 사용하는 것에 대해서 설명하고 있다. 이러한 개념은 응급상황에서 고려되며, 아기가 너무 약해서 수유를 완전하게 할 수 없을 때마다 고려될 수 있다. 엄마들은 보충을 위해서 손으로 유축한 후유를 컵을 가지고 먹일 수 있다. 기증된 다른 여성의 후유를 사용할 수도 있다.

참 ◦ 고 ◦ 문 ◦ 헌

Aiello AE, Coulborn RM, Perez V, et al. Effect of hand hygiene on infectious disease risk in the community setting: a meta-analysis. *American Journal of Public Health* 2008; 98:1372-1381.

Andersson N, Paredes-Solis S, Legorreta-Soberanis J, et al. Breastfeeding in a complex emergency: four linked cross-sectional studies during the Bosnia conflict. *Public Health Nutrition* 2010; 13(12):2097-2104.

Ayoya MA, Golden K, Mgnie-Teta I, et al. Protecting and improving breastfeeding practices during a major emergency: lessons learnt from the baby tents in Haiti. *Bulletin of the World Health Organization* 2013; 91(8):612-617.

Berbari LS. Infant and young child feeding in emergencies-organizational policies and activities during the refugee crisis in Lebanon. Abstract 18th ISRHML Conference. *Breastfeeding Medicine* 2016; 11(2):78.

Carothers C, Gribble K. Infant and young child feeding in emergencies. *Journal of Human Lactation* 2014; 30(3):272-275.

Cherian A, Lawande RV. Recovery of potential pathogens from feeding bottle contents and teats in Zaria, Nigeria. *Transactions of the Royal Society of Tropical Medicine and Hygiene* 1985; 79:840-842.

Emergency Nutrition Network (ENN). *Infant and Young Child Feeding in Emergencies. Operational Guidance for Relief Staff and Programme Managers*. IFE Core Group. Module 1. Version 2.1. Feb. 2007. Addendum, June 2010. www.enoline.net.ife.

Fildes V. *Breasts, Bottles and Babies: A History of Infant Feeding*. Edinburgh, Scotland: Edinburgh University Press; 1986.

Friedrich MN, Julian TR, Kappler A, et al. Handwashing, but how? Microbial effectiveness of existing handwashing practices in high-density suburbs of Harare, Zimbabwe. *American Journal of Infection Control* 2016; Sept. 23. pii: S0196-6553(16)30793-3.

Gribble KD, Berry NJ. Emergency preparedness for those who care for infants in developed country contexts. *International Breastfeeding Journal* 2011; 6(1):16.

Hargest-Slade AC, Gribble KD. Shaken but not broken: supporting breastfeeding women after the 2011 Christchurch, New Zealand earthquake. *Breastfeeding Review* 2015; 23(3):7-13.

King FS. *Helping Mothers to Breastfeed*. Nairobi, Kenya: African Medical and Research Foundation; 1992.

Lin CM, Wu FM, Kim HK, et al. A comparison of hand washing techniques to remove *Escherichia coli* and caliciviruses under natural or artificial fingernails. *Journal of Food Protection* 2003; 66(12):2296-2301.

Ma L, Zhang G, Swaminathan B, et al. Efficacy of protocols for cleaning and disinfecting infant feeding bottles in less developed communities. *American Journal of Tropical Medicine & Hygiene* 2009; 81(1):132-139.

Meier J, Lienicke U, Tschirach E, et al. Human cytomegalovirus reactivation during lactation and mother-to-child transmission in preterm infants. *Journal of Clinical Microbiology* 2005; 43(3):1318–1324.

Naicker M, Coutsoudis A, Israel–Ballard K, et al. Demonstrating the efficacy of the FoneAstra pasteurization monitor for human milk pasteurization in resource–limited settings. *Breastfeeding Medicine* 2015; 10(2):1–6.

Ng D, Lee S, Leung L, et al. Bacteriological screening of expressed breast milk revealed a high rate of contamination in Chinese women. *Journal of Hospital Infection* 2004; 58(2):146–150.

Obed JY, Agida ET, Mairiga AG. Survival of infants and children born to women who died from pregnancy and labour related complications. *Nigerian Journal of Clinical Practice* 2007; 10(1):35–40.

Oladapo OT, Fawole B. Treatments for suppression of lactation. *Cochrane Database of Systematic Reviews* 2012; 9:CD005937. Accessed Oct. 2016.

Slusher T, Hampton R, Bode–Thomas F, et al. Promoting the exclusive feeding of own mother's milk through the use of hindmilk and increased maternal milk volume for hospitalized, low birth weight infants (<1800 grams) in Nigeria: a feasibility study. *Journal of Human Lactation* 2003; 19(2):191–198.

Terpstra FG, Rechtman DJ, Lee ML, et al. Antimicrobial and antiviral effect of high–temperature short–time (HTST) pasteurization applied to human milk. *Breastfeeding Medicine* 2007; 2(1):27–33.

Vochem M, Hamprecht K, Jahn G, et al. Transmission of cytomegalovirus to preterm infants through breast milk. *Pediatric Infectious Disease Journal* 1998; 17(1):53–58.

CHAPTER

16

특수한 상황에서의 모유수유

(Breastfeeding in Special Circumstances)

인간의 모유는 영아의 에너지 소비를 줄여 주면서 더 많은 영양을 제공하고(Lubetzky, 2003), 영아의 장 감염의 수치를 줄여 준다(Moodley-Govender, 2015). 모유수유는 특별히 최적의 성장과 면역상태로부터 보호를 받아야 하는 영아들에게 중요하다. 건강관리 팀원들은 특수한 모유수유 지원이 필요한 영아들을 재빨리 확인할 수 있는 충분한 평가 기술을 가지고 있어야 한다(Hill, 2007; Mannel, 2011). 직접 엄마 젖에서 수유를 하는 것이 지연되는 경우에, 건강관리 전문가들은 영아에게 인간의 모유를 함께 제공해야 하지만 가장 이상적인 것은 아기 엄마의 모유이다.

많은 엄마가 최적화되지 않은 수유 관리를 받고 있으며, 자신의 잘못이 아님에도 불구하고 유방 자극이 지연된 결과로서 충분한 젖 분비를 하지 못하고 있다. 낮은 모유의 공급은 산모가 영아의 떨어진 면역 기능에 얼마나 중요한지 알게 되면 충격적일 수 있다. 불임이나 유산의 고통인 경우에는 일반적으로 이해가 되지만, 모유수유의 경험 상실에 대해서는 거의 알려져 있지 않다(Pryor, 1973). 그러나 복잡한(어려운) 임신과 출산 시 외상에 대한 경험은 산후 우울증과 외상후 스트레스 질환의 원인이 된다는 것은 분명하다(Polachek, 2016).

영아이든, 산모이든, 아니면 둘 다이든 추가적인 도움이 필요한 경우에는, 연구에 따르면 훌륭한 모유수유 지원은 산모의 자아존중감을 높여 주고 산모와 아기의 유대감을 강화시킨다(Ekstrom, 2006). 또한 모유수유는 심리사회적인 스트레스와 산후 우울증으로부터 회복력을 부여하는 것으로 보인다(Dennis, 2009; Montgomery 2006).

지속적인 관리는 위험에 처한 양자(산모와 영아)에게 특히 필수적이다. 산모는 아기에게 친근한 병원 만들기 10단계(Step 10 of the Baby Friendly Hospital Initiative) 지침을 가지고 퇴원을 하고, 지역사회에 기반을 둔 수유 관리와 산모 지원 단체로부터의 지원이 일반적으로 제공되어야 한다. 성공적으로 모유수유를 보호하고 보존하기 위해 추가적인 지원을 필요로 하는 상태에 대한 개요가 뒤따라야 한다.

다운증후군(Down Syndrome)

다운증후군(Trisomy21)은 약 1,000명 출생당 한 건이 발생하는 염색체 이상이다. 성장과 발달에 다양하게 영향을 미친다. 비록 조금 빠르고 늦고의 차이는 있지만, 영향을 받은 대부분의 아이(다운증후군을 가진 아이들)는 다른 아이들과 마찬가지로 발달한다. 다운증후군을 가진 아이들은 독특한 신체적 특징, 낮은 근육의 긴장도, 그리고 가벼운 것에서부터 심한 정도까지의 정신지체가 포함된다. 다운증후군 아이들은 일반적으로 심장 결함을 가지고 있으며, 호흡기 감염과 중이염에 더 잘 걸린다(Davenport, 1990). 미국 내에서 가족이 이용할 수 있는 정보와 자료는 미국 다운증후군학회(National Down Syndrome Society: www.ndss.org)를 통해서 얻을 수 있다.

모유수유의 긍정적인 효과는 신경 발달과 대근육 운동 기술의 습득에 도움이 되며, 안면과 치아 형성을 강화시킨다(Romero, 2011). 이러한 정보는 부모들과 공유되어야 하며, 다운증후군을 가진 자녀들에게 어떻게 수유를 할 것인가를 선택할 수 있게 해야 한다. 다운증후군을 앓고 있는 560명의 아이들과 건강한 영아들로 구성된 2개의 통제 집단을 비교한 연구에서, Pisacane(2003)는 다운증후군을 가지고 있는 아기들이 모유수유를 할 가능성이 훨씬 더 적었다. 다운증후군을 가지고 있는 아기들의 엄마가 젖병을 선택한 가장 중요한 이유는 아기의 질환, 엄마의 좌절과 우울감, 모유에 대한 엄마의 인식 부족, 그리고 아기의 빨기 문제가 포함된다.

네덜란드에 있는 한 그룹의 영아들에게서 모유수유가 신경 발달에 미치는 영향을 조사하기 위해서 연구를 했다(Lanting, 1994). 신생아들의 신경학적인 검사는 출생 시 영아의 상태를 정상, 가벼운 비정상, 그리고 완전한 비정상으로 분류하였다. 9세가 되었을 때 아이들은 재조사를 받았고, 엄마들은 영아의 수유 관행에 대해서 설명하였다. 연구원들은 혼란스러운 자료에 대해 조정을 한 후에도 불구하고, 모유수유가 신경학적 상태에 작지만 중요한 이익을 주는 영향을 발견하였다. Kramer (2008)는 인간의 수유영역에서 실시된 대규모의 무작위 시험 결과를 보고하고, 오래 지속되고 완전히 모유수유만 하는 것은 어린이의 인지 발달을 크게 향상시킨다는 증거를 제공하였다.

모유수유를 하거나 인간의 모유(기증받은 모유)로 수유를 한 영아들에 있어서 대근육 운동 기술이 향상되었다(Sacker, 2006). Sacker는 보호 효과가 "모유에 있는 일부 구성요소(들), 또는 모유수유의 특성에 기인하며 단순히 [어머니의] 유리한 사회적 여건이나 교육, 또는 부모 양육 방식의 스타일은 아니다."라고 제안한다.

다운증후군이 있는 어떤 아기들은 처음부터 모유수유를 잘한다. 어떤 아기들은 천천히 그리고 비효율적인 영아들도 있는데 이런 아기들은 유방에서 더 많은 시간과 세심한 수유 자세 지원이 필요하다. 초음파 이미지는 다운증후군이 있는 영아들의 빨기 부족이 입술 주위 근육이 약해서인지, 입술의 문제인지, 씹기 근육의 문제인지, 부드러운 혀의 움직임 부족인지를 드러내 보여 준다(Mizuno, 2001). 이러한 약함은 발달 지연과 관련이 있는 것처럼 보이며 시간이 지남에 따라 개선된다.

Hopman(1998)은 다운증후군이 있는 영아들이 고형식을 먹는 연령이 늦어지는 것을 발견하였다. 음식을 받아먹는 것을 방해하는 구강 운동의 결핍을 경험하는 것으로 보이는 아기들에게는 언어 치료를 시작하는 것이 도움이 될 수 있다.

중증의 다운증후군에 걸린 영아들, 특히 심장에 문제가 있는 아기들은 정상적인 성장과 발달을 보호하기 위하여 포괄적인 수유 중재 프로그램을 필요로 한다.

이러한 중재에 포함되는 것으로는

- 영아의 수유 능력에 대한 세심한 평가
- 필요한 경우, 어떻게 보충을 할 것인가에 대한 결정
- 유축을 통한 모유 공급의 보호
- 다운증후군에 걸린 아기를 위해서 특별히 설계된 성장 차트를 사용한 성장 관찰(Cronk, 1988)
- 아기가 성숙해짐에 따라서 정상적인 수유에 대한 주기적인 재진단

[사진 16-1]의 영아는 다운증후군이 있는 아기들에게 흔한 얼굴 특징 중에 일부를 보여 준다.

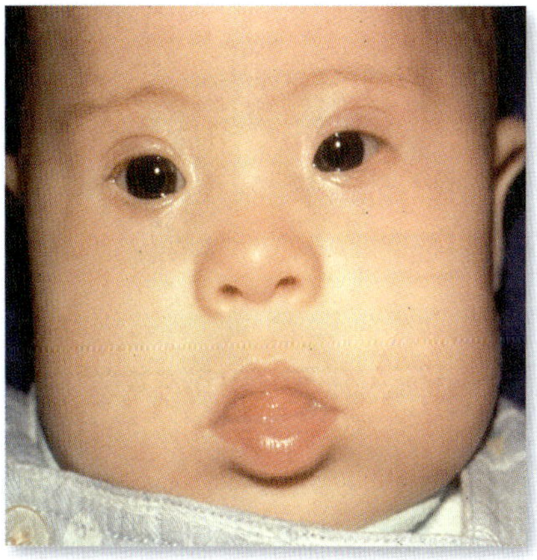

[사진 16-1] 다운증후군이 있는 영아 – 생후 4개월

편평한 얼굴, 낮고 편평한 콧대, 눈의 시선 각도보다 낮게 위치한 귀에 주목한다. 눈은 내 안각 주름으로 접혀 있고 아몬드 모양을 하고 있으며 위쪽으로 기울어져 있다. 혀는 튀어나와 보이고 편평해서 엄마의 유방에서 혀를 컵 모양으로 둥그렇게 만들 수가 없다. 아기는 '서양 배 모양'의 몸통을 가지고 있다([사진 16-2] 참고).

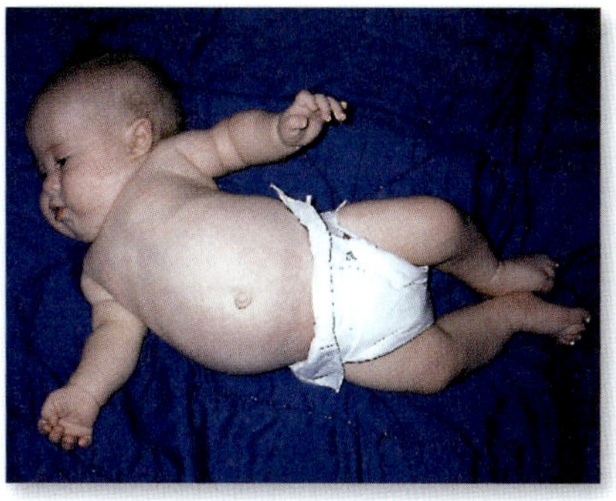

[사진 16-2] '배 모양' 체형

또 다른 특징들은 다음과 같다. 작은 코, 짧은 목, 작은 입, 높은 구개들이다. 근육의 저긴장으로 인해서 무표정해 보이기도 한다.

모유수유는 아기의 얼굴 근육의 적절한 사용을 촉진하고(Labbok, 1987), 얼굴 근육의 긴장도와 발육을 개선시키는 데 도움을 준다. 얼굴의 발달은 사회적 수용에 영향을 주기 때문에 부모들은 모유수유가 다운증후군 아기의 얼굴의 모습과 치아건강에 긍정적인 영향을 미치는 것을 알아야 한다. 브라질의 한 연구는 다운증후군을 가진 어린이들의 비영양적인 빨기 습관과 치아 발달을 연구했다. 개방교합과 부정교합은 다운증후군 아이들이 젖병으로 수유하는 것과 관련이 있었으며, 24개월 이상 공갈 젖꼭지를 사용하고 모유수유를 6개월 미만으로 한 아기들에게서 많았다(Oliveira, 2010). 빨기가 약한 아기들일지라도, 엄마의 가슴에 안겨서 편안하게 빠는 것을 즐기게 허용되어야 한다. 개선된 안면 근육의 발달은 아기의 언어에 영향을 주고, 다운증후군이 있는 일부 어린이들에게서 보이는 혀의 돌출을 최소화시키는 데 도움을 준다. 신체적 외모가 정상화되면 사회적 상호작용을 향상시킬 수 있으며, 이러한 문제를 가지고 있는 가족과 어린이에게는 중요한 문제이다.

[사진 16-3]은 손바닥의 주름을 보여 준다.

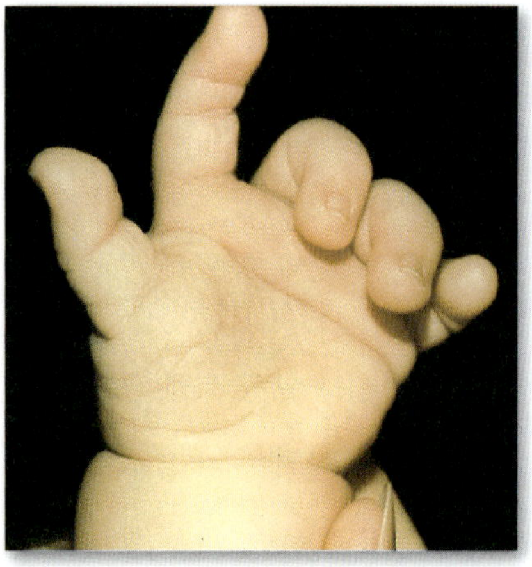

[사진 16-3] 손바닥 주름

손바닥에 주름이 하나 있는 것은 3염색체성 21의 또 다른 특징적인 특성이다. 발바닥 주름이 하나인 것도 가끔 보이는 경우이다.

[사진 16-4]에 있는 두 남자 아기는 모두 생후 4개월이 되었다.

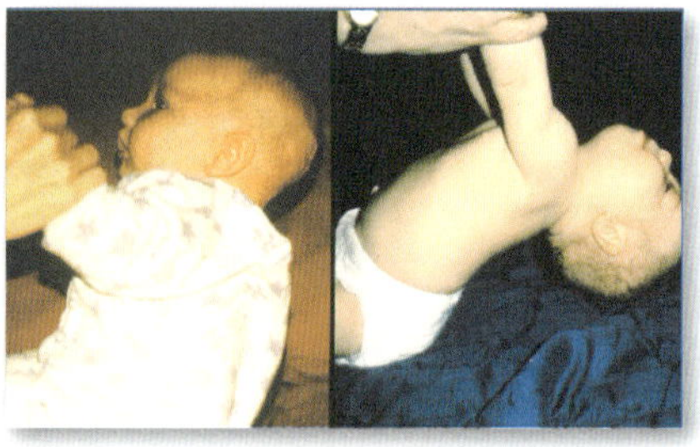

[사진 16-4] 정상적인 근육의 긴장도를 가진 영아/
머리가 뒤로 떨어지는 다운증후군 영아

오른쪽에 있는 다운증후군을 가진, 근육긴장저하증을 가지고 있는 영아는 자신의 목을 가눌 수가 없고, 반면에 신경학적으로 정상인 왼쪽에 있는 영아는 아기를 의자에 끌어당겨 앉혔을 때 자신의 머리를 지탱할 수 있다. 저긴장증으로 인해 아기가 짧은 수유를 할 수 있는데 이것은 아기가 쉽게 피로해지기 때문인 것으로 모유섭취를 어렵게 한다. 산모는 [사진 16-5]와 [사진 16-6]에서 보는 것처럼 댄서 핸드 포지션(Dancer hand position) (Danner, 1990)을 이용하여 아기 입 속의 유방을 엄마의 손으로 지지하는 것을 포함한 세심한 자세를 지원함으로써 이(젖을 짧게 먹는 것)를 보상할 수 있다.

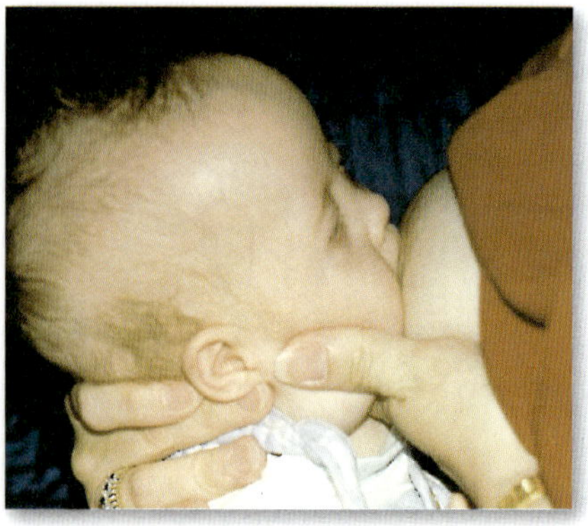

[사진 16-5] 댄서 핸드 포지션-
댄서 손 자세가 수유를 안정시킴

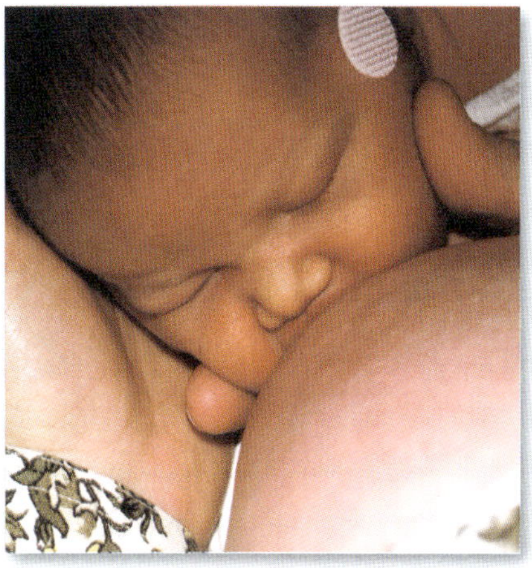

[사진 16-6] 볼을 지긋이 눌러 줌으로써 구강 내 공간을 감소시킴

볼에 가해지는 가벼운 역압(counter pressure)은 댄서 핸드 포지션의 한 요소이다([사진 16-6]). 아기의 볼에 가해지는 가벼운 역압은 아기의 구강 내의 공간을 줄인다. 구강 내의 공간을 줄인다는 의미는 아기가 입 안을 진공을 만들기 위해서 세게 빨 필요가 없음을 말한다. 산모는 모유수유를 하는 동안 가슴을 눌러 줄 필요가 있으며([사진 16-7]), 이것은 두 가지 역할을 한다. 즉, 젖양을 늘려 주고 아기가 먹는 모유의 열량 가치를 높여준다(Morton, 2012; Stutte, 1988).

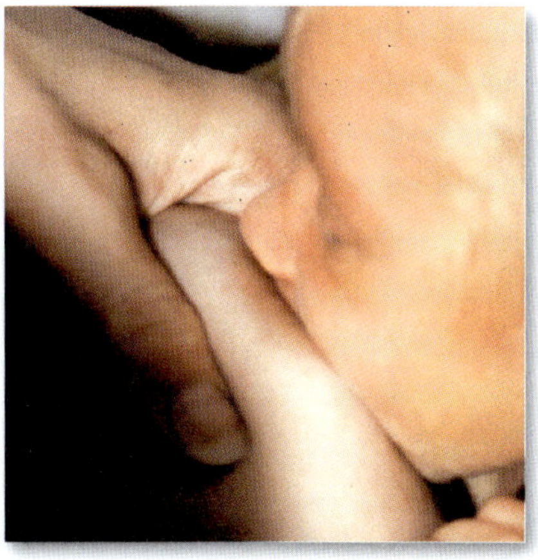

[사진 16-7] 깊은 유방압(압박)

짧게, 자주 먹이는 것은 약한 아기를 관리하는 데 더 쉽다. 아기는 피로 수준에 따라서 어떤 때는 잘 먹고 어떤 때는 잘 먹지 못할 수도 있다(3장 참조). 다운증후군을 가진 엄마는 출산 후에 모유 유축을 시작하라는 교육을 받아야 하는데, 이것은 효과적으로 모유를 제거하는 것이 완전한 모유 생산을 보호하는 데 필수적인 요소이기 때문이다.

낮은 근 긴장도와 수유 문제(Low Tone and Feeding Problems)

약한 근육과 빨기 및 삼키기의 협응 능력의 부조화를 가지고 있는 아기들은, 근육 긴장도가 낮음으로써 호흡할 때 흡인의 위험이 커진다. 비인두강이나 폐로의 흡인은 호흡기 질환의 위험을 증가시키고 심한 경우에는 흡인성 폐렴을 일으키기도 한다. 수유상담가는 항상 영아의 호흡을 귀 기울여 들어야 한다. 만약에 영아가 막힌 숨소리를 내거나, '젖은' 호흡을 하거나, 코에 이물질들이 보이면, 어느 정도 미세 흡인이 일어나고 있는 것이다.

근 긴장도가 낮은 영아들에게 수유를 하는 사람들이 젖병 수유를 할 때 외부에서 조절하는 기법을 사용해야 하고, 아기의 목이 과도하게 굽히거나 과도하게 신장(심하게 뒤로 넘어가는 것)되지 않게 해야 한다. 모유수유를 하는 산모들의 경우에는 아기의 몸을 안정화시키는 자세를 사용해야 한다. 만약에 산모의 젖 사출 반사가 강하거나 또는 아기가 어쩔 줄 모르면, 산모들은 젖 사출 반사가 일어나는 동안에는 아기를 유방에서 떼어 내는 것을 허용해야 한다.

역류(Reflux)

모유를 뱉어 내는 것은 영아에게는 흔한 일이다. 그것은 영아에 영향을 주지 않거나 아기가 고통스러워 하지 않는다면 문제로 생각하지 않는 것이 일반적이다. 근육 긴장도가 낮으면 식도 괄약근 하부에 영향을 미칠 수 있으며 위 역류가 발생할 수 있다. 영아들이 입으로 뱉어 내는 것을 피하기 위해 [사진 16-8]에 있는 것처럼 트림을 시키기 위해 아기를 앞으로 'V'자 모양으로 구부리는 것을 피해야 한다.

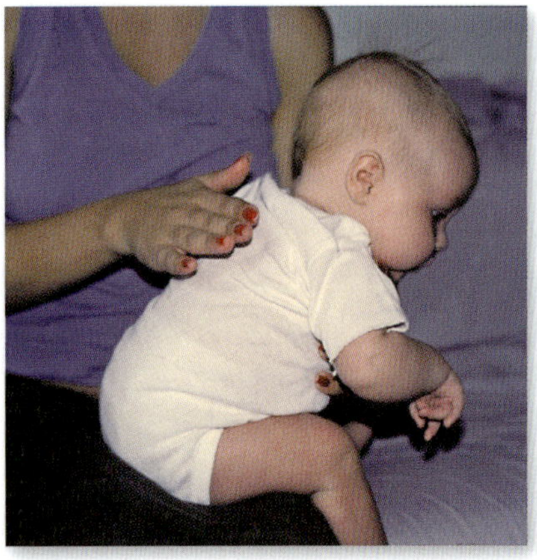

[사진 16-8] 역류가 있는 영아에 있어서 복부압력을 증가시키는 것을 피하기

이러한 방식으로 아기를 구부리는 것은 복부를 압박하고 복강 내 압력을 증가시켜서 역류가 되게 하는데, 특히 배가 완전하게 꽉 찼을 때는 더욱 그러하다.

위식도 역류성 질환(gastroesophageal reflux disease: GERD)으로 힘들어하는 영아들은 잘 자라지 못한다. 영아들은 종종 수유 사이에 기침을 하고, 자동차 시트에 앉히거나 영아를 그 자세로 털썩 앉게 하면 보챌 수 있다(Wolf & Glass, 1992). 허리 밴드가 복부의 밑에 있는 식도 괄약근 하부를 누를 때마다, 압박이 위의 내용물을 식도로 밀어 올릴 수 있다.

위식도 역류성 질환을 앓는 아기들은 개방되고 길게 늘린 자세나 뒤로 기댈 수 있는 아기용 시트에 앉을 때 더 편안해한다. 영향을 받은 일부 영아([사진 16-9])는 옆으로 누운 상태에서 기저귀를 갈아 주면 도움이 될 수 있다. 옆으로 누워서 기저귀를 갈아 주는 것은 아기의 다리를 들어 올려서 배를 향해 뒤쪽으로 누를 때 복부의 압력을 피할 수 있다.

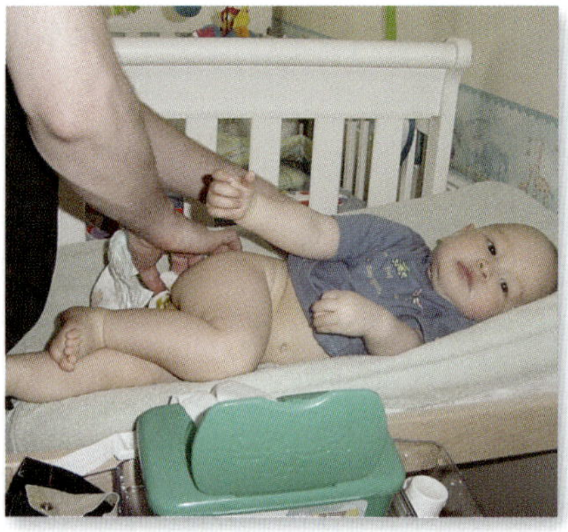

[사진 16-9] 복부압력을 줄이기 위해서 옆으로 기저귀 갈기

영아 질병의 표지로서의 갑작스러운 근육 긴장 상실(Sudden Loss of Muscle Tone as a Marker for Infant Illness)

때때로 이전에 모유수유를 잘하던 아기가 근육 긴장 저하와 수유 관련 문제가 생기는 경우가 있다. 이것은 질병의 표시이다. 예를 들어, 레트증후군(Rett Syndrome)이 있는 아기는 진행성 뇌병증이 있고 의도적인 운동활동의 상실이 수유 방해를 시작하기 몇 달 전에는 정상적으로 모유수유를 할 수 있었다(Percy, 2005).

[사진 16-10]에 있는 생후 9개월 된 아기의 엄마는 이전에는 모유수유를 잘했던 자신의 아기를 걱정하기 시작했다. 점점 악화되는 아기의 신체 근육 긴장과 약한 빨기가 산모로 하여금 의료적 평가를 찾도록 했다. 그녀의 아기는 그 뒤에 뇌종양 진단을 받고 치료를 받았다.

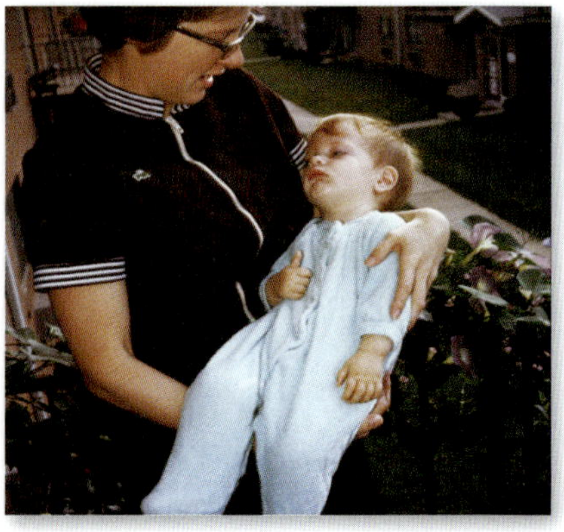

[사진 16-10] 질병 표지로서의 근육 긴장 저하

뇌수종(Hydrocephalus)

[사진 16-11]에 있는 4개월 된 아기는 뇌수종을 가지고 있는데, 이 질환은 폐쇄로 인해서 뇌척수액의 정상적인 순환과 배출이 방해를 받아서 생기는 것이다.

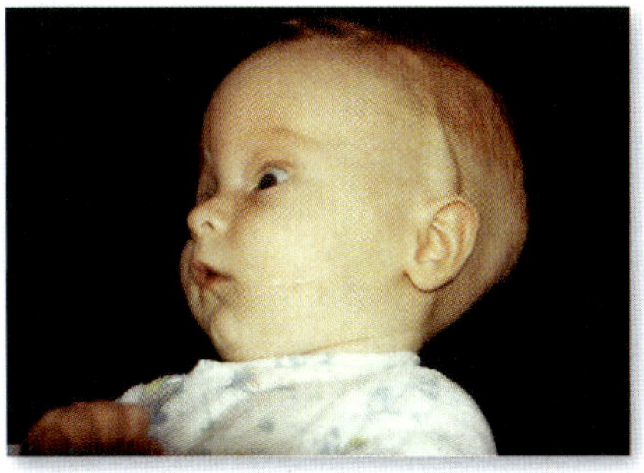

[사진 16-11] 뇌수종
-뇌척수액을 빼내기 위한 션트

뇌수종은 가장 흔한 선천성 결손 중 하나로 다운증후군과 비슷한 발생률을 가지고 있다(출생 1,000명당 1명). 뇌수종은 태어날 때부터 가지고 있거나, 머리 외상의 결과로 나타나거나, 뇌종양, 또는 감염에 의해서 생길 수 있다. 뇌수종은 증후군의 양상으로 나타날 수 있다. 이 질병을 가진 몇몇 개인은 정상적인 삶을 살며, 정상적인 지능으로 살아가는 경우도 있다. 다른 사람들은 운동과 학습장애, 기억력 결핍 그리고 소리, 압력, 밝은 빛에 대해서 민감성이 있을 수 있다. 이 질환은 완치가 될 수는 없지만 치료가 될 수는 있다. 비영리단체인 뇌수종협회는 가족들에게 정보, 지원 그리고 자원을 제공하는 웹사이트 www.hydroassoc.org를 운영하고 있다.

뇌수종의 치료는 뇌에 과도하게 차 있는 뇌척수액을 인공 션트를 통해서 신체의 다른 부위, 주로 복강이나 심장의 심방으로 빼낸 다음, 거기에서 제거하게 하는 것이다. 이러한 시술은 액체의 증가를 막아 주고, 뇌실의 확대, 두개골 내부에 위험할 정도로 증가하는 압력을 막아 준다(NIH, 2013). Nejat(2008)는 생후 첫 6개월 동안의 모유수유가 션트 감염을 막는 투약-관련 보호 효과가 있는 것을 발견하였다.

[사진 16-11]에 있는 뇌수종이 있는 아기는 생후 3개월이 되었을 때 산모의 왼쪽 유방에서의 모유수유를 갑자기 거부하게 되어서 수유상담가에게 의뢰되었다. 수유상담가는 산모의 팔 앞쪽이 아기가 가지고 있는 션트에 압력을 가하게 되어서 아기에게 불편감을 야기했다고 결론을 내렸다. 왜냐하면 산모는 이전에 양쪽 유방에서 아기가 모유수유를 잘했기 때문에 산모는 션트에 가해진 압력이 문제라는 것을 인지하지 못했다. 수유상담가는 아기들이 생후 3개월 정도가 되면 사물에 대해서 의견을 가지기 시작한다고 설명하였다. 이 아기는 엄마의 왼쪽 유방에서 젖을 먹는 것이 불편하다고 결정을 내렸다. 수유상담가는 아기의 머리 부분에 압력을 가하는 것을 피하는 방법으로 세워 안고 먹이는 자세를 보여 주었다. 그러고 나서 아기는 엄마의 양쪽 유방에서 모유수유를 다시 시작하였다.

뇌수종이 있는 이 아기는 6개월 동안은 완전히 모유수유만 했고, 4년 동안 부분적인 모유수유를 했다. 5세가 되었을 때 이 아이를 평가한 신경과 전문의는 아이의 뇌 스캔이 이 질환을 가지고 있는 다른 아이들에게서 일반적으로 관찰되는 것보다 더 양호한 뇌 발달을 보여 준다고 말했다.

비정상적인 자세(Abnormal Posturing)

팔다리나 신체의 비정상적인 자세는 일시적이거나 지속적인 문제를 드러낼 수 있다. 약물에의 노출, 출산 시 외상, 신경의 기능적 장애는 아기가 자신의 몸을 어떻게 움직여야 하는지에 영향을 줄 수 있다. 자궁 속에서 자유롭게 움직이지 못했던 것(둔위 자세)들은 근육의 위축이나 사경의 원인이 될 수 있다(3장 참조).

이상한 자세는 때때로 아동학대에 의해서 생긴 부상의 결과이다. 아동학대는 적절한 관련 부서에 보고되어야 한다. 그러나 수유상담가는 조심스럽게 상황을 평가해야 하고 다른 원인들을 배제해야 한다. 그런 다음 수유상담가는 가족보건관리 담당자와 학대에 대한 모든 우려를 논의해야 한다.

과도한 근육 긴장과 수유 문제(Excessive Tone and Feeding Problems)

[사진 16-12]에 있는 생후 6주 된 영아는 근육긴장항진증(높은 근육 긴장)으로 인해서 과신전된 몸의 자세를 취하고 있다.

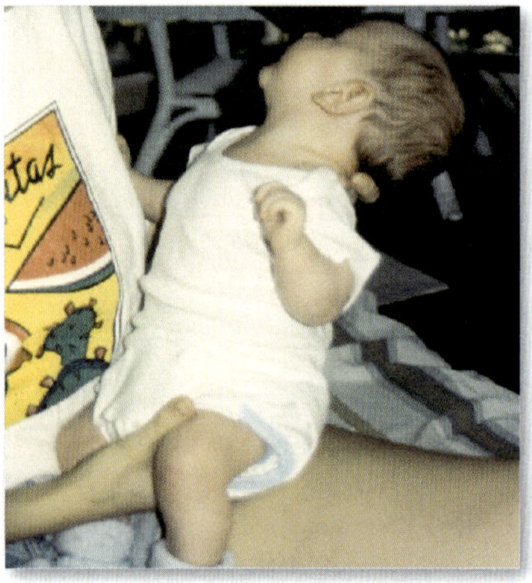

[사진 16-12] 근육긴장항진
-아치형으로 몸을 휘는 것은 과신장을 야기함

그 아기의 아치형 행동은 모유수유 자세를 어렵게 하고, 엄마는 손상된 유두의 통증으로 인해서 수유상담가의 도움을 구하게 되었다. 수유상담가는 아치형 자세가 아기가 자신의 아래턱을 꽉 물게 하는 원인이 된다고 설명하였다. 고관절을 굴곡시키는 것은 몸을 아치형으로 만드는 것을 줄여 주고 일반적으로 턱의 안정성을 향상시킨다. [사진 16-12]에 있는 영아의 경우 산모가 아기의 고관절을 굽혀 줌으로써 아기를 엄마의 유방에 더 가까이 데리고 올 수 있었고, 이로 인해서 유두 축에서의 턱의 닫힘을 예방할 수 있었다.

영아의 자세가 비정상적인 경우에, 수유상담가는 후두연화증(laryngomalacia)과 기관연골연화증(tracheomalacia)과 같은 다른 질환에 대해서도 알고 있어야 한다. 이 두 질환은 구조적 이상 형성과 그리고/또는 근육의 약화로 인한 기도의 함몰과 관련이 있다. 기도가 좁거나 막힌 경우에 영아는 기도를 열고 있는 것을 유지하기 위해서 과신전된 목의 자세를 취할 수 있다(Genna, 2013). 영향을 받은 영아는 천명(어떤 문제냐에 따라서 숨을 들이마시거나 내쉴 때에 아주 심한 쌕쌕거리는 소리)을 들을 수 있다. 이상하거나 특이한 숨소리는 영아의 의사에게 보고해야 한다.

감각통합 문제(Sensory Integration Issues)

어떤 아기들은 감각 자극을 통합하는데 어려움이 있다. 가벼운 터치, 갑작스러운 소리, 밝은 빛 그리고 움직임이 아기를 놀라게 하거나 어쩔 줄 모르게 하는 것으로 보인다. 아치형으로 몸을 하고 있는 [사진 16-12]의 아기는 과도한 근육 긴장뿐만이 아니라 감각적 방어를 보였다. 수유를 하는 동안 아기들이 너무 많은 자극을 받으면 아기들은 자신의 몸을 좀 더 아치형으로 만들고, 엄마의 유두를 더 꽉 무는 경향이 있었다.

수유상담가는 산모에게 유두가 치유되는 동안 며칠 동안 유두를 쉬게 하고, 모유 공급이 유지될 수 있도록 병원에서 사용하는 전자동 유축기를 사용할 것을 권했다. 산모의 담당 의사는 한쪽 유두에 생긴 피부 표면의 감염을 치료하기 위해서 바르는 항생제 연고를 처방하였다. 산모의 유두는 치료되었고 산모는 직접 모유수유와 유축을 교대로 했다. 결국 그녀는 유축을 중단할 수 있게 되었다. 모유수유는 견딜만 했지만, 아주 편안해지지는 않았다. 산모는 그녀의 아기가 좀 더 조용한 환경에서 수유를 할 때, 그리고 조심스럽게 주의 깊게 아기의 자세를 안정화시켜 줄 때 아기가 수유를 더 잘한다는 것을 알게 되었다.

유대감 문제와 모유수유의 어려움(Bonding Issues and Breastfeeding Difficulty)

그들이 함께 일하는 동안 [사진 16-12]에 있는 몸을 아치형으로 만드는 아기의 엄마는 수유상담가에게 아기를 안기가 너무 어려워서 자신이 아기를 사랑하지 않는 것처럼 느껴진다고 이야기하였다. 아기의 경직된 몸과 엄마를 거부하는 것 같은 몸짓은 모자의 유대감을 위태롭게 만들었다. 수유상담가는 근육긴장항진증이 근본적인 문제라고 엄마에게 설명을 했을 때 엄마가 자신이 거부당한 느낌을 조절할 수 있도록 도와주었다. 시간이 지나면서 엄마는 자신의 아들을 가장 잘 도울 수 있는 방법에 대해서 더욱 주의를 했다. 따뜻한 욕조 속에서 같이 목욕을 하고, 피부 대 피부 접촉을 더 많이 해서 아기를 편하게 만드는 데 도움이 되었다.

젖을 뗀 지 6개월 후, 4세가 되었을 때, [사진 16-12]에 있는 아기는 발작을 해서 왼쪽 팔을 일시적으로 약하게 만들었다. 엄마는 수유상담가에게 아마도 영아기 때 아기의 비정상적인 자세가 신경학적인 문제를 조기에 나타낸 것일 수도 있다고 추측을 했다.

[사진 16-13]에 있는 아기는 다른 아기인데, 소위 '산통이 있는 아기 자세'로 안겨 있다.

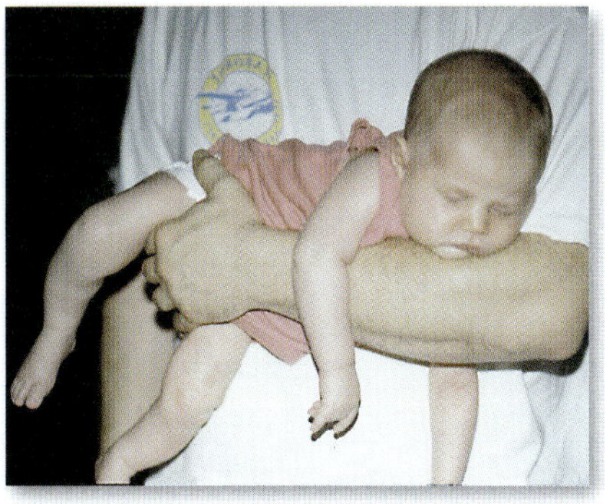

[사진 16-13] '배앓이 안기'는 아기가 몸을 구부리도록 도움

이렇게 구부린 자세로 안고 있는 것은 긴장된 영아를 진정시키는 것으로 보인다. 슬링에 아기를 안고 다니는 것도 생리적인 굴곡을 만들어 주지만, 아기가 반응이 있다면 항상 이런 자세를 선택해야 한다. 어떤 아기들은 슬링에 안겼을 때 불편해하기도 한다.

성장장애(Failure to Thrive)

Lawrence와 Lawrence(2016)에 따르면, 성장장애(FTT)는 하나의 증상이지 진단명은 아니며, "출생 10일 후에도 지속적으로 체중이 줄어들고 있으며, 출생 3주째에도 출생 시 체중을 회복하지 못하고 있거나, 또는 한 달이 지나도 10번째 백분율(10%)보다 낮은 비율로 체중이 증가하는" 영아를 말한다. 완전히 모유수유만 하는 아기들은 영양실조를 일으키는 원인(일반적으로는 다양하다)을 규명하는 데 중점을 두어야 한다. 이러한 원인에는 의료적 합병증, 영양학적 요인, 발달 문제, 그리고 사회적 또는 가족의 역학적 문제가 포함된다.

Lawrence와 Lawrence(2016)는 영아에 대한 예상되는 일일 평균 체중 증가 범위를 보여 주는 차트를 제공한다.

- 0~3개월: 하루에 26~31g 증가
- 3~6개월: 하루에 17~18g 증가
- 6~9개월: 하루에 12~13g 증가

성장장애를 갖는 아기들은 느리게 성장이 되는 것과는 다른데, 성장이 느린 아기들은 마른 것처럼 보이지만, 민첩하며 건강해 보이고, 성장 속도는 느리지만 계속 성장하고 있다. 성장장애를 겪는 아기들은 무감각해 보이고, 약한 울음소리, 저조한 근육의 긴장도, 약한 피부의 팽압(turgor-피부가 탄력 있어 보이게 하는 내부의 압력)을 가지고 있다. 이러한 영아들은 젖은 기저귀가 거의 나오지 않는다. 이런 아기들의 소변은 색깔이 어둡고, 심한 냄새가 난다. 배변의 횟수가 드물며, 생후 첫 주가 끝날 무렵에 모유 먹는 아기들이 보는 황색변으로의 이행이 적절하게 이루어지지 않는다.

왜냐하면 성장이 저조하다는 것은 에너지가 부족하

기 때문이며, 성장장애를 겪는 영아들은 활력이 부족하기 때문에 모유수유 하는 것을 어려워한다. 그들은 에너지를 아껴야 하기 때문에 잠을 많이 잔다. 약하게 빠는 행동은 일반적으로 성장을 따라잡을 수 있을 때까지 지속된다. 처음에 심각한 빨기 문제를 가진 것으로 보이는 많은 영아는, 잃어버렸던 체중과 에너지가 회복이 되면 정상적으로 수유를 할 수 있다. 아기들이 적절하게 수유를 한다는 것은(가장 이상적인 것은 인간의 젖) 가장 최우선순위가 된다. 그러나 이와 동시에, 주의해야 할 것은 모유 생산을 증가시키는 데 관심을 기울여야 한다는 것이다.

영양실조로부터 회복이 되면 이상적인 것은 인간의 모유로 먹이는 것을 달성하는 것이다(Graham, 1996). 만약에 엄마의 모유 공급이 부족하다면 기증받은 모유나, 일시적으로 분유로 보충을 하거나 계속적으로 분유를 보충해야 한다. 성장장애를 겪는 영아는 처음부터 완전한 수유를 경험해 본 적이 없으며, 처음에는 보충으로 주는 것도 다 받아먹지 못할 수도 있다. 이 아기가 매 수유 때마다 적절한 양을 섭취하기 위해서는 며칠이 걸릴 수도 있다. 조금씩 자주 먹이는 것이 아기의 생리적인 능력을 개선시킬 수 있을 것이다(Powers, 2001).

다음은 성장장애의 위험요인이다.

- 조산아이거나/임신 주수에 비해서 작은 아기(SGA)
- 다태아 출산
- 일시적이거나 지속되는 영아의 신경학적 문제들
- 산모나 아기의 신체적인 이상(기형)
- 산모나 아기의 질병상태
- 진통 시간이 길었을 때
- 태반 조각이 자궁 내에 남아 있을 때
- 젖 물리기가 어렵고 수유하는데 고통스러울 때
- 산모가 유방 수술을 받은 병력이 있을 때
- 심리사회적 문제나 정신생리학적인 문제
- 산모가 성적 학대를 받은 적이 있을 때
- 사회적 지원의 부족
- 저조한 수유관리
- 스케줄 대로 수유를 하거나/또는 시간을 제한해서 수유를 하는 것

저조한 성장에 대한 장기(기관)의 원인을 배제시키기 위해서는 산모와 아기 모두에 대한 병력을 자세히 알아야 한다. 1개월 이상 장기적인 성장장애를 겪는 아기들은 산모나 아기의 장기(기관)의 질병과 관련이 있다(Lukefahr, 1990).

전화 상담사는 아기의 수유가 잘 안 된다는 것을 나타내는 질문에 주의를 기울여야 한다. 엄마들은 유두의 통증을 호소하거나 또는 심한 유방 울혈이 있다면 아기는 먹는 것이 저조할 수 있다. 어떤 엄마들은 그들이 먹는 식단이 아기와 맞지 않아서 아기에게 배고픔이 아닌, '가스'나 역류로 인해서 보챈다고 표현하기도 한다. 다른 엄마들은 어떻게 하면 아기들이 더 잘 자거나 덜 자게 할 수 있는지를 물어보기 위해서 보건 직원과 연락을 하기도 한다. 지나치게 우는 아기들에 대해서 도움을 요청하는 부모들에게는, 아기의 체중을 체크할 것을 권하고, 특히 아기의 소변과 대변 패턴이 적게 나오는 것은 아닌지 물어봐야 한다(Neifert, 1996). 시험 체중은 2g의 오차가 있는 정밀한 전자 저울을 사용하고 이것은 모유 섭취량에 대한 정확한 정보를 제공한다(Hill, 2007; Iyer, 2008).

돔페리돈이나 메토클로프라미드(돔페리돈은 위장약이고 메토클로프라미드는 멕소롱이나 멕페란, 쿨탑 같은 소화제들-중추 신경계의 일시적인 마비나 사망하기도 한다-지금은 사용되지 않는다)와 같은 유즙 생성 촉진제를 사용하는 것은 여성의 모유 공급을 지원하기 위해서 고려될 수 있다(da Silva, 2001).

왜냐하면 모유수유를 하는 많은 산모는 모유 공급이 완전히 성립되기 전인 출산 2일째 되는 날 퇴원하기 때문에 모든 아기가 퇴원 후 적절한 시기에 추후 관리를

받는 것이 중요하다. 병원은 잘 못 먹고 있는 아기들의 경고 신호(대변 양이 아주 적고, 지나치게 울며, 무기력한 상태)에 대해서 명확한 설명서를 부모들에게 제공해야 한다. 위험에 처한 양자(산모와 아기)는 모유수유 지원을 받기 위해서 자신들의 소아과 전문의에게 즉시 보내져야 한다(Evans, 2014).

위험에 처한 산모-영아에 대한 조기 지역사회 기반 추후 관리를 용이하게 하기 위해서 설계된 보고 도구(Wilson-Clay, 2002)는 병원 퇴원 시에 팩스로 전달받을 수 있다. 고위험 보고서 양식을 복사할 수 있고 비용없이 BreastfeedingMaterials.com을 이용할 수 있다.

탈수의 위험(Risks of Dehydration)

고나트륨혈증성 탈수는 잠재적으로 생명을 위협하는 질병이다. 지나치게 살이 빠진 영아에게 모유수유를 하는 것은 위험하다. Evans(2014)은 "생후 5~6일째에 출생 시 체중의 7% 가까이 체중 감소를 보인다면 아기는 체중 증가가 잘 확립될 때까지 면밀하게 관찰해야 하고⋯⋯ 4~6일 동안 영아의 체중이 매일 증가하고 있어야 한다⋯⋯."라고 말한다.

Unal(2008)은 부적절한 모유수유로 인해서 2차적으로 발생한 고나트륨혈증성 탈수의 발생률이 4.1%임을 재확인하였다. Lavagno(2016)는 위험인자로 다음과 같은 것을 확인하였다. 제왕 절개 수술, 초산모, 모유수유 문제, 과도한 산모의 체중, 늦어지는 모유수유, 그리고 낮은 산모의 교육수준들이다. 신생아의 결과로는 뇌수축, 정맥의 혈전, 경막하 모세혈관 출혈이 있다. 심하게 탈수된 영아에게 감독을 하지 않고 수분을 재보충해 주면 전해질의 균형이 바로 잡히지 않아서 뇌 부종, 그후에는 발작을 하게 되고 사망하게 된다(Rand, 2001).

탈수의 증상들은 다음과 같은 것을 포함한다.

- 움푹 들어간 눈
- 움푹 들어간 숨구멍(머리 앞부분에 있는 부드러운 부분)
- 저조한 피부의 팽압(피부에 탄력이 부족하고, 꼬집었을 때 제자리로 돌아오지 않음)
- 건조한 입; 눈물이 나오지 않음
- 진한 색의 소변
- 여러 시간 동안 젖은 기저귀의 부족
- 무기력한 모습, 저혈압
- 차가운 팔다리
- 빠른 심장 박동

산모들은 가끔 탈수와 같은 급성 질환이나 성장장애와 같은 만성적인 문제를 인식하지 못하는 경우가 있다. 아기들이 실제로는 무기력한데, 산모들은 자신의 아기가 '순하다'고 생각할 수도 있다(Neifert, 1996). 어떤 부모들은 대변이 적게 나오는 것을 변비로, 그리고 배고파서 우는 것을 산통(배앓이)으로 착각한다.

성장장애와 관련된 윤리적인 문제(Ethical Issues Related to FTT)

수유상담가들은 누가 봐도 명백하게 성장장애가 있는 영아를 만나는데, 이때는 의료 평가를 받도록 병원으로 보내야 할 윤리적 의무가 있다. 수유상담가는 영아의 수유 행동과 엄마의 건강 병력에 대해서 의사와 정보를 공유하여 그들을 돕는데, 어떤 것들은 아기의 의사에게 알려지지 않았을 수도 있다(예를 들면, 이전에 했던 유방 수술). 수유상담가는 부모와 함께 정보를 공유하고, 아기의 모유수유에 영향을 미치는 난산(Chen, 1998), 모유의 생산에 영향을 미치는 상태로 산모의 빈혈(Henly, 1995), 산후 출혈(Willis, 1995), 전에 했던 유방 수술(Hughes, 1993; Neifert, 1990; West, 2001), 유방과 유두의 해부학적 문제(Neifert, 1985), 산모의 질환, 약물, 그리고 급만성질환(Betzold, 2004) 등이 포함된다.

성장장애의 결과(Consequences of FTT)

영국의 연구가들로 구성된 한 그룹은 영아기에 성장장애를 겪은 6세 아이들의 집단을 비교하였다. 그들은 최소 3개월 동안 3% 미만이었다. 6세가 되자 성장장애를 겪은 아이들은 "신체 질량 지수, 그리고 키와 몸무게에 있어서 비교 집단의 아이들에 비해서 상당히 작았다"(Boddy, 2000). 따라서 적절한 수준의 보충은 위태롭고 장기적인 성장의 결과를 보호하기 위해서 중요하다. Williams(2002)는 수유상담가들은 완전하게 모유만 먹이는 것을 할 수 없는 산모들의 슬픔을 인정하고 그만큼 노력한 것에 대해서는 칭찬을 해야 한다고 말한다. 수유상담가는 산모들이 추가적인 양육 방법을 찾을 수 있도록 도와주어야 한다. 예를 들면, 친밀감을 증진시키기 위해서 산모는 피딩 튜브를 가슴에 붙이고 수유를 하고, 함께 목욕을 하고, 천으로 된 아기 띠를 하고 아기를 안을 수 있다.

성장장애를 가진 영아에 대한 관리 전략(Management Strategies for the Infant with FTT)

[사진 16-14]의 영아는 생후 35일이다.

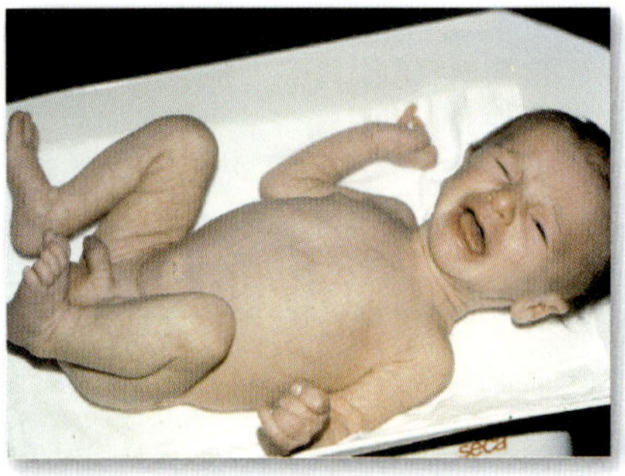

[사진 16-14] FTT(성장장애)-출생 시 체중보다 142g밖에 증가되지 않은 생후 35일 된 아기

아기는 이 사진이 찍힌 날 소아과에서 검진을 받았다. 아기는 태어날 때 체중이 8파운드(3,629g)였는데 체중이 5온스(142g)밖에 늘지 않았다. 수유상담가는 엄마의 가슴에서 보충을 할 수 있도록 도와주고, 젖 공급을 증가시키는 것을 도와주도록 요청을 받았다. 수유상담가는 산모에게 어떻게 해야 수유 자세를 잘 잡을 수 있는지를 보여 주었다. 그리고 어떻게 수유관 장치를 가슴에 대고 하는 것인지에 대해서도 알려 주었다. 산모의 약한 아기는 계속해서 빨게 하기 위해서 지속적인 자극을 필요로 했지만, 이 아기의 경우에는 수유관 장치가 아기가 먹는 것을 도와주었다. 짧은 연습 기간에, 이 아기는 유방에 있는 수유관 장치를 통해서 분유를 2.5온스(71ml)를 먹었다. 이러한 보충 수유 계획은 아기가 엄마의 유방에서 보충 수유관 없이 모유수유를 할 수 있을 만큼 충분히 체력을 회복했을 때까지 계속되었다. 유축과 더 효과적인 모유수유의 결과로 모유 양이 충분히 향상되었다.

18일 된 아기에게 비슷한 상황이 생겼는데(사진은 없음), 출생 시 체중이 6파운드 11온스(3,033g)였는데 그보다 1파운드(454g)가 적게 나갔다. 누군가가 이 아기의 엄마에게 매일 물을 조금씩 주라고 조언을 했다. 산모는 아들에게 매일 6온스(약 500cc)의 물을 먹이기 시작하였다. KH는 아기가 과도한 물을 섭취함으로써 모유에 대한 맛을 잃어버렸을 거라고 추측을 하고, 엄마에게 아기에게 물 주는 것을 중단하라고 조언을 했다. 분유 보충은 아기의 체중을 늘리기 위해서 잠시 동안 제공되었다. 수유상담가는 산모가 모유수유 테크닉을 개선하고 젖 양을 늘리는 것을 성공적으로 도와주었다.

BWC는 생후 18일 된 성장장애를 겪는 또 다른 영아를 도와주었다(사진은 없음). 38주에 태어났고 아기의 출생 시 체중은 7파운드 3온스(3,260g)이었다. 출생 10일째에 소아과 정기 검진에서 체크한 아기의 체중은 6파운드 12온스(3,058g)이었다. 19일째에 수유상담가가 그 아기를 만나서 체중을 체크했을 때, 체중이 3온스(85g)가 더 줄어 있었다. 아기는 얼굴과 몸통, 사지에 황달이 확실하게 보였다. 수유상담가는 아기의 입에서 흰 병변을 관찰했는데, 이것은 영아 아구창의 특징이다. 산모는 (강박 신경증이 있었고 하루에 4~5회 샤워를 했음) 흥미롭게도 유두 통증은 없었다. 아마도 산모가 자주 씻어서 그 균이 피부에 침투하기 전에 씻겨 나갔기 때문일지도 모른다. 분유 보충을 통해서 아기를 안정시키고, 유축을 해서 젖 양을 유지할 수 있도록 도와주고, 모유수유와 젖병 수유를 결합해서 함께하기로 했다.

[사진 16-15]에 있는 아기는 출생 75일 되었으며, 출생 시 체중보다 2온스(60g)가 적게 나간다.

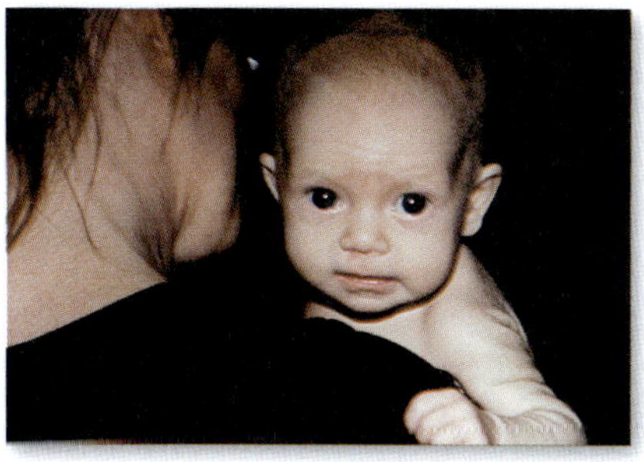

[사진 16-15] FTT(성장장애)-출생 시 체중보다 60g 적은 생후 75일 된 아기

아기의 엄마는 첫아이 때도 젖이 불충분했었다. 이 아기는 좀처럼 울지 않았고 울더라도 울음소리가 아주 약했다. 성장장애가 있는 아기의 특징인 팔의 피부가 접혀 있고 걱정스러운 표정에 주목한다. 산모는 막 수유관 장치를 가슴에 대고 수유하기 시작했으며, 자신의 이러한 상황을 개선시키기 위한 다른 조언이 있는지 물어보기 위해서 수유상담가에게 전화를 걸었다. 수유상담가는 아기의 상태를 의논하기 위해서 아기의 의사에게 전화를 걸었고, 그 엄마는 신뢰를 위반한 것처럼 보이는 중재에 화가 났다. 산모는 수유상담가와의 관계를 끊었다. 수유상담가는 동료로부터 이런 경우에는 앞으로 아기의 안녕과 관련된 조사가 있을 경우에 대비해서 자신이 한 역할에 대해서 세심하게 기록을 하라고 조언했지만, 산모나 아기의 의사로부터 추가적인 접촉은 전혀 없었다.

[사진 16-16]의 아기도 역시 성장장애를 겪고 있다.

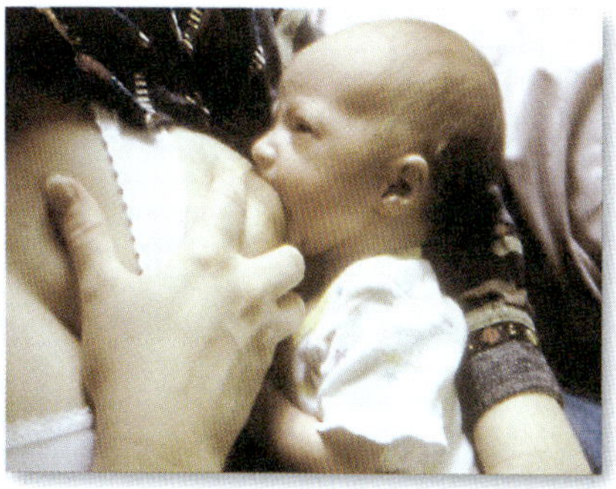

[사진 16-16] FTT(성장장애)-함몰된(수축되어 들어간) 입술과 걱정스러운 표정에 주목

걱정스럽게 경계하는 얼굴 표정을 관찰할 수 있다. 처음으로 출산을 해서 엄마가 된 이 여성은 수유 일정을 엄격하게 고집하였다. 이 엄마는 아기에게 각각의 젖에서 10분씩 수유를 했다(시간을 10분으로 제한했다). 엄마는 자신의 아기가 생후 첫 주 동안 '산통'으로 많이 울었다고 보고하였다. 그러고 나서 아기는 무기력해지고 모유수유를 하기 위해서 깨우는 것이 어려웠다. 이 사진은 저조한 입술 탄력의 징후인 뚜렷한 입술이 말려들어간 것이 보인다([사진 3-1]도 참고) 아기는 일반적으로 모유수유 초기에 눈을 감는데, 이것은 종종 아기가 약하다는 징후이거나, 수유를 하는 게 스트레스이거나 또는 젖 이동이 부족한 징후이다. 아기의 턱 움직임은 짧고, 고르지 못하고, 불규칙적이었다. 아기는 빠는 것을 멈추기 전에 10~30회 정도 빠는 것을 지속할 수 없었고, 빠는 횟수보다 멈추는 횟수가 더 많았다. 이것은 약함과 미성숙함을 나타내는 표시이며 빨기의 부조화이다(Bu' Lock, 1990; Palmer, 1993). 시험 체중을 측정한 결과 아기는 15분 동안 1온스(24ml) 미만의 모유를 섭취하고 지치고 잠이 들었다.

수유상담가는 영아의 칼로리 섭취를 증가시키고, 그리고 산모의 모유 생산량을 늘릴 수 있는 두 가지를 동시에 할 수 있는 중재 도구를 창안하였다. 성장장애를 가지고 있는 이 아기의 엄마는 담배를 많이 피웠다. 수유상담가는 엄마에게 하루에 담배를 10개로 줄이고 모유수유 직후에 담배를 피울 것을 제안하였다. 이러한 시간의 선택은 다음 모유수유를 하기 전에 모유에 함유된 니코틴의 대사 물질이 감소되어서, 이론적으로는 아기가 니코틴에 노출되는 것을 줄여 준다(Labrecque, 1989).

산모는 젖 생성을 자극하기 위해서 하루에 최소 5번의 수유를 한 후에 병원 등급의 양쪽 유방을 한번에 유축할 수 있는 양측형 유축기를 렌트해서 15분 동안 유축을 하도록 교육을 받았다. 그녀는 아기가 성장을 따라잡을 수 있게 하기 위해서 매 수유 후에 2온스의 유축한 젖이나 분유를 젖병에 넣어서 먹이라고 말했다. 아기는 이전에는 24시간마다 평균 7번의 모유수유를 했다. 수유상담가는 모유수유 빈도를 하루에 10회로 늘리라고 조언을 했다. 보충의 절반은 아기에게 에너지를 주기 위해서 매번 모유수유를 시작하기 전에 제공되었다. 두 번째는 1온스(28g)을 주었는데 아기가 엄마의 유방에서 피곤해 보이거나, 또는 만족스럽지 못하다는 행동을 할 때 아기에게 제공되었다. 산모는 아기가 모유수유를 할 때 10초 이상 멈추고 있을 때마다 유방을 깊게 눌러 주라고 교육을 받았다.

다음 약속은 36시간 이내에 이곳에 와서 아기의 체중을 체크하기로 했다. 아기의 체중은 다음 방문 때 6온스(170g)가 증가했고 아기는 더 초롱초롱했다. 아기의 피부 색깔과 근육의 탄력, 그리고 피부의 팽압이 증가되었고 모유수유가 더 조화로워졌다. 시험 체중은 방문 중에 체크되었는데, 엄마의 유방에서의 섭취량이 증가(55ml)했음을 확인하였다. 수유 후에 하는 유축의 결과로 엄마의 가슴은 더욱 충만하게 느끼게 됐고, 엄마는 유축된 후유를 보충처럼 계속 아기에게 주기를 원했다. 그녀는 비록 요구하는 수준까지는 아니었지만 자신의 담배 소비를 줄였고, 상황이 개선된 것을 만족해했다.

수유상담가는 효과적인 중재를 모니터하기 위해서 몇 주 동안 전화로 접촉을 유지하였다. 그 아기는 모유 섭취량이 증가하고 대변 횟수가 늘어나면서 황달 수치가 빠르게 떨어졌다. 산모는 곧 분유 보충을 중단할 수 있었고, 그렇지만 아기가 출생 시 체중을 회복하고 넘어설 때까지 계속해서 유축된 모유를 사용하여 보충을 했다. 이때쯤 아기는 모유수유를 충분히 하고 체중이 정상적으로 증가되었다.

권장되는 보충 양(Suggested Supplementation Volumes)

처음 며칠 동안은 모유 섭취량이 적다. 24시간 당 8회 수유에 근거하여, 조기에 대체 수유가 다음과 같은 양으로 제공되어야 한다(ABM, 2009).

- 첫 24시간: 매 수유 당 2~10ml
- 24~48시간: 매 수유 당 5~15ml
- 48~72시간: 매 수유 당 15~30ml
- 72~96시간: 매 수유 당 30~60ml

보충 수유나 완전한 대체 수유는 과도한 성장이 아닌, 정상적인 성장을 촉진하기 위해서 설계되어야 한다. 수유상담가는 계산해서 보충 수유 계획을 만들어야 하는데, 매일 체중 1킬로그램당 150~200ml(일 150~200ml/Kg/일)의 양이다(Powers, 2016). 이것은 생후 1주에서 10주까지 영아들에게 적당한 양이다.

가장 이상적인 것으로는, 정확한 시험 체중(먹기 전에 체중을 측정하고 먹고 나서 다시 측정을 하는 것 - 2g의 오차가 있는 정밀 체중계를 사용한다)을 측정하는 것이 영아가 먹은 모유의 양을 결정하는 데 도움을 준다. 보충제의 목표는 차이가 나는 영아의 성장 요구를 맞추기 위해서 사용되어 왔고, 안전하고 믿을 만한 곳으로부터 가져오는 기증된 모유 또는 분유를 사용해야 한다. 만약에 아기의 체중이 출생 시 체중보다 아래에 있다면(출생 시 체중보다 적게 체크가 된다면) 수유상담가는 아기의 현재 체중이 아닌, 출생 시 체중을 사용하여 보충에 필요한 양을 계산하여야 한다. 이러한 방법은 아기가 적절하게 성장을 따라잡을 수 있게 해 준다.

추후 관리는 성장장애를 가지고 있는 아기에게는 매우 중요하다. 주의 깊은 관찰을 통해서 수유상담가는 필요에 따라 중재를 조절할 수 있다. 모유수유 관리가 개선이 되고 아기의 섭취량이 증가했는데도 체중이 증가하지 않는 아기는, 질병을 배제하기 위해서 의료진단 평가를 받을 필요가 있다(Lukefahr, 1990).

터너증후군(Turner Syndrome)

[사진 16-17]에 있는 비정상적인 발 모양을 가지고 있는 이 아기는 터너증후군(TS)을 가지고 있는데 ,이것은 여성에게 흔한 성 염색체의 이상으로 생긴다.

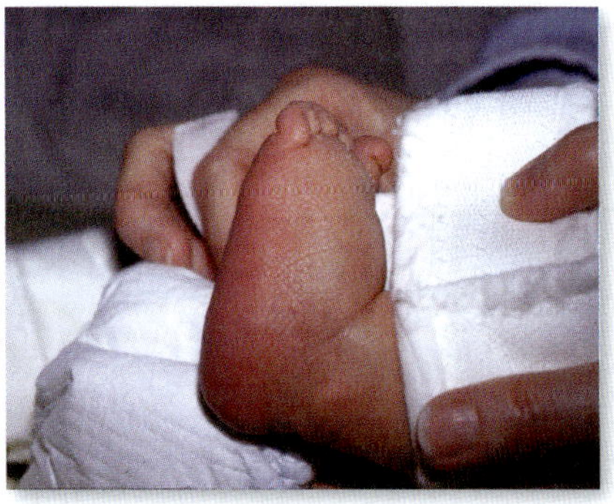

[사진 16-17] 터너증후군이 있는 영아-발의 부종에 주목

터너증후군을 가지고 있는 소녀들은 일반적으로 성장을 방해하고, 대부분의 아이는 성장호르몬이 없으면 키가 자라지 못한다. 난소 기능의 상실이 터너증후군의 주목할 만한 특징이다. 영향을 받은 대부분의 소녀는 불임이고, 사춘기를 자극하기 위해서 호르몬 보충이 요구된다(Hagman, 2010). 다른 문제들도 터너증후군과 연결되어 있을 수도 있는데, 심장이나 신장 이상, 청력 소실, 갑상선기능저하증 같은 것들이 있다. 터너증후군을 가지고 있는 아기들의 신체적인 비정상으로는 목이 굵고 짧으며, 발의 부종과 발톱이 없는 발가락, 비정상적인 모양의 구개, 소하악증을 가지고 있다. 약한 근육의 긴장도는 영아기 때에 흔하게 나타난다. 터너증후군을 가지고 있는 영아는 일반적으로 수유 문제를 겪으며 (Skuse, 1994a), 일반적으로 구개의 비정상과 낮은 근육의 긴장도의 결과로 보인다.

[사진 16-18]은 홈이 파인(채널) 구개를 보여 준다.

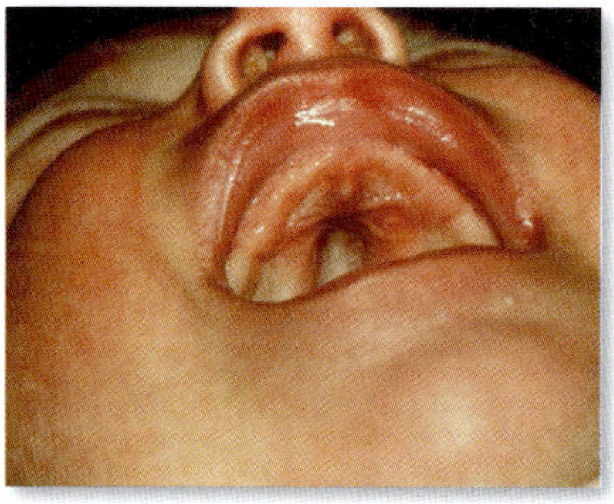

[사진 16-18] 홈이 파인(채널) 구개(입천장)

일부 홈이 파인 구개는 기관 내 삽관으로 인한 짓무름의 결과인 반면에, 터너증후군과 같이 많은 증후군이 구개의 형성에 영향을 미친다. 비정상적으로 형성된 경구개는 구개 파열을 가지고 있는 영아들과 비슷한 수유 문제를 초래할 수 있다(18장 참조). 일단 아기가 보충식을 할 정도로 충분히 성장하게 되면, 움푹 파인 구개에 끼인 음식물을 제거해 주기 위해서 확인해야 한다.

BWC는 터너증후군이 있는 아기의 엄마를 도와주고, 18년 동안 이 가족과 연락을 유지하고 있었다. 그 아기는 모유수유를 하는 것을 어려워했고, 처음에는 천천히 성장을 했다. 그녀의 소아과 의사는 터너증후군을 가지고 있는 아기가 빨기가 약하다는 것을 처음에는 알지 못했다. 부지런한 조치와 유축된 모유로 어느 정도의 보충을 해서, 아기는 성장 목표를 달성했고, 6개월 동안 모유만으로 완전히 수유를 할 수 있었다. 그 아기가 막 기는 법을 배웠을 때, 엄마는 아기가 수유 거부를 한다고 수유상담가에게 전화를 했다. BWC는 아기의 구개에 홈이 많이 파여 있는지를 확인하도록 조언을 했다. 눅눅한 종이 뭉치가 깊게 파인 홈에 박혀 있었다. 그것을 제거하자 아기는 정상적으로 모유수유를 했다.

고형식 먹는 것을 배우는 것은 이 아기에게는 어려운 도전이었고, 다시 한번 아기의 영양 섭취를 최적화하기 위해서 특별 조치가 시행되었다. 이 아기는 어떤 촉감에 대한 감각적인 문제가 있는 것으로 보였고, 어떤 음식은 거부하였다. 연구자들은 터너증후군과 셀리악 질환(소아지방변증)이 관련이 있다는 것을 발견하였다(Marild, 2016). 아기는 소아지방변증으로 진단을 받은 적은 없지만, 어떤 음식들은 그 아기에게는 맞지 않았을지도 모른다. 하지만 세심한 부모 양육 덕분에 아기는 잘 성장했다. 이 아기는 5년 동안 부분적인 모유수유를 했다.

그 아이가 8세가 되었을 때, 아이 엄마는 이렇게 편지를 썼다. "제 딸이 너무 잘 성장하고 있어서 아이의 내분비 전문의가 계속 놀라고 있어요. 이 아이는 이제 50%(100명 중 50번째)에 있어요. 성장호르몬에 대한 이야기는 아직 없어요." 그 아이의 엄마는 6년 후, 아이가 고등학교를 다니기 시작했을 때 다시 한번 더 편지를 썼는데 "우리 아이는 반에서 키가 제일 작았던 적이 한번도 없었어요. 아이는 일반적으로 건강하고, 모든 수업에서도 아주 잘하고 있고, 몸도 성숙해지고 있지만, 아직 생리를 시작하지는 않았어요."라고 말했다. 터너증후군을 앓는 젊은 여성은 이제 대학생활을 잘하고 있다.

[사진 16-17]에서 발 사진이 찍힌 영아는 [사진 2-21]에서는 귀에 테이프가 덮여 있는 것을 보여 주고 있다. 터너증후군의 또 다른 특징은 귀가 스스로 접혀서 돌아가는 것이다. 이 아기의 소아과 전문의는 귀의 기형에 대해서 강의시간에 들었던 것을 떠올렸다. 소아과 전문의는 아기의 귀를 부드러운 재질(치아 혼합물)로 부목을 대고 테이프로 고정시켰던 성형외과 의사에게 연락을 했다. 왜냐하면 귀의 연골은 신생아기에는 매우 영향을 잘 받으므로 몇 주 동안 아기의 귀에 부목을 대는 것이 훌륭한 미용적 결과를 만들어 냈기 때문에 기형적인 귀는 교정이 되었다(Brown, 1986). 영아의 부모는 가능하면 모든 방법을 써서라도 자신의 아이가 정상적인 외모를 가지기를 원했는데, 터너증후군이 있는 소녀들은 종종 자신의 작은 키 때문에 자아존중감이 낮아지는 경우가 많기 때문이다(Nabhan, 2011; Skuse, 1994b).

[사진 2-21]과 [사진 16-17]에 있는 터너증후군이 있는 영아는 둘째 아기인데, 엄마는 첫아이에게는 성공적으로 모유수유를 했다. 어렵게 태어난 아기는 임신 38주에 질식 분만(질을 통한 출산)을 했으며, 몸무게는 5파운드 14온스(2,665g)이었다. 터너증후군은 조산이거나 예정일보다 늦은 출산일 때에 많이 발생하며, 이러한 아기들은 그렇지 않은 아기들(정상적인 아기들)의 임신 기간에 비해서 일반적으로 몸무게가 작다(Hagman, 2010). 터너증후군을 가지고 있는 여자 아기들은 재태연령에 비해서 작은 아기(SGA)들의 특징과 위험요소들을 많이 공유한다.

재태연령에 비해서 작은 아기(SGA)들은 특별한 영양과 에너지가 필요하다. 질이 좋은 분유를 먹은 재태연령에 비해서 몸무게가 작은 여자 아기들이(남자 아기들은 아님) 9개월이 되었을 때, 모유수유를 한 비교 집단에 비해서 중요한 발달적 단점을 보였다(Morley, 2004). 모유를 먹은 남녀 모두 9개월과 18개월, 그리고 학령기 때에, 분유를 먹은 영아들보다 정신과 정신운동성의 평가에서 더 높은 점수를 받았다(Slykerman, 2005). 모유수유는 재태연령에 비해서 작게 태어난 아기들의 인지발달에 특히 이롭다. 재태연령보다 작게 태어난 아기들은 대사 질환의 위험이 있고, 터너증후군을 가지고 있는 여자 아기들도 역시 비정상적인 지질 농도와 비만의 위험이 높다(Nabhan, 2011).

[사진 16-17]의 아기는 추가적인 문제를 가지고 있었다. 출산 전 몇 주 동안 아기의 머리가 엄마의 골반에 진입(아기의 머리가 엄마의 골반에 들어와 있는 상태)되어 있어서, 두개골의 기형이 만들어졌다. 난산이 양측 머리에 커다란 두개혈종을 만들었다([사진 2-21] 참조). 두개골에 생긴 멍으로 인해서 아기의 빌리루빈 수치가 증가하고, 황달로 인해서 무기력증이 있었다. 여자 아기는 출산 시에 태변흡인으로 인해서 공격적인 흡인이 필요했었다. 여자 아기의 성대는 부분적으로 손상이 되고, 그 결과로 목쉰 소리가 몇 달 동안 지속되었다. 성인인 경우 이러한 부상은 일반적으로 삼키는 것을 방해할 수 있는

인후염의 원인이 된다.

아기는 골반의 이상 형성을 교정하기 위하여 딱 맞게 만들어진 골반 교정기를 가지고 있었는데, 아기의 소아과 의사가 터너증후군이 원인인 낮은 근육 긴장도를 교정하기 위해서 착용시켰다. 그 골반 교정기(고정 벨트)는 아기가 모유수유하는 것을 더 복잡하게 만들었다. 그 교정기는 아기에게 수유를 하기 위해서 엄마가 아기를 끌어안고 모유수유를 할 수 있는 편안한 자세를 찾기가 어려웠다. [사진 16-19]에서 보이는 아기는 교차 요람식 자세로 모유수유를 하고 있다. 이러한 수유 자세(교차 요람식 자세)와 단단한 수유 베개는 엄마가 아기를 지지할 수 있게 도와주었다.

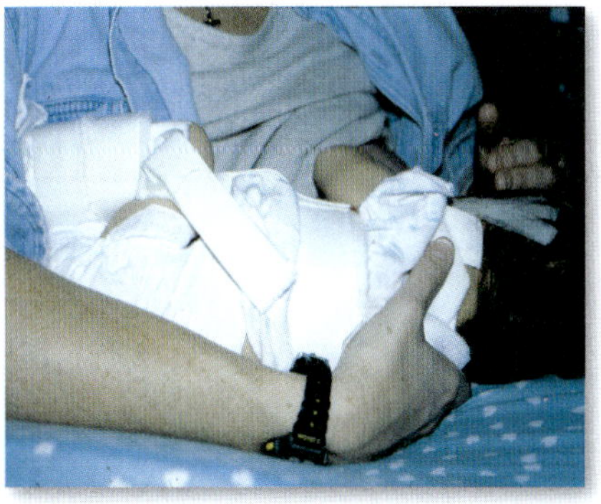

[사진 16-19] 고관절 이형성증으로 인해서 고관절 석고붕대(깁스)를 한 상태의 교차 요람식 자세

터너증후군을 가지고 있는 많은 아기처럼 이 아기도 심장결손을 가지고 있었다. 대동맥 협착증(좁아진 것)과 대동맥 기형이 있었고 심장 기형을 고치려면 수술이 필요하였다. 의사는 부모에게 수술 전에 아기의 상태를 안정화시키기 위해서는 훌륭한 아기의 조기 성장이 필요하다고 알려 주었다. 불행하기도 이 아기는 많은 위험요인으로 인해서 모유수유가 잘되지 않았다. 그 아기는 몇 분 뒤 엄마의 유방에서 잠이 들었고, 먹는 양은 적었다.

다행스럽게도 이 아기의 엄마는 모유수유를 하고자 하는 동기부여가 강했다. 엄마는 다른 도움이 필요 없는 완전한 모유수유를 달성할 때까지 온전히 인간의 모유를 이용하기 위해서 다양한 양상의 중재 계획을 기꺼이 따르기로 했다. 그 엄마는 젖 양 과잉의 전력이 있었다. 첫아이에게는 이것이 문제가 되었지만, 왕성한 모유의 생산과 강한 젖 사출 반사는 둘째 아기의 약한 빨기를 보상해 주었다. 유두 보호기는 경우에 따라서 강한 젖 사출 반사를 차단하기 위하여 사용되었는데, 특히 아기의 목쉰 울음소리가 목에 통증이 있음을 알 수 있었던 기간에 사용되었다. 유두 보호기는 아기의 구강 반응을 증가시켜서 아기가 더 오래 빨 수 있도록 자극하는 것으로 보였다.

자세 잡기와 좋은 자세를 지지하는 세심한 주의는 이렇게 근육의 긴장도가 약한 아기와 고관절 벨트를 착용한 아기에게 방해가 되는 원인을 보상해 주었다. 엄마는 아기가 모유를 먹는 동안 아기가 젖을 잘 먹을 수 있도록 자신의 유방을 깊게 눌러 주는 방법을 사용하였다. 아기가 몇 번 젖을 먹은 다음에는 젖 공급을 보호하기 위해서(젖이 줄어들지 않을 수 있게 하기 위하여) 유축을 했다. 유축한 후유는 모유수유를 보충하는 데 사용되었다. 임대한 체중계는 아기의 성장을 조심스럽게 추적할 수 있게 해 주었고, 부모가 얼마나 많은 보충을 아기에게 해 주어야 하는지 알 수 있게 했다. 아기는 역류 진단을 받았는데 근육이 약한 아기에게는 흔한 것이었다. 자주 조금씩 먹이는 것이 이 아기에게는 편안해 보였다.

2개월이 되었을 때 소아과 검진에서 이 아기는 온전히 인간의 젖만 먹고도 하루에 1온스(28.35g)의 비율로 성장한 것으로 나타났다. 이러한 성취는 가족과 함께 노력해 온 소아과 전문의와 내분비 학자 모두를 놀라게 했다. 그 아기는 4개월이 되었을 때 몸무게가 출생 시 체중의 두 배가 되었다. 이 아기는 5개월이 되었을 대동맥궁을 바로잡기 위해서 수술을 받았다. 아기는 6개월에 몸무게가 13파운드 7온스(6,095g)이었고, 키는 26인치였다. 수술 후에 아기의 에너지는 확실하게 증가되었고, 더 이상 보충이 필요 없이 모유수유만을 했다. 터너증후군을 가지고 있는 소녀들은 아래턱의 성장이 차이가 있는 것을 보여 준다(Simmons, 1999). 그것은 모유수유를 하는 활동이 안면근육의 발달에 긍정적인 이익을 주기 때문이며, 모유수유가 길어질수록(오래 먹일수록) 터너 증후군이 있는 아기에게 도움이 된다.

마지막으로, 5개월에서 6개월 사이에 모유수유를 하는 아기의 성장이 일반적으로 느려지기 때문에 신체 성장에 영향을 미치는 질환이 있는 영아들은 조기에 좋은 성장을 달성하는 것이 중요하다. 이것은 그러한 아이들이 그들의 최대 성장 잠재력을 깨닫는 데 도움이 될 수 있도록 한다.

수유상담가는 많은 터너증후군을 가지고 있는 아이들과 만날 수 있는 가능성은 적지만, 그러한 경우를 만난다면 철저한 수유 평가를 해야 한다는 것을 기억해야 한다. 모든 관련된 문제를 확인해야 하고, 건강관리 팀 전체에 전달되어야 하며, 적절한 결과를 달성하기 위해서 통합된 방식으로 관리되어야 한다.

영아 수술(Infant Surgery)

인간의 모유는 신생아기에 아프거나 수술을 필요로 하는 영아에게 최적의 영양과 면역 보호를 제공한다. 항-염증 특성(Diehl-Jones, 2004)과 표피 성장 인자(Dvorak, 2003)는 치유를 가속화시킨다. 따라서 인간의 모유를 먹는다는 것은 출생 4일째에 심장 수술을 받고 회복하고 있는 중인 [사진 16-20]의 생후 14일 된 영아에게 매우 중요하다.

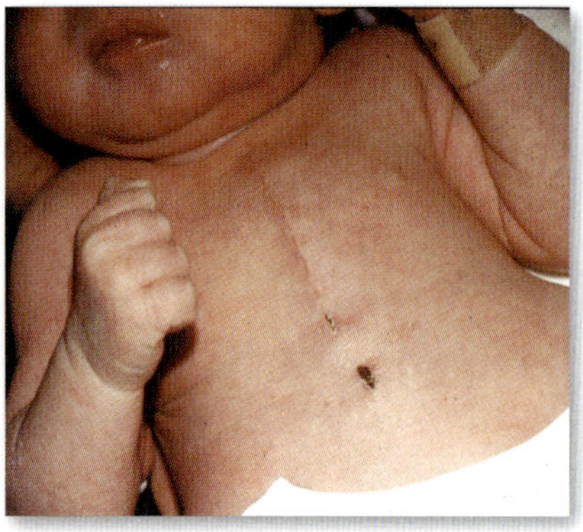

[사진 16-20] 생후 14일 된 아기의 심장 수술 상처

심장 문제는 수술 전과 수술 후에 수유를 잘 못하는 위험에 처하게 된다. 심장 결함이 있는 영아들은 적절한 섭취를 보장하기 위하여 세심한 관찰이 필요하다.

영아 심장 환자들은 일반적으로 수유를 할 수 있는 체력이 부족하다. 아기들이 충분한 열량을 섭취하고 있는지 확인하는 것이 중요하다. 종종 수분의 섭취는 의료적으로 제한되기 때문에 그들의 관리(심장 문제가 있는 영아들의 관리)는 세심한 의료적 감독을 필요로 한다. 의사와 수유상담가와의 사이에서 의사소통은 매우 중요하다. 아기가 좀 더 강해질 때까지 수유 후 유축을 통해서 모유 공급을 보호하는 것이 중요하다.

엄마의 스트레스는 젖의 생산에 영향을 미치거나(Chatterton, 2000), 또는 모유 사출 반사를 손상시킬 수 있다. 이러한 스트레스는 아기가 입원할 때마다 흔하게 나타난다. 옥시토신 스프레이나 프로락틴 자극 약물이 모유 공급에 일시적으로 문제가 되는 산모를 지원해 줄 수 있다. 사회적인 지원과 이완 기법도 도움이 될 수 있다. 가능하다면 아기의 상황이 안정될 때까지 일시적으로 모유 은행의 기증된 모유를 사용하는 것을 선택할 수 있다.

미숙아와 모유수유(Prematurity and Breastfeeding)

질병통제예방센터(2015)는 미국에서 영아 10명 중 한 명이 임신 37주 이전에 태어난다고 보고하였다. 미국에서는, 만기 전 출산율이 약간 감소하기는 했지만, 나이가 많은 여성의 만기 전 출산율은 증가하고 있다. 만기 전 출산은 영아의 사망과 장기의 신경 장애의 원인이 된다. 따라서 미숙아의 장·단기 영향에 있어서 영아의 결과를 향상시킬 수 있는 요인들을 지원하는 것이 중요하다. 예를 들면, Belfort(2016)는 호주에서 아주 조기에 출생한 180명의 영아들을 추적하였다. 이 연구에서 아이들이 7세가 되었을 때 신경 발달 결과와 함께, 첫 28일 동안 산모의 모유에 노출된 일수 사이에 긍정적인 연관성이 관찰되었다.

영아가 신생아 집중 관리를 받고 있을 때에는 유대감 형성의 기회가 방해를 받게 되어 잠재적인 애착 장애를 갖게 될 수도 있다. 이것은 만기 전 출산 영아들이 아동학대와 아동 유기의 높은 보고 비율로 설명할 수도 있다. 또한 한 연구에서 만기 전에 영아를 출산한 30명의 산모들이 최소한 한 가지의 외상후 스트레스 증상을 보였다(Holditch-Davis, 2003). 모유수유는 영아 유기를 예방할 수도 있으며(Mata, 1988), 산모의 심각한 외상후 스트레스장애를 줄여 주고, 산모의 우울증을 감소시켜 주는 것으로 보인다(Kendall-Tackett, 2013).

신생아 집중치료실(NICU) 직원이 어떻게 최적의 모유수유 지원을 제공할 수 있는지를 보여 주는 근거기반 모델이 존재한다(Meier, 2013). 신생아 집중치료 환경에서 모유수유를 지원하는 것이 선택적이거나, 문화에 근거하거나, 또는 수유상담가만의 책임이 되어서는 안 된다. 모든 직원은 일관된 정보를 전달하도록 훈련을 받아야 한다. 확립된 최상의 관행을 기반으로 하는 개별화된 관리를 제공하는 정책을 수행하는 책임을 져야 한다(Fugate, 2015; Meier, 2013). 이러한 것은 모유 공급을 지원하기 위한 즉각적이고 빠른 중재가 특히 중요하다.

젖의 공급을 보호하기 위한 유축은 조산아를 출산한 엄마가 모유수유를 하기로 결정한 선택을 지키는 핵심 중재이다. 조산된 영아에게 엄마의 유방에 조기에 접근할 기회가 주어진다고 하더라도, 그들에게는 모유의 완전한 공급이 시작되고 유지할 수 있게 하는 경우는 드물다. Nyqvist(2008)는 아주 이른 조산된 영아의 모유수유 행동을 조사하고, 29주 된 영아의 젖 찾기 반사와 짧게 빨고 흘리는 것에 대해서 기록하였다. 온전히 모유만 먹는 것은 32와 38주 사이에 이루어졌다. 완전히 모유수유에 도달할 수 있는 시간은 일부 영아는 40주가 되어서도 하지 못할 수도 있다. 산모는 영아가 성숙이 될 때까지 영아의 수유 행동에 대한 합당한 기대를 유지하도록 상담을 받아야 한다.

산모는 자신의 컨디션이 허락하는 대로 즉시 유축을 시작하여야 하며, 가장 이상적인 것으로는 출산 1시간 이내에 시작하는 것이다(Meier, 2013; Parker, 2015). Hill(1999)은 하루에 최소한 6회 정도의 젖을 유축을 하는 것은 하루에 500ml의 젖 생산을 유지하게 하는 것과 관련이 있다는 것을 알아냈다. 이러한 양은 조산아가 퇴원할 때 자신이 살아갈 수 있는 최소한의 수준으로 고려되지만, 아기가 성장함에 따라 적절하지 않을 수도 있다. 이보다 더 적은 횟수로 유축을 하는 산모들은 적절한 모유 공급을 생산할 가능성이 적었다. Hill(1999)은 3주까지 젖의 공급량이 원하는 것만큼 도달이 된 산모는 다음 주에도 그 공급량을 유지하고 있을 가능성이 있는 것을 발견하였다. 따라서 유축만 하는 산모는 생후 첫 며칠 동안 조산아가 필요로 하는 적은 양이 아닌, 충분한 양의 젖 공급을 조기에 달성하는 것이 가장 좋다. 산모들에게 하루에 8~10회 유축을 하도록 교육을 하고, 3주가 되었을 때 하루에 750~1000ml가 나올 수 있도록 하며 이 양을 퇴원 시까지 유지하도록 교육을 한다.

유축을 하는 것을 기록하는 것(유축 일지 기록)은, 언제 유축을 하고, 유축을 해서 나온 양을 기록하고, 아기와 피부 대 피부 접촉을 한 시간을 기록하기 위해서 필요하다(Hoover, 2015). 예상했던 것보다는 적은 양이 나온다면 지체 없이 즉각적인 중재와 조사가 필요하다. 유방 마사지와 손으로 유축하고 전자동 유축기와 결합해서 유축을 한다면 젖 양이 증가되고 젖에 함유된 열량이 증가한다(Morton, 2009, 2012). Hill(2001)은 각 세션당 유축하는 시간이, 자주 유축을 하는 것보다 젖의 생산에 미치는 영향이 더 적은 것으로 보고하였다.

Lussier(2015)는 유축기 제조 회사에서 자금을 지원하지 않은 연구에서 출생 시 체중이 아주 낮은 영아들의 엄마가 손으로 유축을 할 때와 전기 유축기로 유축을 할 때 나오는 젖 양을 무작위로 비교를 했다. 두 그룹의 산모들은 나이, 출산 경력, 단일아 대 다태아 임신, 하루에 유축한 횟수를 비교했다. 7일쯤 되었을 때 손으로 유축한 집단에 배정된 산모들은 전기 유축기를 사용한 산모들보다 현저하게 적은 모유 생산을 보였다. 손으로 유축을 계속하면서 모유수유를 시작하고도 젖 생산이 낮았던 경향이 있던 산모들은 시험이 끝난 후에 전기 유축기를 사용하기 시작했을 때에도 젖 양이 늘지 않았다. 손으로 유축을 하는 것은 중요한 기술이다. 손으로 하는 유축은 유축기를 사용한 유축을 늘리고, 모유의 열량 수치를 높이기 위해서 사용되어야 한다. 그러나 이 연구는 초기에 유축기를 사용하여 유방 자극을 하는 것은 모유의 양을 보호하는 데 도움이 된다고 제안한다.

엄마의 캥거루 케어(피부 대 피부 접촉)[Kangaroo Mother Care(Skin-to Skin Care)]

[사진 16-21]의 조산된 아기는 피부 대 피부 접촉이라고 부르는 '캥거루 케어(KMC)'로 엄마에게 안겨 있다.

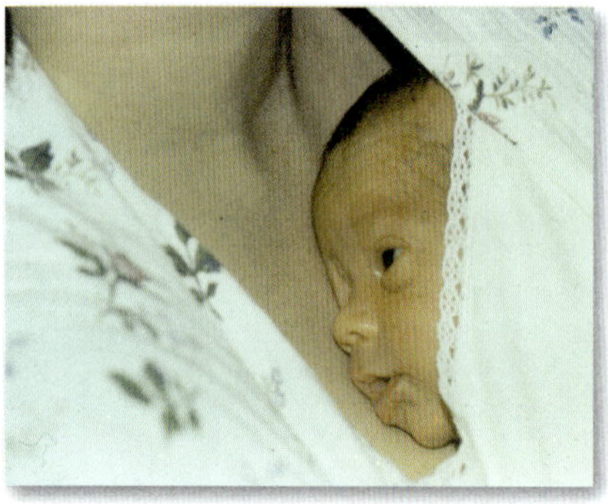

[사진 16-21] 피부 접촉(캥거루) 관리는 조산아에게 유익함

코크란 리뷰(Conde-Agudelo, 2014)는 캥거루 케어가 아기들의 성장을 증가시켰으며, 아기가 모유수유를 할 수 있게 해 주고, 엄마와 영아 애착을 어느 정도 증가시키는 것을 발견하였다. 이것(캥거루 케어)은 조산된 영아의 사망 위험을 감소시키는 것과도 연관되어 있으며, 자원이 열악한 환경에서 특히 중요하다. 이것은 저체온증, 병원 내 감염 그리고 패혈증의 위험을 줄이기 때문이다.

조산아를 출산한 산모들을 지원하기 위한 증거 기반 중재(Evidence-based Interventions to Support Mothers of Preterm Infants)

러시 모유수유 클럽[Rush Mothers' Milk Club(Rush-Presbyterian St. Luke's Medical Center, Chicago, Ilinois)]의 프로그램은 조산아를 출산한 엄마들이 완전한 모유 공급을 확립할 수 있게 도와주기 위해서 효과적인 증거 기반 중재를 만들었다(Meier, 2003, 2013). 이 도시의 병원에 있는 저소득층인 아프리카계 산모들은 젖을 뗄 수 있는 위험요인들을 가지고 있지만, 문헌에 보고된 조산아에 대해서는 가장 긍정적인 결과를 달성했다. 이 프로그램에서의 모유수유 시작율은 98%이며, 일일 평균 인간의 모유 섭취량은 60ml(60ml/Kg/일)를 초과한다. 출생 후 시기에 많은 양의 인간 모유를 제공하는 것은 중요한데, 이것은 최적의 장내 미생물 정착을 촉진하기 때문이다.

러시 모유수유 클럽의 중재(Meier, 2013)는 다음과 같다.

- 다음과 같은 메시지가 포함된 모든 직원의 일관되고 표준화된 정보: "당신의 모유는 신생아 집중치료실(NICU)에 입원해 있는 동안과 그 후에 아기의 건강 문제와 합병증으로부터 아기를 보호해 주는 약입니다."
- 인간의 모유가 어떻게 아기를 보호하는지에 대한 과학적인 설명을 포함한 산모들을 위한 오찬을 매주 실시하고, 가족들이 이러한 걱정을 다른 사람들과 공유할 수 있는 포럼을 실시
- 매주 산모가 모임에 참석할 수 있도록 무료 교통편 제공
- NICU에 아기가 있는 엄마들에게 전화로 그리고 퇴원 후 가정방문을 통해서 엄마들과 상호작용하고 이들에게 교육을 할 수 있는 특별하게 교육되고 일주일

내내 상담이 가능한 또래 상담가

- 하루에 약 1000ml의 젖을 만들어 내게 하기 위해서 병원 등급의 유축기를 이용하여 유방자극을 조기에 시작
- 모유를 안전하게 유축하는 방법과 유축기와 유축한 모유를 다루고, 데우고, 수유하는 방법과 어떻게 전유와 후유를 분리하고, 모유의 지질 함량을 측정(crematocrits)하는 것을 수행하고, 모유수유를 하는 동안 영아의 섭취량을 결정하기 위해서 시험 체중을 측정하는 기법에 대한 산모 교육 실시
- 케어의 기준으로서의 피부 대 피부 접촉으로 안기
- 가능한 한 빨리 NICU에서 갓 짜낸 0.2ml의 산모 초유를 영아에게 주기(아빠가 주는 것을 선호함)
- 위관(gavage tube)을 이용한 영양을 초기에 제공하기(세균의 성장을 최소화하고 적절한 영양분을 전달하기 위해서 지속적이기보다는 간헐적인 한 회분의 모유 제공)
- 튜브를 제거한 영아가 엄마의 유방에서 모유의 맛을 느낄 수 있는 기회를 제공하고, 피부 대 피부 접촉을 하는 동안 엄마의 빈 유방을 빠는 기회를 제공하는 것
- 필요에 따라서 유축기 깔때기 크기를 조정하기
- 유두 보호기를 사용하여 아기가 엄마 젖 물기 하는 것을 도와주고, 모유수유 세션 중에 아기의 섭취량을 증가하게 하기
- 구두나 인쇄된 설명으로, 영아가 어떻게 수유 신호로 옮겨 가는지, 조산아가 자신의 출산 예정일(아기는 조산아로 태어났기 때문에 임신 주수가 부족하므로)에 도달할 때까지 성장을 주의 깊게 관찰하기 위해서 가정에서 사용할 수 있는 체중계를 임대해서 집에서도 계속해서 시험 체중을 체크하는 것
- 영아가 모유 생산을 능숙하게 유지하게 할 수 있을 때까지 모유 공급을 보호하기 위해서 유축을 하는 것에 대한 퇴원 교육
- 개별 영아의 진행상황에 따른 일정표에서 모든 중재가 중단될 수 있을 때까지 개별 감독

조산아들의 생리적인 미성숙 그리고 모유의 적정성에 대한 산모의 걱정으로 인해서, 특별 간호를 받던 신생아실에서 집으로 가는 것은 모유수유를 하는 산모에게는 스트레스를 주므로 특별한 지원이 요구된다. 조산아를 둔 엄마들은 엄마의 유방에서 직접 수유하는 것의 특별한 이점에 대한 정보를 취득함으로써 동기부여가 될 수 있다(Buckley, 2006). 이러한 지지가 부족하다면, 유축과 잦은 보충 수유의 요구가 종종 수유 포기를 초래하는 결과를 가져온다.

후기 조산아(The Late Preterm Infant)

'아주 조금 일찍' 태어난 아기들은 높은 질병률의 위험을 가지고 있고 병원에 재입원할 가능성이 높다. 그 아기들은 더 많은 저혈당증, 체온의 불안정, 호흡기 질환과 황달에 걸릴 비율이 높다(Wang, 2004). 만약에 이런 아기들이 인간의 모유를 먹을 수 있다면 육체적으로나 신경발달이 촉진된다는 것을 지지하는 증거가 있지만(Cleminson, 2016; Gianni, 2016), 모유수유를 할 가능성은 적다(Hackman, 2016). 부모들과 건강관리 전문가들은 후기 조산아들(예정일보다 조금 일찍 태어난 아기들)의 작은 크기와 미성숙한 신경 발달이 수유에 부정적인 영향을 미치는 방식에 대해서 이해를 못하는 경우가 많다. 산모들은 이 장에 있는 다른 취약한 아기들과 동일한 예방 조치를 취하도록 주의해야 한다. 모유 공급 보호가 즉시 시작되어야 하고, 짧고 잦은 수유를 위해서 아기를 깨워야 한다. 초기에 체중 손실은 과다하지 않도록 해야 하며, 아기가 피로해 보이면 유축한 젖이나 손으로 유축한 후유를 보충처럼 아기에게 주어야 한다. 아기는 체중이 늘었는지 확인하기 위해서 몇 주 동안 매주 체중을 측정해야 한다. 개념상 연령(실제 임신 주수)인 40~42주가 되면 이러한 중재는 대부분 중단될 수 있다.

시험 체중 측정(Test Weighing)

가족은 특히 조산아나 의료적으로 약한 아기를 가진 경우, 병원에서 집으로 오면 그 취약한 기간 동안의 모유 섭취에 대해서 걱정을 한다(Kavanaugh, 1995). 모유수유에 대한 임상적 관찰(아기의 삼키는 소리를 들을 수 있고, 가득 차 있던 유방의 변화 등)은 조산아의 모유 섭취에 대한 정확하고 믿을 만한 정보를 제공하지는 않는다(Meier, 1996). 민감하고 신뢰할 만한 저울을 이용하여 체중을 측정하는 것은 부모들에게 정확한 정보를 제공하고, 보충을 할 때 적절한 양을 계산하는 것을 가능하게 한다. 이것(체중을 체크하는 것)은 병원에서 퇴원한 조산아를 관리하는 데 큰 도움이 된다.

Hill(2007)은 시험 체중을 측정하는 것이 산모의 자신감을 약화시키지 않는다는 것을 발견하였다. Hurst(2004)은 NICU에서 퇴원한 후 4주 동안 시험 체중을 측정하지 않은 그룹과 집에서 시험 체중을 측정한 그룹과의 비교에서 엄마들의 반응과 모유수유 결과를 조사했다. 시험 체중을 측정한 그룹에서 모든 여성은 모유 섭취량을 집에서 측정하는 것이 그들이 신호-기반 모유수유로 바꾸는 데 '매우' 또는 '대단히' 도움이 되었다고 보고하였다. 체중을 측정하지 않은 그룹에서 75%는 집에서 모유 섭취량을 측정하는 것이 자신들에게 '어느 정도'에서 '아주 많이' 도움이 되었을지도 모른다고 말했다. 대부분의 여성은 그것이 얼마나 많은 모유를 추가로 제공해야 하는지를 결정하려는 스트레스로부터 완화시켰을 거라고 논평을 했다. Kent(2015)은 만기 출산한 엄마들도 비슷한 결과가 있었음을 보고하였다.

Kavanaugh(1995)는 섭취량에 대한 실제 정보가 없을 경우에 엄마들은 '단지 확실히 하기 위해서' 더 많은 모유를 젖병으로 제공한다고 보고하였다. 시험 체중을 측정하는 것으로 인한 모성의 스트레스나 불안이 증가한다는 증거가 부족하다는 것은 그것에 대한 편견이 재검토되어야 함을 의미한다. 시험 체중을 측정하는 것은 의사들과 부모들에게는 중요한 도구이다. 이 도구는 영아들이 미성숙하거나, 아프거나, 또는 영아들이 보채거나 또는 유방 거부를 포함한 애매모호한 수유 신호를 보일 때 섭취량을 평가하기 위해서 사용될 수 있다.

불쾌한 사출 반사: 사례 보고와 논의 (Dysphoric Let-down: A Case Report and Discussion)

처음으로 출산한 산모가 이메일로 BWC에게 연락을 했고, 자신의 사례 정보가 익명으로 공유되는 것을 허락하였다.

"저는 생후 10일 된 제 아기에게 모유수유를 시도하고 있는데 수유를 하거나 유축을 할 때마다 심한 메스꺼움과 오한, 그리고 심장이 두근거림(심계항진)을 느끼고 있습니다. 이러한 증상은 제가 심신이 약해지고 침대에 누울 때까지 하루 종일 점점 더 심해집니다. 저는 포기하려 하기 전에 필사적으로 어떤 도움이라도 받고자 연락을 드립니다. 저는 의사이지만 이러한 증상에 대한 의료적 정보를 많이 찾지를 못했습니다. 이런 경우를 보았나요? 도움을 받을 수 있을까요?"

BWC는 수행되었던 모든 의료적 평가에 대한 상세한 내용을 포함한, 더 많은 정보의 요청과 함께 답장을 보냈다.

"저는 산부인과 의사를 만났고, 제왕 절개 수술을 했었기 때문에 수술 후 감염을 배제하기 위해서 골반 CT 촬영을 하기 위하여 실제로 병원에 재입원하였습니다. 저는 비록 증상은 없었지만 유선염으로 추정되어서 그 증상에 맞는 디클록사실린을 사용한 치료를 받았습니다. 아무것도 제 증상을 변화시키지 못했고, 제 생각에는 젖 사출 반사와 관련이 있어 보입니다. 저는 온라인에서 비슷한 증상을 묘사하는 다른 여성을 발견했는데 그렇게 심각하지는 않았습니다. 저는 메스꺼움을 조절하기 위하여 조프란을 사용하고 있지만 그렇게 성공적이지는 않습니다. 이렇게 메스꺼움이 지속된다면 모유수유를 계속할 수 있을지 모르겠습니다."

BWC는 불쾌한 사출 반사에 대한 두 가지 참고 자료를 제공했는데(Cox, 2010; Heise, 2011), 그것은 알려진 효과적인 치료법이 없는 상태이다. 그러나 산후 여성의 자기 관리가 부족한 경우가 많기 때문에, BWC는 산모에게 식사 때마다 4온스의 단백질을 추가하여 체력을 회복하고 혈당 수치를 유지하도록 제안을 했다. 그 산모는 일주일 후에 답장을 했다.

"단백질을 추가한 것이 제 증상에 극적으로 도움이 되었습니다!!! 혈당이 미친듯이 오르내리고 있었던 것은 아닐까요? 저는 제 위의 메스꺼움을 조절하기 위해서 탄수화물을 더 많이 집어넣고 있었던 것 같습니다. 저는 그렇게 많이 유축을 하는 것도 중단을 하고, 제 신체가 많은 여분의 보유를 생산하도록 하는 대신에 아기에게 직접 모유수유를 하는 것에만 집중했습니다. 이제서야 제 자신을 찾은 느낌입니다."

단백질 섭취를 증가시키는 것이 (또는 다른 식이의 조정) 불쾌한 젖 사출 반사의 경우에 도움이 되는지는 한 사례만을 보고 결정할 수는 없다. 돌봄 제공자의 진정한 관심 그 자체가 치료 결과에 중요한 영향을 미친다(Benedetti, 2005). 단순히 시도해 보는 데 유용한 무언가가 산모의 불안을 줄여 주는데 도움을 줄 수 있다. 혈당의 변동에 대한 이 여성의 평가가 정확했을 지도 모른다. 아마도 이 여성의 회복은 우연의 일치였고 바이러스와 관련이 있었을 수도 있다. 식사에 여분의 단백질을 추가하는 것은 이 산모에게 해가 될 가능성이 적었기 때문에 이러한 세부사항은 불쾌한 사출 반사를 겪는 산모들에게 조언을 하는 다른 사람들에게 도움이 될 수 있다.

BWC와 KH는 불쾌한 사출 반사가 있다고 걱정하는 다른 여성들을 도왔다. 어떤 사람들은 그것을 향수병이나 슬픔이라고 묘사하거나, 모유수유를 하는 것이 즐겁지 않다고 말했다. 그러한 상태에 이름을 붙이고 다른 사람들이 그것을 경험했다고 설명하는 것은 어느 정도의 위안을 주는 것처럼 보인다. 치료 방법이 없을 때는 안심을 주는 말과 정서적인 지원이 특히 중요하다.

참 ◇ 고 ◇ 문 ◇ 헌

Academy of Breastfeeding Medicine Protocol Committee. ABM Clinical Protocol #3: Hospital guidelines for the use of supplementary feedings in the healthy term breastfed neonate. *Breastfeeding Medicine* 2009; 4(3):175–182.

Belfort MB, Anderson PJ, Nowak VA. Breast milk feeding, brain development, and neurocognitive outcomes: a 7-year longitudinal study in infants born at less than 30 weeks gestation. *Journal of Pediatrics* 2016; 177:133–139.

Benedetti F, Mayberg HS, Wager TD, et al. Neurobiological mechanisms of the placebo effect. *Journal of Neuroscience* 2005; 25(45):10390–10402.

Betzold C, Hoover K, Snyder C. Delayed lactogenesis II: a comparison of four cases. *Journal of Midwifery and Women's Health* 2004; 49(3):132–137.

Boddy J, Skuse D, Andrews B. The developmental sequelae of nonorganic failure to thrive. *Journal of Child Psychology and Psychiatry* 2000; 41(8):1003–1004.

Brown F, Colen L, Addante R, et al. Correction of congenital auricular deformities by splinting in the neonatal period. *Pediatrics* 1986; 78(3):406–411.

Bu'Lock F, Woolridge MW, Baum JD. Development of coordination of sucking, swallowing and breathing: ultrasound study of term and preterm infants. *Developmental Medicine and Child Neurology* 1990; 32(8):669–678.

Buckley KM, Charles GE. Benefits and challenges of transitioning preterm infants to at–breast feedings. *International Breastfeeding Journal* 2006; 1:13.

Centers for Disease Control (CDC): www.cdc.gov/reproductivehealth/MaternalInfantHealth/PretermBirth.htm. Dec. 4, 2015. Accessed Oct. 2016.

Chatterton R, Hill P, Aldag J, et al. Relation of plasma oxytocin and prolactin concentrations to milk production in mothers of preterm infants: influence of stress. *Journal of Clinical Endocrinology & Metabolism* 2000; 85(10):3661–3668.

Chen D, Nommsen–Rivers L, Dewey K, et al. Stress during labor and delivery and early lactation performance. *American Journal of Clinical Nutrition* 1998; 68(2):335–345.

Cleminson JS, Zalewski SP, Embleton ND. Nutrition in the preterm infant: what's new? *Current Opinions in Clinical Nutrition & Metabolic Care* 2016; 19(3):220–225.

Conde–Agudelo A, Diaz–Rossello JL. Kangaroo mother care to reduce morbidity and mortality in low birthweight infants. *Cochrane Database System Review* 2014; Apr 22; (4):CD002771.

Cox S. A case of dysphoric milk ejection reflex (D–MER). *Breastfeeding Review* 2010; 18(1):16–18.

Cronk C, Crocker AC, Pueschel SM, et al. Growth charts for children with Down Syndrome: 1 month to 18 years of age. *Pediatrics* 1988; 81(1):102–110.

Danner S, Cerutti E. *Nursing Your Neurologically Impaired Baby* (2nd edition) Waco, TX: Childbirth Graphics; 1990.

da Silva O, Knoppert D, Angelini M, et al. Effect of domperidone on milk production in mothers of premature newborns: a randomized, double–blind, placebo–controlled trial. *Canadian Medical Association Journal* 2001; 164(1):17–21.

Davenport S. The child with multiple congenital anomalies. *Pediatric Annals* 1990; 19(1):23–33.

Dennis CL, McQueen K. The relationship between infant–feeding outcomes and postpartum depression: a qualitative systematic review. *Pediatrics* 2009; 123(4):e736–751.

Diehl–Jones W, Askin D. Nutritional modulation of neonatal outcomes. *AACN Clinical Issues* 2004; 15(1):83–96.

Dvorak B, Fituch CC, Williams CS, et al. Increased epidermal growth factor levels in human milk of mothers with extremely premature infants. *Pediatric Research* 2003; 54(1):15–19.

Ekstrom A, Nissen E. A mother's feelings for her infant are strengthened by excellent breastfeeding counseling and continuity of care. *Pediatrics* 2006; 118(2):e309–314.

Evans A, Marinelli KA, Taylor JS, et al. ABM Clinical Protocol #2: Guidelines for hospital discharge of the breastfeeding term newborn and mother: "The going home protocol." *Breastfeeding Medicine* 2014; 9(1):3–8.

Fugate K, Hernandez I, Ashmeade T, et al. Imroving human milk and breastfeeding practices in the NICU. *Journal of Obstetric, Gynecologic, and Neonatal Nursing* 2015; 44(3):426–438.

Genna CW. The influence of anatomic and structural issues on sucking skills. In *Supporting Sucking Skills in Breastfeeding Infants,* ed. CW Genna. Burlington, MA: Jones and Bartlett Learning, 2013; p. 232–234.

Gianni ML, Consonni D, Liotto N, et al. Does human milk modulate body composition in late preterm infants at term–corrected age? *Nutrients* 2016; 8(10):e664.

Graham G, MacLean W, Brown K, et al. Protein requirements of infants and children: growth during recovery from malnutrition. *Pediatrics* 1996; 97(4):499–505.

Hackman NM, Alligood–Percoco N, Ashley M, et al. Reduced breastfeeding rates in firstborn late preterm and early term infants. *Breastfeeding Medicine* 2016; 11(3):119–125.

Hagman A, Wennerholm UB, Kallen K, et al. Women who give birth to girls with Turner syndrome: maternal and neonatal characteristics. *Human Reproduction* 2010; 25(6):1553–1560.

Heise AM, Wiessinger D. Dysphoric milk ejection reflex: a case report. *International Breastfeeding Journal* 2011; 6(1):6.

Henly S, Anderson C, Avery M, et al. Anemia and insufficient milk in first–time mothers. *Birth* 1995; 22(2):87–92.

Hill P, Aldag J, Chatterton R. Effects of pumping style on milk production in mothers of non–nursing preterm infants. *Journal of Human Lactation* 1999; 15(3):209–216.

Hill P, Aldag J, Chatterton R. Initiation and frequency of pumping and milk production in mothers of non–nursing preterm infants. *Journal of Human Lactation* 2001; 17(1):9–13.

Hill PD, Johnson TS. Assessment of breastfeeding and infant growth. *Journal of Midwifery and Womens Health* 2007; 52(6):571–578.

Holditch–Davis D, Bartlett T, Blickman A, et al. Posttraumatic stress symptoms in mothers of premature infants. *Journal of Obstetric, Gynecologic, and Neonatal Nursing* 2003; 32(2):161–171.

Hoover K, Wilson–Clay B. *Pumping Milk for Your Preterm Baby*, Manchaca, TX: BreastfeedingMaterials.com; 2015.

Hopman E, Csizmadia C, Bastiani W, et al. Eating habits of young children with Down Syndrome in The Netherlands: adequate nutrient intakes but delayed introduction of solid food. *Journal of the American Dietetic Association* 1998; 98(7):790–794.

Hughes V, Owen J. Is breast–feeding possible after breast surgery? *Maternal Child Nursing* 1993; 18(4):213–217.

Hurst NA, Meier PP, Engstrom JL, et al. Mothers performing in–home measurement of milk intake during breastfeeding of their preterm infants: maternal reactions and feeding outcomes. *Journal of Human Lactation* 2004; 20(2):178–187.

Hydrocephalus Association. www.hydroassoc.org. Accessed Oct. 2016.

Iyer NP, Srinivasan R, Evans K. Impact of an early weighing policy on neonatal hypernatraemic dehydration and breastfeeding. *Archives of Disease in Childhood* 2008; 93(4):297–299.

Kavanaugh K, Mead L, Meier P, et al. Getting enough: mothers' concerns about breastfeeding a preterm infant after discharge. *Journal of Obstetric, Gynecologic, and Neonatal Nursing* 1995; 24(1):23–32.

Kendall–Tackett K, Cong Z, Hale TW. Depression, sleep quality, and maternal well–being in postpartum women with a history of sexual assault: a comparison of breastfeeding, mixed–feeding, and formula–feeding mothers. *Breastfeeding Medicine* 2013; 8(1):16–22.

Kent JC, Hepworth AR, Langton DB, et al. Impact of measuring milk production by test weighing on breastfeeding confidence in mothers of term infants. *Breastfeeding Medicine* 2015; 10(6):318–325.

Kramer M, Aboud F, Mironova E, et al. Breastfeeding and child cognitive development. *Archives of General Psychiatry* 2008; 65(5):578–584.

Labbok M, Hendershot G. Does breastfeeding protect against malocclusion? An analysis of the 1981 child health supplement to the national health interview survey. *American Journal of Preventative Medicine* 1987;

3(4):227–232.

Labrecque M, Marcoux S, Weber J, et al. Feeding and urine cotinine values in babies whose mothers smoke. *Pediatrics* 1989; 83(1):93–97.

Lanting C, Fidler V, Huisman M, et al. Neurological differences between 9–year–old children fed breast–milk or formula–milk as babies. *Lancet* 1994; 344(8933):1319–1322.

Lavagno C, Camozzi R, Renzi S, et al. Breastfeeding–associated hypernatremia: a systematic review of the literature. *Journal of Human Lactation* 2016; 32(1):67–74.

Lawrence RA, Lawrence RM. *Breastfeeding: A Guide for the Medical Profession* (8th edition), Philadelphia, PA: Elsevier, 2016; pp. 342; 344–347.

Lubetzky R, Vaisman N, Mimouni F, et al. Energy expenditure in human milk–versus formula–fed preterm infants. *Journal of Pediatrics* 2003; 143(6):750–753.

Lukefahr J. Underlying illness associated with failure to thrive in breastfed infants. *Clinical Pediatrics* 1990; 29(8):468–470.

Lussier MM, Brownell EA, Proulx TA, et al. Daily breastmilk volume in mothers of very low birthweight neonates: a repeated–measures randomized trial of hand expression versus electric breast pump expression. *Breastfeeding Medicine* 2015; 10(6):312–317.

Mannel R. Defining lactation acuity to improve patient safety and outcomes. *Journal of Human Lactation* 2011; 27(2):163–170.

Marild K, Stordal K, Hagman A, et al. Turner syndrome and celiac disease: a case control study. *Pediatrics* 2016; 137(2):e1.

Mata L, Saenz P, Araya JR, et al. Promotion of breastfeeding in Costa Rica: the Puriscal study, in *Programmes to Promote Breastfeeding*, ed. DB Jelliffe, EFP Jelliffe, Oxford, England: Oxford University Press, 1988; pp. 55–69.

Meier P. Supporting lactation in mothers with very low birth weight infants. *Pediatric Annals* 2003; 32(5):317–325.

Meier P, Engstrom J, Fleming B, et al. Estimating milk intake of hospitalized preterm infants who breastfeed. *Journal of Human Lactation* 1996; 12(1):21–26.

Meier PP, Patel AL, Bigger HR, et al. Supporting breastfeeding in the neonatal intensive care unit: Rush Mother's Milk Club as a case study of evidence–based care. *Pediatric Clinics of North America* 2013; 60(1):209–226.

Mizuno K, Ueda A. Development of sucking behavior in infants with Down's Syndrome. *Acta Paediatrica* 2001; 90(12):1384–1388.

Moodley–Govender E, Muloh H, Stauber J, et al. Increased exclusivity of breastfeeding associated with reduced gut inflammation in infants. *Breastfeeding Medicine* 2015; 10(10):488–492.

Montgomery S, Ehlin A, Sacker A. Breast feeding and resilience against pyschosocial stress. *Archives of Disease in Childhood* 2006; 91(12):990–994.

Morley R, Fewtrell M, Abbott R, et al. Neurodevelopment in children born small for gestational age: a randomized trial of nutrient–enriched standard formula and comparison with a reference breastfed group. *Pediatrics* 2004; 113(3):515–521.

Morton J, Hall JY, Wong RJ, et al. Combining hand techniques with electric pumping increases milk production in mothers of preterm infants. *Journal of Perinatology* 2009; 87(11):757–764.

Morton J, Wong RJ, Hall JY, et al. Combining hand techniques with electric pumping increases the caloric content of milk in mothers of preterm infants. *Journal of Perinatology* 2012; 32:791–796.

Nabhan ZM, Eugster EA. Medical care of girls with Turner syndrome. *Endocrine Practice* 2011; 17(5):747–752.

National Down Syndrome Society. www.ndss.org. Accessed Oct. 2016.

NIH (National Institutes of Health: National Institute of Neurological Disorders and Stroke). *Hydrocephalus*. NIH Publication No. 13 385. 2013. www.ninds.nih.gov/disorders/hydrocephalus. Accessed Oct. 2016.

Neifert M. Early assessment of the breastfeeding infant. *Contemporary Pediatrics* 1996; 13(10):142–166.

Neifert M, DeMarzo S, Seacat J. The influence of breast surgery, breast appearance, and pregnancy–induced breast changes on lactation sufficiency as measured by infant weight gain. *Birth* 1990; 17(1):31–38.

Neifert M, Seacat J, Jobe W. Lactation failure due to insufficient glandular development of the breast. *Pediatrics* 1985; 76(5):823–828.

Nejat F, Tajik P, Ghodsi SM, et al. Breastfeeding: a potential protective factor against ventriculoperitoneal shunt infection in young infants. *Journal of Neurosurgery: Pediatrics* 2008; 1(2):138–141.

Nyqvist KH. Early attainment of breastfeeding in very preterm infants. *Acta Paediatrica* 2008; 97(6):776–781.

Oliveira AC, Pordeus IA, Torres CS, et al. Feeding and non-nutritive sucking habits and prevalence of open bite and crossbite in children/adolescents with Down syndrome. *The Angle Orthodontist* 2010; 80(4):748–753.

Parker LA, Sullivan S, Krueger C, et al. Association of timing of initiation of breastmilk expression on milk volume and timing of lactogenesis stage II among mothers of very low–birth–weight infants. *Breastfeeding Medicine* 2015; 10(2):84–91.

Percy AK, Lane JB. Rett Syndrome: model of neurodevelopmental disorder. *Journal of Child Neurology* 2005; 20(9):718–721.

Pisacane A, Toscano E, Pirri I, et al. Down Syndrome and breastfeeding. *Acta Paediatrica* 2003; 92(12):1479–1481.

Polachek S, Dulitzky M, Margolis–Dorfman L, et al. A simple model for predicting postpartum PTSD in high–risk pregnancies. *Archives in Womens Mental Health* 2016; 19(3):483–490.

Powers N. How to assess slow growth in the breastfed infant. Birth to 3 months. *The Pediatric Clinics of North America Breastfeeding* 2001; 48(2):345–363.

Powers NG. Low intake in the breastfed infant: maternal and infant considerations. in Wambach K, Riordan J. *Breastfeeding and Human Lactation* (5th edition). Burlington, MA: Jones & Bartlett Learning, 2016; p. 393.

Pryor K. *Nursing Your Baby*. New York: Simon and Schuster, 1973; p. 7.

Rand S, Kolberg A. Neonatal hypernatremic dehydration secondary to lactation failure. *Journal of the American Board of Family Practice* 2001; 14(2):155–158.

Romero CC, Scavone–Junior H, Garib DG, et al. Breastfeeding and non–nutritive sucking patterns related to the prevalence of anterior open bite in primary dentition. *Journal of Applied Oral Science* 2011; 19(2):161–168.

Sacker A, Quigley MA, Kelly YJ. Breastfeeding and developmental delay: findings from the Millennium Cohort study. *Pediatrics* 2006; 118(3):e682–689.

Simmons K. Growth hormone and craniofacial changes: preliminary data from studies in Turner's Syndrome. *Pediatrics* 1999; 104(4):1021–1024.

Skuse D. Feeding difficulties among infants and older children with Turner Syndrome, in J Rovet (ed.) *Turner Syndrome Across the Lifespan:* Proceedings from the 3rd International Turner Syndrome Contact Group Meetings, Toronto, Canada, 1994a; pp. 17–26, 151–164.

Skuse D, Percy E, Stevenson J. Psychosocial functioning in the Turner Syndrome: a national survey, in B Stabler, L

Underwood (eds). *Growth, Stature, and Adaptation: Behavioral, Social, and Cognitive Aspects of Growth Delay*. Chapel Hill: University of North Carolina Press, 1994b; pp. 151–164.

Slykerman RF, Thompson AM, Becroft DM. Breastfeeding and intelligence of preschool children. *Acta Paediatrica* 2005; 94(7):832–837.

Stutte P, Bowles B, Morman G. The effects of breast massage on volume and fat content of human milk. *Genesis* 1988; 10(2):22–25.

Unal S, Arhan E, Kara N. Breast-feeding-associated hypernatremia: retrospective analysis of 169 term infants. *Pediatrics International* 2008; 50(1):29–34.

Wang ML, Dorer DJ, Fleming MP, et al. Clinical outcomes of near-term infants. *Pediatrics* 2004; 114(2):372–376.

Willis C, Livingstone V. Infant insufficient milk syndrome associated with maternal postpartum hemorrhage. *Journal of Human Lactation* 1995; 11(2):123–126.

Williams N. Supporting the mother coming to terms with persistent insufficient milk supply: the role of the lactation consultant. *Journal of Human Lactation* 2002; 18(3):262–263.

Wilson-Clay B, Maloney B. A reporting tool to facilitate community-based follow-up for at-risk breastfeeding dyads at hospital discharge.In Auerbach K (ed), *Current Issues in Clinical Lactation*. Sudbury, MA: Jones and Bartlett Publishers, 2002; pp. 59–67.

Wolf L, Glass R. *Feeding and Swallowing Disorders in Infancy*. Tucson, AZ: Therapy Skill Builders, 1992; pp. 340–343.

CHAPTER

17

짧은 설소대

[설소대 단축증-Ankyloglossia(Tongue-Tie)]

혀의 주름띠는 혀의 밑면과 입의 바닥을 연결하는 점막이다. 이 조직은 여러 가지 모양을 가지고 있는데, 얇거나 두껍기도 하고, 짧거나 길 수도 있다. 혀의 중앙선을 따라서 다양한 지점에서부터 혀끝에까지 연결되기도 한다. Martinelli(2014)는 혀 주름띠의 해부학적인 다양한 모습은 배아 발달 기간 동안에 세포자멸사를 겪지 않은 중앙선 설하 조직의 지속성으로 인해 발생할 수 있음을 관찰했다. 혀 주름띠는 짧거나, 섬유질로 되어 있어서 단단하거나, 팽팽하거나, 너무 혀의 앞쪽에까지 있을 경우에는, 혀의 정상적인 가동 범위를 제한하고 구강 기능에 영향을 미친다. 이러한 경우에 설소대 단축증, 또는 짧은 설소대가 확인된다.

짧은 설소대는 선천적인 것이며(Brookes, 2014), 가족에게서 나타나는 유전적 질환이다(Gorski, 1994; Klockars, 2007). 짧은 설소대의 발병률은 만기 출산 영아의 2~10%에서 나타나는 것으로 추정된다(Francis, 2015). 일반적으로 여자 아기보다 남자 아기에게 더 흔하게 나타나며(Ricke, 2005), 이것은 모유수유에 영향을 주고, 치아 상태, 말하기 그리고 얼굴의 외모까지 영향을 미칠 수 있다(Fernando, 1998; Olivi, 2012).

짧은 설소대의 발병률은 모유수유에 문제가 있는 영아의 인구가 일반 인구보다 높으며(ABM, 2009), 유두 통증을 겪고 있는 산모들에게 있어서 높다(Kent, 2015). Kent는 서부 오스트레일리아에 있는 모유수유센터에서 1,177건 이상의 사례에 대한 감사에서 짧은 설소대는 두 번째로 가장 일반적인 유두 통증의 원인임을 발견하였다.

임상 관찰에서 짧은 설소대를 가지고 있는 일부 영아들은 유방에서 미끄러지는 경우가 자주 있다. 산모들은 아기가 젖을 다 먹고 유방에서 떨어질 때 아기 혀의 '갑작스러운 반동(snap-back)'으로 인해서 통증을 심하게 느낀다고 보고하기도 한다(Hazelbaker, 1993). 넓고 규칙적인 턱의 움직임 대신에, 영아의 턱이 갑자기 홱 하고 움직이는 것처럼 보인다. 혀가 갑자기 반동을 하면서 손가락으로 튕기는 것처럼 유두 축(옆면)을 쳐서 찰과상을 만들 수 있다. 아기가 흡입하는 것을 잊어버리면, 혀를 차는 딸깍하는 소리가 들릴 수 있다.

초음파를 사용하여 Geddes(2008a, 2010)는 성공적이고 모유수유가 잘 확립된 수유 동안에는 유두 축이 거의 비틀어지지 않는 것을 보여 주었다. 짧은 설소대가 있는 영아는 빨기가 다른 것을 보여 주었다. 짧은 설소대가 있는 영아일지라도 성공적으로 모유수유를 하고 있는 영아들은 혀를 다르게 움직였으며, 입 안에서의 흡인력을 강하게 바꾸고 있었다.

짧은 설소대가 있는 영아들은 유두의 끝을 경구개와 연구개의 접합점(hard and soft palate junction: HSPJ)으로부터 더 멀리 떨어진 곳에 위치시킨다는 것이 초음파 촬영을 통해서 밝혀졌다. 짧은 설소대가 있는 영아들은 혀 뒤쪽을 불룩하게 만들어서 비틀고, 유두 끝을 뾰족하게 만들었다. 그들은 적절하게 입 안에서 밀봉을 형성하고 충분한 압력을 유지하는 데 어려움이 있어 보였다. Geddes의 초음파 연구에서 두 번째 영아 그룹은 아기들이 유두 끝을 연구개와 경구개를 접합점 가까이 가지고 가지만 유두의 기저부를 누르거나 물었다. 이 두 가지 빠는 패턴은 정상적으로 젖을 물 수가 없는 영아들과 정상적으로 빠는 기전을 수행하지 못하는 아기들의 보상 패턴인 것으로 보인다. 이 두 가지 변형적인 빨기 패턴은 산모에게 더 높은 통증을 일으키고 비효과적으로 영아가 모유를 먹을 수가 없다(모유가 이동되지 않는다).

설소대를 자르는 수술 후의 초음파 촬영에서 변형되었던 빨기의 패턴이 사라지거나 줄어들었음이 보였다. 이 연구에서 영아들은 더 짧게 먹었는데도 모유의 이동 속도가 현저하게 증가되었으며, 엄마들은 모유수유를 하는 동안 편안해졌다고 보고하였다(Geddes, 2008b). 발표된 사례들은 아기들이 설소대 절개술을 하고 나서 엄마들이 모유수유를 하기가 편안하고 아기들이 먹는 것이 개선되었다고 보고하였다(Srinivasan, 2006; Wallace,

2006). 4개의 무작위 통제 연구(통제 집단에서는 가짜 시술을 사용하는)에서 설소대 절개술을 한 다음에 모유수유가 개선된 것을 보여 주고 있다(Berry, 2012; Buryk, 2011; Dollberg, 2006; Hogan, 2005).

짧은 설소대의 평가도구들(Tongue-tie Assessment Tools)

짧은 설소대에 대한 논의는 문제를 가지고 있는 경우를 식별하기 위해서 보편적으로 수용되고 표준화된 진단 절차가 없기 때문에 복잡하다. 수유상담가들은 임상에서 초음파에 접근할 수 있는 가능성이 적다(임상에서 초음파를 사용하기가 어렵다). 짧은 설소대를 평가하기 위해서 여러 가지 관찰-기반 평가도구가 개발되었다. 이러한 도구들은 혀 주름띠의 모양과 그것이 혀와 입 바닥의 어느 부위에 붙어 있는지를 근거로 평가한다(Coryllos, 2004). 모양뿐만 아니라 혀가 움직이고 빠는 기능적인 양상도 평가된다(Hazelbaker, 2012). Bristol의 혀 평가도구(Bristol Tongue Assessment Tool: BTAT)는 혀 주름띠 기능 평가도구(Assessment Tool for Lingual Frenulum Function: ATLFF)인 Hazelbaker의 평가도구(Hazelbaker Assessment Tool)를 참조하여 만들었으며 더 간단하게 평가할 수 있다(Ingram, 2015).

이러한 도구들의 신뢰성에 대한 상반된 견해도 있다. Amir(2006)는 Hazelbaker의 ATLFF에 대한 높은 신뢰성을 발견하였다. Ricke(2005)는 ATLFF를 평가했는데, 여기에는 '많은 주관적 요소'가 포함되어 있고 훈련된 직원들 사이에서 조차도 평가자 간의 합의가 중간 정도밖에 되지 않음을 발견하였다. Haham(2014)은 혀 주름띠는 "삽입점과 코릴리스(Coryllos)의 분류는 모유수유의 어려움과 상관관계가 없음을 발견하였다.

Douglas(2013)는 혀 주름띠가 혀의 기능에 영향을 미치는 요소들 중 하나일 뿐이며, 설소대 진단 기준을 개발할 때 좀 더 나은 증거들을 사용해야 한다고 주장하였다. 이러한 기준은 단순해서는 안 된다. 여기에는 엄마와 아기의 해부학적인 '적합성'이 평가되어야 하고, 전체적인 근육의 긴장도, 그리고 사회적인 행동이 개별 양자(산모와 아기)에게 미치는 영향에 대한 평가도 포함되어야 한다. 혀가 자유로워지게 만드는 시술을 통해서 혜택을 받을 아기를 결정하기 위해서는 평가도구의 개선과 더욱 일관적인 진단 용어가 필요하다(용어는 다양하다: frenotomy, frenectomy, frenulectomy).

영아의 평가(Assessing the Infant)

짧은 설소대에 대해 발표된 대부분의 기사는 사례연구 또는 소규모 사례연구이며 "참가자들의 특징을 적절하게 묘사하는 정보가 거의 없다"(Francis, 2015). 짧은 설소대 시술 후의 중장기 결과에 대해서 보고하는 연구가 거의 없다(Buccini, 2016).

짧은 설소대는 단독으로 발생하거나, 구개열을 포함한 다양한 형태의 이상(기형) 증후군과 관련이 있을 수도 있다(Gorski, 1994). 구강 안면 기형의 특성에 대한 연구는 짧은 설소대와 구개 파열, 그 외의 다른 상악의 중앙선 결함의 유전자 위치 간의 연관성을 알아냈다. 이러한 증상은 증후군에서 보이는 일련의 증상들 중 일부로 나타나는 경우가 있다(Forbes, 1996). Mukai(1991)는 설소대를 후두개와 후두의 비정상과 연결해서 보고하였다. 상악의 정중앙선 결핍이 목구멍까지 연결되어 있는 영아는 수유 문제뿐만 아니라 숨을 쉬는 문제(무호흡)도 겪을 수 있지만, 이러한 문제가 생길 가능성을 배제하기 위한 검사가 구체적으로 수행되지 않는다면 간과될 가능성이 있다. 숨겨진 기형(변이)의 존재는 아기들이 짧은 설소대 시술 후에도 개선된 수유를 보이지 않는 이유에 대해서 설명할 수 있다.

배아 단계에서 구개의 모양을 형성하는 데는 혀가 역할을 하기 때문에 혀의 장애는 비정상적인 구개의 모양을 만드는 데 기여할 수 있으며, 이것은 구개열의 결함과 비슷한 수유 문제를 일으킬 수 있다. 확실히 혀가 심하게 제한된 영아들이 구개가 높거나 좁거나 또는 아치형으로 나타나는 경우가 종종 있다.

BWC는 수유 문제가 있는 생후 2개월 된 아기에게 손가락을 이용한 평가를 수행했는데(아기 입 안을 깨끗이 씻은 손가락이나 주방용 위생장갑을 끼고 평가하는 방법) 높고, 거품 모양의 구개를 발견했다. BWC는 짧은 설소대가 없는 아기들한테는 이러한 구개가 만져진 적이 없었다고 부모에게 말했다. 그 후에 아기가 울기 시작했을 때에 짧은 설소대가 관찰되었다.

짧은 설소대가 개인에게 미치는 영향의 정도는 매우 다양하다(Amir, 2005). 혀 주름띠는 짧지만 항상 팽팽하거나 섬유성인 것은 아니다. 이것은 짧은 설소대를 가진 영아가 어려움 없이 모유수유를 할 수 있음을 의미하는 것이다. 그러나 짧은 설소대를 가지고 있는 다른 영아는 모유수유에 어려움을 겪는 것은 분명하다(Ballard, 2002). Messner(2000)는 짧은 설소대를 가지고 있는 영아의 엄마 25%에서 모유수유에 어려움을 겪었다면 짧은 설소대가 없는 영아의 엄마는 3%에서 모유수유의 어려움이 있는 것이 관찰되었다.

혀의 주된 움직임은 다음으로 포함한다.

- 들어 올리기
- 늘어나기
- 둥글게 만들기
- 좌우로 움직이기

영아는 입을 크게 벌렸을 때 혀를 위쪽 잇몸을 향해서 들어 올릴 수 있어야 한다. 만약에 영아가 혀를 입의 중앙의 평행선(양쪽 입 가장자리를 일자로 이었을 때 나타나는 선) 위로 들어 올릴 수 없고 혀를 들어 올리려고 할 때 혀끝이 패이거나 뒤틀어진다면 혀의 완전한 운동성(이동성)의 손상이 나타난다.

혀를 앞쪽으로 내미는 자세는 유방에 패드를 대는 것과 같은 역할을 하고, 아래턱으로부터 내리눌리는 힘으로부터 가슴을 보호하며, 혀가 늘어나는 정도는 유두의 통증과 관계가 있다. 혀끝을 살짝 두드리면 혀가 늘어나는 것을 도와준다. 혀는 아래 잇몸을 넘어서 늘어나야 하며, 아래 입술까지 내려오는 것이 이상적이다. 영아의 혀는 노력하지 않고도, 그리고 혀가 늘어났다 줄어들었다 하는 잦은 움직임 없이 늘어난 상태를 유지할 수 있어야 한다.

혀로 중앙에 홈을 만들 수 없다면 혀를 정상적으로 컵처럼 만들 수 없음을 의미한다. 이러한 차원에서의 운동성 부족은 영아가 액체를 안전하게 삼키기 위해서 조절할 수 있는 능력을 손상시킨다. 모유가 아기의 혀 가장자리로 흘러나오고, 입의 입구에 모아져 질식의 위험을 초래할 수 있다(Meier, 2003). 수유상담가는 영아가 유방 주위에 혀로 컵 모양을 만들 수 있는지를 관찰하고, 수유하는 동안 모유를 흘리는지 또는 젖은 숨소리를 내는지 관찰해야 한다. 만약에 이러한 것들이 관찰된다면 수유상담가는 수유하는 동안 엄마가 외부에서 아기를 도와주는 방법(pacing–천천히 아기의 수유 리듬에 맞추어서 할 수 있게)을 알려 주고, 영아가 숨을 다시 쉬려고 할 때 엄마의 유방에서 아기를 떼어 내는 것을 허락해야 한다.

혀를 자유롭게 좌우로 움직이지를 못해서 말하기, 치아 위생, 그리고 치열(이가 나는 간격)에 부정적인 영향을 미칠 수 있다. 좌우 움직임은 혀의 측면을 가볍게 두드려서 유도할 수 있다. 수유상담가는 혀가 찌그러지거나 당겨짐 없이 자유롭게 움직일 수 있는 것을 관찰해야 한다.

앞쪽에 있는 짧은 설소대와 뒤쪽에 있는 짧은 설소대의 비교(Anterior versus Posterior Tongue-tie)

짧은 설소대의 평가에 대해서는 현재 앞쪽과 뒤쪽 짧

은 설소대 간에 구별되지만, 뒤쪽에 있는 짧은 설소대의 정의에 대해서는 논란이 있다. Hong(2010)은 수동으로 촉진해서 만져지는 후면에 있는 설소대는 짧고, 두꺼우며, 단단한 섬유화된 조직처럼 혀의 기저부에 붙어 있으며, 혀를 들어 올리는 능력에 제한을 준다고 말한다. Hong(2010)은 뒤쪽에 있는 짧은 설소대는 여성이 더 우세하다고 보고하였다(여성에게 더 많다). Douglas(2013)는 뒤쪽에 있는 짧은 설소대에 관해서는 더 많은 명확한 진단이 필요하고, 아기에 대해서 여러 번 교정을 하는 것에 주의를 기울이도록 촉구했다. 이러한 행동은 의도하지 않게 아기에게 경구 및 수유에 대한 혐오감을 초래할 수 있다.

짧은 설소대 치료(Tongue-tie Remediation)

Dollberg(2014)는 모유수유를 하는 아기에 있어서 설소대 절개술이 좋은 효과를 가지고 있는 것을 발견했으나, 덧붙여서 "그것이 항상 모유수유의 어려움을 완화시켜 주는 것은 아니다."라고 말했다. 드물게는 설소대 절개술이 모유수유 문제를 더 악화시키기도 한다.

대부분의 경우, 간단한 설소대 절개술은 마취를 하지 않고 진료실 내에서 시술로 행해질 수 있다. 아이들이 좀 더 자라면 쉽게 아기를 잡고 있을 수가 없기 때문에 설소대 절개술을 할 때 유아나 어린이는 전신마취를 필요로 하므로 시술의 위험이 증가한다. 주름띠가 드러나게 하고(혈관을 절개하는 것을 피하기 위해서) 특별하게 만들어진 포크 같은 도구로 당기거나 의사의 손가락으로 혀를 들어 올려서 가위로 자른다(ABM, 2009). 레이저로 자를 수도 있다(Reddy, 2014).

Olivi(2012)는 혀의 절개술을 권고하기 위하여 다음과 같은 기준을 제안하였다.

- 모유수유의 어려움
- 언어장애
- 삼키기의 문제
- 윗입술과/아랫입술을 빠는 것이 어려움
- 입을 활짝 벌리고 있는 상태에서 혀를 윗잇몸까지 들어 올리는 것이 어려움
- 삐뚤어진 혀의 모양과/혀끝이 들어간 모양(패임)

Martinelli(2014)는 혀 주름띠 조직의 형태학적 분석에서 "짧은 설소대가 있는 영아의 주름띠에서 상당히 많은 수의 가로로 된 골격근 섬유가 있었다. 그것은 점막의 콜라겐과 엘라스틴 섬유가 턱끝혀근(genioglossus-이설근)과 얽혔기 때문일 수도 있다. 짧은 설소대가 있는 혀 주름띠는 깊은 곳에서 다량의 콜라겐 1형을 가지고 있는데 이것이 혀의 운동을 제한하는 것으로 설명될 수 있다. 제1형 콜라겐 섬유는 인대와 힘줄에도 존재하며 견인 시 저항이 크다."는 것을 발견하였다. 앞쪽에 있는 주름띠와 앞쪽이 고정된 짧은 주름띠에서는 엘라스틴 섬유묶음들이 적은 것으로 나타났다. Martinelli는 제1형 콜라겐의 견인에 대한 저항으로 스트레칭 운동이 주름띠를 늘리고 유지하는 데 도움이 되지 않을 수도 있으며, 설소대 절개술은 혀의 제한을 풀어 주어서 자유롭게 움직이게 하는 데 가장 적절한 것으로 간주된다고 결론을 내렸다.

수술 후 상처 마사지(Postoperative Wound Massage)

또 다른 논란은 설소대 절개술 후의 마사지가 설소대 절개술의 결과를 향상시키는지에 관한 것이다. 설소대를 이완시켜 놓은 다음에 일부 임상 실무자들에 의해서 권장되는 일종의 스트레칭이나 상처 마사지의 일종인 지장을 주는 상처 마사지(disruptive wound management: DWM)에 대해서 알려진 통제 실험은 없다. 다른 임상의들은 이것을 엄마와 아기에게 고통스럽고 외상을 입힌다고 본다. 단순하고 앞쪽에 설소대가 있는 경우에 시술

을 했을 때는 필요가 없고, 뒤쪽에 있는 설소대의 경우에는 효능에 대한 그럴듯한 증거가 없다고 본다(Barber, 2015).

혀의 모습(Images of the Tongue)

[사진 17-1]은 정상적인 혀의 가동 범위를 보여 준다.

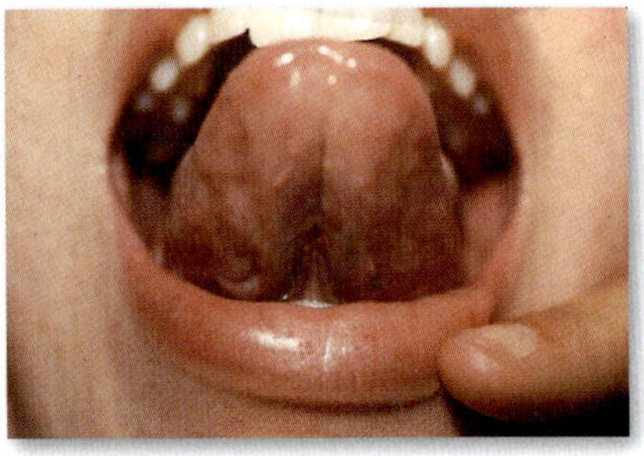

[사진 17-1] 정상적인 가동 범위-혀 들어 올리기

이 사춘기 소녀가 입을 크게 벌리고 어떻게 혀끝을 들어서 윗니에 닿게 하는지에 주목한다. 입을 벌린 상태에서 혀를 들어 올리는 것을 평가하는데, 이것은 아기가 엄마 젖을 물기 위해서는 입을 크게 벌려야 하기 때문이다. 일반 혀의 모습과 혀 주름띠가 혀끝 근처에 붙어 있는 [사진 17-2]의 여성의 혀를 비교해 본다.

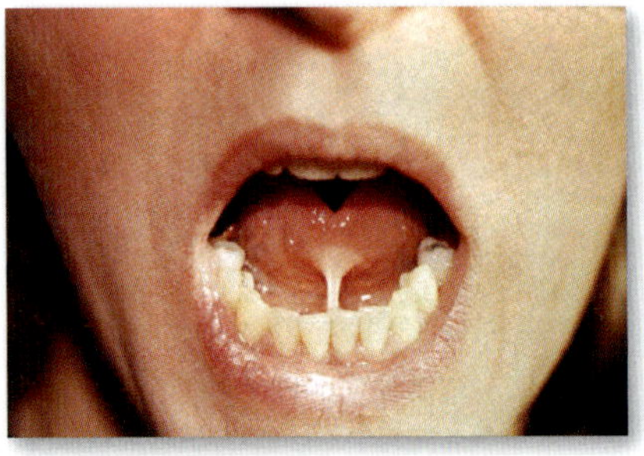

[사진 17-2] 혀를 들어 올리기 위해 시도하는 짧은 설소대가 있는 성인

그녀의 혀끝이 입의 바닥에 묶여 있기 때문에 혀를 들어서 윗니에 닿게 할 수가 없다. 혀는 비뚤어져 있고, 혀를 들어 올리면 하트 모양이 되는 것에 주목한다.

[사진 17-3]에 있는 남자는 수유상담가에 의해서 평가를 받고 있는 짧은 설소대가 있는 영아의 아버지이다.

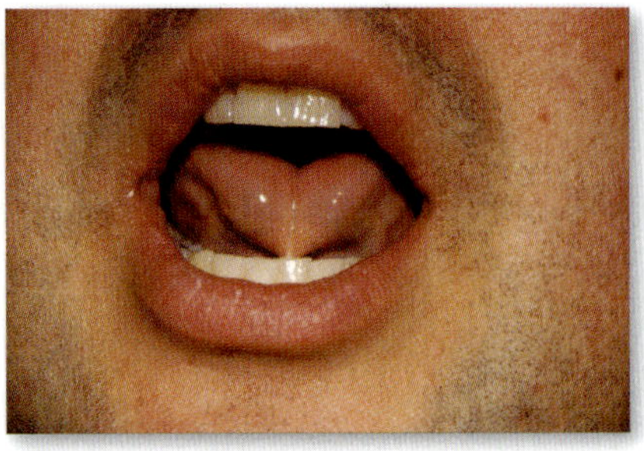

[사진 17-3] 짧은 설소대가 있는 영아의 짧은 설소대가 있는 아빠

혀끝을 들어 올리려고 할 때 혀끝이 그 아래로 어떻게 말리는지에 주의해서 본다. 특이한 모양을 만드는 혀의 비틀림은 특히 청소년기에 괴롭힘과 놀림을 당하는 사회적 문제를 초래할 수 있다. 이 사람은 혀끝이 윗니에 닿을 수 없다. 혀를 움직여 위쪽의 치아 뒤에 가져갈 수 없는 경우에는, 일부 사람들에게 있어서는 특정한 소리의 형성을 방해하며, 혀를 잘 놀리지 못해서 생기는 언어장애와 관련이 있다(Marchesan, 2004).

BWC와 KH는 짧은 설소대가 있는 영아들의 부모(부모도 짧은 설소대를 가지고 있는)들과 많은 대화를 나누었으며, 그 부모들은 자신들이 어린이였을 때 언어 교정이나 치아 문제로 인해서 설소대 절개술을 받았다고 설명하고 있다. 연구에서 성인들에게도 짧은 설소대가 확인되었다는 사실에도 불구하고(Lalakea, 2003; Marchesan, 2012), 임상의들은 영아의 설소대 절개술의 중재를 미루는데 그들은 영아의 상태에 따라서 저절로 해결될 것이라는 믿음이 있기 때문이다. 부모들은 짧은 설소대가 저절로 '사라질' 것이라고 말할 것이다.

Ranly(1998)는 출생 후 첫 4개월 동안 아래턱뼈가 급속하게 앞쪽으로 성장한다고 설명하였다. 아래턱 방향의 변화는, 일부 사례의 경우 짧은 설소대를 가진 영아를 모유수유를 하는 것이 시간이 지남에 따라서 통증이 줄어들고 있다는 것이 실제로 설명될 수 있을 것이다. 턱이 앞쪽으로 더 성장을 한다는 것은 혀 주름띠를 늘어나게 하거나 혀를 살짝 앞으로 당겨서, 아기가 젖을 무는 능력을 도와줄 수 있다. 어떤 경우에는 우발적인 사건으로 주름띠가 잘리기도 한다. 유아가 떨어져서 주름띠가 찢어지거나, 이가 날 때 날카로운 자신의 치아로 물거나, 장난감에 베이기도 한다. BWC가 관리한 여러 가족이 유아가 주름띠를 찢었다고 설명하였다.

[사진 17-2]와 [사진 17-3]에 있는 짧은 설소대를 가지고 있는 성인들의 사진은 짧은 설소대가 영아기를 넘어서까지도 존재하는 것을 보여 준다.

[사진 17-4]는 짧은 설소대가 있는 영아를 보여 준다. 아기의 혀끝이 어떻게 변해 있고 패여서 V자 모양을 하고 있는지를 본다.

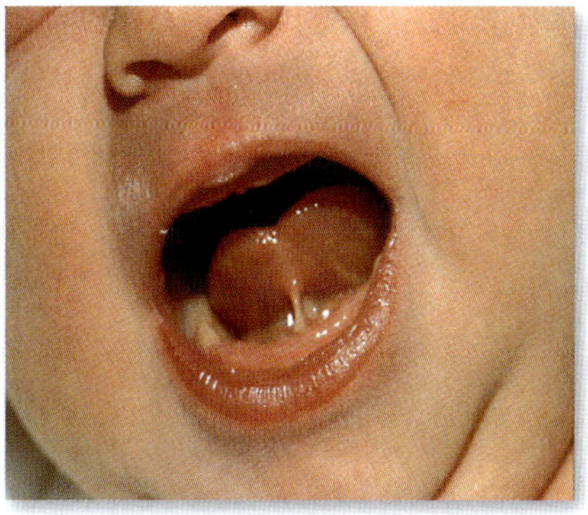

[사진 17-4] 하트 모양의 혀끝

짧은 설소대의 가장 특징적인 것은 혀끝이 하트 모양인 것이다. 혀끝의 제한은 개인이 중앙에 홈을 적절하게 만드는 것을 방해한다. Fernando(1998)는 침을 과도하게 많이 흘리는 짧은 설소대를 가지고 있는, 자라고 있는 어린이들은 삼키는 것이 조직화되어 있지 않아서 고형식을 관리하는 데 어려움이 있음을 입증하였다.

[사진 17-5]는 혀 길이의 변동성을 보여 준다. 이 사진은 결혼한 부부이다. 여성(왼쪽)은 정상적으로 혀가 늘어나는 것을 보여 준다. 남성(오른쪽)은 혀의 가동 범위가 제한되는 짧은 혀를 가지고 있다. 예를 들면, 그는 콘 아이스크림을 핥아 먹을 수가 없었다.

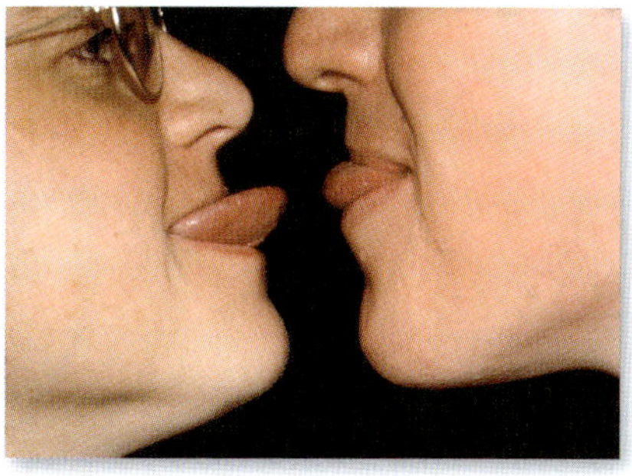

[사진 17-5] 다양한 혀의 길이-오른쪽이 짧음

설소대 절개술은 혀가 치아 간격에 대한 영향이 폭넓게 이해되는 치열 교정 환자에게는 일반적인 시술 절차이다(Palmer, 1998). 치아 건강의 다른 측면에서는 짧은 설소대가 부정적인 영향을 받을 수 있다. 혀의 이동성(움직임)이 제한을 받으면, 혀는 음식 찌꺼기를 치아의 옆이나 뒤에서 제거하는 것과 같은 정상적인 구강 역학을 수행할 수 없어서 치아우식증을 초래할 수 있다.

[사진 17-6]에 있는 12세의 남자아이는 짧은 설소대를 가지고 있으며, 혀 주름띠가 아래 잇몸의 튀어나온 바로 뒤에 붙어 있다.

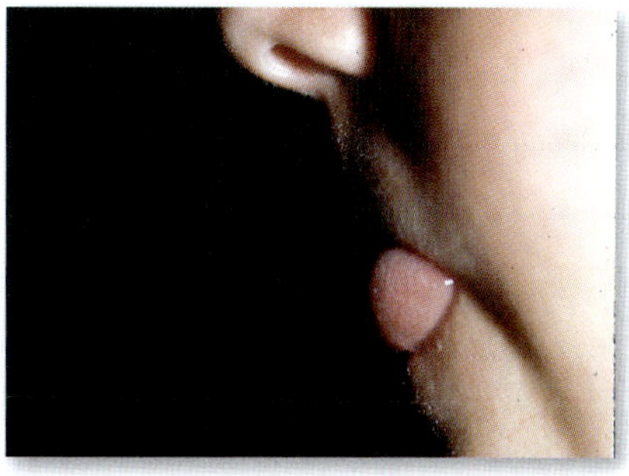

[사진 17-6] 짧은 설소대가 있는 12세 남아
-늘어나는 것이 제한됨

혀의 주름띠가 과도하게 앞쪽으로 배치되어 있어서, 아이가 혀를 내밀려고 시도할 때마다 혀끝이 아래로 말리게 된다. 이 아이는 더 이상 혀를 길게 내밀 수도 없고 모양도 비정상적이었는데도 불구하고, 아무 어려움 없이 모유수유를 했다. 17세가 되었을 때 치과 교정 전문의는 잘못 형성된 치아를 교정하고 개방교합을 교정하기 위한 교정기의 유익한 효과를 보기 위하여 설소대 절개술을 시행하였다. 설소대 절개술은 많이 고통스럽지는 않았지만, 아이는 회복 과정이 자신이 예상했던 것보다 더 편안하지가 않았다고(더 불편했다고) 불평을 했다. 설소대 절개술을 한 후 일주일 동안, 아이는 혀 절개 부위에 통증이 있었다.

[사진 17-7]에 있는 아기는 비정상적으로 긴 혀를 가지고 있다.

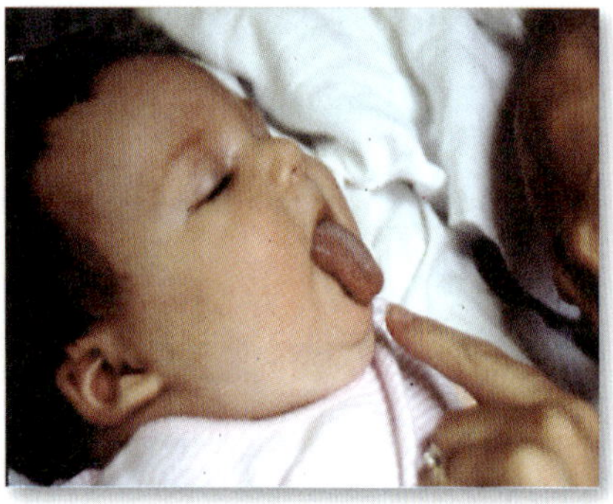

[사진 17-7] 혀 내밀기-긴 혀

그녀의 형제자매들은 그녀에게 '기린 혀'라는 별명을 지어주었다. 아기 혀의 길이가 수유 자세와 젖 물리기의 중재에도 불구하고 지속적인 엄마의 유두 통증의 원인이 되었다. 엄마는 이 아기에게 모유를 먹이는 것이 위의 두 아이들에게 모유를 먹였던 경험과는 매우 다르다며, 혀 길이의 차이가 모유수유의 편안함에 영향을 미칠 수 있음을 추측하였다.

[사진 17-8]에 있는 짧은 설소대가 있는 영아가 혀를 내밀려고 시도할 때 혀가 두꺼워지는 것과 뒤틀려지는 것을 보여 준다.

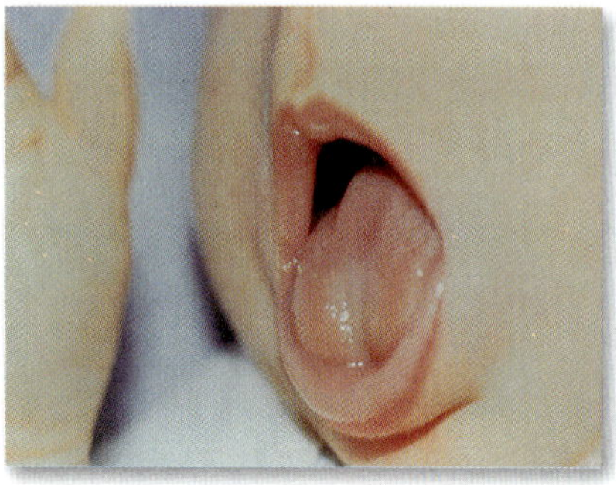

[사진 17-8] 설소대 단축증-혀를 내미는 동안 틀어짐

[사진 17-9]은 사춘기 소녀의 혀가 정상적으로 옆으로 움직이는 것을 보여 준다.

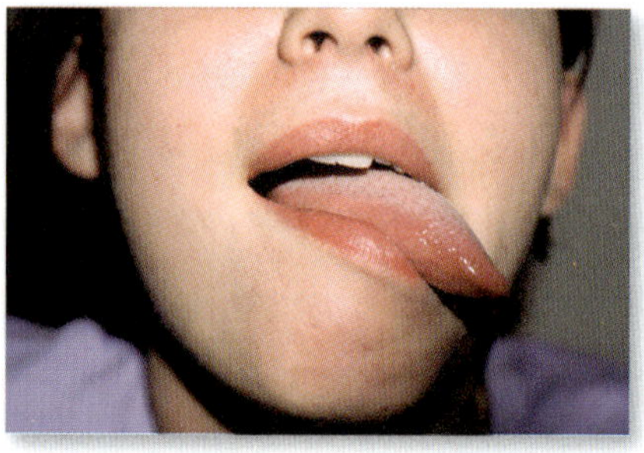

[사진 17-9] 정상적인 측면 이동

[사진 17-10]에서 보이는 그녀의 여동생은 혀의 중앙 부위에 붙어 있는 짧은 혀 주름띠를 가지고 있다.

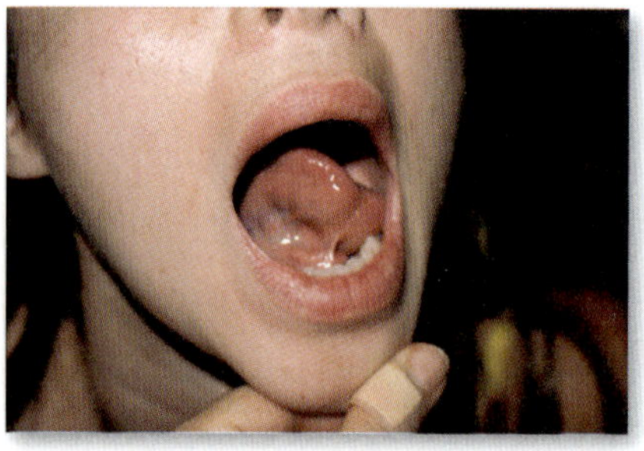

[사진 17-10] 측면 이동 능력의 제한

짧은 설소대가 있는 소녀가 어떻게 혀를 옆으로 완전하게 내밀 수 없는지를 보여 준다. 그녀의 혀는 측니 방향으로 움직이려고 시도할 때 혀가 뒤틀린다. 그러한 손상은 삼키는 동안 음식물을 혀에서 효과적으로 제거하는 능력을 제한할 수도 있다. 이 소녀는 자신의 혀가 하얗게 코팅된 것처럼 덮이고 입 냄새가 심하다고 불평을 했다. 그녀는 편도선에 음식물이 걸리는 것이 관찰되었고, 이것이 자신의 잦은 목 통증과 연결되는 것인지를 궁금해했다.

[사진 17-11]에 있는 영아는 정상적인 혀의 움직임을 보여 준다.

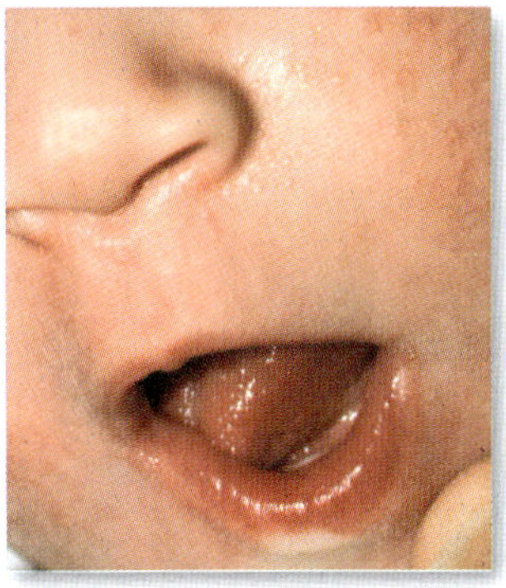

[사진 17-11] 영아 혀의 측면 이동 관찰

이 아기는 자신의 혀를 좌우로 쉽게 움직일 수 있다. 혀 옆을 가볍게 터치를 하면 측면 찾기 반응이 생성된다.

[사진 17-12]는 짧은 설소대가 있는 여자 아기를 보여 준다.

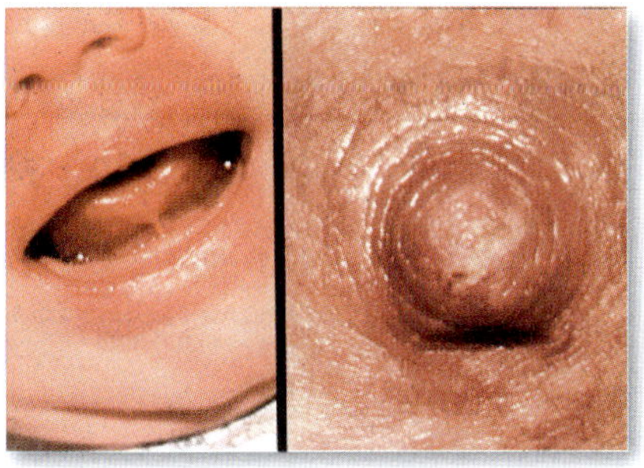

[사진 17-12] 짧은 설소대와 엄마의 유두 손상

엄마의 유두 손상에 주목한다. 수유상담가는 엄마의 젖 물리기를 개선시키기 위해서 도움을 주었지만, 아기는 통증 없는 모유수유를 할 수 있을 만큼 충분히 유방 조직을 자신의 입 안으로 끌어들이지 못했다. 일단 아기의 혀 주름띠를 잘라 내자, 모유수유가 편안해졌다.

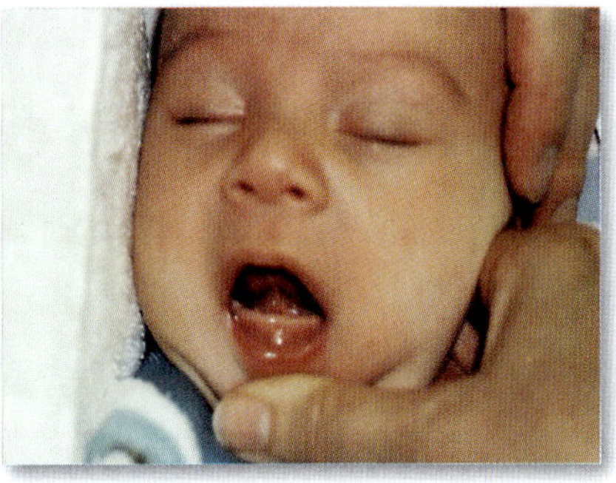

[사진 17-13] 윗몸 위쪽 능선까지 올라간 영아의 혀

[사진 17-12]의 아기가 혀를 들어 올리는 것의 제한과 [사진 17-13]의 아기와 비교해 본다. 이 영아가 어떻게 자신의 혀를 윗잇몸의 뒤쪽 능선에 위치시킬 수 있는지에 주목한다.

짧은 설소대를 가진 영아를 위한 수유 자세 중재(Positioning Interventions for the Tongue-tied Infant)

유방에 아주 가깝게 아기의 턱을 끌어당기는 모유수유 자세는 유방을 당겨서 아기의 입 안으로 끌어들이고, 둥글게 모으고, 잡고 유지하기 위해서 혀와 유방의 거리를 짧게 만든다. 턱을 가깝게 가져오고 머리가 연장된 자세(턱을 가슴에 붙이면 머리가 뒤쪽으로 늘어난 것처럼 보인다)는 짧은 설소대를 가지고 있는 영아가 모유수유를 하는 데 도움을 준다. 엎드려서 먹이는 자세는 혀를 앞쪽으로 떨어지게 하므로 역시 유용하다.

산모들은 아기가 엄마의 가슴에서 젖을 잘 물고 있는 것을 안정화시키기 위해서 자신의 손으로 유방을 받치는 것이 도움된다는 것을 알 수 있다. 유방을 받쳐 주는 것은 유두의 기저부를 깨무는 영아들에게 특히 유용할 수 있다(Geddes, 2008b). 아기의 코가 가슴에서 멀어지면([사진 6-32]에서처럼) 턱은 충분히 가까워진다.

[사진 17-14]에서는 엄마가 젖을 잘 물고 있는 영아가 입을 넓게 벌리고 있는 것을 보여 주기 위해서 유방을 뒤로 잡아당긴다.

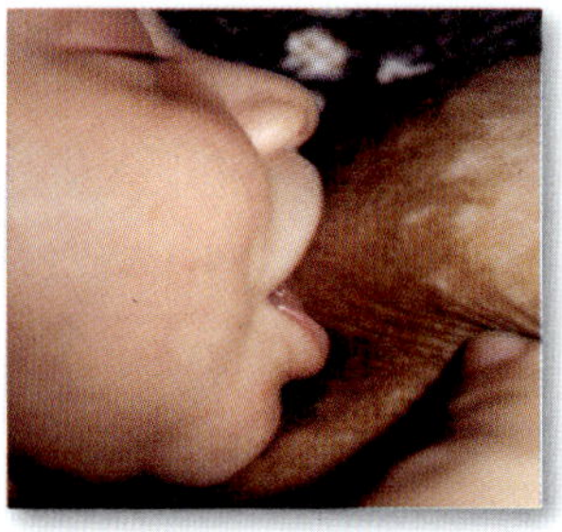

[사진 17-14] 컵 모양을 만들고 잇몸 능선 바깥쪽까지 늘어난 정상적인 혀

혀가 유방의 아래쪽에서 잘 오므라져 있는 것이 보인다. 어떻게 혀의 옆면이 구부러져 있고 입술이 유방 주위를 밀봉하고 있는 것을 혀가 어떻게 도와주는지를 본다. 혀의 측면은 입을 크게 벌릴 때 입의 양쪽 끝에 생긴 틈을 채운다. 혀가 입의 양쪽 모서리의 공간을 채울 수 없을 때 흡인력이 손상된다. 무엇이든지 영아가 입 안에 음압을 만드는 것이 손상된다면, 모유수유가 더 어려워진다.

요도하열(요도기형)은 또 다른 중심선의 결손인데, 짧은 설소대의 가족력을 가지고 있는 가족이나 개인에게 있어서 여러 기형의 일부로 나타난다. 요도하열은 요도 구멍이 음경의 축이나 기저부, 음낭, 또는 회음에 비정상적으로 있는 것을 말한다(Stokowski, 2004). 요도 하열은 남성 출산의 125명 중 1명의 확률로 흔하게 발생하는 비뇨생식관의 발달 장애이다.

[사진 17-15]의 모유수유를 하고 있는 남자 아기는 수유상담가에게 수유 자세와 젖 물리기 문제를 교정받은 후에 모유수유를 잘하고 있다. 그의 경우에는 흥미로웠는데 그 아기는 요도하열을 가지고 있었기 때문이다(아기의 요도 구멍이 음경의 기저부에 있었다).

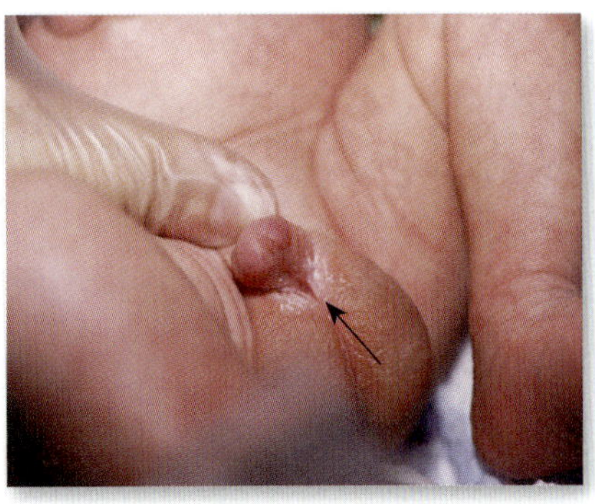

[사진 17-15] 요도하열-정중선 결함

이 아기에게는 짧은 설소대는 없었지만, 아기의 아빠와 남자 사촌은 짧은 설소대를 가지고 있었고, 이는 중앙선의 결함이 가족력임을 의미한다. 1세가 되었을 때 요도에 대한 수술적 교정이 성공적으로 수행되었다. 왜냐하면 수술을 앞두고, 아기의 비뇨생식 건강에 대한 전반적인 우려가 있었기 때문에 모유의 낮은 신장용질부하가 이 아이에게 특히 중요한 것으로 간주되었다(1세가 되었을 때 수술을 하게 한 것에 대한 설명).

성장장애가 있는 짧은 설소대를 가진 영아의 사례연구(Case Study of a Tongue-Tied Infant with FTT)

성장장애(failure to thrive: FTT)는 완전히 모유수유만을 하고 있는 짧은 설소대를 가지고 있는 아기에게서 보고된 적이 있다(Forlenza, 2010). [사진 17-16]에 있는 10일 된 아기는 엄마의 가슴에서 젖을 물려고 시도하고 있는데 체중이 출생 시 보다 1파운드(452g) 더 적게 측정되었다.

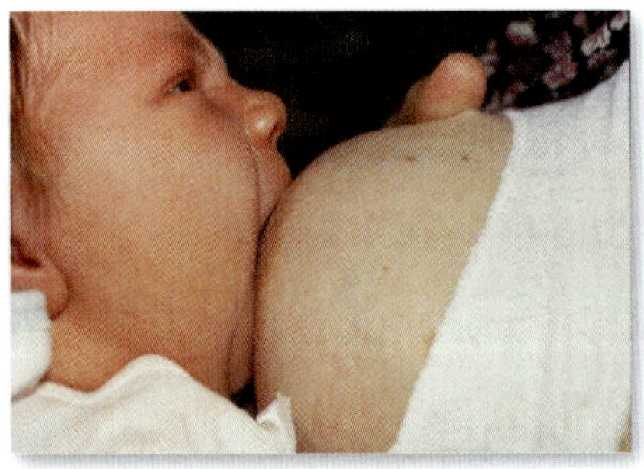

[사진 17-16] 짧은 설소대를 가지고 있는 성장장애 영아에 대한 사례연구-젖 물기를 못함

스트레스를 받고 있는 여아의 표정에 주목한다. 입술은 수축되어 있고, 턱은 유방에 가깝게 가져가고는 있지만 아기가 젖을 물고 엄마의 유방 조직을 충분히 끌어들이지 못하는 것처럼 보인다. 아기의 엄마는 수유상담가에게 매번 모유수유를 할 때마다 좌절감을 느낀다고 말했다. 아기가 간신히 젖을 물면, 젖 사출이 일어나는 몇 분 동안은 시끄러운 삼키는 소리를 들을 수 있었다. 젖 사출 반사가 사라지면, 아기는 곧 눈이 감기고, 잠이 들었다. 아기를 바닥에 살며시 내려놓으면, 아기는 잠에서 깨어나서, 미친 듯이 울었고, 이 주기가 반복되었다. 그 아기는 출생 시 체중이 10파운드(4,535g)을 조금 넘어서 태어났고, 가족은 아기의 과도한 초기 체중 감소가 에너

지와 수유 능력에 미치는 영향에 대해서는 이해하지 못했다.

[사진 17-17]은 영아의 혀끝에 붙어 있는 팽팽하고 두꺼운 혀 주름띠를 보여 준다.

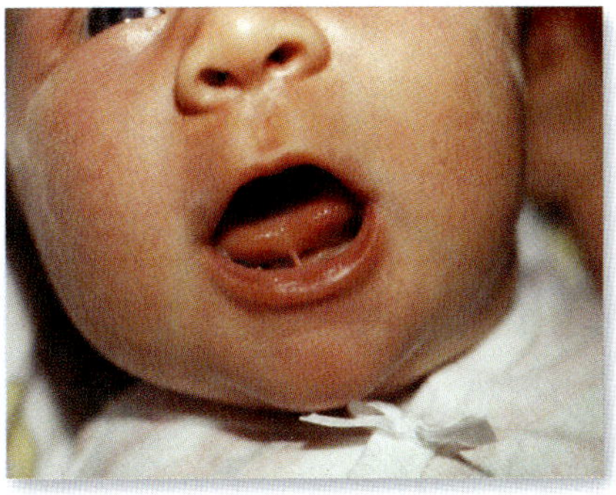

[사진 17-17] 여자 아기의 팽팽한 혀 주름띠

이렇게 두터운 막으로 되어 있으면 잘 늘어나지가 않는다. 혀가 어떻게 편평하게 보이는지 주목한다. 초기의 평가에서 수유상담가는 아기가 혀를 가지고 중앙에 홈(groove)을 만드는 데 어려움을 겪는 것을 관찰했다. 이것은 모유수유뿐만 아니라 젖병이나 컵으로 수유를 하는 아기의 먹는 능력에도 영향을 미쳤다. 젖병으로 수유를 했을 때 아기는 몸부림을 치면서 모유를 흘렸다. 아기는 삼키는데 문제가 있는 것으로 보였고, 수유를 하는 동안 가끔 기침을 했다. 컵으로 모유를 주었을 때 아기는 매우 흥분을 했으며 삼키는 것보다 흘리는 것이 더 많았다.

수유상담가는 산모에게 소아과 전문의에게 아기의 귀, 코, 그리고 목(ENT)에 대해서 그쪽의 전문의에게 위탁을 하면 어떻겠냐고 물어보라고 권유했다. 3일이 지난 후, 아기에게 지속적으로 보충을 하기 위해서 씨름을 하고 난 후에도 아기는 2온스(57g)밖에 증가하지 않았다. 소아과 전문의는 아기가 소아 이비인후과 전문의의 평가를 받도록 위탁하는데 동의했다.

[사진 17-18]은 소아 이비인후과 전문의가 아기의 혀를 검사하고 있는 것을 보여 준다.

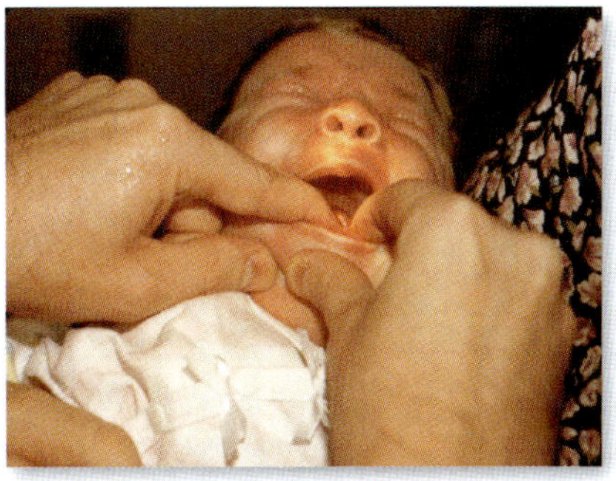

[사진 17-18] ENT(이비인후과)에서 혀의 가동범위 평가

그는 아기의 혀 주름띠가 스스로 늘어나지 않는 것을 확인하고, 아기의 혀가 들어 올려지지 않고, 둥글게 만들지도 못하며, 혀가 늘어나지 않는 것을 관찰하였다. 이제 18일이 되었는데도 여전히 먹는 것이 저조했고, 아직도 출생 시 체중보다 적게 측정되었다. 소아 이비인후과 의사는 아기의 혀를 이완시키기 위해서 설소대 절개술을 권했다. 아기를 엄마의 무릎에 앉히고, 엄마와 간호사가 아기의 머리를 움직이지 않게 잡고 있다. 의사는 조명이 달린 머리띠를 두르고 혈관의 위치를 확인하고 주름띠를 주의 깊게 관찰했다. 의사는 손가락을 이용하여 아기의 혀를 들어 올리고 주름띠를 두 번에 걸쳐서 잘라 냈다([사진 17-19] 참고).

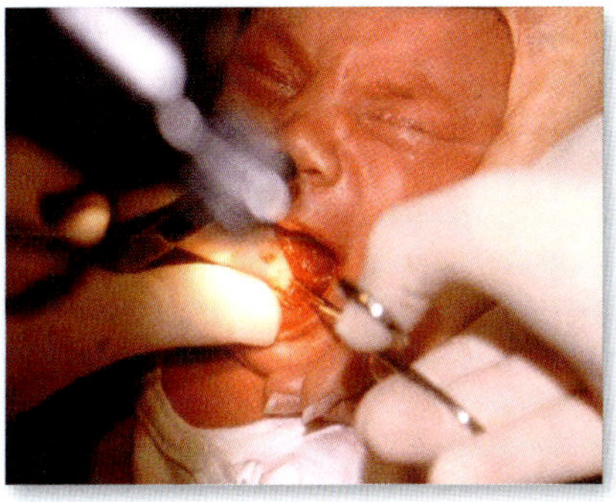

[사진 17-19] 주름띠 절단

[사진 17-20]에서 의사는 거즈로 된 패드를 가지고 혀의 잘린 부분을 눌러 주었다. 몇 분 동안 그렇게 하고 난 다음에 아기는 젖을 찾기 시작하였다. 10분 동안에 아기는 어느 때보다도 더 깊이 젖을 물었고([사진 17-21]), 잠들 때까지 모유수유를 했다.

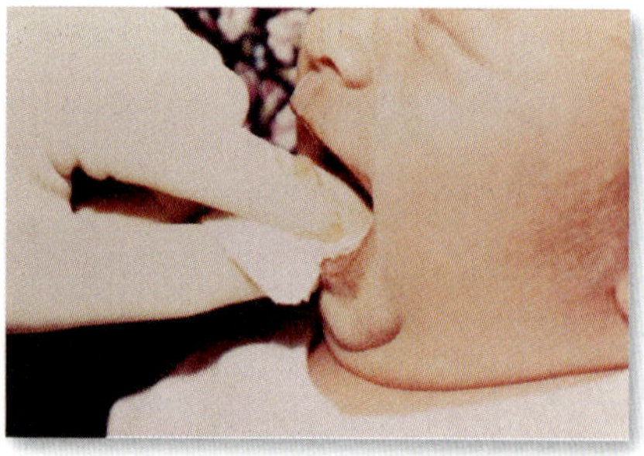

[사진 17-20] 주름띠 절개술 후 거즈패드를 사용한 짧은 압박

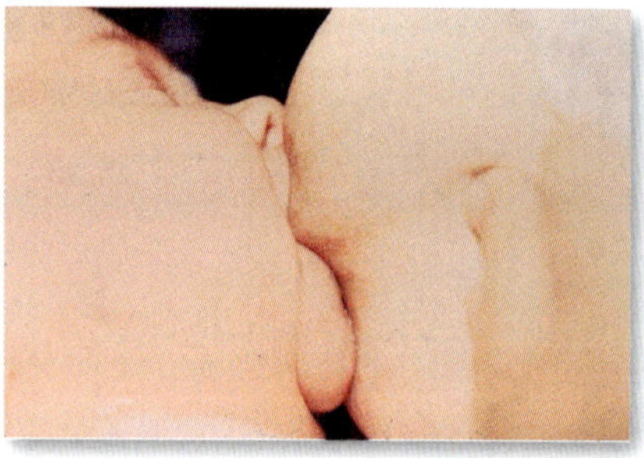

[사진 17-21] 주름띠 절개술 10분 후의 모유수유

[사진 17-22]는 설소대 절개술 후 일주일쯤 되었을 때의 혀의 밑면을 보여 준다.

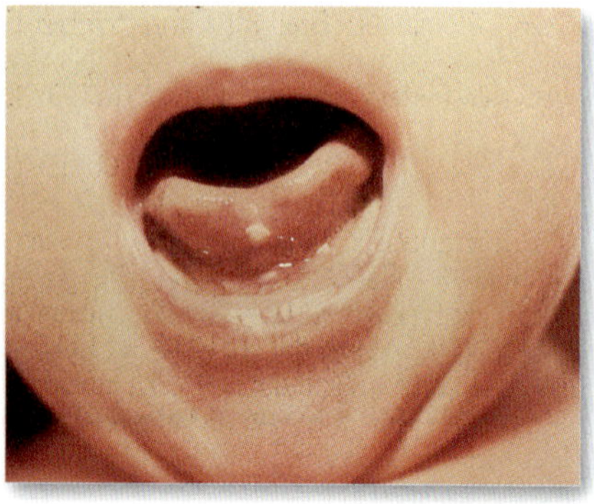

[사진 17-22] 1주일 뒤 주름띠 절개술 부위

작은 흰 반점이 보이고, 이것은 아직 완전하게 치유되지 않은 것을 보여 준다. 설소대 절개술을 하고 즉시 수유를 잘하는 많은 아기와 달리, 이 아기는 계속해서 체중 증가에 문제가 있었다. 아기의 혀가 여전히 혀의 정중앙선(양쪽 입 가장자리를 연결한 선)을 지나서 들어 올려지지 않는 것이 보인다. 혀의 풀림이 완전하게 달성되지 않았을 수도(설소대 절개술이 완전하게 이루어지지 않았을 수도) 있다.

설소대 절개술 후 2주 이내에([사진 17-23]) 혀가 완전히 치유가 되었다.

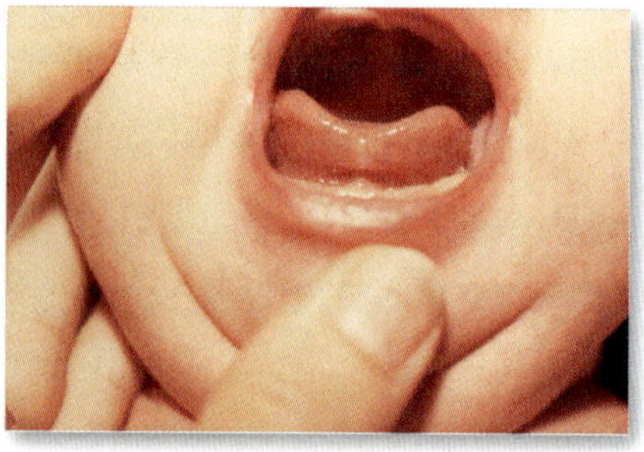

[사진 17-23] 2주 차에 치유된 혀

전에는 혀를 컵처럼 오므릴 수 없었는데 이제는 더 많이 오므라진 모양을 만들 수 있었다.

[사진 17-24]는 수술 후 3주 되었을 때 모유수유를 하는 모습을 보여 준다.

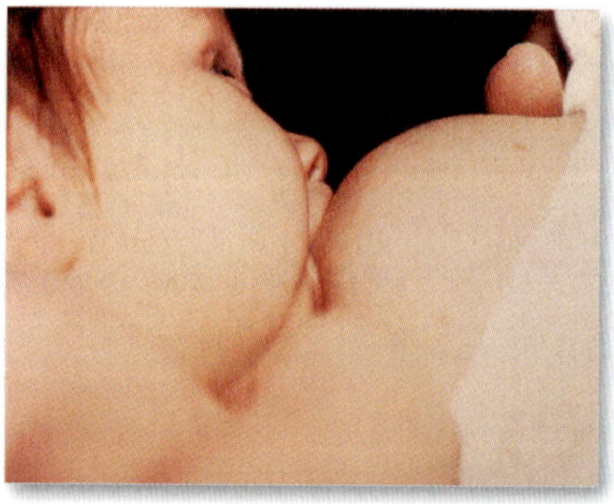

[사진 17-24] 주름띠 절개술 3주 후의 모유수유

아기는 젖병이나 엄마 젖을 먹을 때 모유를 삼키는 것을 더 잘할 수 있었다. 아기의 체력이 좋아져서 좀 더 오래 효과적으로 모유수유를 지속할 수 있었다. 아기의 성장 속도가 증가되었지만, 엄마가 기대했던 것보다는 체중 증가가 느려서 엄마는 유축을 해서 유축한 후유를 보충하였다. 이것은 아기의 혀 주름띠가 완전하게 제거되지 않았거나, 또는 아기에게 부가적으로 진단되지 않은 또다른 수유 문제가 있을 수도 있음을 시사하는 추가적인 증거를 제공하였다.

짧은 설소대를 가진 아기에 대한 더 많은 사례연구(More Case Studies of Tongue-tied Babies)

[사진 17-25]는 짧은 설소대를 가지고 있는 사람들에게서 자주 보이는 특징적인 하트 모양으로 아기의 혀가 구부러지게 만드는 팽팽한 주름띠를 보여 준다.

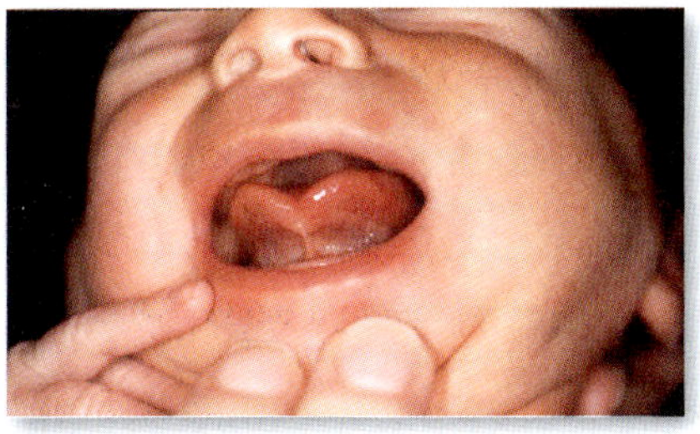

[사진 17-25] 외양이 아닌 기능에 대한 평가 -아기가 수유를 잘했다 함

그러나 이 아기의 엄마는 불편감을 호소하지 않고 모유수유를 잘할 수 있었다. 아기의 체중은 적절하게 증가하고 있었다. 이 경우에는 짧은 설소대가 있는 아기의 모유수유 능력을 예측하는 것이 얼마나 어려운지를 보여 주고 있다.

[사진 17-26]에 있는 생후 9일 된 아기는 짧은 설소대를 가지고 있다.

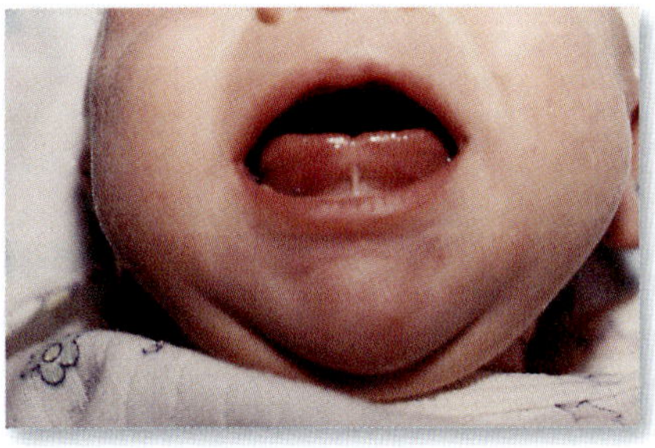

[사진 17-26] 사례연구 - 짧은 설소대가 있는 영아

이 아기의 33세 된 초산모 엄마는 자신의 산부인과 의사의 진료실에 전화를 걸어서 유두 통증을 호소하였다. 엄마는 가슴의 깊숙한 곳에서 나타나는 심한 통증과 작열감(타는 듯한 통증), 그리고 유두 표면에 하얀 찌꺼기들이 있다고 이야기했다. 검사도 하지 않고 간호사는 이스트 감염에 대해서 BWC에게 전화를 걸어서 치료법에 대해서 논의하라고 조언하였다.

BWC는 엄마와 아기를 직접 만나겠다고 주장했다. BWC는 아기를 보고는 즉시 혀가 짧아서 혀를 입 중간선(양쪽 입 가장자리를 이은 선) 위로 들어 올릴 수 없다는 것을 관찰하였다. 아기가 혀를 들어 올리려고 시도할 때 두꺼운 혀 주름띠가 혀를 잡아당기고 혀끝에 패인 모습이 보였다. 수유상담가의 첫 평가를 받은 9일째에 출생 시 체중을 회복하였지만 엄마는 모유의 양이 감소되고 모유수유가 너무 고통스러워서 젖병으로 분유를 보충하고 있었다.

양쪽의 유두가 심하게 벗겨졌다. 왼쪽 유두([사진 17-27])는 오른쪽보다 더 심하게 벗겨졌고 염증이 생기고 빨갛게 보였다.

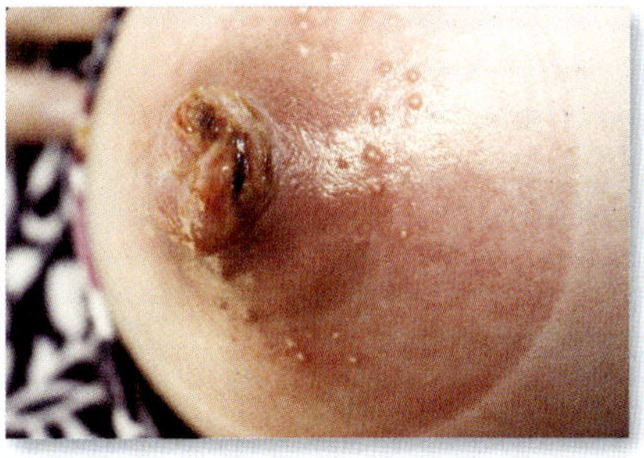

[사진 17-27] 이 아기 엄마의 손상되고 감염된 유두

빨개진 부위가 퍼져서 유륜 가장자리를 지나서 유방까지 번졌다. 왼쪽에 있는 유륜의 몽고메리선의 샘이 부어올랐고, 하얀 찌꺼기가 보였다. 양쪽의 유두에는 황색의 결정체로 된 딱지가 생겼다. 왼쪽 유두의 열린 상처에서는 혈액과 고름이 새어 나왔다.

BWC와 엄마는 통증이 너무 심해서 젖 물리기 연습을 할 수 없다는 것에 동의하였다. 엄마는 유두가 치유되는 동안 자신의 모유의 공급량이 줄어드는 것을 예방하기 위해서 며칠 동안 병원 등급의 전기 유축기를 사용하여 젖을 유축하기로 기꺼이 마음먹었다. 처음 유축을 했을 때 젖 양은 적었다. 엄마는 약 12분 동안 양측 유축기를 이용하여 유축을 했는데 총 15ml의 젖이 유축되었다. 유축된 젖에는 피와 고름덩어리가 포함되어 있었다. 젖이 이렇게 나오자 엄마는 당황하고 아기에게 먹이는 것을 거부하였다.

BWC는 엄마의 이러한 증상을 보고하기 위해 엄마가 다니는 산부인과에 전화를 했다. 엄마는 열은 없었지만 곰팡이 감염보다는 세균 감염의 증상과 징후가 더 많았다. 흥미로운 것은 이 엄마는 아플 때 열이 올라간 적이 거의 없었다고 말했다. 산부인과 전문의는 먹는 항생제와 바르는 항생제를 처방했다. 항생제 치료를 시작한 지 며칠 이내에 이 엄마의 유두는 치유되기 시작하였고, 엄마가 유축한 젖의 양과 모양(피와 고름이 섞이지 않은)이 정상으로 돌아왔다.

BWC는 아기의 소아과 전문의에게도 산모의 극심한 유두 손상을 설명하는 서면 보고서를 팩스로 보냈다. 소아과 전문의는 아기를 소아 이비인후과 전문의의 평가를 받을 것을 권했다. 소아 이비인후과 전문의는 아기를 21일이 되었을 때 평가를 하고 아기에게 중등도의 짧은 설소대가 있어서 혀를 들어 올리는 것이 잘 안 되는 것을 발견했다. 소아 이비인후과 전문의는 수유상담가에게 보낸 보고서에서 "아기 혀의 두 면이 서로 반대로 움직이는 것처럼 보였습니다."라고 적었다. 소아 이비인후과 전문의는 자신의 진료실에서 설소대 절개술을 시행했고, 아기가 혀를 움직이는 방식이 즉각 개선되었음을 알 수 있었다.

[사진 17-28]은 이 아기가 초기 평가를 받은 지 15일 후의 모습이며, 설소대 절개술을 한 지 2일 후의 모습을 보여 준다. 아기가 혀를 정상적으로 올리고 내밀 수 있다.

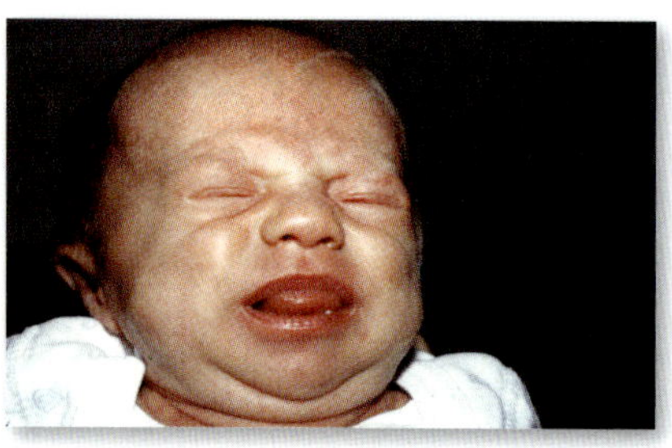

[사진 17-28] 주름띠 절개술을 받고 난 후의 아기

이 시점에서 산모는 지난 15일 동안 온전히 유축기를 사용하여 유축을 하고 있었다. 오른쪽 유두는 완전히 치유되었고, 더 심했던 왼쪽 유두도 거의 치유되었다([사진 17-29]).

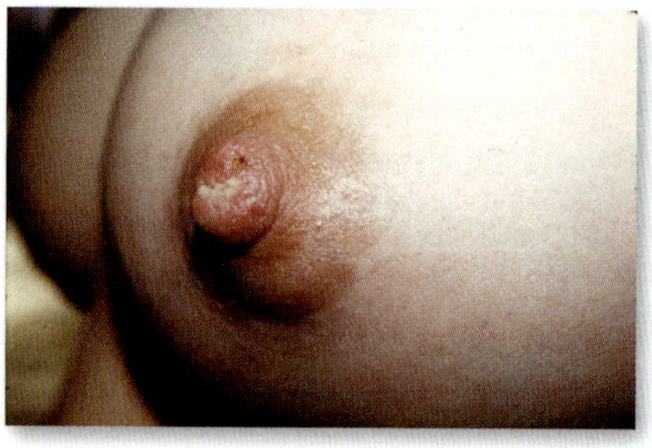

[사진 17-29] 이 아기 엄마의 치유되고 있는 유두

엄마는 전화를 해서 아기에게 가슴에서 젖을 물리는 것이 두렵다고 말했다. 그녀는 젖 물리기 연습을 위해서 수유상담가에게 추후 방문을 요청했다. BWC는 엄마가 편안한 자세를 찾는 것을 도와주었고, 아기는 스스로 젖을 물었다. 안심이 된 엄마는 모유수유가 더 이상 고통스럽지 않다고 말했다. 19개월이 되었을 때 아기는 아직도 모유수유를 하고 있었고, BWC에게 전화를 걸어서 자신의 사촌이 아기를 낳았는데 짧은 설소대가 있다고 알려 주었다.

40세에 설소대 절개술 하기(Frenotomy at Age Forty)

[사진 17-2]에 있는 성인 여성은 짧은 설소대를 가지고 있는데 여러 해 동안 설소대 절개술을 고려하고 있었다. 이 여성은 자신이 잘 감추고 있었던 약간의 언어장애가 있었고, 자신의 혀 모양을 좋아하지 않았다. 언어병리학자는 여성에게 거울을 주고, 환자가 치아 플라그의 축적을 확인하도록 돕기 위해서 치과의사들이 사용하는 붉은색 알약을 씹도록 했다. 언어병리학자는 여성에게 씹은 붉은색 알약을 혀로부터 제거하기 위해서 몇 번을 삼켜야 하는지를 관찰하게 했다. 이러한 방법은 언

어병리학자에게 여성의 혀가 정상적인 구강 역학을 수행하는데 있어서 어떻게 기능장애가 나타나는지를 보여준다. 언어병리학자와 상담을 한 후에 여성의 담당 치과의사가 설소대 절개술을 시행하는 것에 동의하였다. 비록 국소 마취를 사용하지 않았지만 여성은 설소대 절개술이 그렇게 아프지는 않았다고 설명하였다. "그것은 이상한 느낌이 들었어요. 잘 안 드는 가위로 젖은 양털을 자르는 것처럼요." 왜냐하면 이 여성의 설소대는 두껍고 섬유질이 많았기 때문에 치과의사는 혀가 자유로워지게 하기 위해서 세 번을 잘랐다. 여성은 마지막 세 번째 자를 때 약간 '타는 듯한 느낌'을 느꼈다. 설소대 절개술을 시행한 다른 성인들은 더 많은 통증을 느꼈다는 등 다양한 경험을 이야기하였다.

설소대 절개술을 받은 지 몇 주 뒤에, 이 여성은 언어병리학자가 제안한 간단한 운동을 수행하였다. 이 여성은 처음에는 혀를 옆으로 움직일 수가 없었다. 혀를 올린 상태로 유지하려고 했을 때 혀가 떨리고 매우 피곤해졌다. 이 여성이 한 운동 중의 하나는 작고 둥근 플라스틱 링을 들어 올린 혀의 앞쪽에 놓고 균형을 잡는 것이었다. 몇 달간 운동을 한 후에 여성은 혀를 어느 방향으로든 움직일 수 있었고, 혀는 정상적으로 기능을 했다.

[사진 17-30]은 설소대 절개술을 한 여성의 혀를 보여 준다.

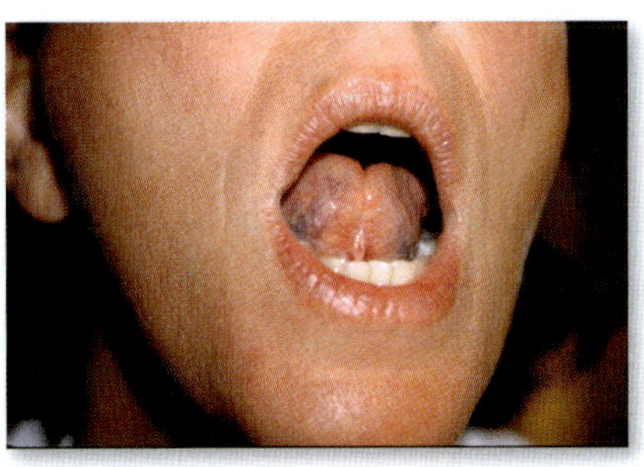

[사진 17-30] 짧은 설소대가 있는 [사진 17-2]의 성인이 주름띠 절개술을 받고 난 후의 모습

이제 그녀는 많은 노력을 들이지 않고도 혀를 들어 올릴 수 있지만, 하트 모양의 혀끝은 그대로 남아 있었다.

일부 영아들은 이 여성의 경우처럼 설소대 절개술을 받은 후에 혀 근육의 약화를 겪을 수 있다. 영아들 또한 재활 기간이 필요할 수도 있다. 부모는 [사진 17-30]의 여성이 했던 방법인 간단한 운동의 일부를 따라 할 수 있다.

혀의 측면 움직임을 유발하기 위해서는 깨끗한 손가락을 아기의 입가에 놓는다. 아기가 혀를 좌우로 움직일 수 있도록 앞뒤로 움직여 준다. 손가락이나 공기로 채워지거나, 또는 젤로 채워진 부드러운 공갈 젖꼭지를 빠는 것은 아기들이 혀로 '밀어내기'를 할 수 있다. (우묵하고 접을 수 있는 공갈 젖꼭지는 저항을 거의 주지 않기 때문에 유용하지 않다.) 혀끝을 살짝 두드리면 혀가 돌출되는 것을 도와서 아기가 혀를 내밀도록 유도할 수 있다. 모유수유를 하는 활동은 혀를 강화시키는 데 도움을 줄 것이다.

일부 아기들은 설소대 절개술을 받은 직후에 모유수유를 잘하는 경우가 있는 반면에, 성장에 문제가 있거나 몸이 약한 경우에는 특히, 수술 부위가 치유되고 혀가 강화되는 데 시간이 걸리는 아기들도 있다는 사실을 부모에게 알려 주어야 한다. 일부 아이들은 혀의 패턴을 되찾는 데 시간이 오래 걸리기도 한다.

입술 소대(Lip Tie)

입술의 순소대는 외관상의 많은 변형을 가진 정상적인 해부학적인 구조이다(Townsend, 2013). 그것은 근육 섬유로 쌓여져 있는 얇은 점막의 주름으로 이루어져 있다. 그들의 역할은 윗입술과 아랫입술에 안정성을 제공하는 것이다. Mirko(1974)는 입술 소대의 부착 위치를 분류하였다.

- 점막(양턱에 가장 일반적임)
- 잇몸
- 구개 유두

● 구개 유두 관통

Sewerin(1971)과 Priyanka(2013)는 결절과 꼬리가 있는 소대와 이열 소대를 포함하는 추가적인 소대 분류에 대해서 설명한다. Priyanka는 특정한 소대의 특징 그리고 소대의 결여와 관련된 증후군을 확인했지만, 대부분의 변이가 정상적인 것으로 설명되었다. 이러한 증후군에는 엘러스-단로스 증후군, 유아 비대성 유문 협착증, 완전전뇌증(holoprosencephaly), 엘리스-반 크레벨드 증후군(Ellis-van Creveld syndrome), 구강 안면 수족지증후군이 포함되는데, 각각 특정한 유형의 소대 비정상을 가지고 있다. 소대의 부착은 일부 사람들에게 있어서 두 개의 위쪽 앞니 사이의 간격에 영향을 미칠 수 있으며, 특정한 종류의 치주 질환을 초래할 수 있다.

두꺼운 윗입술 소대가 모유수유에 영향을 미친다는 사례연구가 있지만, 외과적 교정 수술이 필요할 수 있는 영아를 확인하는 것과 관련된 것에 관해서 근거가 되는 증거는 없다. 일부의 경우에는 수유 자세가 불량하거나, 비정상적인 근육의 긴장도, 또는 기저 증후군과의 연관성이 영아의 수유가 저조한 이유를 더 잘 설명할 수 있다.

Boutsi(2014)와 Townsend(2013)는 처음으로 치아가 나오면서 소대의 부착이 일반적으로 위쪽으로 움직인다고 설명한다. Khursheed(2015)는 이러한 과정을 다음과 같이 설명한다. "입술 소대는 역동적이며, 종종 구조가 변하며, 성장과 발달의 단계를 거치는 동안 모양, 크기 그리고 위치가 바뀐다. 성장을 하는 동안 크기가 작아지고 임상적 중요성이 상실되는 경향이 있다. 어린아이의 경우에 소대는 일반적으로 넓고 두껍지만, 성장을 하면서 얇고 작아진다."

이러한 결과는 소대의 정상적인 변이를 비정상적인 것으로 평가하지 않는 것의 중요성을 강조해야 하며(Nagaveni, 2014), 유아에서 두껍게 나타나는 상악 소대의 존재가 자동적으로 수술적 중재를 요구하는 것으로 간주되는 것을 제한하는 데 기여해야 한다.

참◇고◇문◇헌

Academy of Breastfeeding Medicine (ABM). Clinical Protocol#11: Guidelines for the evaluation and management of neonatal ankyloglossia and its complications in the breastfeeding dyad. 2009. www.bfmed.org/Resources/Protocols. Accessed Nov. 2016.

Amir LH, James JP, Beatty J. Review of tongue-tie release at a tertiary maternity hospital. *Journal of Paediatric and Child Health* 2005; 41(5-6):243-245.

Amir LH, James JP, Donath SM. Reliability of the Hazelbaker assessment tool for lingual frenulum function. *International Breastfeeding Journal* 2006; 1:3.

Ballard J, Auer C, Khoury J, et al. Ankyloglossia: assessment, incidence and effect of frenuloplasty on the breastfeeding dyad. *Pediatrics* 2002; 110(5):e63.

Barber S, Oakley S. Letter to the Editor regarding "Does postoperative wound massage improve outcomes of frenulectomy for breastfeeding difficulties in infants?" *Journal of Human Lactation* 2015; 31(2):317-318.

Berry J, Griffiths M, Westcott C. A double-blind, randomized controlled trial of tongue-tie division and its immediate effect on breastfeeding. *Breastfeeding Medicine* 2012; 7(3):189-193.

Boutsi E. The maxillary labial frenum. *Journal of Cranio-Maxillary Diseases* 2014; 3(1):1-2.

Brookes A, Bowley DM. Tongue tie: the evidence for frenotomy. *Early Human Development* 2014; 90(11):765-768.

Buccini GDS, Venancio SI, Sanches MTC, et al. Could the presence of ankyloglossia affect the practice of breastfeeding? Poster Abstract, 18th International Society for Research in Human Milk and Lactation ISRHML Conference Mar. 2016. *Breastfeeding Medicine* 2016; 11(2).

Buryk M, Bloom D, Shope T. Efficacy of neonatal release of ankyloglossia: a randomized trial. *Pediatrics* 2011; 128(2):280–288.

Coryllos E, Genna CW, Salloum D. Congenital tongue–tie and its impact on breastfeeding. American Academy of Pediatrics, Section on Breastfeeding newsletter. *Breast-feeding; Best for Baby and Mother,* Summer 2004; 1–7.

Dollberg S, Botzer E, Grunis E, et al. Immediate nipple pain relief after frenotomy in breastfed infants with ankyloglossia: a randomized, prospective study. *Journal of Pediatric Surgery* 2006; 41(9):1598–1600.

Dollberg S, Marom R, Botzer E. Lingual frenotomy for breastfeeding difficulties: a prospective follow–up study. *Breastfeeding Medicine* 2014; 9(6):286–289.

Douglas PS. Rethinking "posterior" tongue–tie. *Breastfeeding Medicine* 2013; 8(6):503–506.

Fernando C. *Tongue Tie: From Confusion to Clarity*. Sydney, Australia: Tandem Publications, 1998.

Francis DO, Krishnaswami S, McPheeters M. Treatment of ankyloglossia and breastfeeding outcomes. *Pediatrics* 2015; 135(6):e1–9.

Forbes A, Brennan L, Richardson M, et al. Refined mapping and YAC contig construction of the X–linked cleft palate and ankyloglossia locus (CPX) including the proximal X–Y homology breakpoint within Xq21.3. *Genomics* 1996; 31(1):36–43.

Forlenza GP, Black NMP, McNamara EG, et al. Ankyloglossia, exclusive breastfeeding, and failure to thrive. *Pediatrics* 2010; 125(6): e1500–e1504.

Geddes DT, Kent JC, McClellan HL, et al. Sucking characteristics of successfully breastfeeding infants with ankyloglossia: a case series. *Acta Paediatrica* 2010; 99(2):301–303.

Geddes DT, Kent JC, Mitoulas LR, et al. Tongue movement and intra–oral vacuum in breastfeeding infants. *Early Human Development* 2008a; 84(7):471–477.

Geddes DT, Langton DB, Gollow I, et al. Frenotomy for breastfeeding infants with ankyloglossia: effect on milk removal and sucking mechanism as imaged by ultrasound. *Pediatrics* 2008b; 2(1):e188–194.

Gorski S, Adams K, Birch P, et al. Linkage analysis of X–linked cleft palate and ankyloglossia in Manitoba Mennonite and British Columbia native kindreds. *Human Genetics* 1994; 94(2):141–148.

Haham A, Marom B, Mangel L, et al. Prevalence of breastfeeding difficulties in newborns with a lingual frenulum: a prospective cohort series. *Breastfeeding Medicine* 2014; 9(9):438–441.

Hazelbaker A. *The Assessment Tool for Lingual Frenulum Function*. Master's Thesis, Pasadena, CA: Pacific Oaks College, 1993.

Hazelbaker A. *Hazelbaker Assessment Tool for Lingual Frenulum Function* 2012.

Hogan M, Westcott C, Griffiths M. Randomized, controlled trial of division of tongue–tie in infants with feeding problems. *Journal of Paediatric and Child Health* 2005; 41(5–6):246–250.

Hong P, Lago D, Seargeant J, et al. Defining ankyloglossia: a case series of anterior and posterior tongue ties. *International Journal of Pediatric Otorhinolaryngology* 2010; 74(9):1003–1006.

Ingram JC, Johnson D, Copeland M, et al. The development of a tongue assessment tool to assist with tongue–tie identification. *Archives of Disease in Childhood-Fetal and Neonatal Edition* 2015; 100(4):344–348.

Kent JC, Ashton E, Hardwick CM, et al. Nipple pain in breastfeeding mothers: incidence, causes and treatments. *International Journal of Environmental Research and Public Health* 2015; 12:12247–12263.

Klockars T. Familial ankyloglossia (tongue tie). *International Journal of Pediatric Otorhinolaryngology* 2007; 71(8):1321–1324.

Khursheed DA, Zorab SS, Zardawi FM, et al. Prevalence of labial frenum attachment and its relation to diastemia and black hole in Kurdish young population. *JOSR Journal of Dental and Medical Sciences* 2015; 14(9):97–100.

Lalakea M, Messner A. Ankyloglossia: does it matter? *Pediatric Clinics of North America* 2003; 50(2):381–387.

Marchesan IQ. Lingual frenulum: classification and speech interference. *International Journal of Orofacial Myology* 2004; 30:31–38.

Marchesan IQ. Lingual frenulum protocol. *International Journal of Orofacial Mycology* 2012; 38:89–103.

Martinelli RL, Marchesan IQ, Guamao RJ, et al. Histological characteristics of the altered human lingual frenulum. *International Journal of Paediatrics and Child Health* 2014; 2:5–9.

Meier P. Supporting lactation in mothers with very low birth weight infants. *Pediatric Annals* 2003; 32(5):317–325.

Messner AH, Lalakea ML, Aby J, et al. Ankyloglossia: incidence and associated feeding difficulties. *Archives of Otolaryngology–Head & Neck Surgery* 2000; 126(1):36–39.

Mirko P, Miroslav S, Lubor M. Significance of the labial frenum attachment in periodontal disease in man. Part I. Classification and epidemiology of the labial frenum attachment. *Journal of Periodontology* 1974; 45(12):891–894.

Mukai S, Mukai C, Asaoka K. Ankyloglossia with deviation of the epiglottis and larynx. *Annals of Otology, Rhinology, and Laryngology Suppl* 1991; 153:3–20.

Nagaveni NB, Umashankara K. Morphology of maxillary labial frenum in primary, mixed, and permanent dentition of Indian children. *Journal of Cranio-Maxillary Diseases* 2014; 3(1):5–10.

Olivi G, Signore M, Olivi MDG. Lingual frenectomy: functional assessment and new therapeutical approach. *European Journal of Paediatric Dentistry* 2012; 13(2):101–106.

Palmer B. The influence of breastfeeding on the development of the oral cavity: a commentary. *Journal of Human Lactation* 1998; 14(2):93–98.

Priyanka M, Sruthi R, Ramakrishnan T, et al. An overview of frenal attachments. *Journal of the Indian Society of Periodontology* 2013; 17(1):12–15.

Ranly D. Early orofacial development. *Journal of Clinical Pediatric Dentistry* 1998; 22(4):267–275.

Reddy NR, Marudhappan Y, Devi R. Clipping the tongue tie. *Journal of Indian Society of Peridontology* 2014; 18(3):395–398.

Ricke LA, Baker NJ, Madlon–Kay DJ, et al. Newborn tongue–tie: prevalence and effect on breastfeeding. *Journal of the American Board of Family Practice* 2005; 18(1):1–7.

Sewerin I. Prevalence of variations and anomalies of the upper labial frenum. *Acta Odontologica Scandia* 1971; 29(4):487–496.

Srinivasan A, Dobrich C, Mitnick H, et al. Ankyloglossia in breastfeeding infants: the effect of frenotomy on maternal nipple pain and latch. *Breastfeeding Medicine* 2006; 1(4):216–224.

Steehler MW, Steehler MK, Harley EH. A retrospective review of frenotomy in neonates and infants with feeding difficulties. *International Journal of Pediatric Otorhinolaryngology* 2012; 76(9):1236–1240.

Stokowski L. Hypospadias in the neonate. *Advances in Neonatal Care* 2004; 4(4):206–215.

Townsend JA, Brannon RB, Cheramie T, et al. Prevalence and variations of the median maxillary labial frenum in children, adolescents, and adults in a diverse population. *General Dentistry* 2013; 61(2):57–60.

Wallace H, Clarke S. Tongue tie division in infants with breast feeding difficulties. *International Journal of Pediatric Otorhinolaryngology* 2006; 70(7):1257–1261.

CHAPTER

18

구순열과 구개열
(Cleft Lip and Cleft Palate)

입술과 입천장의 갈라진 틈은 가장 흔한 선천적인 결함이며, 약 700명당 1명꼴로 발생한다(Bessell, 2011). 구순열과 구개열이 남자 아기에게 약 두 배 더 자주 발생하지만, 구개열이 단독으로 발생하는 것은 여자 아기에게 좀 더 흔하다. 구순구개열은 아시아와 아메리카 인디언 인종에게 더 흔하게 발생하고, 백인은 흑인보다 거의 두 배 더 영향을 받을 가능성이 있다. 부모와 전문가를 위한 정보와 자원은 구개열 재단(Cleft Palate Foundation, 2016)의 도움으로 무료로 인터넷에서 이용 가능하다. 특별한 수유 젖병은 웹 사이트에서 주문할 수 있다.

구순구개열은 임신 초기에 형성되며, 종종 여성이 임신 사실을 알기 전에 형성되는 경우가 많다. 입술이 갈라지는 것은 임신 5주와 8주 사이에 나타난다. 입천장의 갈라짐은 임신 6주에서 12주 동안에 형성되며, 입천장이 서로 융합되는 것이 실패했을 때 나타난다. 어떤 원인에 의해서 구개열이 형성되는지에 대해서 설명하는 확인된 하나의 요인은 없다. 그러나 유전적인 것과 환경적인 것에 노출되는 것 모두가 역할을 한다. 다른 가족 구성원이 영향을 받았을 때(가족 구성원 중 누군가가 구개열이 있다면), 유전적인 요인이 관여된다는 것을 시사한다(Seto-Salvia, 2014). 유전적 연구는 X염색체와 연관이 있는 구개열을 가지고 있는 구순열, 짧은 설소대, 그리고 치아 발육 부전증은 비슷한 병원성 돌연변이와 관련 있는 것으로 확인되었다(Kantaputra, 2011; Suphapeetiporn, 2007).

가족력이 없는 경우에는, 환경적 위험이 구개열 형성에 더 많이 연관되었을 가능성이 크다. 임신 기간 중 엄마의 흡연은 구순열과 구개열에 관련되어 있다(Xuan, 2016). 엽산의 부족은 구강 안면 결손을 야기하는 주된 요인일 수 있다(Wahl, 2015). 엽산 보충제와 과일과 채소가 풍부한 식사는 구순열이 생길 위험을 줄여 주는 것처럼 보인다(Wilcox, 2007). 레티노산은 비타민 A의 대사물질이다. 레티노산에 과도하게 노출되는 것은 구개와 혀에 비정상적인 발달을 초래하는 중요한 환경 위험요인인 것으로 나타난다(Liu, 2015; Okano, 2014).

구순구개열 단독으로 생기는 것과 300개 이상의 증후군과 관련된 구순구개열이 있다. 구순열이 있거나 또는 구순열이 없는 구개열을 가지고 있는 사람들 중 약 10~15%가 관련 증후군을 가지고 있다. 구개열만 가지고 있는 사람들의 약 40~50%는 관련 증후군을 가지고 있다. 이들의 대부분은 출생 시에 명백해진다(Cleft Palate Foundation, 2008). 좀 더 넓은 증후군의 일부분으로서 입천장에 균열이 발생하면, 특별한 상태의 다른 양상들도 수유 계획을 개발할 때 고려되어야 한다. 예를 들면, 특정한 증후군은 빨기에 영향을 미치는 근육의 약화와 관련이 있을 수 있다. 심장의 비정상은 아기가 수유하는 체력에 영향을 미치거나, 수분의 섭취 제한이 필요할 수 있다. 의학적 문제를 복합적으로 가지고 있는 아기에게 수유를 할 때에는 모든 아기의 특수 욕구를 충족시키는 방식으로 적절한 영양이 제공될 수 있도록 신중한 계획이 필요하다.

팀 접근법은 수유상담가로 하여금 다른 전문가들과 의사소통을 하고 자신의 관리 계획을 적절하게 조정하도록 보장한다.

유전상담(Genetic Counseling)

부부가 구순구개열 결손이 있는 아기를 출산했을 때, 비슷한 문제를 가진 다른 아이를 낳을 확률은 2~5%가 증가한다. 부모들은 일반적으로 **유전상담**을 받을 수 있도록 상담을 하는 곳으로 보내진다. 유전상담은 자세하게 가족 병력을 물어보고, DNA 샘플이 실험실 검사에 포함된다(Cleft Palate Foundation, 2008). 이러한 상담은 구순구개열 결손이 생길 위험이 있는 아기를 다시 임신하게 될 가능성이 있다는 것을 알고, 결정을 하는 데 도움을 준다. 그것은 부모들이 그들의 아기가 단순히 구순구개열만 가지고 있는지, 또는 구순구개열 결손이 증후군의 한 부분으로 발생했는지를 확인하는 데 도움을 준다.

유대감 문제와 구순구개열 결손(Bonding Issues and Cleft Defects)

외모와 사회적 고정관념 사이의 관계는 사회과학에서 가장 일관된 연구결과 중 하나로 확립되어 왔다. 초기에는 신체적 다름을 오명(stigma)으로 불렀다. 구순구개열 장애는 많은 문화권에서 오명(낙인)을 씌우는 것으로 여겨져 왔다. 좀 더 지적인 시대와 지역에서조차도, 구강 안면 기형을 가진 아기의 외모는 처음에는 충격적일 수 있다. 이 상태(구순구개열을 가지고 있는 상태)가 교정이 될 것이라고 지적으로는 인지하고 있지만, 정서적 차원으로는 지금 막 엄마 또는 아빠가 된 부모들은 아기의 외모에 스트레스를 받을 수 있다. 당분간, 즉 부모가 적응이 될 때까지는, 사람들이 와서 아기의 외모를 보고 반응을 할 때마다 고통스럽게 이러한 고통을 다시 겪을 수 있다.

구강 안면 기형을 가지고 있는 아기들의 부모들은, 만성적인 슬픔으로 표현되는 경험을 갖고 있을 수 있다. 부모들은 어떻게 하면 아기에게 정상적인 경험을 하게 할 수 있을지를 포함하여 많은 것에 대해서 걱정을 한다. 시간이 지나면서 대부분의 가족은 적응을 하지만, 처음에는 추가적인 가족의 지원과 사회적 지원이 요구된다. 부모들은 구체적인 유전상담 외에도 추가적으로, 영아를 치료하는 팀의 다양한 구성원과 의사소통하는 방법을 배우는 데 있어서도 도움을 필요로 한다. 그들은 확실하게 정서적 양육을 필요로 할 것이다. 부모들, 특히 엄마들이, 자신이 잘 지지받고 있다고 느끼는 정도는 유대감과 애착형성 과정에 영향을 미친다. 부모가 아이에게 보이는 질이 좋은 관심은 아기의 인지와 행동 결과에 장기적으로 영향을 미친다(Ainsworth, 1982).

유대감과 애착형성 분야의 전문가들은 엄마가 아기에게 '거울(아기가 엄마를 그대로 따라서 하는 거울 효과)'처럼 제공되는 것을 관찰한다(Klaus, 1996). 아기의 외모에 대해서 즉각 반응하는 엄마의 민감성, 세심함과 성공적으로 아기를 다루고, 안아 주고, 먹여 주고, 얼마나 많이 엄마가 아기에게 웃어 주는지 등 모든 것은 엄마에 대한 아기의 반응에 영향을 미친다. 이러한 상호반응은 지속적인 피드백 고리를 만든다. 왜냐하면 수유를 한다는 것은 영양과 양육 둘 다를 포함하기 때문에 수유 활동과 연결된 유대감 형성의 영향을 고려하는 것이 중요하다. 수유에 성공한다는 것은 종종 여성이 엄마로서 자신의 능력을 어떻게 판단하는지에 따라서 결정된다(Ramsay, 1996).

구강 안면 기형을 가지고 있는 아기들의 부모들은 수술로서 안면의 결손이 교정된다는 것을 알고 있다. 그러나 몸이 아프거나 선천적 결함을 가지고 태어난 아기의 부모들은 불안하게 정보를 처리하고, 그들의 자녀에게 다르게 반응한다. 예를 들면, 특수 병동에 입원해 있는 아기의 부모는 아기에게 덜 웃어 준다. 결국 그들의 아기들은 3개월이 되었을 때 덜 웃는다(Minde, 1982).

건강관리 전문가들은 특별한 요구를 가지고 있는 아기의 엄마에게 모유수유는 너무 스트레스가 많으며, 산후 우울증과 비슷한 산후 불안은 모유수유 결과에 부정적인 영향을 미친다(Fallon, 2016). 얼굴에 구순구개열 결함을 가지고 있는 영아의 엄마들은 정서적인 도전뿐만이 아니라, 영아에게 수유를 해야 하는 매우 실제적인 도전에 직면한다. 그러나 수유가 확립되도록 엄마를 돕는 것은 그러한 아기에게 추가적인 질병의 부담을 덜어주는 의미 있는 방법을 제공할 수 있다. 엄마의 모유를 먹임으로써 자신의 아기에게 긍정적인 영향을 미칠 수 있음을 아는 것은 엄마에게 힘을 줄 수 있고, 모유수유는 엄마의 기분 상태를 안정시키는 데 도움을 줄 수 있다(Groer, 2004; Mawson, 2013).

유방이 안면 결함을 모호하게(잘 안 보이게) 할 수 있기 때문에 모유수유는 엄마에게 아기의 얼굴 기형을 지속적으로 보지 않아도 될 수 있는 기회를 제공한다. 모유수유 시도로 많은 모유 섭취량을 생산하지 않을 수 있을지라도, 몇몇 엄마들은 BWC와 함께 자신의 아기가

'정상'으로 보인 유일한 시간은 유방에 아기가 있을 때라며 정보를 공유하였다. 유대감 형성에 대한 이로운 효과 때문에 이러한 경험은 장려되어야 한다. 수유상담가는 또한 아름다운 눈과 같은 아기의 다른 측면에 대해서 언급함으로써 수용을 모델링한다.

감정의 적극적인 경청과 검증은 엄마와 수유상담가 사이에 신뢰와 관계를 형성하는 데 도움을 준다. 수유상담가는 선천적 결손을 가진 아기의 가족들을 도울 때 위기 심리를 사용하는 것을 피한다. 긴장은 전염성이 있다. 차분한 어조의 목소리는 중요한 상담기술이다. 수유상담가는 불안한 부모들을 진정시키기 위해서 의도적으로 목소리의 톤을 조절한다. 어떤 부모들은 특별한 수유 교육을 숙달하지 못하거나, 아기를 돌보는 것을 포함한 도구의 사용법을 배우지 못할 것이라고 걱정을 한다. 수유상담가는 부모의 스트레스를 줄이기 위해서, 상세한 내용을 차분하게 반복해서 설명을 하고, 서면으로 된 지침을 제공하고, 수유가 안정이 될 때까지 추후 관리 계획을 수립한다.

구순구개열 결손이 있는 영아를 위한 인간의 모유(Human Milk for Infants with Cleft Defects)

조기에 발생하는 성장장애(FTT)는 구순구개열 결손을 가지고 있는 영아들에게는 일반적인 현상이며(Glenny, 2004), 수유의 어려움으로 인해서 발생한다. 그러나 성장장애는 구순구개열 유형과 다른 기형의 존재와 관련이 있는 것으로 보인다(Beaumont, 2008). 구순열을 가지고 있는 영아의 출생 시 체중은 일반 영아들과 비교했을 때 비슷했다. 구순구개열을 같이 가지고 있는 영아, 또는 구순열은 없고 구개열만 가지고 있었던 영아는 출생 시 체중이 훨씬 더 가벼웠으며(출생 시 체중이 적게 나갔으며) 조기 성장장애가 훨씬 더 많았다. 구개열을 가지고 있는 영아들의 약 절반이 관련 증후군을 가지고 있어서 이것이 체중의 차이에 기여할 수 있다. 그러므로 구개열이 있는 영아는 잘 성장하게 하기 위해서 특별한 수유 지원을 더 많이 필요로 한다. 이런 아기들의 성장은 수술로 교정하는 시기에 종종 영향을 미친다. 따라서 이런 유아에 대한 체계적인 지원은 영양 섭취를 증가시키고, 외과적으로 수술할 시기를 단축시킬 수 있다(Amstalden-Mendes, 2007).

구개열을 가지고 있는 영아는 유스타키오관의 통풍이 잘 안 될 위험이 높기 때문에 이것이 **중이염**(중이에 염증이 생기는 것)에 걸릴 위험을 증가시킨다. 유스타키오관은 입천장을 가로지르는 근육에 의해서 열리고 닫힌다. 입천장 판이 정상적으로 형성되지 않았기 때문에(입천장은 두 개의 판이 서로 만나서 붙어야 하는데 그것이 만나지지 않았다는 의미이다) 이 근육 역시 비정상적으로 형성된다. 유스티오관의 환기가 손상이 되면 수술이나, 수행되는 교정 수술의 종류, 또는 귀 속에 튜브를 넣어도 완전하게 교정이 되지 않는다(Aniansson, 2002; Wilson, 2016). 그러므로 구개열이 있는 영아는 수술 전, 후에도 만성적인 귀 감염의 위험이 있다.

구순열과 구개열이 있는 아이들과 대조군의 아이들을 비교한 한 연구에서 청력의 민감도에는 어떠한 차이도 발견되지 않았다. 그러나 훨씬 더 높은 빈도의 중이 질환으로 인해서 구순열과 구개열을 가지고 있는 아이들은 언어 이해 점수가 더 낮았다. 그들은 또한 인지와 표현 언어 테스트에서도 낮은 점수를 받았다(Jocelyn, 1996). 따라서 이러한 인구에 있어서는 귀 감염을 줄이는 다른 예방적 방법을 확인하는 것이 중요하다. 덴마크 국립 출산 코호트 연구에서 69,105명의 산모와 어린이를 대상으로 한 연구에서, Korvel-Hanquist(2016)는 6개월 미만의 모유수유가 중이염의 중요한 위험요인인 것을 확인하였다. Paradise(1994)와 Aniansson(2002)은 구개열 결함이 있는 어린이들이 엄마 젖을 더 오래 먹는 경우 급성 및 분비성 중이염의 감소와 확실하게 관계가 있는 것으로 확인되었다.

BWC는 구개열이 있는, 완전히 인간의 모유만을 먹고 있는 5개월과 6개월 된 아기를 관리했다. 시험 체중을 통해서 정기적으로 관리된 것에 의하면, 직접 모유수유로는 둘 다 어느 누구도 적절한 모유를 섭취할 수가 없었다. 그들의 엄마는 아기를 위로하기 위해서 엄마의 유방에서 젖을 먹였지만, 아기들은 주로 유축한 모유를 젖병에 넣어서 먹었다. 아기들의 식단에 이유식이나 고형식이 시작될 때까지 어느 누구도 귀에 감염이 생기지 않았다. 윤리적으로, 구개열이 있는 영아들의 중이염 발생에 있어서 분유의 위험을 부모들에게 알려야 한다. 만약에 엄마의 젖이 부족하다면, 공인된 모유 은행에 기증된 모유를 선택할 수 있다.

구순열/구개열 팀(The Cleft Lip/Cleft Palate Team)

모유수유(산모를 위한)와 인간의 모유(영아를 위한)에 의해서 부여된 중요한 보호정책을 옹호하기 위해서, 구개열 관리 팀은 모유수유를 처음 시작할 때 필요한 최상의 실행을 교육받아야 하며, 국제인증수유상담가(IBCLC)와 접근성이 있어야만 한다. 수유상담가는 개개인에 맞는 모유수유 평가를 수행하고, 충분한 젖 공급을 확립시키는 것을 알려 주고, 유축을 좀 더 쉽고 편안하게 하는 방법에 대해서 실질적인 조언을 제공하고, 올바르게 모유를 저장하는 정보를 제공하고, 개별 아기에게 가장 좋은 방법을 찾기 위해서 대체 수유하는 방법을 시도하는 것을 도와준다. 수유상담가는 다른 수유 자세를 실험하는 산모를 돕고, 모유의 양을 늘리고 유대감 형성을 향상시키기 위한 피부 대 피부 접촉으로 아기를 안는 방법을 장려한다.

구개열 결손이 있는 아기들은 어떠한 수유 방법을 사용하든 상관없이 수유하는 것이 도전이다(어렵다). 아기들은 먹으면서 질식하고, 코로 역류되는 경험도 하고, 모유를 흘리기도 한다. 수유를 하는 동안 나타나는 이러한 도전(현상)들은 아기들에게 긍정적인 사회적 접촉이 감소될 위험이 있다(Morris, 1977). 초기의 어려움이 무엇이든지 간에, 부모들은 시간이 지남에 따라 수유를 하는 기술이 가장 많이 향상될 것이라는 것을 확신하면 안심할 수 있다.

구순열 단독만으로는 모유수유에 크게 영향을 미치지 않을 수도 있다. 그러나 구개열이 있는 아기의 효과적인 모유수유 사례를 기록한 자료는 거의 없다. 태국에 있는 영아 20명을 대상으로 한 하나의 연구에 따르면 구개열이 있는 단 두 명의 영아만이 6개월 동안 완전히 모유수유 했다는 것을 발견하였다(Pathumwiwatana, 2010). 이 두 아기의 엄마들은 직장을 다니지 않았고, 좀 더 많은 추후 지원을 요구했고, 두 엄마 모두 매 수유 시에 손으로 유축한 젖을 아기의 입에 직접 넣었다.

구개열이 있는 아기는 일반적으로 정상적인 성장을 하기 위해 적당한 양의 모유를 이동시키기(아기의 입 안으로 옮기기)에는 충분한 빨기 압력을 만들지 못한다. 영양을 보충한다는 것은, 이상적으로는 엄마의 모유가 일반적으로 요구된다. 구개열이 있는 아기가 처음에는 엄마의 유방에 자극을 주고 젖 공급을 충분히 유지할 수 있을 만큼 충분히 유방을 비울 수 있는 능력이 있는지 의심스럽다. 엄마는 유축에 의존을 하게 될 것이므로 사용할 수 있는 가장 효과적인 장비를 얻는 데 도움을 받아야 한다(가장 이상적인 것으로는 병원 등급의 양측형 전기 유축기를 렌트하는 것이다). 구개열이 있는 아기의 엄마들 중 일부는 이러한 정보를 받지 못하는 사람들이 있다. 그들의 영아는 결과적으로는 성장 실패를 겪게 되고 젖 공급이 점점 줄어들 것이다.

모유수유 의학 아카데미(2007)는 이러한 연구에 있어서 구체적인 모유수유 전략을 위한 "임상적 결정에 근거가 되는 증거가 부족"하다고 설명한다.

유축된 모유로 보충할 필요성은 현실적이기는 하지만, 수유상담가는 엄마들이 다양한 수유 자세로 실험을 해 볼 것을 권장해야 한다. 만약에 입천장의 틈이 작고 경구개에만 존재한다면, 부드럽고 탄력이 있는 유방을 가진 엄마의 경우에는 엄마의 유방 조직이 그 틈을 막는 것을 발견할 수 있다. 만약에 엄마가 모유 공급이 충분하고, 자극에 반응을 해서 모유 사출 반사가 있고, 엄마의 유두가 바로 서 있다면, 아기는 예상보다 더 잘 모유수유를 할 수 있을지도 모른다. 인류학 문헌에서 보고된 것처럼 시간이 지나고 아기가 더 자라면 조금 더 능숙해질 수 있다.

다양한 수유 장치와 방법들에 대해서 많은 주장이 있지만, 코크란 리뷰는 구개열이 있는 영아의 수유에 관련된 연구(Bessell, 2011)에서 상악판이 있는 아기와 상악판이 없는 아기를 비교했을 때 수유 결과 사이에는 통계적인 차이는 없는 것으로 발견되었다. 구개열이 있는 아기에게 수유하기 위해서 사용 가능한 젖병 형태를 비교했을 때 성장 결과에 대해서 어떠한 통계적인 차이도 발견할 수 없었다. 코크란 리뷰는 현재 엄마들에게 제공되는 조언과/또는 이러한 아기들을 위한 지원을 뒷받침할만한 어떠한 증거도 발견하지 못했다. 구개열을 가지고 있는 어린이에게 수유하기 위한 구체적인 지침을 제공하는 증거 기반 프로토콜이 존재하지 않기 때문에 임상적 경험과 일반적인 상식에 의한 접근법은 흡인의 위험을 감소시키고 성장을 최대화시키는 것을 목표로 해야 한다.

수유상담가는 작업치료사와 같은 다른 수유 전문가와 함께, 엄마들에게 대체 수유 방법에 대해서 교육하는 것을 도와준다. 다른 방법보다 하나의 방법이 우수하다는 것을 입증할 수 있는 증거가 부족하므로 팀은 각각의 영아에게 가장 잘 맞는 방법을 발견하기 위해서 실험을 해야 한다. 컵 수유, 숟가락 수유(Goval, 2012), 젖병 수유, 일회용 주사기를 이용한 수유(Ize-Iyamu, 2011) 및 수유관을 이용한 방법은 모두 만족할 만한 방법이지만, 가장 적당한 것을 찾기 위해서는 실험이 필요할 수 있다. 건강관리 팀이 아기가 다양한 수유 중재에 어떻게 반응하는지에 대한 엄마의 인식을 고려할 때, 엄마의 자아-존중감이 향상될 수 있다.

구순열(Cleft Lip)

입술은 입 안에서 유방을 유지되게 하고, 혀가 입 안을 밀봉하게 도와준다. 단단하게 입 안에서 밀봉이 유지되면 아기가 구강 안에서 흡인을 생성하는 것을 허용한다(Geddes, 2008). 효과적으로 흡인을 만들 수 있는 능력은 유방에서 젖을 제거하는 데 중요하기 때문에 밀봉에 틈이 생기거나 밀봉이 깨지게 되는 것은 문제가 될 수 있다. 구순열은 갈라진 틈이 입술에서 비강 안까지 확장이 이어진다면([사진 18-10]에서처럼), 구순열이 완전하게 형성된 것으로 분류된다. 입술이 완전하게 갈라진 것은 외관을 더 많이 손상시키고 밀봉을 더욱 어렵게 만든다. 작고 불완전하게 갈라진 입술의 틈은([사진 18-1]과 [사진 18-2]처럼) 모유수유를 할 때 어떤 방식으로든 밀봉이 될 수 있다면 모유수유에 방해가 되지 않는다.

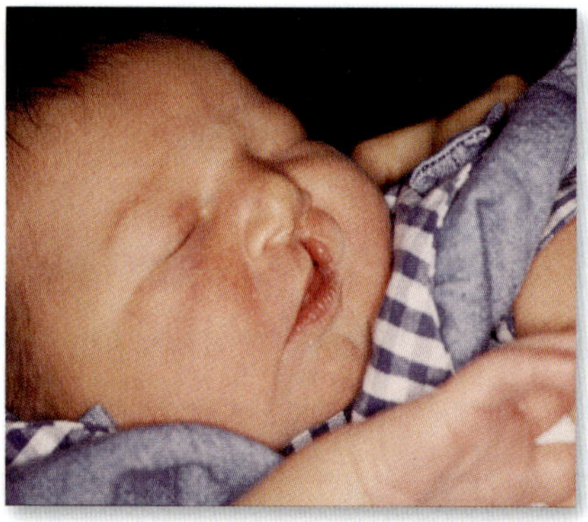

[사진 18-1] 구순열

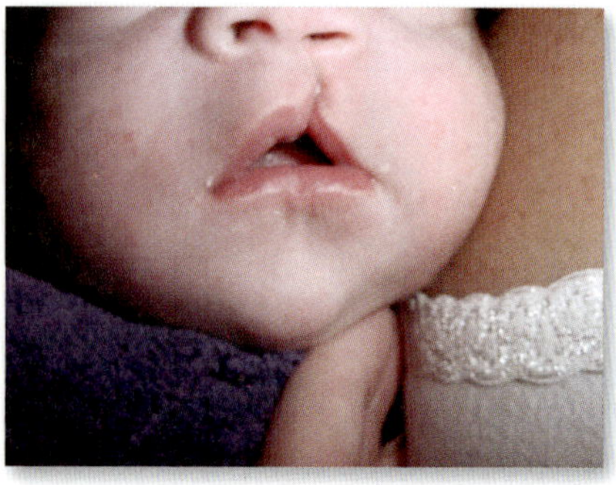

[사진 18-2] 구순열

입술에 갈라진 틈을 막거나 밀봉하기 위해서 엄마는

아기를 유방에 좀 더 가까이 안는다. 엄마는 두 손가락 사이에 유방 조직을 잡고(컵의 손잡이를 잡는 것과 비슷하게) 끌어당겨서 입술 사이의 틈새로 밀어 넣는다. [사진 18-3]은 이른바 **찻잔 잡는** 방법을 보여 준다.

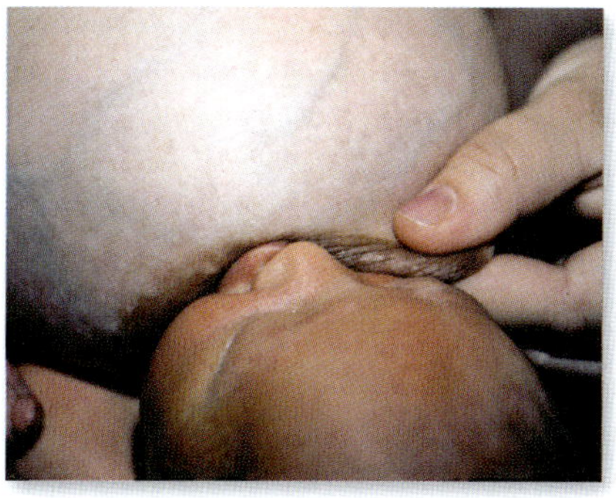

[사진 18-3] '찻잔 잡기'로 틈을 막고 밀봉 형성을 돕기

엄마는 밀봉을 만들기 위해서 아기 입술의 갈라진 틈 위에 손가락을 올릴 수도 있다. 일단 밀봉이 되면 아기는 빨기를 할 수가 있다. 만약에 구개의 갈라진 틈이 비강 안쪽까지 확장되어 있다면, 엄마가 입 안을 밀봉을 만들 수 있도록 아기를 돕는 것이 더 어려울 수 있다.

구순열의 수술적 교정은 수술 팀과 가족의 선호 및 아기의 크기와 건강에 따라서, 일반적으로 출생 후 며칠(Jiri, 2012), 몇 주, 몇 달 이내에 일어난다. 구순열의 **조기 교정**은 출생 3개월이나 그 이전에 할 수 있고, **늦은 교정**은 6개월이나 그 이후에 할 수 있다. 외과적 교정 후 울음소리를 최소화하는 것은 외과적 수술로 생긴 상처에 가해지는 긴장을 피하는 가장 중요한 요인인 것으로 고려된다. 구순열을 교정하고 나서 직접 모유수유나 젖병 수유가 상처 치유에 미치는 영향에 대한 체계적인 문헌 검토에서 Matsunaka(2015)는 숟가락으로 모유수유를 한 영아들 중 21.7%가 울거나 머리를 양옆으로 움직여서 수유를 거부했다고 보고하였다. 수술 전에 사용된 것과 동일한 유두로 수유를 한 영아들은 울지 않고 수유를 수용하였다. 또 다른 연구에서는 수술 후 모유수유나 젖병 수유를 한 영아들은 숟가락이나 주사기로 수유한 영아들보다 더 편안해 보였다.

Augsornwan(2013)은 유방에서 모유수유를 하는 것/젖병 수유가 상처 손상을 일으키지 않는다는 것을 발견했는데, 이것은 부모를 안심시키고 젖을 잘 못 먹는 아기들에게 유익하다. Darzi(1996)는 전향적 무작위 실험에서 구순열 교정 수술 후 조기에 모유수유를 하는 것이 안전하고, 수술 후 6주가 되었을 때 체중이 더 많이 증가하였으며, 숟가락 수유보다 노동집약성이 더 낮았다(힘이 덜 들었다). 그러나 모든 아기가 수술 후 즉시 모유수유를 기꺼이 하는 것은 아니다. 어떤 부모들은 그들의 아기들이 며칠 동안 모유수유를 거부하는 것을 보고했는데, 그것은 불편함 때문인 것 같다고 한다. 어떤 아기들은 수술 직후 즉시 모유수유를 하지만, 어떤 아기들은 입만 엄마의 유방에 대고 빨지는 않을 것이다.

구순열의 교정: 한 산모의 경험(Repair of a Cleft Lip: One Mother's Experience)

입술이 단순하게 갈라진 틈(단순 구개열)을 가지고 태어난 영아의 한 엄마는 수술로 교정을 하고 난 후 몇 달 후에 BWC에게 다음과 같은 편지를 썼다. 이 영아의 수술팀은 아기의 엄마에게 입술 교정 수술을 하고 2주 이내에 아들에게 모유수유를 한다면 봉합한 상처에 손상이 생길 것이라고 단호하게 이야기하였다.

"아들의 구순열 교정 수술 계획을 세우는데 제가 처음으로 도움을 요청한 지 거의 일 년이 되었습니다. 이런 일들에 대해서 제가 말씀드릴 때까지 이렇게 오래 걸릴 것이라고는 생각을 못했습니다. 아들의 수술은 5개월에 끝났고 아주 매끄러웠지만, 감정적으로 힘들었던 것은 분명했습니다. 아들은 수술이 끝나고 왔을 때 전쟁터에서 온 어린 난민처럼 보였고, 24시간 동안 그렇게 머물렀습니다. 첫 3일 동안 아기는 아무것도 먹으려고 하지 않았지만, 제가 견딜 수 없어서 하루에 한 번씩 젖을 물렸습니다. 아들은 아주 강하게 주사기 수유를 거부했고, 너무 졸려서 그것을 알아차리지 못하는 밤을 제외하고는 어떤 것도 받아들이지 않았습니다. 제가 조금씩 젖을 물렸던 것이 아들을 더 힘들게 했던 것 같지만, 어떠한 방법도 그것을 견디지 못할 것이라는 것을 알았습니다.

수술 후 36시간이 지났을 때, 아기는 제 접시에 있는 음식을 움켜잡기 시작했습니다(하지만 아직 젖을 물려는 시도는 하지 않았습니다). 48시간이 되었을 때 마침내 저는 많은 양의 모유에 고구마 퓌레를 조금 섞어서 숟가락으로 아들에게 먹였습니다. 아들은 간호사들이 주사기로 주는 것도 받아들이지 않았습니다. 의사는 아기가 수술 후 48시간이 되었을 때 수유를 하려는 것을 목격했습니다. 그러고 나서 마침내 아주 조용하게 말했습니다. '당신도 알다시피 저는 모유수유를 하는 아기를 본 적이 없는 거 같습니다.' 저는 이곳에서 제 생각하고는 아주 다른 어떤 것이 있는 것을 알 수 있었습니다. 72시간이 지나자 수유를 할 수 있을 만큼 충분한 양의 모유를 유축할 수가 없어서, 젖을 늘리기 위해서 수유를 다시 시작했습니다. 아기는 육체적인 합병증 없이 수유를 잘했지만, 저는 며칠 동안 긴장했었습니다. 그리고 집에서 처음으로 길게 모유수유를 하고 나서야, 아기가 저와 눈을 맞추었습니다-수술 후 처음이었습니다. 그것은 아기에게 젖을 먹이지 말라는 지시를 받은 것에 대한 저의 감정적인 당혹감으로 인해서 힘들었습니다. 저는 이렇게 일찍 모유수유를 했다는 사실을 아직 의사에게 말하지 않았습니다. 의사는 저에게 2주 더 기다리기를 원했지만, 이것은 저와 아기 모두에게 불가능했을 것입니다."

구개열의 유형(Types of Cleft Palates)

입천장의 갈라진 틈은 매우 다르다. 어떤 것들은 경구개나 연구개에 있는 작고 분리된 천공인 경우도 포함한다. 다른 입천장의 분열은 더 광범위하고 심각한 얼굴 손상을 만들기도 한다. 갈라진 틈의 크기와 위치는 다른 방식으로 수유에 영향을 미친다. 입천장의 갈라진 틈은 양측에 생기는데, 그것은 입천장의 중심선 양측에 각각 있으며 입 안의 **양측** 모두에 영향을 미칠 수 있다. 갈라진 틈은 한쪽에만 생기는 **일방적인** 구개열도 있다. 구개열은 콧구멍에서 목젖까지 이어진 **완전한** 형태일 수도 있다. 구개열은 **불완전할** 수도 있는데, 그 말은 갈라진 틈이 잇몸 능선까지 이어지지 않은 것을 의미한다.

[사진 18-4]와 [사진 18-5]는 연구개까지 갈라진 틈을 보여 준다. 목젖이 없는 것에 주목한다.

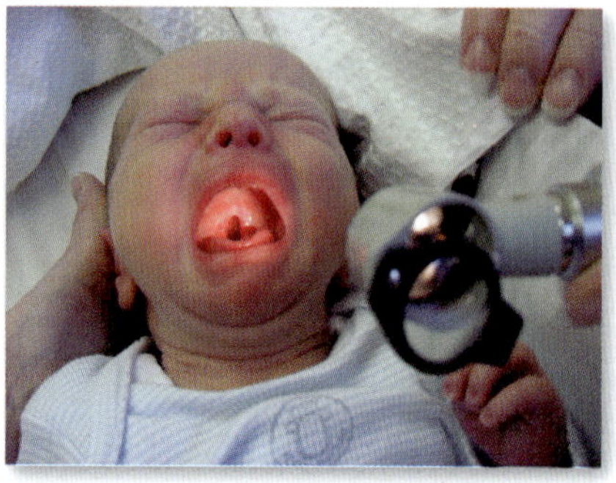

[사진 18-4] 연구개의 파열

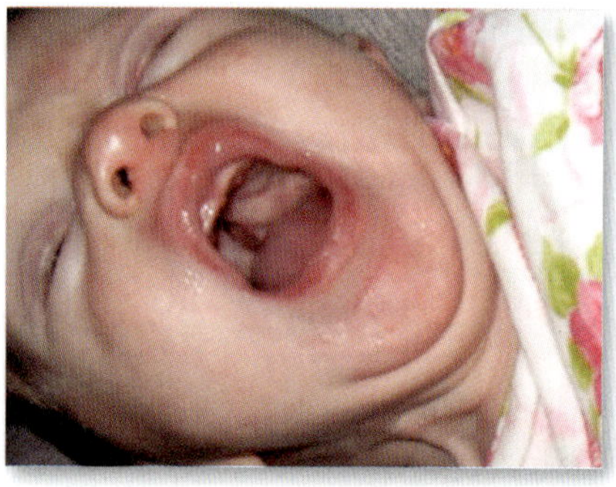

[사진 18-5] 연구개의 파열

[사진 18-6]은 **목젖이 갈라진** 성인 여성을 보여 준다.

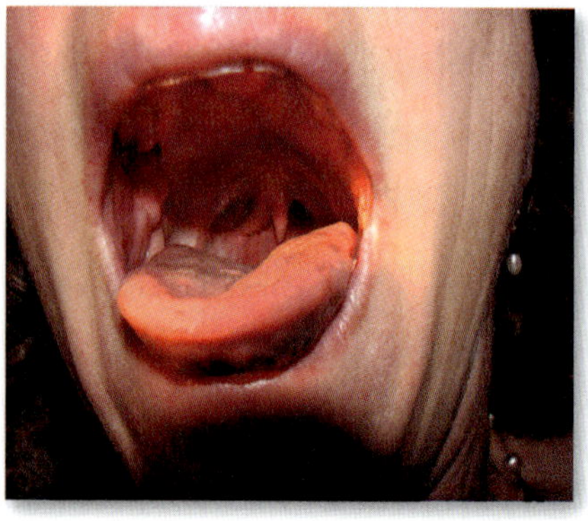

[사진 18-6] 성인 여성의 갈린 목젖(이분구개수)

목젖이 갈라져 있다는 것은 **입천장이 점막하까지 갈라져 있다**는 표시인 경우가 종종 있다(Oji, 2013; Rudolph, 2011). 점막하 파열은 비교적 흔하지 않으며 경구개와 연구개 모두에 발생할 수 있다. 연구개에 생기는 점막하 파열은 근육 조직의 결핍이나 부족, 또는 근육의 부정확한 위치로 인해서 발생한다. 증상은 유스타키오관의 기능장애, 높은 비음, 언어 문제, 그리고 목젖의 갈라짐이 포함된다. 연구개 근육의 결핍은 삼키기의 기능장애를 초래한다. 연구개의 점막하 파열을 가지고 있는 어떤 영아들은 코로 역류를 하거나 어느 정도의 수유 문제를 가지고 있다.

경구개에 있는 점막하 파열은 입천장 뼈의 중앙에 생긴 결함이다. 피부가 파열된 부위를 덮고 있기 때문에 일반적으로는 눈으로 쉽게 발견할 수가 없다. 경구개의 점막하 파열은 손가락을 넣어서 부드럽게 촉진을 할 때 틈이 느껴지든지 또는 움푹 들어간 부위를 느끼는 것으로 발견할 수 있다. 그들은 또한 구개에 빛을 비추거나 또는 코 안에 밝은 빛이 있는 프루브(가느다랗고 긴 막대 같은 도구)를 넣어서 발견할 수 있다. 점막하 파열은 성인기에도 발견되지 않은 채 지속될 수 있다(Ha, 2013).

작은 구개 파열이 수유에 영향을 미치지 않을 것이라고 가정하는 것은 매력적이지만, 경구개나 연구개에 있는 작은 파열조차도, 특히 영아기의 초기에는 수유 문제와 상당히 관련이 있다.

[사진 18-7]에 있는 3주 된 아기는 연구개의 중앙에 파열이 위치하고 있으며, [사진 18-4]에 있는 것과 비슷하다. 이 아기는 구강을 밀봉하지 못했으며, 빨기를 할 수가 없었다. 아기의 숨소리는 수유 후에는 젖은 소리를 냈고, 이것은 흡인이 있다는 것을 암시하였다.

체중이 9파운드(4,075g)로 태어난 이 아기는 활발하게 보였다. 그러나 심각한 수유 문제가 있었다. 어떤 구강 수유 방법을 시도했던 간에, 약 1온스(28g)의 수유를 한 뒤에 엄청나게 고통스러워 보였다. [사진 18-7]에서 아기는 흡인을 방지하기 위해서 반쯤 올린 자세로 수유를 하고, 아기의 몸을 안정되게 도와주기 위해서 고관절을 굽히고 있다.

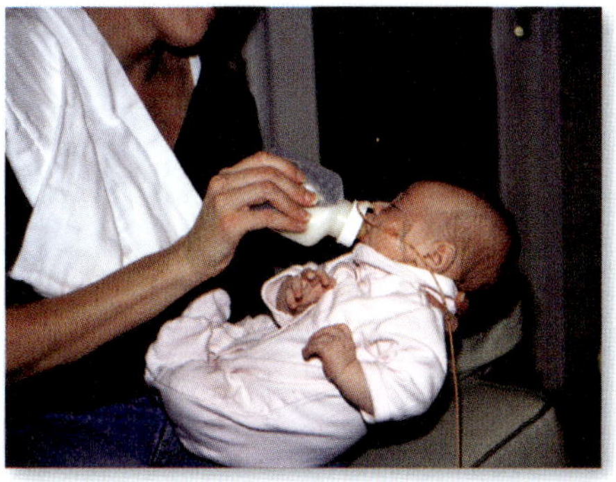

[사진 18-7] 과신장을 막기 위한 고관절 굽힘

아기는 구개 파열인 아기들이 사용하는 Mead Johnson™수유기를 가지고 수유하고 있으며, 이것은 엄마가 아기의 입에 젖(유축한 모유)을 짜 넣을 수 있는 부드러운 젖병이다. 아기는 수유를 하는 동안 자주 입술을 벌려서 모유를 흘렸다. 엄마가 수유상담가에게 보고한 것에 따르면, 약 1온스의 모유를 먹고 나면, 수유 거부 행동이 나타나기 시작하였다. 아기가 몸을 아치형으로 만들어도 엄마가 젖병을 빼지 않자 아기는 잠이 든 것처럼 보였다([사진 18-8]).

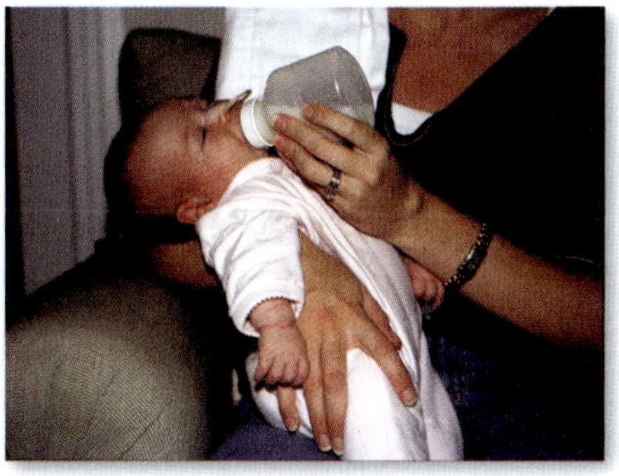

[사진 18-8] 수유 혐오(기피) 행위

[사진 18-7]부터 [사진 18-9]에 있는 사진을 찍었을 당시, 이 아기는 생후 30일이었는데 아직 출생 시 체중을 회복하지 못했다. 수유상담가는 산모와 아기 둘 다를 돌보고 있었고, 4일째 이후로 소아과 전문의에게 보고를 하고 있었다. 엄마는 다양한 형태의 수유도구들을 시

도했었는데, 여기에는 숟가락, 컵, 메델라의 특별한 니즈 수유기, 그리고 피죤의 수유기들이 포함된다. 유방에 수유관을 대고 먹이는 것도 시도되었다. 그 아기는 어떠한 수유 방법에 상관없이 자신의 모유 섭취를 제한하려고 하는 동일한 경향을 보였다. 수유상담가는 소아과 전문의에게 아기에게 수유를 하는 것이 성공적이지 못하다는 것을 알려 주었다. 소아과 전문의는 체중 증가 부족에 대해서 걱정을 하고 비위관(NG)의 삽입을 지시하였다. [사진 18-9]에 보이는 아기는 비위관을 통하여 강화된 인간의 모유가 수유되는 동안에 공갈 젖꼭지를 빨고 있다(구강으로 수유하는 기술을 보호하고 아기를 진정시키기 위해서).

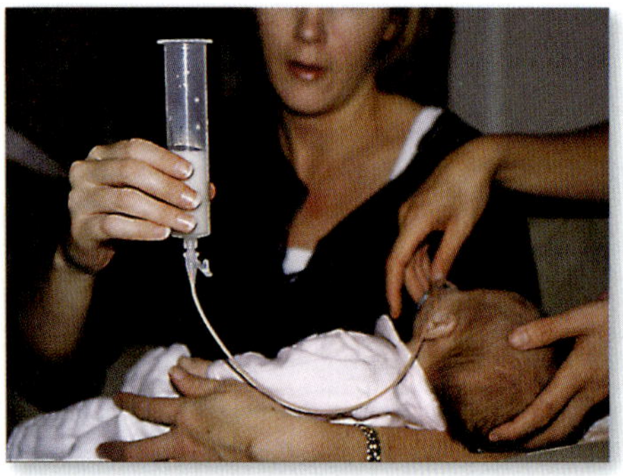

[사진 18-9] 성장을 보호하기 위한 비(코)위관 수유

비위관 수유는 아기에게 제공되는 모유의 양을 즉시 증가시켰고, 아기는 체중이 늘기 시작하였다.

구개열의 교정(Repair of Cleft Palate)

경구개 파열의 교정은 생후 6~32개월 사이에 할 수 있으며(Swennen, 2002), 일부 구개열 팀은 이르면 생후 3개월이나 그 이전에도 수술을 시행한다(Denk, 2001). 경구개 교정은 일반적으로 2단계 과정으로 이루어진다. 1세 또는 그 이전에 구개를 교정하는 단순 수술과 비교할 때, 2단계 접근법은 구개 성장에 대한 수술의 해로운 영향을 줄이고 조기 언어발달을 개선시키는 것으로 입증되었다(Gundlach, 2013).

[사진 18-7]과 [사진 18-8]에 있는 아기는 정상적으로 수유를 할 수 없었고 성장이 느린 병력이 있었기 때문에, 그 아기의 소아과 의사는 연구개 파열의 조기 교정을 위한 평가를 받기 위하여 다른 도시에 있는 수술팀에게 보냈다. 수술은 아기의 체중이 10파운드가 되었을 때 하기로 예정되어 있었는데, 생후 약 3개월에 이루어졌다. 아기의 연구개 교정 수술은 성공적이었고 별 문제 없이 진행되었다. 그러나 아기가 특수 신생아 관리병동에서 회복되는 동안 장이 꼬이는 고통을 겪었다. 그녀를 돌보고 있는 신생아 전문의는 이 아기가 초기에 모유 섭취를 스스로 제한했던 것이 구개결손보다는 감지되지 않았던 부분적인 장의 꼬임과 더 관련이 있었을 것으로 추측했다. 완전하게 장이 꼬이게 되면 응급수술이 요구된다. 아기는 천천히 회복되었고 4개월이 될 때까지 엄마의 유방에서 수유관을 사용하여 수유를 시작하였다. 스트레스를 받은 아기의 엄마는 완전하게 젖 공급을 유지하기가 어려웠고, 아기는 보충이 필요할 때마다 기증된 모유를 먹었다.

경구개의 파열과 홈이 파인 입천장(구개-Clefts of the Hard Palate and Grooved Palates)

[사진 18-10]은 입술과 경구개에 **완전한 파열**이 있는 영아를 보여 준다.

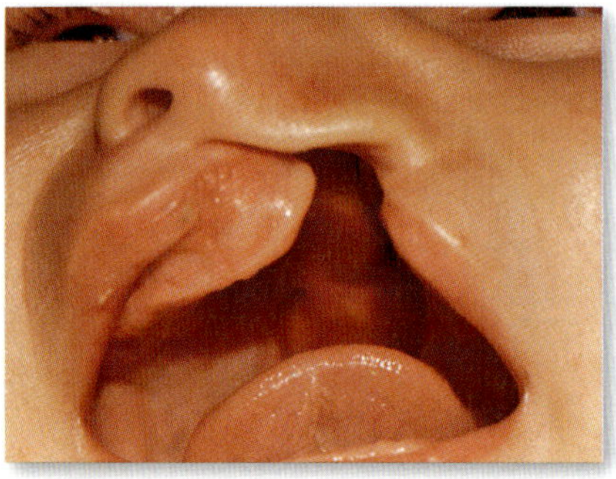

[사진 18-10] 완전한 구순구개열

코에까지 관련된 것에 주목한다. 경구개의 완전한 파열은 치아 형성에 있어서도 문제를 초래한다. 이러한 아기들은 경구개 교정 수술뿐만 아니라 수술과 치열 교정을 위한 광범위한 치과 교정이 필요한 것이다(Redford-Badwal, 2003). 대부분은 언어치료를 필요하다. 언어의 결과는 늦은 교정 절차를 밟았던 완전한 구순열과 구개파열이 있었던 영아들에게 더 좋은 것 같다(Doucet, 2013).

[사진 18-11]은 여러 주 동안 기관 내 삽관을 했었던 영아의 입천장을 보여 주는데, 그것(기관 내 삽관을 했던 것)은 입천장의 홈과 채널을 재형성하는 원인이 된다.

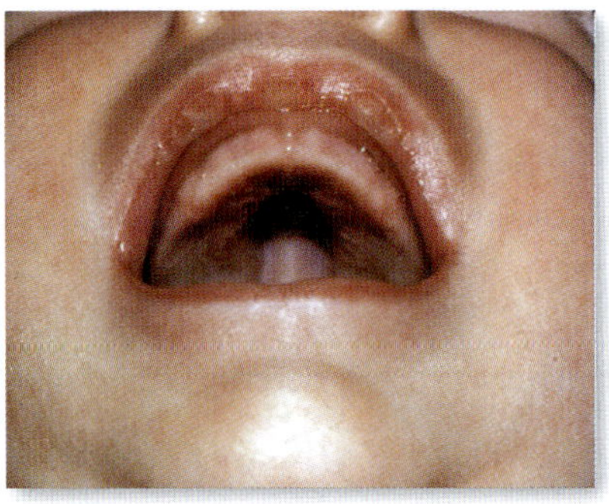

[사진 18-11] 홈이 파인(채널) 구개

Alves(2012)는 기관 내 삽관을 한 영아와 입천장의 변형 사이의 연관 관계를 발견했는데, 이것은 기계적인 외상에 의한 결과로 보인다고 말했다. 구개음의 변형은 다양한 증후군(Rovet, 1995)과 짧은 설소대의 결과로도 발생할 수 있다. [사진 18-12]는 다운증후군을 가지고 있는 12세 아동의 비정상적으로 형성된 구개를 보여 준다.

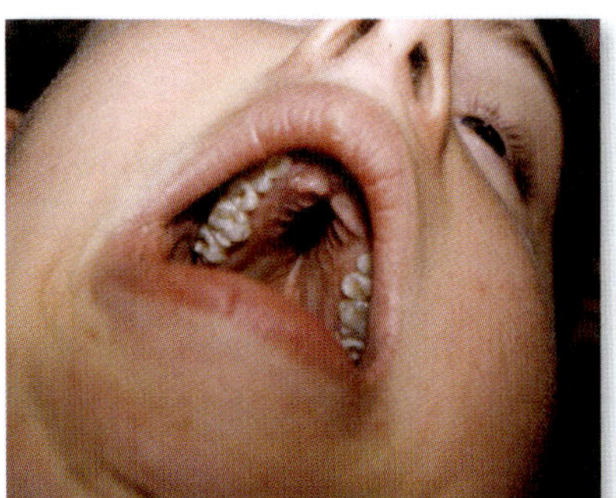

[사진 18-12] 다운증후군이 있는 12세 아동에 있어서 홈이 파인 구개

이 남자 어린이는 영아 때 완전히 모유수유만을 할 수가 없었다([사진 16-18]을 참고하고 16장과 17장의 터너증후군에 대한 논의도 참조).

높은 아치형 구개는 경구개의 파열로 인하여 생기는 많은 수유 문제와 비슷할 수 있다(Eren, 2015). 그 영아는 적절한 흡인을 만드는 것과 젖꼭지를 입천장에 가져다 대는 것 둘 다 어려움이 있을 수 있다(Snyder, 1997). 구개 파열이 있는 영아에게 수유하기 위한 많은 제안이 있는데, 흐름이 잘되는 젖병과 같은 특별한 수유 도구는 높은 입천장을 가지고 있는 영아에게 수유하기에 적합하다.

입술과 구개(입천장)의 파열이 있는 영아에 대한 사례연구(Case Study of an Infant with a Cleft of the Lip and Palate)

[사진 18-13]~[사진 18-17]에 있는 영아는 엄마의 담당 조산사에 의해서 보내졌다. 그 영아는 완전한 (코에서부터 연구개까지) 구순구개열을 가지고 있었다([사진 18-13]).

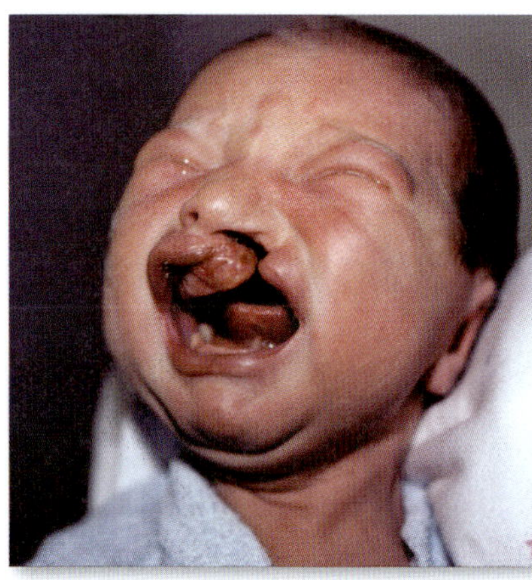

[사진 18-13] 완전한 구순구개열

아기의 엄마는 이전에 다른 자녀에게 모유수유를 했었고 정상적이고 잘 먹인 유두를 가지고 있었다. 엄마의 유방은 수유상담가가 방문했을 때에 단단한 울혈이 생겨 있었다. 병원 간호사들은 엄마가 처음에 모유수유

를 시작하도록 도와주었고, 아기는 태어난 지 4일 동안 아무런 보충도 받지 못했다. 아기의 체중은 태어날 때 7파운드 6온스(3,345g)이었다. 4일째 되던 날 수유상담가를 만났을 때 아기의 체중은 출생 시 체중의 약 8%까지 감소해 있었다. 아기는 황달이 나타나기 시작했고, 36시간 동안 작고 어두운색의 대변을 한번 배출했다([사진 18-14]).

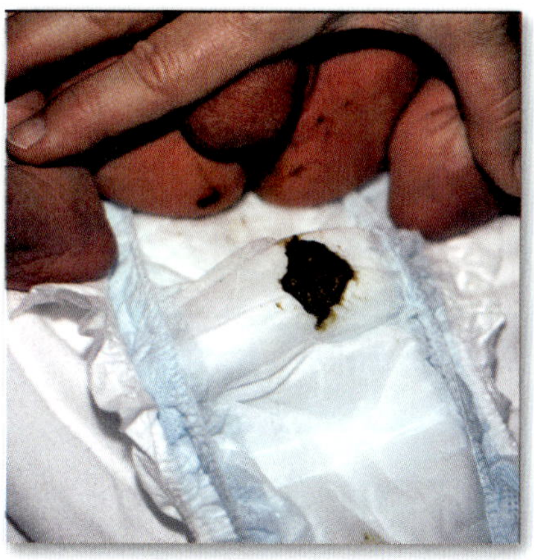

[사진 18-14] 4일 차의 색이 진하고 적은 양의 대변

병원 직원들은 엄마에게 아기가 질식하지 않을 수 있도록 보호하기 위해서 똑바로 세워서 안고 먹이는 수유 자세를 가르쳤다. 직원들은 엄마의 손에 들려 있는 유방의 무게를 지지하고, 아기의 입으로 들어가는 모유의 양이 늘어날 수 있게 유방을 압박하는 올바른 방법을 권장했다([사진 18-15]).

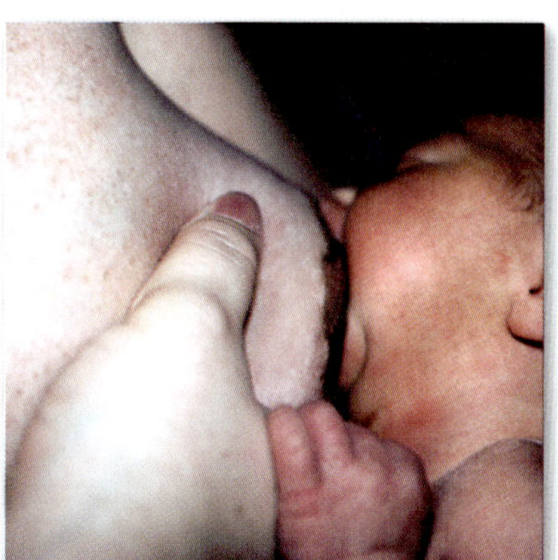

[사진 18-15] 똑바로 선 수유 자세와 유방 압축

병원에 있는 수유상담가는 아기가 '삼키는 소리'를 많이 냈기 때문에 모유수유를 잘하고 있다고 생각하였다. 그러나 어느 누구도 정확한 등급의 체중계로 시험 체중을 측정하여 확인하지 않았고, 대변이 부족하다는 것은 인정받지 못했다. 그 아기는 실제로 모유를 잘 먹고 있었다는 문서 기록 없이 퇴원하였다.

BWC가 이 엄마의 집으로 가정 방문을 했을 때, 아기가 모유수유 중이라는 수유 관찰을 근거로 하여 엄마는 초기의 인상을 그대로 형성하고 있었다. 엄마는 좋은 자세와 탁월한 모유수유 기술을 보여 주었고, 아기는 모유를 삼키고 있는 것 같이 들렸다. 그러나 먹이기 전에 체크한 체중은 아기가 젖을 먹은 증거를 보이지 않았다. 처음에 체크한 체중에서 아기가 수유를 하는 동안에 실제로는 1g의 체중이 줄어들었음을 보여 주었다.

수유 자세를 바꾼 후에 세 번의 체중 체크가 연달아 수행되었다. 모든 시험 체중에서 아기가 먹은 젖은 제로(0)임을 나타냈다.

측정 가능한 섭취량의 부족, 대변의 감소, 어둡고 아주 적은 양의 소변, 빌리루빈 수치의 증가, 계속되는 체중 감소를 근거로 하여 수유상담가는 엄마의 유방에서 젖 유축을 시작할 것을 권하고 유축한 엄마의 젖을 아기에게 보충으로 줄 것을 권했다. 엄마는 냉장고 안에 손으로 유축한 초유를 조금 가지고 있었다. 초유는 데워서 아기에게 숟가락으로 먹이고, 그러고는 컵으로 먹였다. 아기는 이러한 도구를 사용해서는 체계적으로 삼키는 것을 할 수가 없었다.

[사진 18-16]에서 아기는 메델라 특수 젖병(예전에는 Haberman Feeder™라고 불렸다)을 사용하여 초유를 먹고 있는 것을 보여 준다. 아기에 대한 수유의 영향은 지금의 수유에서는 침체되어 보이지만, 그 후 24시간 동안 더 많은 열량의 섭취와 함께 개선되었다. 아기는 특수 젖병을 사용하여 곧 수유를 잘하게 되었다.

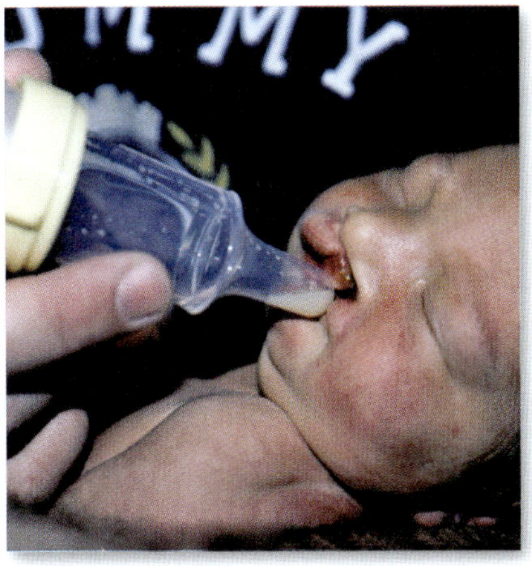

[사진 18-16] Special Needs® Feeder를 사용한 초유 수유

수유상담가는 가족에게 이용할 수 있는 방법의 선택권에 대해서 논의하였다. 부모는 조기 교정을 전문으로 하는 성형외과 전문의의 웹 사이트를 방문하였다. 18일째에 이 가족은 수술을 받기 위해서 다른 주로 이동하였다. 수술은 별 문세 없이 잘 진행되었고, [사진 18-17]은 수술 후 며칠이 지난 아기의 모습을 보여 준다(K. Bird가 사진 제공).

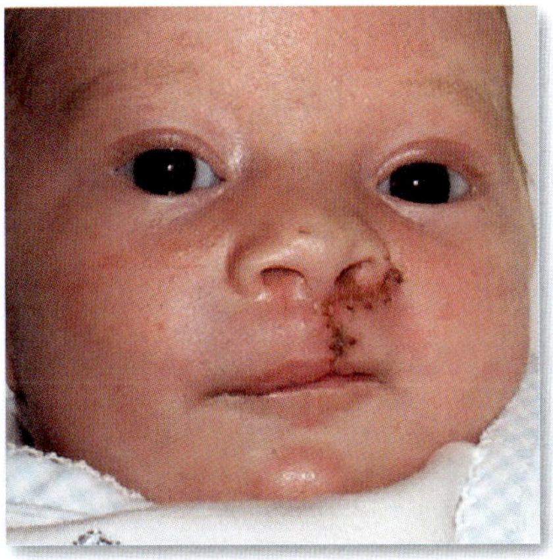

[사진 18-17] 구순열의 조기 교정을 받은 후

초기 수술은 입술을 봉합하였고, 입천장을 부분적으로 교정하였다. 경구개 파열을 완전히 봉합하기 위해서는 추가 수술이 필요할 것이다.

부모들이 조기 교정을 찾도록 동기부여를 하는 요인 중의 하나는 모유수유를 하고자 하는 그들의 목표였다. 그러나 높은 동기부여를 가지고 있는 엄마조차도 모유 공급을 유지하는 데 어려움을 겪었다. 엄마는 돔페리돈을 복용하고, 허브차를 마시고, 권장되는 수준으로 유축을 했으며, 수유관 장치를 유방에 대고 수유를 했다. 경구개의 파열 때문에 아기는 흡인을 만들어야 하는 어떠한 수유 방법으로든 모유를 먹는 데 큰 어려움을 겪었고, 곧 모유수유를 거부하였다.

엄마는 수유상담가에게 "아기에게 젖을 물리려고 하면 아기가 너무 화를 내서 제가 너무 슬프고 거절당하는 기분이 들어요."라고 말했다. 엄마는 유축을 할 때 젖 사출 반사가 일어나게 하는데 어려움이 있었다. 수술받은 병원에서 퇴원한 지 얼마 되지 않아서 아기와 아기의 형은 바이러스성 호흡기 감염에 걸렸다. "아기와 두 살짜리 형을 간호하는 것, 유축하는 것, 네블라이저와 산소 치료를 하는 것 사이에서 저는 조금 제정신이 아닌 것 같이 느껴졌어요." 엄마는 젖을 끊기로 결정을 했다. 엄마는 모유수유를 못한다는 것을 경험하면서 우울한 감정을 느꼈다고 말했다.

이러한 경우는 건강관리 전문가에게 이러한 아기를 돌보는 것은 엄청난 스트레스를 포함한다는 것을 상기시켜 준다. 스트레스는 수유 상태를 계속 유지할 것인지를 결정하는 데 영향을 미칠 수 있다(Lau, 2001). 수유상담가의 도움과 좋은 사회적 지원에도 불구하고 모유수유는 성공적이지 못했다. 그러나 아기는 초유를 먹는 혜택을 누렸고, 그리고 여러 주 동안 완전히 모유만을 먹었다. 이러한 상황에서 수유상담가는 엄마가 자신의 감정을 처리하도록 돕고, 엄마의 노고를 칭찬하며, 재수유를 포함한 상세한 설명과 또는 젖떼기에 관한 조언이나 질문에 대하여 정확한 답을 한다.

비강 역류(Nasal Regurgitation)

수유 시 흡인을 만들지 못하는 것은 구개열 결손에 의해서 초래되는 단 한 가지 문제이다. 구강과 비강 사이의 장벽이 뚫리면 아기가 삼킬 때 코의 조직이 아기의 음식에 접촉하도록 노출시킨다. 구개열을 가지고 있는 영아는 자주 코로 역류되는 것을 경험할 수 있고, 매번 삼킬 때마다 코에서부터 모유가 흘러나올 수 있다. 그러한 경험들은 부모들을 걱정하게 만든다. 그리고 그것은 아기에게 불편하고 불쾌한 경험이다. 모유수유의학 아카데미 프로토콜 #17 (Reilly, 2013)은 구개열 결손을 가지고 있는 아기에게 수유를 할 때, 세워서 먹이는 자세를 추천하고, 입 안의 공간을 줄이기 위해서 볼을 살짝 눌러주며, 아기의 입천장뼈가 가장 완전한 쪽으로 엄마의 유방을 위치시키고, 유방을 아래쪽 방향으로 기울이게 해서 아기의 구개열 방향으로 모유가 분사되는 것을 피하게 한다. 수유상담가는 부모들에게 수유를 통해서 수유하는 기술이 향상된다고 알려 주어서 안심시켜 준다. 아기는 결국 좀 더 효과적으로 삼키는 것을 배우게 될 것이다. 인간의 모유는 생리적인 것이고 무자극적인 물질이다. 인간의 모유는 항염증성 물질을 함유하고 있고 (Goldman, 1986), 분유만큼 예민한 비강 조직을 자극하지 않을 것이다. 이러한 문제는 수술에서 영아가 회복되고 있는 동안 광범위한 수술 부위의 봉합이 조직의 염증을 증가시키는 시기에 특히 중요할 수 있다.

특수 젖병(Special Bottles)

메델라 특수 젖병(Medela Special Needs Feeder™)은 흡입이 아닌 압축에 의해서 제어되는 챔버형 젖꼭지가 달린 젖병이다. 이것은 성공적으로 흡인을 만들 수 없는 영아에 의해서 조작될 수 있다. 이것은 젖이 흐르는 속도를 제어할 수 있게 설계되었다. 챔버에 있는 부드러운 젖꼭지는 아기를 돕기 위해 짜 줄 수 있다. 그러나 어떤 아기에게는 특히 젖꼭지를 쥐어짜 주면 젖이 흐르는 속도가 너무 빠르다는 것을 발견할 수 있다. 젖꼭지에는 다양한 길이의 세 가지 표시선이 있는데 이것은 젖이 흘러나오는 비율을 나타낸다. 처음 수유를 시작할 때에는, 젖을 먹이는 사람은 수유기 젖꼭지의 가장 짧은 선이 아기의 코 아래에 오도록 삽입한다. 젖꼭지의 끝부분은 온전한 입천장(파열이 없는 입천장 부분) 아래에 위치하도록 한다. 그런 다음 중간 선이나 가장 긴 선이 아기의 코 아래에 오도록 젖꼭지를 돌려서 위치시킨다. 만약에 아기가 젖이 흐르는 속도를 힘들어하면 수유하는 사람은 수유기의 젖꼭지가 아기의 코 아래에 올 때까지 회전시켜 준다.

피존에서는 나오는 구개열을 가진 아기에게 사용되는 Pigeon Cleft Palate Nurser™는 젖꼭지에 챔버가 달려 있어서 젖이 흐르는 속도를 조절할 수 있도록 특수하게 설계된 젖병이다. 피죤 젖꼭지의 끝부분은 Y자 모양으로 절개되어 있고, 젖꼭지의 바닥에는 V자로 새겨져 있다. V자가 표시된 곳은 공기 구멍을 나타내는데, 올바르게 작동하기 위해서는 이 부분이 영아의 코 아래에 위치하도록 돌려야 한다. 피죤의 젖꼭지 한쪽 면은 다른 쪽보다 더 부드럽다. 부드러운 면이 혀에 닿도록 위치시킨다. 그저 젖꼭지가 혀에 닿기만 하면 모유의 흐름이 시작된다. 만약에 젖꼭지 안에 모유가 없어서 자주 붙으면 Y로 잘라진 부분을 좀 더 크게 잘라 주거나, 또는 젖병에 있는 공기 배출 시스템을 사용하는 것이 도움이 될 수 있다. [사진 18-18]에 있는 엄마는 피죤 수유용 젖병을 사용하여 아기에게 수유를 하고 있는 동안 엄마의 가슴을 노출시키고 가슴 가까이에 아기를 안고 있다.

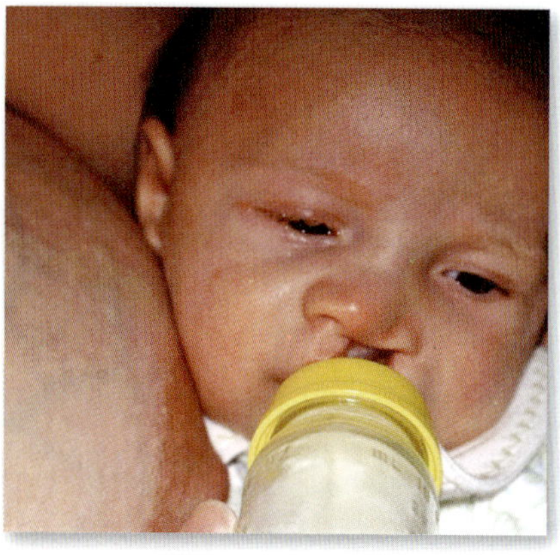

[사진 18-18] Pigeon® Feeder를 사용한 유방에서의 젖병 수유

Mead Johnson구순구개열 수유기는 [사진 18-7]에서 볼 수 있는데, 이것도 역시 구순구개열 결손을 가지고 있는 아기에게 수유하기 위해서 병원에서 널리 사용되고 있다.

수유관 장치(Feeding Tube Devices)

수유관 장치를 사용하여 모유수유를 하는 것은 구개열을 가지고 있는 어떤 아기에게는 도움이 될 수 있다. 그러나 수유를 하기 위해서 아기는 어느 정도 입 안에 흡인을 만들어야 한다. 구개의 결손을 가지고 있는 영아들은 수유하는 동안 쉽게 지치며, 어떤 영아는 수유관 장치를 이용한 수유에서 적절하게 모유를 섭취할 수가 있다. 그러므로 섭취량을 주의 깊게 모니터해야 한다. 중력에 의해서 떨어지게 하는 것은 젖이 흐르는 속도를 증가시킬 수 있고, 충분한 흡입을 만들 수 없는 아기가 모유를 수유관으로 끌어들이는 데 도움이 될 수 있다. 예를 들면, 더 큰 중력을 이용하여 젖이 떨어지게 하는 이점을 사용하려면 이용하고 있는 보충 수유 시스템의 병을 들어 올릴 수 있다(램프의 기둥에 매달거나 벽에 있는 고리에 걸어서). 튜브는 엄마의 가슴이나 또는 부모의 손가락에 테이프로 고정시킨다. 이 장치에는 3가지 크기의 관이 있다. 젖이 흐르는 속도를 아기가 관리 가능하다면, 엄마는 가장 큰 관을 선택할 수 있다. 엄마는 두 개의 관을 동시에 아기의 입으로 넣을 수 있다([사진 14-16] 참고). 수유하는 사람은 젖이 흐르는 속도를 증가시켜 주기 위해서 장치를 압박할 수 있다.

그 외 구강 안면 문제(Other Orofacial Issues)

정상적인 성장이 일어나면, 아기의 두개골은 길어지고 어느 정도 들어가 있던 턱이 앞쪽으로 나오게 된다. 그러나 어떤 아기들은 다양한 이유로, 턱이 비정상적으로 들어간다. [사진 18-19]는 정상적인 턱을 가진 영아의 옆면과 아래턱의 **후퇴증**(retrognathia-비정상적인 발달)이 있는 영아를 보여 준다.

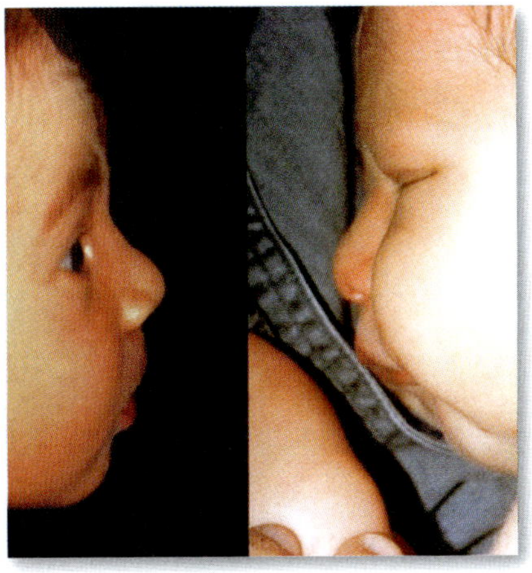

[사진 18-19] 정상적인 턱과 움푹 들어간 턱

턱이 안으로 들어가 있는 가족력의 성향은 인식되지 못하는 경우가 많은 중대한 모유수유 문제를 제기한다. 이런 아기를 둔 엄마는 종종 유두에 통증을 경험한다. 아기가 엄마의 유방에서 자리를 잘 잡고 수유를 하고 있는 것처럼 보이지만, 들어간 아기 아래턱의 맨 아랫부분은 엄마의 유방 가까이 가지 못하고 떠 있게 된다. 젖꼭지의 축(옆면)에 아래턱이 꽉 닫히게 되어서 엄마에게 통증을 일으키는 원인이 된다. 턱 닫힘의 위치가 좋지 않을 때에는 아기에게 가는 모유의 흐름을 막아서 모유의 섭취를 방해할 수 있다. 모유수유는 부정교합을 예방하고(Labbok, 1987), 특히 턱이 들어간 아기들에게 권장되어야 한다.

피에르 로빈의 순서(증후군)[Pierre Robin Sequence(Syndrome)]

피에르 로빈의 시퀀스(피에르 로빈 증후군이라고 알려짐)는 심각한 아래턱 후퇴증(아래턱이 들어간)이 특징인, 상염색체(autosomal-성염색체 이외의 염색체)의, 열성 유전질환이다. 심각한 경우에는 혀가 뒤로 빠지는 경향이 있고, 기도를 막는다. 심각한 삼킴장애가 있고 호흡이 잘 안 되며 그 결과로 수유가 잘되지 않는다. 피에르 로빈 증후군은 종종 수유를 더 어렵게 만들 수 있는 구개열 결손과 연결되어 있는 경우가 많다.

순소대(The Labial Frenum)

17장에서 이미 설명한 것처럼(짧은 설소대), 단단하거나, 짧거나, 늘어나지 않는 상순소대를 가진 영아는 입술을 바깥쪽으로 활짝 벌리는 데 어려움을 겪을 수 있다. 입술이 안으로 말려들어 가 유두에 찰과상을 일으킬 수 있다. 엄마는 아기에게 젖을 물려주고 나서 입술을 손으로 바깥쪽으로 벌려 주어서 교정하는 것이 일반적이다.

Wiessinger(1995)는 아주 단단한 상순소대가 이완되었을 때까지, 상순소대로 인해서 모유수유가 손상을 받았던 한 영아의 사례에 대해서 보고하였다. 수술로 상순소대의 단단함을 해결한 것과 관련하여 모유수유 문제를 설명하는 엄마들로부터 개인적인 보고가 있었지만, 모유수유 결과에 대한 실질적인 지침서는 거의 없었다. 립 타이(상순소대)가 있는 많은 어린이는 모유수유에 대해서 어려움을 전혀 겪지 않는다. 때때로 이러한 상순소대가 지속되면 윗니 두 개 사이에 틈이 만들어진다.

[사진 18-20]은 이러한 틈이 있는 성인을 보여 준다.

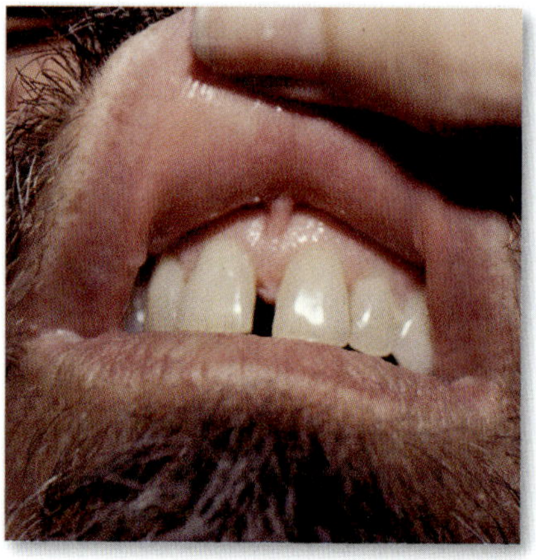

[사진 18-20] 확실한 상순소대 유형은 치아 간격에 영향을 미침

이것은 집안의 내력일 수 있다. 그 남자의 딸도 아버지처럼 붙어 있는 상순소대로 인하여 비슷한 틈을 가지고 있었다. 여자아이는 12세 때 뒷마당에 있는 빨랫줄에 부딪혀서 립 타이(아기의 윗입술이 윗잇몸에 너무 가까이 붙어 있어서 입술을 자유롭게 움직이기 어려운 상태)가 잘렸다. 그 후 6개월 동안 서서히 윗니 사이의 틈이 닫혔고, 이전에 예정되어 있었던 치과 교정이 필요 없게 되었다.

[사진 18-21]에 있는 것은 이 남자의 손자인데, 설소대와 비슷한 상순소대를 가지고 태어났다. 아기의 이가 나기 시작했을 때 위쪽 앞니 사이에 비슷한 틈이 있었다. 그러나 17장에 설명된 대로, 이 아기가 5세가 되었을 때 아이의 상순소대가 위쪽으로 이동하면서 이러한 틈이 부분적으로 닫혔다.

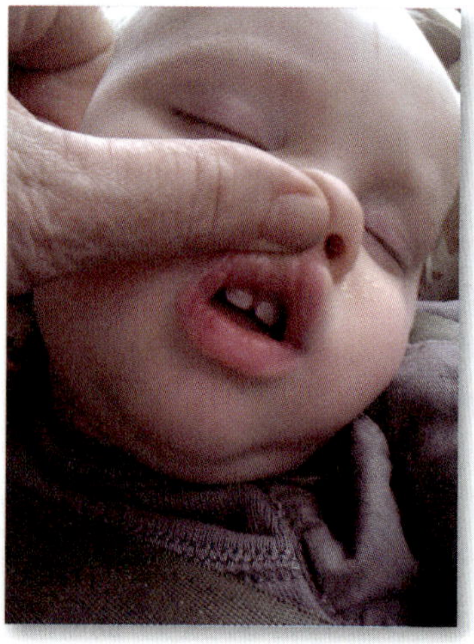

[사진 18-21] 2세 아이의 상순소대
-6세가 되었을 때 벌어진 공간이 닫힘

참◦고◦문◦헌

Ainsworth M. Early caregiving and later patterns of attachment, in M Klaus, M Robertson, (eds), *Birth, Interaction and Attachment: Exploring The Foundations for*

Modern Perinatal Care, 1982; Johnson & Johnson, Pediatric Round Table: 6; pp. 35–43.

Alves PV, Luiz RR. The influence of orotracheal intubation on the oral tissue development in preterm infants. *Oral Health and Preventative Dentistry* 2012; 10(2):141–147.

Amstalden–Mendes LG, Magna LA, Gil–da–Silva–Lopes VL. Neonatal care of infants with cleft lip and/or palate: feeding orientation and evolution of weight gain in a nonspecialized Brazilian hospital. *Cleft Palate and Craniofacial Journal* 2007; 44(3):329–334.

Aniansson G, Svensson H, Becher M, et al. Otitis media and feeding with breast milk of children with cleft palate. *Scandinavian Journal of Plastic and Reconstructive Surgery and Hand Surgery* 2002; 36(1):9–15.

Augsornwan D, Surakunprapha P, Pattangtanang P, et al. Comparison of wound dehiscence and parent's satisfaction between spoon/syringe feeding and breast/bottle feeding in patients with cleft lip repair. *Journal of the Medical Association of Thailand* 2013; Supplement 4:S61–67.

Beaumont D. A study into weight gain in infants with cleft lip/palate. *Paediatric Nursing* 2008; 20(6):20–23.

Bessell A, Hooper L, Shaw WC, et al. Feeding interventions for growth and development in infants with cleft lip, cleft palate, or cleft lip and palate. *Cochrane Database System Review* 2011; Feb. 16(2): CD003315.

Cleft Palate Foundation. www.cleftline.org. Accessed Nov. 2016.

Cleft Palate Foundation. *Genetics and You* (2nd edition). Chapel Hill, NC: Cleft Palate Foundation; 2008. Available at: www.cleftline.org. Accessed Nov. 2016.

Darzi M, Chowdri N, Bhat A. Breastfeeding or spoon feeding after cleft lip repair: a prospective, randomized study. *British Journal of Plasic Surgery* 1996; 49(1):24–26.

Denk M. Bridging the gap: working with a baby with a cleft. Conference Presentation, ILCA Conference, Acapulco, Mexico, July 18, 2001.

Doucet JC, Herlin C, Captier G, et al. Speech outcomes of early palatal repair with or without intravelar veloplasty in children with complete unilateral cleft lip and palate. *British Journal of Oral and Maxillofacial Surgery* 2013; 51(8):845–850.

Eren A, Bilgin H, Kara S. Feeding an infant with high arched palate by high flow rate bottle nipple. *Asian Pacific Journal of Clinical Nutrition* 2015; 24(4):756–758.

Fallon V, Groves R, Halford JC, et al. Postpartum anxiety and infant–feeding outcomes: a systematic review. *Journal of Human Lactation* 2016; 32(4):740–758.

Geddes DT, Kent JC, Mitoulas LR, et al. Tongue movement and intra–oral vacuum in breastfeeding infants. *Early Human Development* 2008; 84(7):471–477.

Goldman A, Thorpe L, Goldblum R. Anti–inflammatory properties of human milk. *Acta Paediatrica Scandia* 1986; 75(5):689–695.

Goval A, Jena AK, Kaur M. Nature of feeding practices among children with cleft lip and palate. *Journal of Indian Society of Pedodontics and Preventive Dentistry* 2012; 30(1):47–50.

Groer M, Davis M. Health, mood, stress, and immune benefits of lactation. Poster, Proceedings of the12th International Conference of the International Society for Research in Human Milk and Lactation. Sept 10–14, 2004; Queen's College, Cambridge, UK; p. 79.

Gundlach KK, Bardach J, Filippow D, et al. Two–stage palatoplasty, is it still a valuable treatment protocol for patients with a cleft of lip, alveolus, and palate? *Journal of Craniomaxillofacial Surgery* 2013; 41(1):62–70.

Ha KM, Cleland H, Greensmith A, et al. Submucous cleft palate: an often–missed diagnosis. *Journal of Cranio-*

facial Surgery 2013; 24(3):878–885.

Ize–Iyamu IN, Saheeb BD. Feeding intervention in cleft lip and palate babies: a practical approach to feeding efficiency and weight gain. *International Journal of Oral and Maxillofacial Surgery* 2011; 4(9):916–919.

Jiri B, Jana V, Michal J, et al. Successful early neonatal repair of cleft lip within first 8 days of life. *International Journal of Pediatric Otorhinolaryngology* 2012; 76(11):1616–1626.

Jocelyn L, Penko M, Rode H. Cognition, communication, and hearing in young children with cleft lip and palate and in control children: a longitudinal study. *Pediatrics* 1996; 97(4):529–534.

Kantaputra PM, Paramee M, Kaewkhampa A, et al. Cleft lip with cleft palate, ankyloglossia, and hypodontia are associated with TBX22 mutations. *Journal of Dental Research* 2011; 90(4):450–455.

Klaus M, Kennell J, Klaus P. *Bonding*. Reading, MA: Addison–Wesley Publishing, 1996; pp. 122–127.

Lau C. Effects of stress on lactation. *Pediatric Clinics of North America* 2001; 48(1):221–234.

Labbok M, Hendershot G. Does breast–feeding protect against malocclusion? An analysis of the 1981 child health supplement to the national health interview survey. *American Journal of Preventative Medicine* 1987; 3(4):227–232.

Liu S, Higashihori N, Yahiro K, et al. Retinoic acid inhibits histone methyltransferase Whsc 1 during palatogenesis. *Biochemical and Biophysical Research Communications* 2015; 458(3):525–530.

Matsunaka E, Ueki S, Makimoto K. Impact of breastfeeding or bottle–feeding on surgical wound dehiscence after cleft lip repair in infants: a systematic review protocol. *JBI Database System Review Implementation Report* 2015; 13(10):3–11.

Mawson AR, Xueyuan W. Breastfeeding, retinoids, and postpartum depression: a new theory. *Journal of Affective Disorders* 2013; 150(3):1129–1135.

Minde K. The impact of medical complications on parental behavior in the premature nursery, in M Klaus, M Robertson (eds), Birth, Interaction and Attachment: Exploring the Foundations for Modern Perinatal Care, 1982; Johnson & Johnson, Pediatric Round Table: 6; pp. 98–104.

Morris S. Interpersonal Aspects of Feeding Problems, in J Wilson (ed), Oral Motor Function & Dysfunction in Children, University of North Carolina at Chapel Hill, Division of Physical Therapy, Conference proceedings May 25–28, 1977; pp. 106–113.

Oji T, Sakamoto Y, Ogata H, et al. A 25–year review of cases with submucous cleft palate. *International Journal of Pediatric Otorhinolaryngology* 2013; 77(7):1183–1185.

Okano J, Udagawa J, Shiota K. Roles of retinoic acid signaling in normal and abnormal development of the palate and tongue. *Congenital Anomalies* 2014; 54(2):69–76.

Paradise J, Elster B, Tan L. Evidence in infants with cleft palate that breast milk protects against otitis media. *Pediatrics* 1994; 94(6):853–859.

Pathumwiwatana P, Tongsukho S, Naratiappakorn T, et al. The promotion of exclusive breastfeeding in infants with complete cleft lip and palate during the first 6 months after childbirth at Srinagarind Hospital, Knon Kaen Province, Thailand. *Journal of the Medical Association of Thailand* 2010; Supple 4:S71–77.

Ramsay M, Gisel E. Neonatal sucking and maternal feeding practices. *Developmental Medicine and Child Neurology* 1996; 38(1):34–47.

Redford–Badwal D, Mabry K, Frassinelli J. Impact of cleft lip and/or palate on nutritional health and oral–motor development. *Dental Clinics of North America* 2003; 47(2):305–317.

Reilly S, Reid J, Skeat J, et al. ABM Clinical Protocol # 17: Guidelines for breastfeeding infants with cleft lip, cleft palate, or cleft lip and palate. *Breastfeeding Medicine* 2013: 8(4):349–353.

Rovet J (editor). *Turner Syndrome Across the Lifespan*. Markham, Ontario: Kelin Graphics, 1995; p. iv.

Rudolph C, Rudolph A, Lister G, et al. *Rudolph's Pediatrics* (22nd edition). New York: McGraw–Hill Education; 2011, p. 177.

Seto–Salvia N, Stanier P. Genetics of cleft lip and/or cleft palate: association with other common anomalies. *European Journal of Medical Genetics* 2014; 57(8):381–393.

Snyder J. Bubble palate and failure to thrive: a case report. *Journal of Human Lactation* 1997; 13(2):139–143.

Suphapeetiporn K, Tongkobpetch S, Siriwan P, et al. TBX22 mutations are a frequent cause of non–syndromic cleft palate in the Thai population. *Clinical Genetics* 2007; 72(5):478–483.

Swennen G, Berten JL, Schliephake H, et al. Midfacial morphology in children with unilateral cleft lip and palate treated by different surgical protocols. *International Journal of Maxillofacial Surgery* 2002; 31(1):13–22.

Wahl SE, Kennedy AE, Wyatt BH, et al. The role of folate metabolism in orofacial development and clefting. *Developmental Biology* 2015; 405(1):108–122.

Wiessinger D, Miller M. Breastfeeding difficulties as a result of tight lingual and labial frena: a case report. *Journal of Human Lactation* 1995; 11(4):313–316.

Wilcox AJ, Lie RT, Solvoll K, et al. Folic acid supplements and risk of facial clefts: national population based case–control study. *British Medical Journal* 2007; 334(7591):433–434.

Wilson AT, Grabowski GM, Mackey WS, et al. Does type of cleft palate repair influence postoperative eustachian tube dysfunction? *Journal of Craniofacial Surgery* 2016; Nov. 9 [Epub ahead of print].

Xuan Z, Zhongpeng Y, Yanjun G, et al. Maternal active smoking and risk of oral clefts: a meta analysis. *Oral Surgery, Oral Medicine, Oral Pathology and Oral Radiology* 2016; 122(6): 680–690.

찾아보기

ㅇ

ㅈ

ㅊ